LEHRBUCH DER DIAGNOSTISCHEN UND OPERATIVEN CYSTOSKOPIE

CYSTOSKOPIE · URETERENKATHETERISMUS
FUNKTIONELLE NIERENDIAGNOSTIK · PYELOGRAPHIE
INTRAVESICALE OPERATIONEN

VON

DR. EUGEN JOSEPH

A. O. PROFESSOR AN DER UNIVERSITÄT BERLIN
LEITER DER UROLOG. ABT. DER CHIRURGISCHEN
UNIVERSITÄTSKLINIK

ZWEITE AUFLAGE
DER „KYSTOSKOPISCHE TECHNIK"

MIT 290 ZUM GROSSEN TEIL FARBIGEN
ABBILDUNGEN

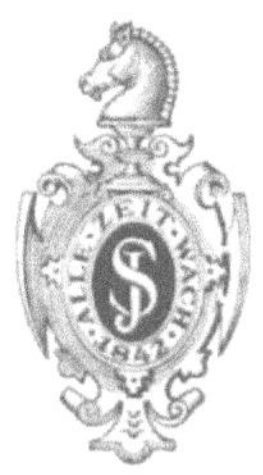

SPRINGER-VERLAG BERLIN HEIDELBERG GMBH

1929

ISBN 978-3-642-89911-9   ISBN 978-3-642-91768-4 (eBook)
DOI 10.1007/978-3-642-91768-4

Vorwort zur ersten Auflage.

Die deutschen Lehrbücher der Cystoskopie sind von Nitze, dem Erfinder des Cystoskops, seinen Mitarbeitern und Schülern, sowie von anderen hervorragenden Vertretern der reinen Urologie verfaßt worden. In fremder Sprache ist bereits vor dem Kriege ein ausgezeichnetes, von chirurgischer Hand geschriebenes Lehrbuch der Cystoskopie erschienen (Marion, Heitz-Boyer). Die Urologie ist mehr als irgendeine der Fachwissenschaften, welche ausgerüstet mit einem eigenen Untersuchungsinstrument von dem Mutterhaus der Chirurgie sich losgelöst haben, eine echte chirurgische Wissenschaft, da ihre Therapie vielfach eine rein chirurgische Tätigkeit verlangt. So sollte niemand die Entfernung einer Niere betreiben, welcher nicht auf alle operativen Wechselfälle, z. B. eine Darmresektion, eine Gefäßnaht, gefaßt ist. Andererseits hat der Urologe das Recht, zu fordern, daß die Technik seines Faches im weitesten Umfange geübt wird. Die Zeit, wo der Chirurg sich im Vertrauen auf seine Geschicklichkeit und Asepsis erlauben durfte, die Harnorgane zu diagnostischen Zwecken freizulegen, jeden Blasenstein durch Schnitt zu entfernen, jede Blasengeschwulst operativ zu beseitigen, ist vorüber. Es ist keinem Patienten zu verübeln, wenn er der operativen Diagnostik seine Zustimmung versagt oder bei dem oft rückfälligen Stein- und Geschwulstleiden sich von dem Chirurgen abwendet, welcher ihm die Operation vorschlägt, und den engeren Fachmann aufsucht, um sich von ihm den Stein zertrümmern oder die Geschwulst intravesical verschorfen zu lassen.

Wenn ich in dem Gefühl des engen Zusammenhanges zwischen Chirurgie und Urologie als ein Abkömmling der ersteren es hier unternommen habe, eine Technik der Cystoskopie zu schreiben, so geschah dies in dem Glauben, daß ich meiner wissenschaftlichen und praktischen Tätigkeit nach in der Lage war, den gesamten Bedürfnissen der Urologie gerecht zu werden und einen Wegweiser aufzustellen sowohl für diejenigen, deren Interesse hauptsächlich auf dem Gebiete der rein operativen urologischen Chirurgie liegt, wie für diejenigen, welche ohne eigenes chirurgisch-therapeutisches Ziel einen Helfer in der Deutung cystoskopischer Bilder und Stellung genauer Diagnosen sich wünschen. Ich hoffe, daß es mir gelungen ist, die Anforderungen beider Parteien zu befriedigen.

Die Optik des Cystoskops, welche bisher in den deutschen Lehrbüchern der Cystoskopie mit allen ihren physikalischen Gesetzen und Problemen ausführlich behandelt wurde und einen beträchtlichen Umfang der Werke einnahm, habe ich absichtlich in diesem für den Praktiker bestimmten Buche nur soweit erörtert, als es für das cystoskopische Sehen und die Führung des Cystoskops notwendig war. Wie man ein U-Boot führen kann, ohne alle Einzelheiten der Optik des Periskops zu kennen, so ist auch das moderne Cystoskop für den Praktiker ein gegebenes fertiges Instrument, an dessen optische Eigentümlichkeit er sich gewöhnt hat oder gewöhnen muß. Wer auf diesem Gebiete Forschung treiben will, wird die Spezialbücher und Veröffentlichungen zu Rate ziehen, welche über diesen Gegenstand erschienen sind. Ihre Berücksichtigung war an dieser Stelle nicht unbedingt notwendig und hätte den Umfang eines praktischen Lehrbuches durch langwierige theoretische Auseinandersetzungen beträchtlich vermehrt.

Es wäre mir kaum möglich gewesen, meine Arbeit ohne die Unterstützung der Malerin, Fräulein ELISABETH KRAUSE, durchzuführen. Fräulein KRAUSE vereinigte rasche Auffassungsgabe mit cystoskopischem Scharfblick und hoher künstlerischer Technik. Ich bin deshalb Fräulein KRAUSE zu aufrichtigem Dank verpflichtet.

Fräulein L'ORANGE und Fräulein ZIMMERMANN, die frühere und die jetzige Leiterin unseres Röntgenlaboratoriums, haben mich durch Anfertigung zahlreicher Röntgenbilder unterstützt. Ihrer ausgezeichneten Technik verdanke ich die große Mehrzahl der in diesem Buche zusammengestellten Photographien.

Trotz aller Schwierigkeiten der Jetztzeit und ohne Rücksicht auf die ständig sich steigernden Kosten hat der Verlag Julius Springer in großzügiger Weise mir volle Freiheit gewährt, um sämtliche zum Verständnis notwendigen farbigen Abbildungen und Röntgenbilder bringen zu können. Auch in jeder anderen Beziehung hat der Verlag Julius Springer, insbesondere Herr Dr. FERDINAND SPRINGER, die Entstehung des Buches gefördert und mich mit Rat und Erfahrung unterstützt. Ich bin deshalb dem Herrn Verleger zu besonderem Danke verpflichtet.

Berlin, im März 1923.

Eugen Joseph.

Vorwort zur zweiten Auflage.

Die erste Auflage dieses Buches ist seit einiger Zeit vergriffen. Neben dieser Tatsache verlangt eine grundsätzliche Änderung im Wesen der cystoskopischen Technik die Herausgabe einer neuen Auflage.

Die cystoskopische Technik ist durch den Ausbau der Funktionsprüfung bis zu einer beinahe idealen Genauigkeit und durch die Pyelo-, Uretero- und Cystographie bis zu einer plastischen Schärfe gelangt, daß die früher gerade auf urologischem Gebiet sorgfältig gepflegte klinische Beobachtung in den Hintergrund getreten ist. Ganz im Banne der urologischen Technik stehend, verliert der Cystoskopiker leicht den klinischen Blick und das allgemeine ärztliche Denken, durch welches das instrumentell erreichte Ergebnis erst kritisch gewertet und in das jeweilige Krankheitsbild eingesetzt wird. Wenn aber der Cystoskopiker nicht nur die Technik beherrscht, wenn er die Ergebnisse der Funktionsprüfungen und der Pyelographie nicht nur erheben, sondern auch deuten kann und auch ein guter Kliniker ist, so darf man ohne Überhebung behaupten, daß auf dem Gebiete urologischer *Diagnostik* nicht mehr viel Neues zu erwarten und selbst bei scharfer Kritik keine wesentliche Lücke auszufüllen ist.

Diese Einsicht hat den wissenschaftlich arbeitenden Cystoskopiker auf den Weg gedrängt, sich mehr mit der *operativen Cystoskopie* zu beschäftigen. Zwar haben auch auf diesem Gebiete die Begründer der operativen Cystoskopie, NITZE und CASPER, den Grundstein gelegt, wie man an ihren bereits vor mehr als 20 Jahren gegenüber den Blasengeschwülsten endovesical erreichten Erfolgen erkennen kann. Aber gerade die intravesicale Behandlung der Blasengeschwülste ist in den letzten Jahren einfacher, rascher und sicherer geworden. Man braucht heute nicht mehr wie früher ein cystoskopischer Künstler zu sein, um einen Blasentumor endovesical auszurotten.

Andererseits hat die operative Cystoskopie neue Gebiete erobert, welche früher der operativen Chirurgie oder der blinden Technik, wie der Litholapaxie, gehörten. Es kam neu hinzu die Methodik der Dilatation des Harnleiters und damit die Möglichkeit, unter Leitung des Cystoskops den Harnleiter bis auf die Stärke von 19 oder 20 Charriere zu erweitern, geradeso, als ob es sich um die Urethra handelte, und mit dieser Methode Steine von entsprechender Größe aus dem Nierenbecken oder Harnleiter zur Abwanderung zu bringen, deren Träger sich vor Begründung der Dilatationsmethode des Harnleiters fast ausnahmslos einem operativen Eingriff unterziehen mußten. Es kam ferner hinzu die Lithotripsie unter Leitung des Auges, deren Vorteile niemand verkennen kann. Sie bestehen darin, daß eine Verletzung der Blasenschleimhaut mit Sicherheit auszuschließen ist, die Steine rasch gefaßt und bis zu Staub zermahlt werden können, mindestens in so feine Trümmer, daß die Anwendung der Lithotriptorpumpe, des für den Patienten am meisten schmerzhaften Instrumentes, bei der Litholapaxie entbehrlich wird.

Endlich scheint sich das langersehnte Problem zu erfüllen, die Prostatahypertrophie intravesical anzugehen, wenn es sich um eine Erkrankung von Greisen, Herzkranken, Nephrosklerotikern, kurz aller jener Patienten handelt, bei denen eine Prostatektomie wegen der allgemeinen körperlichen Verfassung nicht in Betracht kommt. Wenn der Erfolg dieses Eingriffs auch nur vorübergehend bestehen sollte, so würde auch ein kurzer Erfolg im Leben dieser kurzlebigen Patienten von beträchtlichem Wert sein, um so mehr, als der Eingriff wiederholt werden kann.

Nach diesen Ausführungen ist es verständlich, daß ich mich bei der neuen Auflage für berechtigt halte, den Titel des Buches zu ändern und in „Lehrbuch der diagnostischen und operativen Cystoskopie" umzuwandeln.

Das Buch hätte nicht entstehen können, wenn nicht Herr Geheimrat Prof. Dr. BIER, Direktor der Chirurgischen Klinik, das ganze große Material seiner Klinik zur Verfügung gestellt und volle Handlungsfreiheit gewährt hätte. Ich bin deshalb Herrn Geheimrat BIER zu allergrößtem Dank verpflichtet.

Die Verlagsbuchhandlung JULIUS SPRINGER hat, wie in der vorangehenden Auflage, in großzügiger Weise alles getan, um die Technik der Reproduktion auf der Höhe zu erhalten.

Herr Dr. S. PERLMANN hat mir bei der Abfassung der einzelnen Kapitel durch seine in vielen Dienstjahren erworbene Sachkenntnis, seinen Fleiß und wissenschaftliche Begabung wertvolle Dienste geleistet.

Berlin, im Januar 1929.

Eugen Joseph.

Inhaltsverzeichnis.

1. Voruntersuchung und Veranlassung zur Cystoskopie.

Voruntersuchung.

Im Kreise der allgemeinen Praktiker herrscht auch heute noch zweifellos eine übertriebene Vorstellung über die Schwierigkeit und Umständlichkeit der cystoskopischen Untersuchung. Vielfach hat allerdings die Anwesenheit bei der Arbeit eines mit den modernen Instrumenten ausgerüsteten Facharztes diese Anschauung gewandelt. Immerhin sucht der praktische Arzt seinen Patienten von der Cystoskopie, die bei ihm noch in dem ungerechtfertigten Rufe eines unangenehmen und schmerzhaften Verfahrens steht, möglichst lange fernzuhalten. Gewiß hat der Praktiker recht, wenn er zunächst sämtliche klinischen Untersuchungsmethoden erschöpft. Denn die Cystoskopie ist nur eine Ergänzung derselben. Aber andererseits darf in unklaren Fällen, sobald die klinische Untersuchung zu dem Ergebnis non liquet gekommen ist, die cystoskopische Untersuchung nicht länger aufgeschoben werden. Auf Grund zahlreicher Erfahrungen habe ich den Eindruck, daß in vielen Fällen von seiten des behandelnden Arztes oder auch des zugezogenen internen Konsiliarius viel zu lange mit der cystoskopischen Untersuchung gewartet und bisweilen in unklaren Fällen eine unklare Therapie bevorzugt wurde, ehe man sich zur Beleuchtung der Blase entschloß. Auf diese Weise wird der beste Zeitpunkt für ein erfolgreiches chirurgisches Handeln versäumt.

Um diesen Standpunkt zu vertreten und eine Kategorie solcher Fälle herauszugreifen, in denen nach meiner Ansicht die cystoskopische Untersuchung mit allen ihren Erweiterungen, der Funktionsprüfung, dem Ureterenkatheterismus und der Pyelographie sofort einsetzen sollte, nenne ich die Hämaturie. Sofern nicht durch klinische Untersuchung einwandfrei an dem erhöhten Blutdruck, der Verbreiterung des Herzens, der Cylindrurie nachzuweisen ist, daß die Blutung nephritischen Ursprungs ist, muß, wie Nitze schon geraten hat, die cystoskopische Aufklärung verlangt und geforscht werden, ob nicht eine chirurgische Erkrankung die Blutung veranlaßt. In dieser Beziehung wird viel verfehlt und nicht selten versucht, eine Therapie ex juvantibus einzuschlagen, welche oft einen ganz verkehrten Weg geht, da sie keine klare Grundlage hat. Ich glaube, daß die Herren, denen in solchen verfehlten Fällen die erste Untersuchung und Beratung zufällt, gewöhnlich die Patienten nicht wieder zu sehen bekommen, weil sie in chirurgische Hände übergehen, und gebe deshalb an dieser Stelle zwei entsprechende Beobachtungen wieder:

Bei Herrn S., 46 Jahre, werden im Urin Spuren von Eiweiß und rote Blutkörperchen gefunden. Der Hausarzt wendet sich auf Grund dieses Befundes an eine unserer ersten Autoritäten. Es wird eine Nephritis angenommen und der Patient nach dem Süden geschickt. Kurz nach seiner Ankunft bekommt der Patient eine so heftige Blutung, daß er lange Zeit nicht transportfähig ist. Bei seiner Rückkehr ist ein Nierentumor nachweisbar, welcher nur schwer radikal auszuschälen ist. Etwa $^1/_2$ Jahr später geht der Patient an Metastasen zugrunde.

Es erscheint mir nicht zweifelhaft, daß, wenn man die Hämaturie gleich anfangs als Veranlassung zu einer genauen fachärztlichen Untersuchung aufgefaßt und deren einseitigen Ursprung festgestellt hätte, die Operation zu einem

Zeitpunkt hätte stattfinden können, in welchem das Leiden weniger fortgeschritten, die Exstirpation der Niere besser durchzuführen und die Aussichten auf Heilung günstiger waren.

59 jähriger Herr aus New York erkrankt kurz vor seiner Abreise an Hämaturie. Da die Röntgenuntersuchung keinen Stein zeigt, gestattet der Arzt die Reise nach Europa. Im Haag setzt erneut eine starke Blutung ein. Eine urologische Untersuchung ergibt Verdacht auf Tumor. Bei der Operation findet sich ein weit vorgeschrittenes Hypernephrom, welchem der Patient vor Ablauf eines Jahres erliegt.

Ähnlich wie die Hämaturie wird auch eine länger bestehende Eiterung, welche sich dem Urin beimischt, nicht immer als Veranlassung zur cystoskopischen Untersuchung aufgefaßt. Dadurch wird der Sitz der Eiterung häufig erst für den Patienten viel zu spät aufgeklärt, dem man ein jahrelanges Siechtum durch rechtzeitigen chirurgischen Eingriff an einer Niere hätte ersparen können.

Wahrscheinlich würde man die Cystoskopie als Mittel der Erkenntnis viel öfter anwenden und auch dem Patienten vorschlagen, wenn sie nicht im Rufe eines sehr schmerzhaften und unangenehmen Verfahrens stände, namentlich soweit es sich um männliche Patienten handelt. Dieser Ruf war vielleicht früher berechtigt. Jetzt ist er völlig unberechtigt. Die Cystoskopie einschließlich der erweiternden Untersuchungsmethoden, des Ureterenkatheterismus, der Pyeolographie etc. ist durch die Fortschritte der Technik, durch die Konstruktion dünner Instrumente und die Erfindung wirksamer, unschädlicher Anästhetica, durch die Einrichtung von Röntgentischen, welche zugleich als cystoskopische Untersuchungstische dienen, zu einem raschen, fast schmerzlosen und jedenfalls durchaus nicht unangenehmen Verfahren geworden. Ich habe viele Patienten, darunter viele Ärzte und Chirurgen untersucht und behandelt, welche mit den allergrößten Bedenken an diese Untersuchungen und Behandlungen herangingen. Sie haben später freimütig erklärt, daß die cystoskopische Untersuchung und Behandlung durchaus keine qualvolle Methode ist, wenn sie mit den modernen Hilfsmitteln ausgeübt wird (s. S. 14).

Allerdings ist, wie bei allen technischen Fächern, so ganz besonders bei der Cystoskopie eine gewisse Begabung in der Handhabung von Instrumenten erforderlich. Es gibt Ärzte, denen eine angeborene Geschicklichkeit die Einführung von Instrumenten, wie des Cystoskops, nach kurzer Übungszeit ohne Schwierigkeit und ohne Schmerz gestattet, und es gibt andere, denen bei aller sonstiger Begabung diese Geschicklichkeit versagt bleibt, und über deren schwere Hand die Patienten klagen. Aus demselben Grunde gelingt es geschickten und erfahrenen Cystoskopikern intravesikale Eingriffe zu vollenden, deren Ausführung anderen versagt bleibt. Es ist deshalb eine Selbstkritik am Platze, bevor man sich dem urologischen Spezialfach widmet.

Der Facharzt hat eher die umgekehrte Neigung im Vertrauen auf die leichte und ungefährliche Art der Untersuchung, die Cystoskopie unter Vernachlässigung einer eingehenden klinischen Beobachtung zu bevorzugen. Im allgemeinen stiftet die Leichtigkeit der Indikationsstellung keinen Schaden, *sofern sich der Untersucher wenigstens davon überzeugt, daß kein infektiöser Prozeß in dem vorderen oder hinteren Abschnitt der Harnröhre sitzt, welcher durch das Instrument in die Blase übertragen werden kann.* Aber auch im Interesse einer genauen cystoskopischen Untersuchung ist eine vorangehende gründliche allgemeine Untersuchung des ganzen Körpers notwendig, da ihr Resultat dem Cystoskopiker ein Wegweiser wird, in welcher Richtung er forschen und auf was er besonders seine Aufmerksamkeit lenken soll. Damit nichts entgeht, empfehle ich nachfolgendes Schema für die klinische Untersuchung. Ich bin mir seiner Lückenhaftigkeit durchaus bewußt und verweise denjenigen, welcher eine ausführlichere Darstellung wünscht, auf die vorzüglichen Bücher von BLUM [1] und von KLOPSTOCK und KOWARSKY [2], in denen alles diagnostisch Wissenswerte zusammengestellt ist. Ich habe für die Herren, die bei mir arbeiten, damit in der Voruntersuchung möglichst wenig übersehen wird, ein Schema aufgestellt, nach welchem die Voruntersuchung sich vollziehen soll. Erst wenn sämtliche Bedingungen der Voruntersuchung erfüllt, die Notwendigkeit einer Cystoskopie ergeben, wird der Patient der instrumentellen Untersuchung unterzogen. Auf diese Weise wird vermieden, daß die Untersuchung einerseits Schaden stiftet, andererseits ohne vorherige klinische Orientierung vollzogen wird, welche den Untersucher notwendigerweise auf bestimmte Möglichkeiten der Erkrankung hinweist und der cystoskopischen Beobachtung von Anfang an eine bestimmte Richtung gibt.

Schema.

Anamnese.

Ausfluß? Mikroskopische Untersuchung. Go.?

Urinuntersuchung. Bei Frauen Entnahme des Urins mit Katheter, bei Männern Zweigläserprobe. Sediment.

Abtastung des Abdomens.

Nervensystem.

Blutdruckmessung.

Palpation per rectum.

Danach erst die

Cystoskopie.

Bei Patienten mit Restharn: Menge des Restharns (evtl. durch das Cystoskop auffangen), Nierenfunktionsprüfungen: Wasserkonzentrationsversuch, Harnstoff im Blut, Ambardsche Konstante, Gesamt-Indigo-Ausscheidung nach intravenöser oder intramuskulärer Einspritzung von Indigocarmin. Ein ungewöhnlich schlechtes Ergebnis der Funktionsproben, bedingt durch eine Überlastung des Blutes mit harnfähigen Stoffen, kann unter Umständen sämtliche instrumentellen Untersuchungsmethoden überflüssig machen und dem Arzt Zeit, vor allem aber dem Patienten Schmerz ersparen, da bereits der Beweis geliefert ist, daß irgendwelche weitere Belastung des Nierenparenchyms durch operative Eingriffe nicht mehr erlaubt ist und nicht mehr vertragen wird (s. S. 133).

Urinentleerung.

Art der Entleerung: Voller Strahl, gedrehter Strahl, gespaltener Strahl, Entleerung in Tropfenform bei starker Anwendung der Bauchpresse. Schmerzen in der Spitze bei Entleerung, Tenesmen nach der Entleerung (Steinverdacht).

Man läßt den Urin in drei Portionen in drei Gläser absondern und betrachtet, ob die erste Portion trübe, die zweite klarer und die dritte ganz klar ist. *In diesem Falle ist die Harnröhre als Sitz der Eiterung und Lieferant der Trübung zu betrachten und jede cystoskopische Untersuchung, wenn irgend möglich zu vermeiden,* ebenso, wenn Ausfluß aus der Harnröhre besteht, oder beim Ausstreichen derselben ein Eitertropfen zum Vorschein kommt. Selbstverständlich ist das eitrige Sekret auf Gonokokken zu untersuchen. Bei Verdacht auf eine alte Gonorrhöe ist auch das durch den rektal eingeführten Finger ausgedrückte Sekret der Prostata und Samenblase gleichfalls zu prüfen.

---

[1] BLUM, VICTOR: Symptomatologie und Diagnostik der urogenitalen Erkrankungen. Leipzig und Wien. Franz Deutike, 1908.

[2] KLOPSTOCK und KOWARSKY: Praktikum der Untersuchungsmethoden. Berlin. 1927.

Besteht nach Entleerung des Urins *Blasendämpfung*? (Prostatahypertrophie, Striktur, Tabes usw.) Die Untersuchung auf Blasendämpfung findet am besten durch Perkussion der Blase am *stehenden* Patienten statt.

Untersuchung des entleerten Urins.

(Untersuchung auf Eiweiß, Zucker, Formelemente und Bakterien, Bestimmung der Tagesmenge und des spezifischen Gewichtes.)

Eiterprobe nach DONNÉ: Zusatz von $10^0/_0$iger Kalilauge zum unfiltrierten Harn, Schütteln. Bei Vorhandensein von Eiter steigen größere oder kleinere Luftperlen auf. Nach Ausführung der DONNÉschen Probe wird derselbe mit Kalilauge versetzte Urin gekocht (HELLERsche Probe). Bei Gegenwart von Blut stellt sich nach kurzer Zeit ein rotbräunlicher Niederschlag ein.

Das Sediment wird zweckmäßig mit der SEIDERHELMschen Lösung (Promonta Hamburg) untersucht; mit Hilfe dieser Vitalfärbung können alte von frisch entstandenen Leukocyten unterschieden und über das Alter der Infektion eine, wenn auch begrenzte Vorstellung gegeben werden.

Bei Verdacht auf Tuberkulose Überimpfung des steril sedimentierten Urins auf Meerschweinchen (s. S. 131). Unter Umständen ist die Abwesenheit von pathologischen Bestandteilen im Urin nicht beweisend. Man muß den Patienten heftigen körperlichen Anstrengungen, Erschütterung durch Reiten, Sport usw. aussetzen. Bei der *Frau* ist nur die Untersuchung des *katheterisierten Urins* maßgebend, da sich bei der Entleerung auf natürlichem Wege Bestandteile des Scheidensekretes in Gestalt von roten und weißen Blutkörperchen sehr häufig beimischen und eine falsche Vorstellung erwecken, welche wiederholt Veranlassung gab, auf ein nicht bestehendes Harnleiden zu untersuchen.

Befragung des Patienten über seine Beschwerden.

Besteht der Schmerz vorübergehend oder dauernd, seit kurzem oder seit längerer Zeit? Kommt er anfallsweise nach Art einer Kolik? Muß sich der Patient alsdann ins Bett legen und nach einem Arzt schicken, der ihm ein schmerzlinderndes Mittel verabreicht? Wie lange dauert der Anfall? Besteht der Schmerz als dumpfer Schmerz im Rücken, auf beiden Seiten oder nur auf einer Seite? Strahlt er nach der Leiste, in die Glans penis, das Scrotum, die Labien oder in die Blase aus? Ist der Urin vor, während oder nach dem Anfall mit Blut oder Eiter gemischt? Ist der Schmerz stärker, wenn der Urin klar ist? Besteht heftiger Harndrang, nur am Tage (nervöses Leiden), oder auch in der Nacht (herabgesetzte Kapazität). Besteht auch nach Entleerung des Urins noch heftiger Harndrang? Ist der Schmerz in Ruhelage erträglich und steigert er sich bei erschütternder Bewegung, Fahren, Reiten, Springen (Stein)?

Abtastung der Harnorgane.

Palpation der Niere. Die Niere läßt sich in Rückenlage, in halber Seitenlage und am aufrechtstehenden Patienten abtasten. Bei muskelstarken Individuen, welche die Bauchdecken nicht ganz zur Erschlaffung bringen, empfiehlt es sich im Wasserbade nach der Niere zu tasten. Ähnlich begünstigen vorausgeschickte Heißluftbäder des Rumpfes durch Entspannung der Muskulatur die Abtastung der Niere. Die Untersuchung im Stehen hat meiner Ansicht nach geringe Bedeutung. Sie ist nur bei erheblicher Vergrößerung der Niere, wenn die gesamte Bauchhöhle medialwärts verdrängt ist, von Bedeutung. In diesem Falle liefert jede Methode der Abtastung ein einwandfreies Resultat. Vorzugsweise wird die von ISRAEL angegebene halbe Seitenlage zur Palpation verwandt.

Der Körper des Patienten liegt in der Mitte zwischen voller Rückenlage und voller Seitenlage, so daß die Frontalebene mit der Tischfläche einen Winkel von 45⁰ bildet. Der Patient darf nach ISRAEL weder die Wirbelsäule lordotisch verbiegen, noch in der Taille einknicken, wobei sich die Rippen dem Darmbeinkamm nähern und eine Faltung der Bauchdecken erzeugt wird. Den Fehler dieser Position kann man dadurch korrigieren, daß man an dem in Seitenlage befindlichen Patienten das Becken gegen die Tischebene zurückdrängt, während der Brustkorb in seiner Stellung festgehalten wird. Die richtige Lagerung erkennt man daran, daß unter dem Rippenbogen eine leichte Einsenkung im Bereiche der Bauchdecken durch Erschlaffung der Muskulatur entsteht. Die halbe Seitenlage ist besonders vorteilhaft zur Abtastung der Vorderfläche der Niere. Die Hinterfläche der Niere tastet man am besten in platter Rückenlage ab. Die Palpation wird doppelhändig vorgenommen. Die linke Hand hat die Aufgabe, durch Druck auf die Lumbalgegend die Niere gegen die vordere Bauchwand und die rechte Hand des Untersuchers zu drängen, deren Fingerspitzen unter dem Rippenbogen sanft in die Tiefe dringen, bis die Niere als glatter runder Körper zwischen beiden Händen fühlbar ist. Die Palpation wird unterstützt durch tiefe Exspiration, welche die Niere nach abwärts drängt. Bei jeder Exspiration kann die palpierende rechte Hand den Widerstand der Bauchdecken allmählich überwinden und tiefer in das Abdomen hineindringen.

Bisweilen gelingt es besser, als mit der üblichen bimanuellen Palpation, den unteren Nierenpol zwischen Daumen und Zeigefinger der rechten Hand zu fassen, namentlich wenn die Niere nach außen verschoben ist.

Bei mageren Individuen mit schwachen Bauchdecken ist nahezu die untere Hälfte der Niere als glatter, runder, verschieblicher Körper normalerweise fühlbar. Bei sehr fettleibigen Individuen oder kräftiger Bauchmuskulatur, welche der Patient nicht zu entspannen versteht, ist die Palpation der Niere oft schwierig oder unmöglich.

Auftreibungen, Buckelung, Vergrößerung, abnorme Beweglichkeit, welche gestattet, den oberen Pol der Niere abzutasten und das ganze Organ hin und her zu˙schieben, andererseits starre Unverschieblichkeit auch bei der exspiratorischen Bewegung, meist eine Folge perinephritischer Verwachsungen oder maligner Entartung, sind durch geschickte Palpation nachzuweisen.

Besonderer Wert ist darauf zu legen, ob die nach dem Palpationsbefund der Niere angehörige Geschwulst sich zeitweise vergrößert und verkleinert, und ob die Vergrößerung und Verkleinerung mit einer Verminderung oder Vermehrung des Urins zusammenfällt; ob dabei Fieber besteht, ob der Urin eitrig wird, wenn die Geschwulst zusammenfällt und die Temperatur sich senkt, und ob der Urin sich aufklärt, wenn die Geschwulst wächst und die Temperatur steigt (intermittierende Hydro- und Pyonephrose).

Palpation per rectum beim Manne. Die Palpation per rectum läßt sich in ganz verschiedener Körperstellung vornehmen. Manche Autoren bevorzugen die gynäkologische Lage. Andere legen den Patienten flach auf den Rücken, lassen die Beine stark spreizen und im Hüftgelenk sehr stark beugen. Wieder andere bevorzugen die Untersuchung am stehenden Patienten. Einige amerikanische Autoren lassen den Patienten freistehen, unangelehnt, leicht vorgeneigt und die gestreckten Arme auf die eigenen Knie gestützt. Besser ist es, den Patienten auf beide Ellbogen sich aufstützen zu lassen mit leicht vorgebeugtem Oberkörper, wie wenn er von einem Rednerpult aus sprechen wollte. Der Untersucher setzt sich am besten hinter den Patienten auf einen Stuhl und führt den mit einem Gummihandschuh bedeckten und gut eingefetteten oder eingeseiften Finger mit langsam drehender Bewegung in das Rectum ein. Um die Prostata und Samenblasen ganz abtasten zu können, gibt VOELCKER den sehr zweckmäßigen Rat, daß man den Patienten anweist, sich gleichsam auf den palpierenden Finger zu setzen und die der Palpation zu unterwerfenden Teile nach abwärts selbst entgegenzudrängen. Dabei stützt sich am besten der untersuchende rechte Arm mit dem Ellbogen auf den eigenen rechten Oberschenkel. Ich bevorzuge die VOELCKERsche Art der Palpation vor allen anderen. Die andere Hand des Untersuchers kann von der Symphyse her die Prostata dem rectal eingeführten Finger entgegendrängen.

Bei der Palpation achte man auf die Größe, Konsistenz und Oberfläche der Prostata, auf die Verschieblichkeit der Rectalschleimhaut, auf die Lappung der durch eine mittlere Raphe in zwei Hälften geteilten Prostata, auf die Samenblasen am oberen Rand der Prostata, auf Verdickungen des Harnleiters (Tuberkulose). Für die Untersuchung der Samenblase ist eine volle Harnblase als elastische Unterlage besser als eine entleerte Harnblase. Durch die Palpation kann Sekret der Samenblasen und Prostata ausgedrückt und zur Untersuchung gewonnen werden. Vorher wird nach Urinentleerung die Harnröhre ausgespült und die Blase mit klarer Flüssigkeit prall gefüllt. Nach kräftiger Expression der Prostata wird ein Teil des Sekretes, welches vor dem Orificium externum erscheint, in ein vorgehaltenes steriles Uhrschälchen aufgefangen. Die Prostata wird kräftig massiert, wobei der Finger vom lateralen Rande zur Mitte und von oben nach unten geführt wird. Der größte Teil des Exprimates läuft retrograd in die Blase und vermengt sich dort mit der Flüssigkeit. Nach der Palpation läßt der Patient erneut Urin, am besten in drei Portionen, wobei die Hauptmasse des Sekretes in der dritten Portion sich befindet. Die in der Flüssigkeit herumschwimmenden länglichen Ausgüsse der Prostatadrüsen, bzw. der Samenwege können dann einer mikroskopischen Untersuchung unterzogen werden (A. LEWIN, PICKER). Man kann das Sekret der Prostata und der Samenblasen auch getrennt auffangen, indem man zuerst die Prostata unter den oben beschriebenen Bedingungen massiert, danach erneut die Blase nach Klarspülung der Harnröhre füllt und jetzt lediglich die Samenwege exprimiert.

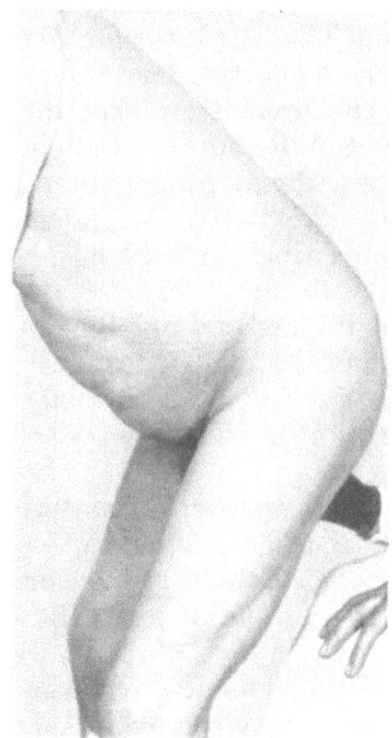

Abb. 1. Palpation per rectum. Der Patient setzt sich langsam auf den Finger des Untersuchers und drängt Prostata und Samenblasen dem Finger entgegen.

Bei den nahen Beziehungen zwischen der Blase und den weiblichen Genitalien ist eine vorangehende *gynäkologische Untersuchung* häufig notwendig.

Ebenso sind die Hoden und Nebenhoden beim Manne abzutasten (Fehlen des Hodens, Orchitis und Epidydimitis, Varicocele bei Nierengeschwülsten usw.).

Besichtigung des Körpers

auf Schwellung oder Vorwölbung unter dem Rippenbogen, seitliche Auftreibung des Abdomens, geschwulstartige Vorwölbung der Blasengegend am stehenden Patienten und Varicocele.

Allgemeinbefinden.

Oft begnügt sich der Praktiker damit, nach dem Vorhandensein oder Fehlen deutlicher Zeichen von Niereninsuffizienz zu suchen (Ödem der Knöchel). Jedoch tritt häufig die Insuffizienz nicht so greifbar zutage, sondern äußert sich in weniger auffälligen, aber darum nicht minder beachtenswerten Symptomen: abnormem Wärmebedürfnis, welches den Patienten veranlaßt, selbst in der heißesten Jahreszeit seinen Körper in wollene Decken und Unterjacken zu hüllen, trockener Haut, Widerwillen gegen Fleisch, Appetitlosigkeit, Kopfschmerzen, Aufstoßen und Neigung zur Übelkeit, Müdigkeit und starkem Durstgefühl.

Die Untersuchung des *Herzens* und des *Gefäßsystems,* welches durch Nierenleiden leicht in Mitleidenschaft gezogen und ungünstig beeinflußt wird, sei angesichts der bekannten Wechselwirkung zwischen diesen Organsystemen nur als selbstverständlich hier erwähnt (Blutdruck). Beispielsweise möchten wir hier auf die fast gesetzmäßige bedeutende Erhöhung des Blutdruckes hinweisen, sobald es sich um die Frage einer Cystenniere handelt, bei welcher der Blutdruck fast ebenso regelmäßig erhöht ist, wie bei der Nephrosklerose.

Auch eine Prüfung des Nervensystems ist namentlich bei Retentionsprozessen nie zu unterlassen, da mangelhafte Entleerung der Blase bisweilen das erste Symptom für Tabes, Paralyse oder eine Herderkrankung der Medulla ist. Ich sehe in jedem Jahre hier in der Großstadt wenigstens ein halbes Dutzend „falsche" Prostatiker, bei denen die genaue Untersuchung Tabes nachweist. Finden wir bei der Prüfung des Nervensystems mit den üblichen Methoden Abweichungen von der Norm, so wird man, wenn es sich um Männer handelt, bei der cystoskopischen Untersuchung nicht vergessen auf das SCHRAMMsche Phänomen zu achten (s. S. 79). Auch ist meistens die Hyperthrophie der Muskulatur bei nervöser Miktionsbehinderung von anderer cystoskopischer Gestalt, als bei rein mechanisch bedingten Abflußstörungen. In dieser Weise arbeiten die Funktionsprüfungen des Nervensystems und die cystoskopische Untersuchung häufig zusammen.

Zu berücksichtigen ist ferner die genaue morphologische Untersuchung des *Blutes,* besonders wenn es sich um eine Hämaturie handelt, da sie zuweilen der Ausdruck einer allgemeinen Bluterkrankung (Leukämie, perniziöse Anämie sein und in ihrem Ursprung richtig erkannt, allein durch innere Maßnahmen erfolgreich behandelt werden kann, während andererseits eine falsche Auffassung, nämlich diejenige, daß der Patient rein örtlich, z. B. an einem Nierentumor erkrankt ist, und einer operativen Behandlung, z. B. einer Probefreilegung bedarf, den Kranken vernichten kann. Ich gebe hierfür ein Beispiel kurz wieder:

Herr S., 38 Jahre alt, Ministerialdirektor eines Nachbarstaates, wird mir zur Operation zugesandt mit der Diagnose Hämaturie aus einem linksseitigen Nierentumor. Der Palpation nach fühlte sich der Tumor nicht wie die Niere, sondern wie die vergrößerte Milz an. Die linke Niere blutet bei der cystoskopischen Untersuchung. Die Blutuntersuchung ergibt ein der myeloischen Leukämie entsprechendes Bild. Die Operation wird abgelehnt und eine Röntgenbehandlung eingeleitet. Die Blutung verschwindet unter beträchtlicher Gewichtszunahme. Die Diagnose konnte in diesem Fall um so leichter verfehlt werden, als der Patient tatsächlich einseitig aus der linken Niere blutete, ein Umstand, der die auswärtigen Kollegen wohl veranlaßt hatte, trotz des Palpationsbefundes, welcher an eine vergrößerte Milz mahnte, an einen linksseitigen Nierentumor und an dessen Entfernung zu denken, ein Eingriff, der sicher für den Patienten mit einer Katastrophe geendet hätte.

Untersuchung der Nachbarorgane.

Erkrankungen der benachbarten Gewebe können gegen die Harnorgane vorstoßen, und in ihrem Ausgangspunkt zunächst unkenntlich Erscheinungen hervorbringen, welche die Harnorgane als Sitz der Erkrankung vermuten lassen. Besonders gilt dies von den Erkrankungen der weiblichen Genitalien. Ein geringer Prolaps des Uterus z. B. äußert sich nicht selten zuerst in einem

vermehrten, durch die Senkung der Blasenwand und beginnende Cystocele verursachten Harndrang. Exsudate und Geschwülste können von den weiblichen
Genitalien ausgehend die Blasenwand vorbuckeln oder in die Blasenhöhle durchbrechen. Auch entferntere Organe treten im Laufe langwieriger Erkrankungen
mit den Harnorganen in Verbindung. Bekannt ist die nicht seltene Perforation
eines appendizitischen Abscesses in die Blase. Ganz ungewöhnlich rar bricht
ein Psoasabsceß sich längs der Wirbelsäule entwickelnd in die Blase ein und
täuscht durch tuberkulöse Pyurie eine tuberkulöse Erkrankung der Harnorgane
vor. Einen Durchbruch der tuberkulösen Tube in die Blase, welcher von einem
erfahrenen Beobachter zuerst als doppelseitige Nierentuberkulose gedeutet
wurde, hat Israel erkannt und durch Entfernung der Tube geheilt. Beim
Manne sind es die Rectumcarcinome, Sygmoidcarcinome, welche durch frühzeitiges Übergreifen auf die Blase bei geringer Beteiligung der Rectalwand
mehr Blasen- als Darmbeschwerden hervorrufen können. (Pneumaturie, Kotbestandteile im Harn).

Der Harnleiter kann durch Umwachsung von carcinomatösen Massen zusammengedrückt werden. Seltener treten tuberkulöse Mesenterialdrüsen trotz der peritonealen Scheidewand mit dem Harnleiter in Verbindung, ihn durch Verwachsung verengernd und Hydronephrose erzeugend (s. S. 193). Das unterste Harnleiterende wird besonders von Drüsengeschwülsten, welche sich aus einem Tumor des Uterus oder des Rectums herleiten, zusammengedrückt, da ihm im kleinen Becken wenig Möglichkeit des Ausweichens gegeben ist. Dagegen wird der mittlere und obere Anteil des Harnleiters durch Erkrankungen der Nachbarschaft wegen des ausgiebigen, ihm zur Verfügung stehenden Raumes selten verengt, wohl aber aus seiner Lage verschoben. Die Verschieblichkeit des Harnleiters ist in dieser Gegend bedeutend. Der Abfluß und die Funktion der Niere brauchen deshalb nicht beeinträchtigt zu werden,

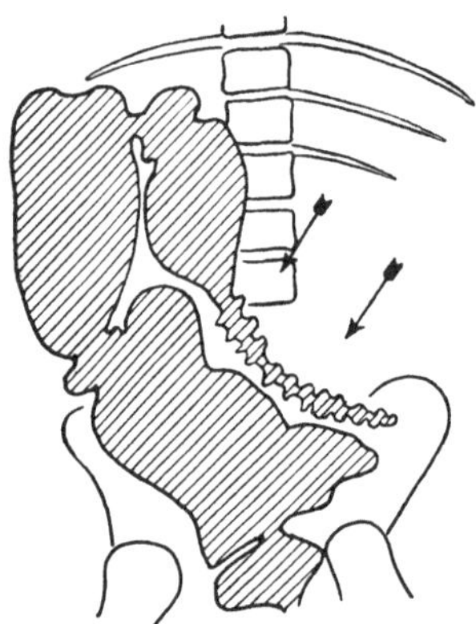

Abb. 2. Verdrängung des Dickdarmes durch die pathologisch vergrößerte Niere (J. Ziegler).

wie man bei Nierengeschwülsten und retroperitonealen Tumoren gelegentlich beobachten kann (s. Abb. 220). Natürlich kann
sich der Vorgang auch umgekehrt entwickeln, indem eine Erkrankung der Harnorgane frühzeitig auf die Nachbarschaft übergreift und weniger Harnsymptome
als andere klinische Erscheinungen hervorbringt. Ein maligner Nierentumor
z. B. kann auf den Darm übergreifen oder ihn wenigstens erheblich verlagern,
eine Erscheinung, auf die in letzter Zeit wiederholt hingewiesen wurde (Stierlin,
Grödel, Schwarz, Schlesinger, Ziegler). Hierdurch erklärt sich vielleicht
die Tatsache, daß *Nierengeschwülste nicht selten durch auffällige Obstipation und
spastisch ziehende Schmerzen im Bereich des Darmtractus sich vorbereiten.* Diese
Verziehungen sind im Röntgenbild nach Füllung des Darms mit Wismutbrei
nachweisbar (vgl. Abb. 2).

Skoliose der Wirbelsäule verschiebt die Niere aus ihrer Lage und drückt
die Rippen so heftig gegen das Organ, daß tiefe, streifenförmige Furchen
im Nierengewebe sich ausbilden. Die Bedrängung des Nierenkörpers kann
zu Zwangsmaßnahmen, zur operativen Beseitigung der bedrückenden Rippen
Anlaß geben (Klapp, Dekompression der Niere). Nach demselben Autor kann
auch eine übermäßig lange zwölfte Rippe Beschwerden verursachen, welche
renale Symptome auslösen.

Röntgenuntersuchung.

Im Röntgenbild sind die normalen Harnorgane mit Ausnahme der Nieren unsichtbar. Die Nieren geben bei nicht zu fetten und muskelstarken Individuen einen deutlichen Weichteilschatten. Zwischen den Konturen der Wirbelsäule, des Darmbeinkamms, nach außen von der sich nach unten verbreiternden Psoaskulisse, deren scharfer Schattenriß sich auf der Röntgenplatte deutlich abzeichnet und als Maßstab für die Güte der Aufnahme gelten kann, findet sich ein von der letzten Rippe durchquerter, oft überraschend scharfer Weichteilschatten mit eiförmigem unterem Pol. Selbst der Ungeübte kann ihn leicht als Nierenschatten herausfinden. Von der Wirbelsäule trennt ihn gewöhnlich nur ein schmaler Spalt. Der obere Pol, meist sogar mehr als das obere Drittel der Niere, verschwindet in dem Schattenriß der Leber, der Milz, des Thorax und der Zwerchfellkuppel; ROSENSTEIN hat ihn durch Lufteinblasung in den retroperitonealen Raum auf der Röntgenplatte sichtbar gemacht (Pneumoradiographie des Nierenlagers). Abgesehen von dem oberen Pol ist der übrige Nierenkörper ohne weitere Hilfsmittel bei guter Röntgentechnik scharf und plastisch sichtbar. Über das normale Maß vergrößert kann sich der Nierenschatten in den Raum zwischen letzter Rippe und Darmbeinkamm ausdehnend der Beckenschaufel nähern und sie erreichen oder sich auch seitlich nach dem Rippenbogen zu stark verbreitert entwickeln. So werden wir bei normaler Struktur über die Existenz einer Niere, ihre Lage, die Größe oder das Fehlen des Organes meistens ohne Schwierigkeit unterrichtet. Aber natürlich ist eine Aussage über die Qualität des Organs und seine Funktionen allein auf Grund der einfachen Röntgenaufnahme, der Tatsache eines normalen Schattenrisses, unmöglich. Auch eine tuberkulöse oder anderweitig erkrankte Niere kann im Röntgenbild normalen Schatten werfen. Die mit Urin gefüllte Blase ist bis zu einem gewissen Grade schattenfähig, auch wenn der Harn nicht durch ein Kontrastmittel ersetzt ist. Die hypertrophische Prostata ist zuweilen ohne besondere Hilfsmittel schattenfähig, fast regelmäßig gelingt ihre Darstellung, wenn man die von PFLAUMER angegebene Methodik befolgt. Die übrigen Harnorgane werfen an und für sich auf der Röntgenplatte keinen Schatten. Schattenfähig werden die Samenblasen und Samenstränge durch Einführung undurchlässiger Füllmasse in ihren Hohlraum.

In der neueren Zeit hat die Röntgenuntersuchung der Harnorgane, namentlich der oberen Harnwege bei liegenden, schattengebenden Ureterenkathetern und bei Füllung des Nierenbeckens mit schattengebender Flüssigkeit eine außerordentliche Verbreitung erfahren. Während diese früher als kompliziert bezeichneten Methoden nur ausnahmsweise angewandt wurden, wird jetzt die röntgenologische Darstellung des Harnleiters und des Nierenbeckens wegen der überaus wichtigen Aufschlüsse, welche man durch diese Methoden erreicht, so häufig, ja beinahe regelmäßig angewandt, daß der Urologe mit Recht sich eine Einrichtung am Untersuchungstisch geschaffen hat, welche es ihm jederzeit und in jeder Stellung ermöglicht, die mit schattengebender Substanz angefüllten Harnorgane bildlich darzustellen. Der Untersuchungstisch wurde gleichzeitig in einen Röntgentisch umgewandelt, indem man eine Blende (BUCKY-ACKERLUND) unter der Platte des Untersuchungstisches anbrachte und die Röntgenlampe über dem Patienten in Stellung gehen ließ. Auf diese Weise bleibt der Patient während der Röntgenaufnahme mit eingeführtem Instrument unverrückt liegen. Diese Verbesserung (s. Abb. 3) vereinfacht und beschleunigt die Röntgenaufnahme, macht sie unabhängig von einem röntgenologischen Spezialisten und ist besonders wertvoll in denjenigen Fällen, wo es darauf ankommt, die Stellung des urologischen Instrumentariums zu bewahren, z. B.

wenn der Ureterkatheter in 3—4 cm Höhe auf ein Hindernis stößt oder wenn es darauf ankommt, die Samenblasen durch Sondierung der Ductus ejaculatorii mit Füllung mittels Kontrastflüssigkeit darzustellen. Ein Lagewechsel des Patienten bis zu einem besonderen Röntgentisch würde unter diesen Umständen die eingeführten Katheter herausgleiten lassen, und eine Aufnahme, wie sie für den besonderen Fall erwünscht ist, unmöglich machen.

Ganz abgesehen von dieser Vereinfachung ist es auch für den Patienten viel angenehmer, wenn einmal der Ureterkatheter eingeführt ist, auf ein und demselben Tisch untersucht und geröntgt zu werden[1].

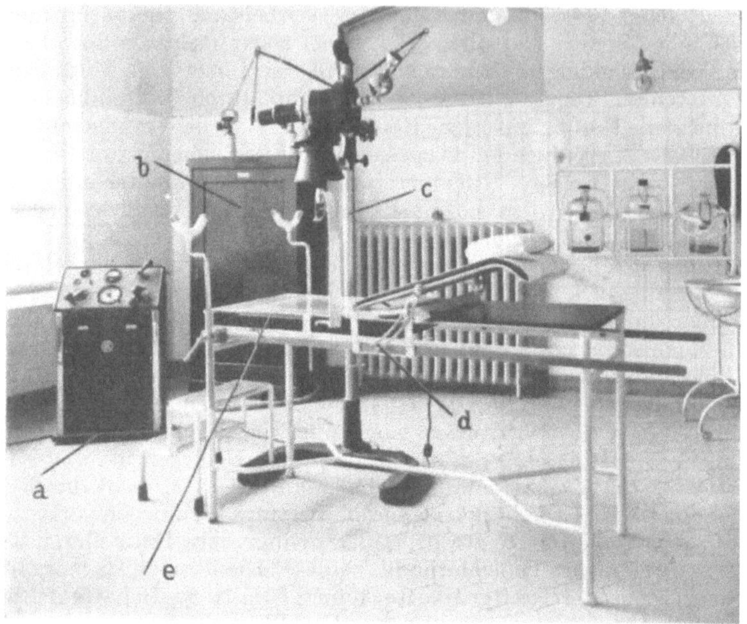

Abb. 3. Moderner urologischer Untersuchungstisch mit eingebauter flacher Röntgenblende und transportablem Röntgenstativ, welches über den Patienten gestülpt wird, ohne die Stellung des Patienten ändern zu müssen. a) Schalttisch; b) Transformator mit eingebautem Ventil; c) Stativ mit Röntgenröhre; d) Untersuchungstisch; e) flache Blende unter dem Rücken des Patienten.

VOELCKER und V. LICHTENBERG haben als erste zwecks röntgenographischer Darstellung die Blase (Cystographie) und das Nierenbecken (Pyelographie) mit Kollargollösungen angefüllt. PRAETORIUS ersetzte das Kollargol, welches in einigen Fällen Silbervergiftung und schwerste, sogar tödliche Unfälle bei Einführung in das Nierenbecken veranlaßt hatte, durch Pyelon. Sowohl Kollargol wie Pyelon sind in letzter Zeit auf Grund der Arbeiten amerikanischer Autoren durch Halogenlösungen ersetzt worden, welche zweifellos als echte Lösungen unschädlicher sind als die kolloidalen Silberpräparate. Die Amerikaner empfehlen zur Darstellung des Nierenbeckens eine $25^0/_0$ige Bromnatriumlösung und zur Darstellung der Blase eine $5—10^0/_0$ige Bromnatriumlösung. RUBRITIUS, welcher unabhängig von den amerikanischen Autoren sich mit dieser Frage beschäftigte, empfahl eine $10^0/_0$ige Jodkalilösung. Mir selbst hat sich für die Darstellung des Nierenbeckens eine $25^0/_0$ige Jodlithiumlösung (UMBRENAL-KAHLBAUM), als ein Mittel bewährt, welches kräftigen Schatten gibt und als harmlos gelten kann.

---

[1] Um die Einrichtung hat sich Dr. ZEISS im Verein mit der Firma Koch und Sterzel bemüht, so daß die Apparatur zu meiner Zufriedenheit auch bei fetten Leuten arbeitet.

Mit Hilfe dieser Schattenmittel hat man das ganze Harnsystem, die männliche Harnröhre, die Blase, die Ureteren, das Nierenbecken zur Darstellung gebracht. Die Harnröhre ist namentlich in den letzten Jahren auf der Röntgenplatte dargestellt und studiert worden (LANGER). Von allen Füllungsmethoden ist die Kontrastfüllung der Harnröhre und der Blase wegen der anatomischen Lage der Organe und instrumenteller Zugänglichkeit ihrer Hohlräume am leichtesten durchzuführen. Die Blase gibt auf der Röntgenplatte wichtige Aufschlüsse, welche in ihren Einzelheiten auf S. 196 besprochen werden. Selbst die mit den Harnorganen im Zusammenhang stehenden Samenblasen und Samenstränge sind auch ohne „operative" Diagnostik mittels des Cysto-Urethroskopes angefüllt und dargestellt. Jedoch gelingt die Samenblasenfüllung auf diesem Wege nur ausnahmsweise.

Veranlassung zur Cystoskopie.

Nach diesen Ausführungen ergibt sich als natürliche Indikation für die Cystoskopie ganz allgemein, daß jede längere Zeit bestehende Blasen- oder Nierenkrankheit, für welche nicht mit Sicherheit eine *„interne"* Ursache zu ermitteln ist, cystoskopisch aufgeklärt werden muß. Da bei richtiger Technik die Cystoskopie weder gefährlich noch unangenehm ist, soll die cystoskopische Untersuchung lieber einmal zuviel als einmal zu wenig vorgenommen werden. Namentlich wenn die Untersuchung zur Vervollständigung des Befundes bereits die Einführung eines Instrumentes verlangt, z. B. eines Katheters zur Ermittelung des Restharns, ist es viel besser, durch Verwendung des Cystoskops die Abmessung des restierenden Inhaltes zugleich mit der Besichtigung des Blaseninnern zu verbinden. Die Steinsonde z. B. ist ein gänzlich veraltetes Instrument und sollte stets durch das Cystoskop oder das Röntgenbild ersetzt werden, wenn die technische Möglichkeit dazu gegeben ist. Besonders sollen grundsätzlich alle unklaren Harnblutungen und länger bestehenden Blasenkatarrhe der cystoskopischen Kontrolle unterzogen werden, ebenso wie die zahlreichen Fälle abdominaler Geschwulstbildung, deren Ausgangspunkt nicht mit Sicherheit klinisch zu ermitteln ist. Sie müssen im Interesse einer richtigen Schnittführung auf ihren Zusammenhang mit dem Harnsystem geprüft werden. Ohne diese Prüfung können leicht für den Patienten durch einen unrichtigen Operationsplan schwere Komplikationen entstehen. So sah ich, wie eine vermeintliche Pankreascyste in der Linea alba durch Laparotomie eröffnet und eingenäht wurde. Später erwies sich die Pankreascyste als eine Hydronephrose, deren Exstirpation vom Lendenschnitt aus infolge der vorausgegangenen, breiten peritonealen Eröffnung und Verwachsung schwierig und gefährlich war. Ferner verlangen die Erkrankungen der Nachbarorgane der Vagina, des Uterus, der Tuben, des Rectums u. a. vielfach die cystoskopische Untersuchung, um die Ausdehnung der Erkrankung und die Operabilität des Falles zu ermessen, besonders wenn es sich um maligne, rasch wachsende oder längere Zeit bestehende Geschwülste handelt. Auch ohne direkte Blasenbeschwerden kann die cystoskopische Untersuchung durch den Nachweis von Ödem, seltener von durchgebrochener Geschwulstmasse das Übergreifen auf die Blase wahrscheinlich machen, etwaige Bedenken gegen die Operabilität verstärken und jedenfalls den Operateur wie die Angehörigen auf einen bedeutenden und gefährlichen Eingriff hinweisen.

Am schwierigsten ist es, die Notwendigkeit einer cystoskopischen Untersuchung für diejenigen Fälle zu erkennen, in denen kein einziges Symptom auf die Erkrankung der Harnorgane hinweist. Diese Fälle sind gar nicht so selten und kommen gewöhnlich erst zur urologischen Untersuchung, wenn viele andere Spezialisten sie auf die Zugehörigkeit zu ihrem Ressort vergeblich geprüft oder gar operativ in Angriff genommen haben. Man soll deshalb bei allen unbestimmten Bauchbeschwerden, ganz besonders aber, wenn sie echte Kolikform annehmen, die Harnorgane als Ausgangspunkt wenigstens in den Bereich der Betrachtungen ziehen und auf eine cystoskopische und funktionelle Untersuchung dringen, sofern der nichturologische Ursprung der Krankheit nicht einwandfrei feststeht.

Das 20jährige Frl. R. leidet seit längerer Zeit an unbestimmten, zeitweise auftretenden, rechtsseitigen, bis zur kolikartigen Stärke sich steigernden Leibschmerzen. Bei der mageren schlanken Person ist auch während des Anfalls weder eine Geschwulst noch irgendein pathologischer Befund im Urin nachweisbar. Die Patientin wurde vielfach auf eine Affektion des Magens und der Gallenblase behandelt. Der mangelhafte Erfolg der Kuren gab Veranlassung, die Patientin schließlich für eine hysterische Person zu halten. Um alle Untersuchungsmethoden zu erschöpfen, wurde sie mir zugewiesen. Die funktionelle Untersuchung ergab einen völligen Ausfall der Nierenfunktion auf der rechten Seite. Ich entfernte eine kleine Hydronephrose, welche tief unter dem Rippenbogen versteckt lag, und beseitigte endgültig alle Beschwerden.

Ähnliche Erfahrungen habe ich gelegentlich an Prostatikern gemacht. Sie haben oft keine auffälligen Blasensymptome, insbesondere keine pathologischen Beimengungen im Urin. Dazu kommt noch, daß im Vordergrund der Beschwerden Verdauungsstörungen, Übelkeit und Appetitlosigkeit stehen, welche offenbar durch die Intoxikation des Körpers mit zurückgehaltenen Harnprodukten hervorgerufen werden. Es ist deshalb kein Wunder, wenn der Patient lange Zeit in falscher Richtung auf ein Magendarmleiden behandelt wird, bis ein aufmerksamer und an den konträren Symptomenkomplex gewöhnter Arzt eine beträchtliche Dämpfung über der ungenügend entleerten Blase, den Prostatatumor im Rectum nachweist und durch regelmäßigen Katheterismus die Magendarmbeschwerden zunächst beseitigt.

Endlich bedürfen die vielgestaltigen, echte Krankheit täuschend ähnlich nachahmenden Äußerungen der Hysterie der objektiv urologischen Kontrolle, wie folgender Fall beweist:

Eine 35jährige Oberlehrersgattin klagte über einseitigen kolikartigen Schmerz. Im Urin waren Blut und kleine Steine nachweisbar, in denen chemisch kohlensaurer Kalk durch Betropfen mit Schwefelsäure als Gipskrystalle bei aufbrausender Kohlensäure angetroffen wurde. Die Anfälle waren von Temperatursteigerungen bis 38⁰ begleitet. Die cystoskopische Untersuchung ergab eine normale Blase und normale, weder gereizte noch erweiterte Uretermündungen, ein Befund, der in Anbetracht der eben durchgetretenen Konkremente überraschte. Die Funktion war auf beiden Seiten gleich und normal. Röntgenaufnahme negativ. Um sicher zu gehen, verlangte ich, im Anfall zur Wiederholung der Funktionsprüfung gerufen zu werden. Aber auch während des Anfalls war keine Abschwächung der Funktion auf einer Seite ersichtlich. Ich riet deshalb, weil mir das ganze Krankheitsbild unklar erschien und gar keine Gefahr für die gut funktionierende Niere vorhanden war, von der Operation ab. Die Operation wurde auf Drängen der Patientin schließlich doch ausgeführt, die Niere eröffnet, das Nierenbecken ausgetastet, der Ureter rückwärts bis in die Blase sondiert aber kein Stein gefunden. 8 Tage später klärte sich das Krankheitsbild auf. Die Patientin gestand es selbst erzeugt zu haben, indem sie Zahnpulver zusammen mit Löschpapier über der Spiritusflamme zu einem Pseudokonkrement röstete, die Blutung mit der Haarnadel hervorrief und kräftig den Thermometer rieb. Die Kunststeine hat sie in unserer Gegenwart selbst erzeugt. Trotz dieses Geständnisses äußerte sie einige Zeit später den Wunsch, an der anderen Niere operiert zu werden.

Diese Erörterungen werden auch dem Praktiker mit geringerer Erfahrung einen Hinweis geben über die Bedeutung der Cystoskopie zur Auffindung und Beurteilung von Krankheiten des Harnsystems und seiner Nachbarorgane und die nicht geringe Bedeutung im negativen Sinne, um mit Sicherheit den Zusammenhang der krankhaften Erscheinungen mit dem Harnsystem ablehnen zu können. So groß der unmittelbar explorative Wert der cystoskopischen Untersuchung ist, so wird zweifellos derjenige Beobachter, welcher das Ergebnis zusammen mit einer sorgfältigen klinischen Durchforschung vereinigt, diagnostisch am weitesten gefördert werden.

2. Vorbereitung des Patienten zur Cystoskopie und Nachbehandlung.

Die Ausführung der Cystoskopie ist an die beiden Bedingungen geknüpft, daß die Harnröhre für Instrumente von etwa 18 Charrière Stärke durchgängig und die Blase mit 100 ccm[1] wasserklarer Flüssigkeit füllbar ist. Da diese Bedingungen für die meisten Fälle zutreffen, so ist eine besondere Vorbereitung des Patienten nicht notwendig, es sei denn, daß von Anfang an beabsichtigt wird, zusammen mit der cystoskopischen Untersuchung die Funktionsprüfung oder den Ureterenkatheterismus auszuführen. In diesem Falle sind die Vorschriften innezuhalten, welche wir bei Besprechung der Funktionsprüfung und des Ureterenkatheterismus geben werden. Für die einfache Cystoskopie ist aber eine besondere Vorbereitung in normalen Fällen nicht notwendig.

Anders steht es, wenn die Erkrankung der Blase, durch Entzündung, Eiterung und Geschwürsbildung weit vorgeschritten, die Fassungskraft des Hohlraums schwer beeinträchtigt. Da wir zur Ausführung der Cystoskopie eine Füllung der Blase mit etwa 100 ccm benötigen, sind wir bei vorgeschrittenem Leiden, das die Toleranz der Blase erheblich herabsetzt, auf eine Vorbehandlung, welche das Organ wieder allmählich an die Aufnahme von Flüssigkeit gewöhnen muß, angewiesen. Es ist oft notwendig, in diesen Fällen die Blase längere Zeit hindurch täglich auszuspülen und ihr die nötige Fassungskraft allmählich wiederzugeben. In anderen Fällen kann eine starke Blutung oder starke Eiterung die Besichtigung der Blase unmöglich machen, indem die in die Blase eingefüllte Flüssigkeit sich immer wieder blutig oder eitrig trübt, so daß das Licht des Cystoskops das undurchsichtige Medium nicht durchdringen kann. Auch hier ist vielfach bei Blutungen durch Styptica (Gelatineinjektion, Styptizintabletten, Spülung mit dünner Eisenchloridlösung, Kollargolinjektion nach PRAETORIUS [8 ccm 20$^0/_0$iger Lösung] in die entleerte Blase, intravenöse Einspritzung von Chlorcalcium, subcutane Einspritzung von Strychnon in Ampullen oder Secarcornin) etwas zu erreichen, wenn gleichzeitig Bettruhe innegehalten und für leichten Stuhlgang durch Abführmittel gesorgt wird, damit nicht durch starkes Pressen bei der Defäkation eine Stauung venöser Art in den Harnorganen entsteht und die Blutungen von neuem anfacht. Ebenso kann man bei reichlicher Eiterung durch regelmäßige Blasenspülung beinahe immer eine vorübergehend klare Füllung der Blase erreichen, welche zur Besichtigung genügt. Wenn man Verdacht hat, daß die trübende Eiterung aus einer Niere stammt, so ist es notwendig, vor der Cystoskopie jegliche Palpation zu vermeiden, damit nicht die Eitermassen den Ureter entlang in die Blase massiert werden. Ebenso ist bei Hämaturie eine Abtastung dicht vor der cystoskopischen Untersuchung zu unterlassen, es sei denn, daß die Hämaturie an und für sich schwach durch die Palpation verstärkt und deutlicher sichtbar für die cystoskopische Beobachtung gemacht werden soll.

Normalerweise ist die Cystoskopie nicht schmerzhaft, bei der Frau überhaupt nicht. Beim Manne ist die Einführung des Normalinstrumentes nicht angenehm; deshalb wird am besten die Harnröhre vorher unempfindlich gemacht. Die Anästhesie wird mittels einer 3$^0/_0$igen Alypinlösung erreicht, zu welcher man auf jeden Kubikzentimeter einen Tropfen Adrenalinstammlösung hinzusetzt. Von dieser Lösung werden zunächst 5 ccm in die Harnröhre eingespritzt und durch Verstreichen mit den Fingern in die Pars posterior verschoben. Durch

---

[1] Der Geübte wird sich auch bei einer Blasenfüllung von 50 ccm noch orientieren können.

Ansetzen einer Penisklemme oder durch Umbinden eines Tupfers um die Radix penis wird das Abfließen der Lösung in die vordere Harnröhre verhindert. Die vordere Harnröhre wird durch Einspritzung von 3 ccm Alypinlösung gleichfalls unempfindlich gemacht. Die Lösung muß eine Viertelstunde einwirken, bevor die Untersuchung angefangen wird. Die Einführung des Instruments wird durch die Anästhesierung nicht völlig schmerzlos, die normale Empfindlichkeit aber doch so bedeutend herabgesetzt, daß ein vernünftiger Mann die kleine Unannehmlichkeit gut aushalten kann. *Besonders bei Verwendung sehr dünner Cystoskope — ich gebrauche jetzt ein Modell von 15-Charrière-Stärke — ist die Untersuchung ohne jede Unannehmlichkeit* (s. Abb. 173). Viel schwieriger ist es, die Empfindlichkeit einer stark entzündeten und gereizten Blase und den quälenden Harndrang, welcher den Patienten während der Untersuchung unter diesen Umständen befällt, zu unterdrücken. Auch hier kann man mit einer $1^0/_0$igen Alypinlösung mit Adrenalinzusatz, von welcher man 80—100 ccm lauwarm in die Blase einbringt und welche man gleichfalls mindestens eine Viertelstunde einwirken läßt, und in der man auch, wenn sie klar bleibt, die Cystoskopie ausführen kann, viel erreichen. Auch durch Narkotica läßt sich die Empfindlichkeit im allgemeinen herabsetzen. Mit Vorliebe gebe ich eine Stunde vor der Untersuchung bei schwierigen Fällen Suppositorien von folgender Zusammensetzung:

> Heroin 0,01!
> Extractum Belladonnae 0,02
> but. cacao q. s. ut. fiat. Sup. I

oder ich gebe bei sehr empfindlichen und nervösen Patienten eine subcutane Injektion von Eucodal oder Morphium. Von Antipyrinklysmen, welche zu dem gleichen Zwecke empfohlen werden, um die Empfindlichkeit der Blase herabzusetzen, habe ich keine Wirkung gesehen.

Nur äußerst selten ist es notwendig, allgemeine Narkose zu verwenden. Unter mehreren tausend Fällen habe ich kaum ein einziges Mal dazu greifen müssen, höchstens bei kleinen, unverständigen Kindern, bei welchen kein Zuspruch hilft. Da die Narkose nur in allertiefster Form den Blasenreflex erlöschen läßt, aber gleichzeitig die Funktion der Niere beträchtlich herabsetzt, so ist sie zur Untersuchung keineswegs angenehm, und wenn es irgend geht, nach Möglichkeit zu vermeiden. Wenn eine völlige Betäubung für die Cystoskopie durchaus notwendig ist, so ziehe ich die Lumbalanästhesie (Tropacocain) bei weitem der Narkose vor. Sie gibt dieselbe Unempfindlichkeit, ohne die Nierensekretion zu beeinflussen. Sie ist nach meiner Erfahrung gänzlich ungefährlich, wenn man sich an die von BIER und DÖNITZ ausgearbeitete Technik hält. Im übrigen habe ich von der Lumbalanästhesie für cystoskopische Zwecke selten Gebrauch gemacht und bin in allen anderen noch so schwierigen Fällen durch allmähliche örtliche Behandlung der Blase, methodische Spülung und steigende Dehnung mit zunehmender Flüssigkeitsmenge ausgekommen. An Stelle der Lumbalanästhesie ist neuerdings für schmerzhafte Cystoskopien die Sakralanästhesie von LICHTENBERG, GOLDENBERG und BRÜTT empfohlen worden.

Das Cocain verwende ich zur Anästhesie der Harnröhre und Blase nicht mehr, da ich während meiner Assistentenzeit an der Heidelberger Klinik einem Todesfall, welcher sich an eine Anästhesierung der Harnröhre anschloß, beiwohnte. Vom Alypin habe ich im Laufe von 10 Jahren bei wenigstens 25 000-facher Anwendung niemals einen Nachteil gesehen. Im letzten Jahr ereigneten sich zwei Zwischenfälle, von denen ich den ersten wiedergebe, obwohl er nach meiner Meinung nicht dem Arzt zur Last fällt.

Bei einem 56jährigen bis auf eine Prostatahypertrophie gesunden Herrn trat unmittelbar nach Ausführung der Anästhesie schwerer Kollaps ein: weite Pupillen, Gesichtsblässe,

Aussetzen des Pulses und der Atmung, Schaum vor dem Munde. Ohne jedes Gegenmittel bildeten sich die Erscheinungen innerhalb weniger Sekunden zurück. Es zeigte sich, daß der Patient sich auf die Zunge gebissen hat. Nachträglich befragt, gibt er an, daß er vor 25 Jahren den letzten epileptischen Anfall erlitten hat. Es erscheint mir außer Frage, daß der Kollaps wiederum auf einen Anfall von Epilepsie zurückzuführen ist. Eine Alypinintoxikation von derartiger Heftigkeit geht, wenn überhaupt, nicht so schnell und nur unter Anwendung starker Gegenmittel (künstliche Atmung, Sauerstoffzufuhr, Aderlaß) zurück.

Dagegen ist der zweite Fall möglicherweise auf eine Alypinvergiftung zurückzuführen. Ein junger Mann mit einseitiger Ureterstenose wurde mit Alypin in der üblichen Weise an der Urethra anästhesiert und danach pyelographiert. Die Untersuchung verlief ohne Zwischenfall. Fünf Tage später wurde der Patient von neuem untersucht und wieder anästhesiert. Während der Untersuchung wurde der Patient für einige Sekunden blaß. Nach Angabe meines Assistenten setzte der Puls für 2—3 Sekunden aus. Die Untersuchung konnte jedoch ruhig beendet werden. Der Patient wurde in sein Bett zurückgebracht und war am nächsten Morgen ganz munter, auch in der Nacht hatte er ohne Schlafmittel geschlafen. Am folgenden Tage fühlte er sich wohl bei allgemeiner Mattigkeit. Jedoch soll zeitweise Nystagmus bestanden haben. Am Abend war er unruhig, deshalb wurde ihm ein Schlafmittel (Dial) verabreicht. In der Nacht trat eine halbseitige Lähmung mit Sprachstörungen ein. Ein zugezogener Neurologe war im Zweifel, ob die Lähmung nicht rein funktioneller Art war. Sie bildete sich auch tatsächlich zurück, dagegen traten andere Lähmungserscheinungen unter ständiger Verschlechterung des Allgemeinbefindens ein. Herzschlag und Atmung ließen nach. Exitus 20 Stunden nach Ausführung der Anästhesie. Sektion wurde verweigert.

Trotz dieses Zwischenfalles bin ich von der Alypinanästhesie nicht abgekommen, weil ich in Anbetracht des Krankheitsverlaufes den Zusammenhang zwischen der Anästhesie und den eingetretenen Erscheinungen, welche schließlich zum Tode führten, nicht für erwiesen erachte und kein besseres und ungefährlicheres Mittel als das Alypin kenne.

Das Tutocain muß ich für urologische Zwecke ablehnen, da bei Verwendung desselben ein Todesfall von uns beobachtet worden ist. Allerdings hätte vielleicht eine dünnere Lösung als eine 2$^0/_0$ige, wie sie in unserem Fall in Anwendung kam, gewählt werden können.

Ferner muß auch bei Anwendung dünner cystoskopischer Instrumente die Harnröhre für Instrumente von etwa 18 Charrière-Stärke durchgängig sein. Eine strikturierte Harnröhre muß vorher hinreichend gedehnt werden, um das Instrument passieren zu lassen.

Um die Harnröhre mit Bougies von steigender Stärke oder mittels des KOLLMANNschen Dilatators zu weiten, ist natürlich längere Zeit erforderlich, ein Abwarten, welches der Krankheitszustand des Patienten nicht immer duldet. Eine rasche Erweiterung der strikturierten Harnröhre ist zuweilen geboten. In diesem Falle durchschneide ich gern, falls es möglich ist, ein filiformes Bougie einzuführen, die verengte Stelle mittels des Urethrotoms nach MAISONNEUVE, welches an das filiforme Bougies angeschraubt wird. Unmittelbar nach der Durchschneidung wird ein dicker Katheter eingeführt, welcher einige Stunden liegen bleibt, um die Wundfläche zu komprimieren. Bisweilen ist die Blutung nach der Durchschneidung so gering, daß man direkt das Cystoskop im Anschluß an den Eingriff einführen kann. Auf diese Weise lassen sich die meisten erheblich verengten Harnröhren rasch für die cystoskopische Besichtigung ausreichend erweitern, zumal da durch die Konstruktion sehr dünner und dabei lichtstarker Instrumente von 15 Charrière, deren allerdings stark verkleinertes Gesichtsfeld nur für den Geübten ausreicht, eine verhältnismäßig schwache Erweiterung der Harnröhre notwendig ist. Von den sogenannten Leitungs- oder Führungscystoskopen, bei denen nach dem LEFORTschen Prinzip (NITZE, POSNER u. a.) an der Spitze ein Mandrin aufgeschraubt ist, habe ich keinen Vorteil gesehen. Wenn die Cystoskopie auf keine Weise durch die Harnröhre ausführbar, andererseits aber nach Lage der Sache augenblicklich und unverzüglich geboten ist, so wird die Untersuchung am besten suprapubisch

durchgeführt, wobei ich nochmals betone, daß diese operative Art des Unter-
suchens nur gestattet ist, wenn nach Lage des Falles ein Abwarten und eine
allmähliche Erweiterung der Urethra nicht denkbar ist.

Zu diesem Zwecke bedient man sich einmal eines geraden Troikarts und
ferner auch eines geraden Cystoskops, bei dem das Lämpchen nicht winklig

Suprapubische Cystoskopie von einer Blasenfistel aus.

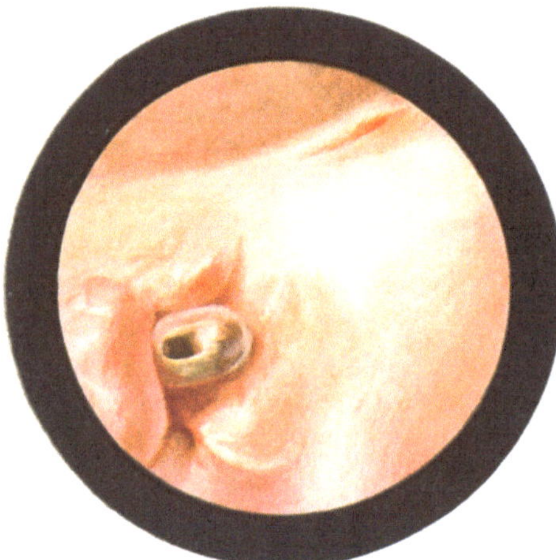

Abb. 4. Sphincter mit Katheterspitze.

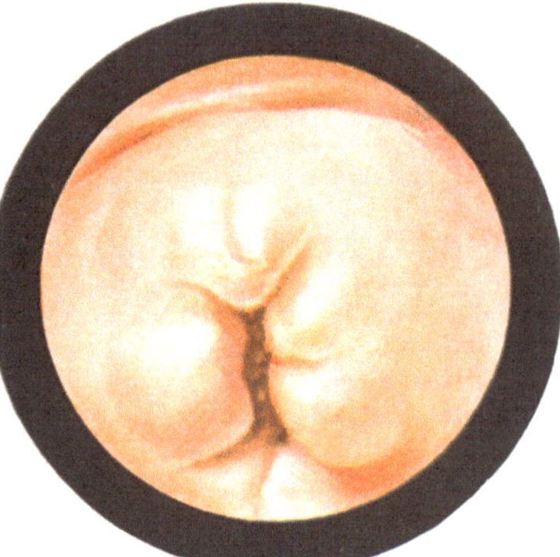

Abb. 5. Derselbe Sphincter, nachdem der
Katheter zurückgezogen wurde.

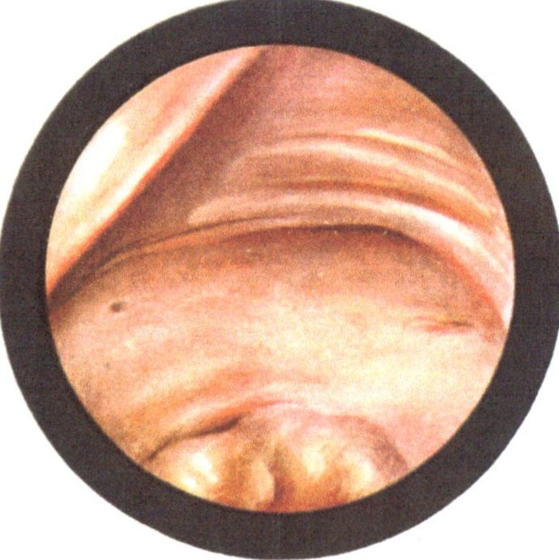

Abb. 6. Übersicht über das Trigonum. Man sieht den obersten Sphincterteil am unteren Rande
des Gesichtsfeldes und beide Harnleitermündungen.

zum Schaft eingefügt ist, sondern in der geraden Fortsetzung des Schaftes
liegt (s. Abb. 10).

Ich habe wiederholt durch suprapubische Cystoskopie die Blase und die
Ureteren besichtigt und Funktionsprüfung beider Nieren ausführen können.
Noch bequemer läßt sich suprapubisch cystoskopieren, wenn, wie zuweilen bei
der Prostatahypertrophie, die Sachlage die Anlegung einer suprapubischen
Blasenfistel verlangt. Man legt dann in aller Ruhe eine Blasenfistel an und

führt das Cystoskop durch die operativ angelegte Fistel in das Innere der Blase ein (s. Abb. 4—6). Füllt das Cystoskop den Fistelgang nicht ganz aus und gestattet den Ablauf von Blasenflüssigkeit neben dem Instrument, so müssen komprimierende Assistentenhände die Abdichtung durch Zusammenschieben der Fistelwände besorgen.

Nicht selten besitzt die im übrigen normal weite Harnröhre ein angeboren enges Orificium, welches sich der Einführung des Cystoskops widersetzt. Durch Bougies von ansteigender Stärke oder durch den KOLLMANNschen Dilatator für die vordere Harnröhre läßt sich in 10 Minuten der Harnröhreneingang zur Aufnahme des Cystoskops genügend dehnen. Dabei kann es passieren, daß bei der raschen Dilatation die äußere Mündung seicht einreißt und leicht blutet, wodurch die Cystoskopie gewöhnlich nicht behindert wird, während die Erweiterung durch Incision die unmittelbar anschließende Besichtigung meistens ausschließt durch abtropfendes, das Prisma verunreinigendes Blut.

Eine Anästhesie der weiblichen Harnröhre ist fast niemals notwendig. Sie läßt sich im Bedarfsfalle mit einem in 5%ige Alypin-Adrenalinlösung getauchten Wattebausch erreichen, welcher nach Art des Ohrtupfers an einem Holzstäbchen befestigt und mit demselben sterilisiert 10 Minuten lang auf die Harnröhrenschleimhaut einwirken muß.

Die einfache Cystoskopie läßt sich, abgesehen von besonders schwierigen Fällen, ambulant durchführen. Jedoch entlasse man den Patienten nicht, ohne ihm Verhaltungsmaßregeln zu geben. Er soll sich zu Bett und eine Wärmflasche auf die Blasengegend legen, reichlich Tee trinken, und dreimal täglich $^1/_2$ g Urotropin zwei Tage hindurch nehmen. War die Einführung des Cystoskops schwierig, so sind Kamillenteeumschläge um das Glied angebracht.

Gegen Schmerzen und Harndrang sind die S. 14 angegebenen Zäpfchen in Anwendung zu bringen. Bei Fieber, Blutung oder Harnverhaltung ist der Arzt sofort zu benachrichtigen. Bei normalem Verlauf soll sich der Patient zwei Tage später wieder beim Untersucher einfinden.

Die ambulante Durchführung des Ureterenkatheterismus, der Pyelographie oder intravesicaler Operationen bleibt ein Wagnis, welches nicht durchgeführt werden sollte, wenn nicht der Arzt rasch erreichbar ist.

Trotzdem muß ich zugeben, daß bei weitem der größte Teil unserer Patienten bis in alle Einzelheiten, selbst, wenn es notwendig ist, mit doppelseitiger Pyelographie *ambulant* untersucht wird, weil bei dem Andrang an zunächst rein diagnostischen Fällen, bei denen die Notwendigkeit einer Operation und einer klinischen Aufnahme noch nicht feststeht, zunächst eine ambulante Sichtung erfolgen muß.

Die Entfernung des Cystoskops macht niemals Schwierigkeiten. Man richte den Orientierungsknopf und damit den Schnabel des Instrumentes nach oben und ziehe sanft am Okularende. Ohne jeden Anstoß verläßt das so geleitete Instrument die Harnröhre.

3. Das cystoskopische Instrumentarium.

Das Cystoskop.

Das Cystoskop wurde im Jahre 1879 von MAX NITZE erfunden. Alle vor NITZE angestellten Versuche, einen regelmäßig brauchbaren Blasenspiegel zu konstruieren, schlugen fehl. Mit der Edisonlampe ausgestattet, war das NITZEsche Instrument von einer derartigen Vollkommenheit, daß es Jahrzehnte unverändert blieb und als Werkzeug zum Aufbau der Pathologie und modernen urologischen Therapie diente.

Das Cystoskop NITZEs, dessen äußere konstruktive Form auch heute noch im wesentlichen beibehalten ist, besteht aus zwei Teilen:

a) einem Metallkatheter, in dessen Schnabel eine elektrische Lampe und in dessen Schaft eine elektrische Leitung eingebaut ist,

b) einem optischen Apparat, welcher in den Metallkatheter fest oder beweglich eingebaut ist.

Der Metallschaft.

Als NITZE sein Cystoskop erfand, war die Elektrotechnik noch nicht imstande, so kleine Lampen zu konstruieren, um sie im Schnabel eines Katheters

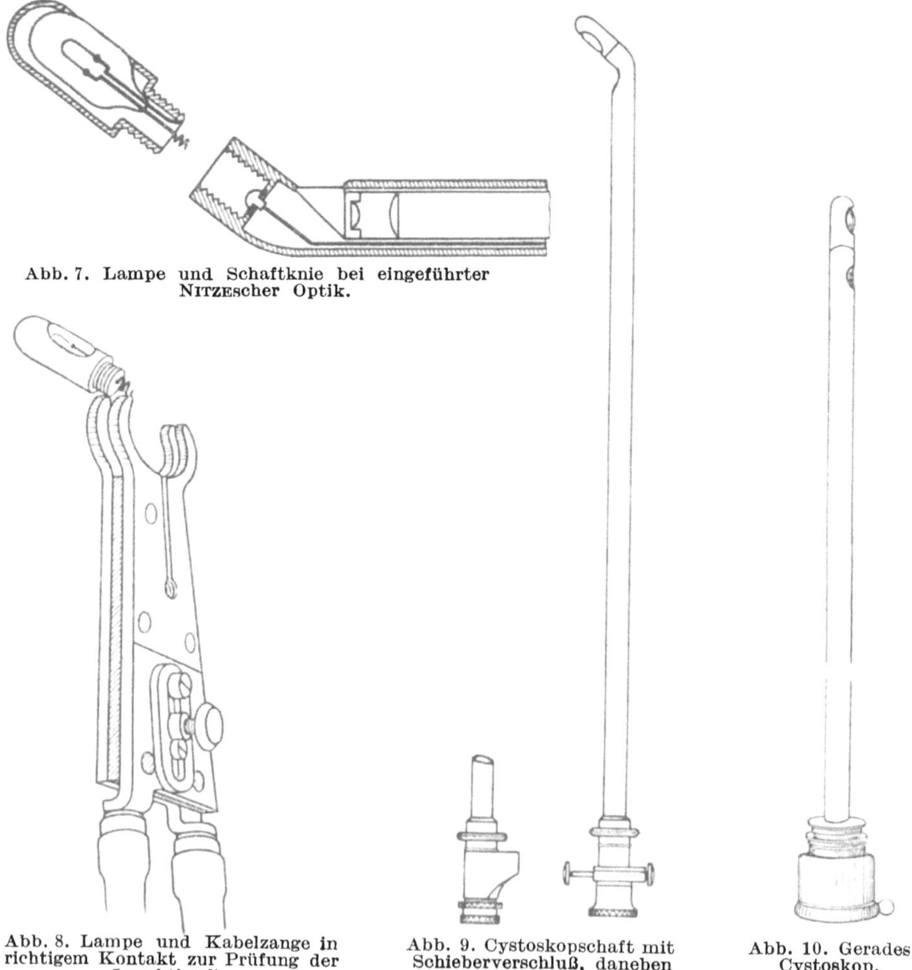

Abb. 7. Lampe und Schaftknie bei eingeführter
NITZEscher Optik.

Abb. 8. Lampe und Kabelzange in
richtigem Kontakt zur Prüfung der
Leuchtkraft.

Abb. 9. Cystoskopschaft mit
Schieberverschluß, daneben
Kugelverschluß.

Abb. 10. Gerades
Cystoskop.

unterzubringen. NITZE mußte deshalb, wenn er an seinem Prinzip festhalten wollte, das Licht in das Innere der Blase selbst einzuführen, eine eigene Lampe erfinden. Er schmolz einen Platindraht in ein Glasröhrchen und brachte ihn durch den elektrischen Strom zur Weißglut und damit zum Leuchten. Das Cystoskop mußte deshalb neben einer elektrischen Leitung zur Erhitzung des Platindrahtes noch einen Kühlstrom zur Milderung der Lampenhitze enthalten. Da die Feinmechanik damals das Instrument nicht ganz aus Metall herstellen konnte, fügte Nitze in den Schnabel eine Federpose zur Aufnahme des Lämpchens ein. Trotz seines komplizierten Innenbaues, welcher elektrische Leitung und Wasserleitung enthielt, hat das primitive Nitzesche Originalinstrument für Hunderte von Untersuchungen ausgereicht. Die Schöpfungskraft und Energie des Erfinders wußte über die konstruktiven Schwierigkeiten hinwegzukommen.

Einige Jahre später gelang es, Edisonlämpchen von der für cystoskopische Zwecke notwendigen Kleinheit zu konstruieren. Damit vereinfachte sich das Cystoskop wesentlich. Der Kühlstrom für den Platindraht konnte fortfallen, da das Edisonlämpchen, welches eine geringe Hitze entwickelt und frei im Schnabel angebracht ist, sich in der wassergefüllten Blase abkühlt. Auch der Durchmesser des Instrumentes konnte durch Konstruktion kleinster Lampen so herabgesetzt werden, daß selbst die Einführung durch die enge kindliche Harnröhre möglich war.

1905 wurden entsprechend dem allgemeinen Fortschritt auf dem elektrotechnischen Gebiet die Kohlenfadenlampen des Cystoskops durch Metallfadenlampen ersetzt. Sie konnten sich anfangs, als die Metallfäden aus Wolfram hergestellt wurden, nicht einbürgern, weil sie zu empfindlich waren und zu leicht schadhaft wurden. Die jetzigen Cystoskoplampen sind durchweg Metallfadenlampen. Sie geben den Kohlenfadenlampen an Haltbarkeit nichts nach, übertreffen sie an Helligkeit, beanspruchen weniger Strom und haben vor allem den großen Vorteil, daß sie fast gar keine strahlende Hitze entwickeln und bei starker Annäherung oder kurzer direkter Berührung die Blasenwand nicht schädigen, eine namentlich für den Anfänger sehr wertvolle Eigenschaft, um derentwillen man sie auch als kalte Lampen bezeichnet, was natürlich cum grano salis zu verstehen ist.

Das jetzige Mignonlämpchen (s. Abb. 7, 8) ist ein festes Gebilde und widersteht selbst energischen Versuchen, es zu zerbrechen oder durch Eintauchen in kaltes oder heißes Wasser zu zersprengen. Deshalb besteht selbst bei unzweckmäßiger Verwendung während der Cystoskopie keine Gefahr für die Lampe. Die Metallkapsel, in welche die Mignonlampe eingesetzt ist, endet in eine Schraube, welche auf ein entsprechendes Gewinde im Cystoskopschaft paßt. Aus dem Schraubengewinde sieht das eine *platinierte* Ende des in der Lampe eingeschmolzenen Leuchtfadens als kleine Spirale heraus, während das andere *platinierte* Ende des Leuchtfadens mit der Metallkapsel in Verbindung tritt. Die Lampe leuchtet auf, sobald die von der Lichtquelle ausgehenden Zuleitungen einerseits mit der Metallspirale, andererseits mit der Kapsel in Berührung treten und den Stromkreis schließen. Die Brauchbarkeit einer Lampe ist deshalb leicht zu prüfen, indem man die Zange einer Kabelschnur gleichzeitig mit der Metallkapsel und mit der Platinspirale in Verbindung bringt. Eine auf diese Weise als gestört oder ausgebrannt erkannte Lampe wird durch eine andere auf dieselbe Weise als leuchtend und brauchbar erwiesene Lampe ersetzt (Abb. 8). Gewöhnlich stößt die Schraube gegen den Lampenkörper in einem Winkel von 145°. Dadurch gewinnt das Cystoskop, nachdem die Lampe auf den Schacht geschraubt ist, die für die Einführung sehr handliche Form eines Mercierkatheters. Es gibt aber auch Lampen, bei denen das Schraubengewinde geradlinig zum Lampenkörper steht. Mit diesen Lampen zusammen bildet das Cystoskop einen geraden, durch Fistelgänge und Troikarthülsen leicht einführbaren Stab (s. Abb. 10).

Diese Stabform ist namentlich für die Cysto-Urethroskope, welche für die Besichtigung der schmalen hinteren Harnröhre ebenso zugeschnitten sind, wie für die Besichtigung der Blase von großem Wert, da ein Cystoskop mit gekrümmtem Schnabel innerhalb der hinteren Harnröhre keinen Platz zur Bewegung finden würde. Die Möglichkeit, ganz gerade stabartige Cystoskope zu bauen und auch beim Manne, selbst bei einer beträchtlichen Prostatahypertrophie einzuführen, haben die amerikanischen Konstrukteure (McCARTHY) erkannt und zum Bau technisch sehr bemerkenswerter Instrumente ausgenützt, auf welche wir bei der operativen Cystoskopie (s. Abb. 284) zurückkommen. Auch in Deutschland hat sich in letzter Zeit das Bestreben gezeigt, den Cystoskopschnabel möglichst zu verkürzen, um einerseits mit der Optik näher an den zu untersuchenden Teil der Blasenwand zu gelangen, andererseits für kleine geschrumpfte Blasen größere Freiheit für die Bewegungen des Cystoskopschaftes zu gewinnen (JAHR, HAEBLER, O. A. SCHWARTZ).

Im Cystoskopschaft ist die elektrische Zuleitung prinzipiell in derselben Weise angeordnet wie in der Lampe. Ein Strang der Leitung ist als Draht in den Schaft eingelassen und isoliert, der andere Zuleitungsstrang wird von dem Metallmantel des Schaftes selbst gebildet. Durch die Verschraubung der Lampe mit dem Cystoskopschaft wird die Lampe in den Stromkreis eingeschaltet. Die Metalleitung der Lampe tritt mit der Metalleitung des Schaftes, der Spiralkontakt der Lampe mit einem Platinplättchen in Berührung, in welches das Ende der Drahtleitung des Schaftes ausläuft. Die beiden Schaftleitungen endigen wiederum ihrerseits vor dem Okular in zwei durch einen Kautschukring getrennte Metallscheiben, welche von der Kabelzange erfaßt, die Verbindung zwischen der Lichtquelle und dem Cystoskopschaft herstellen.

NITZEs Optik.

In diesen mit einer Lampe und den Zuleitungsdrähten versehenen Metallkatheter ist der optische Apparat fest oder beweglich eingelassen. Im letzteren Falle läßt sich der optische Apparat, das die Linsenkombination tragende Sehrohr, nach Belieben herausziehen und wieder einführen. Nach Entfernung des optischen Mandrins kann der den Beleuchtungsapparat tragende Metallkatheter als Spülkatheter zur Reinigung und Füllung der Blase benutzt werden. Die Vorteile dieser mit auswechselbarer Optik versehenen Instrumente liegen auf der Hand. Bei ihrer Verwendung ist es möglich, durch Einführung ein und desselben Instrumentes die Blase auszuspülen, zu füllen und zu besichtigen, während die Instrumente mit fest eingebauter Optik die Reinigung und Füllung der Blase durch einen Katheter voraussetzen. Die Instrumente mit fester Optik haben den weiteren Nachteil, daß das ganze Instrument entfernt werden muß, sobald die Blasenflüssigkeit oder das Prisma sich durch Eiter trübt, ein namentlich für die männliche Harnröhre recht unangenehmer Wechsel. Es werden deshalb fast ausschließlich Instrumente mit auswechselbarer Optik gebaut, abgesehen von ganz dünnen Kindercystoskopen, bei denen die auswechselbare Konstruktion der Optik eine weitere Verengerung des ohnehin kleinen Gesichtsfeldes bringen würde.

NITZE kam es darauf an, in das vorstehend beschriebene, mit Lampe und elektrischer Zuleitung versehene Cystoskoprohr einen optischen Apparat einzufügen, mit dem er größere und beliebig gelegene Flächen des Blasenhohlraums übersehen konnte. An und für sich ohne besondere optische Vorrichtung würde der schmale Durchmesser des Cystoskoprohres nur die Besichtigung eines Ausschnittes in der Größe des Cystoskoplumens gestatten. Ferner könnte man im wesentlichen mit einem solchen schmalen Sehrohr nur geradeaus, d. h. die Hinterwand der Blase, allenfalls bei starker Senkung des Okulars den Übergang der Hinterwand zum Blasenscheitel oder bei starker Erhebung den Übergang

zum Blasenboden besichtigen. Alles übrige aber wäre dem Auge versperrt.
NITZE überwand diese Schwierigkeit durch folgende Konstruktion:

1. Durch Vorschaltung eines Prismas vor den eigentlichen optischen Apparat (Abb. 7).

2. Durch den das Gesichtsfeld vergrößernden optischen Apparat (Abb. 11).

Dicht hinter dem Lampenknie fügte NITZE an der konkaven Seite des Cystoskops ein Prisma ein. Die Hypotenuse des Prismas ist mit einem Spiegelbelag versehen. Die eine freie Kathete sieht nach Art eines Bullauges nach außen, die andere Kathete lehnt sich an den gesichtsfeldvergrößernden Apparat an. Mit Hilfe der freien an der konkaven Seite des Schaftes eingelassenen Prismenfläche sind wir imstande, durch entsprechende Drehung des ganzen Instrumentes den Blasenscheitel, den Blasenboden, die Seitenwand und selbst den Blaseneingang einzustellen. Die von der Lampe ausgehenden Strahlen werden von der Blasenwand reflektiert, von der freien Sehfläche des Prismas aufgefangen, fallen

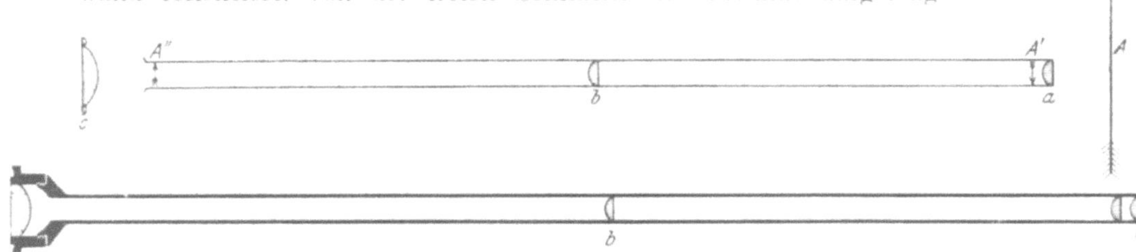

Abb. 11. NITZEs Optik. Gesichtsfelderweiternder Apparat.

gegen den Spiegel der Hypotenuse und werden von dort in das Cystoskoprohr hineinreflektiert, wo sie von dem das Gesichtsfeld vergrößernden Apparat erfaßt, übernommen und an das Okularende weitergeleitet werden. Grob laienhaft läßt sich die NITZEsche Konstruktion mit einem vor dem Fenster angebrachten Spion vergleichen, in welchem ein im Zimmer stehender Beobachter die Vorgänge auf der Straße mit dem vergrößernden Operngucker betrachtet, ohne selbst gesehen zu werden. Alle vom NITZEschen Cystoskop gelieferten Bilder sind Spiegelbilder und unterliegen dem Gesetze der Spiegelung, nach welchem jedes Bild soweit hinter dem Spiegel liegt, als das Objekt selbst vor dem Spiegel gelegen ist. Während wir glauben, geradeaus zu sehen, sehen wir in Wirklichkeit infolge der Spiegelung um die Ecke.

An das Prisma schließt sich der gesichtsfeldvergrößernde Apparat. Er besteht aus folgenden Teilen: 1. Dem Objektiv am Blasenende des Sehrohrs, 2. der Linse, etwa in der Mitte des Sehrohrs, 3. dem Okular, am Beobachterende des Sehrohrs. Die gesichtsfelderweiternde Eigenschaft, die Möglichkeit, größere Strecken der Blasenschleimhaut zu übersehen, als dem Durchschnitt des Sehrohrs entspricht, beruht allein auf dem Objektiv.

Dieses besteht aus zwei kombinierten plankonvexen Linsen. Der vorderen Linse fällt die eigentliche Aufgabe der Gesichtsfelderweiterung zu. Sie wirkt als Sammellinse von sehr kleiner Brennweite und erzeugt von einer größeren Partie der Blasenwand ein verkleinertes, umgekehrtes reelles Bild. Je stärker die Krümmung der Sammellinse ist, um so größer wird das Gesichtsfeld, dessen reflektierte Strahlen die Linse sammelt. Zu stark darf die Krümmung nicht gewählt werden, weil sonst die Lichtstärke auf Kosten der Gesichtsfelderweiterung beeinträchtigt wird und das Bild zu dunkel erscheint. An die halbkugelige, gesichtsfelderweiternde Linse schließt sich innerhalb des Objektivs eine zweite Linse an. Sie hat die optische Aufgabe, das kleine, von der ersten Linse erzeugte Bildchen der Mittellinse zuzuwerfen. Die Mittellinse wiederum weist das Bildchen an das Okularende weiter, wo es von dem lupenhaft wirkenden Okular, an welches sich das Auge des Beobachters begibt, erfaßt und vergrößert wird. Auch beim Okular läßt sich die Vergrößerung nicht beliebig steigern, da sonst die Lichtstärke wieder leidet. Am Rande des Okulars ist ein kleiner Metallknopf in der Ebene des Sehfensters so angebracht, daß durch ihn die Stellung des Sehspiegels markiert wird, um nach Einführung des Cystoskops den Untersucher stets über seine Blickrichtung zu orientieren. Die Bedeutung dieses wichtigen Orientierungsknopfes ist auf S. 46 und 47 besprochen.

Die NITZEsche Optik ist auf unendlich eingestellt und liefert von jedem Gegenstand in beliebiger Entfernung ein scharfes Bild. Der kreisrunde Ausschnitt, den uns das Cystoskoprohr bei der Betrachtung liefert, wird das innere Gesichtsfeld genannt. Alles, was sich von außen in diesen Kreis, das innere Gesichtsfeld, hineindrängt, heißt das äußere Gesichtsfeld. Während das innere Gesichtsfeld sich selbst an Größe bei demselben Instrument immer gleich bleibt, ist das äußere Gesichtsfeld an Umfang von der Entfernung abhängig, in welcher sich der betrachtete Gegenstand befindet. Derselbe Gegenstand kann in der Nähe betrachtet so groß erscheinen, daß nur Teile von ihm in das innere Gesichtsfeld hineingehen und er nur abschnittsweise betrachtet werden kann. Aus der Entfernung kann derselbe Gegenstand verkleinert besichtigt werden und in ein einziges inneres Gesichtsfeld hineingehen. Sache des Beobachters ist es, den richtigen Abstand, etwa 2—3 cm zu finden, in dem die Dinge bei der cystoskopischen Betrachtung in natürlicher Größe erscheinen.

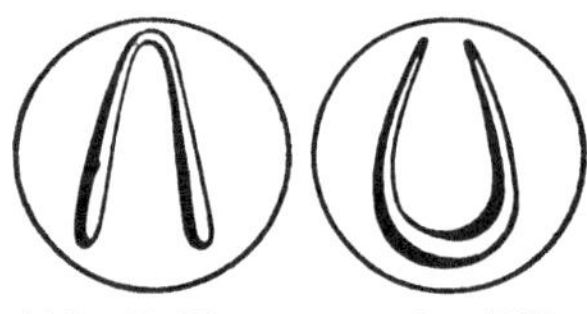

Abb. 12. Verzerrung des Bildes durch die cystoskopische Optik. Betrachtung einer Haarnadel. Links liegen die Spitzen der Nadel näher der Optik, rechts liegt die Krümmung der Nadel näher der Optik (NITZE).

Wie sehr die Gestaltung cystoskopischer Bilder von der Entfernung abhängig ist, in der sich das Instrument von dem zu betrachtenden Gegenstand befindet, lehrt die cystoskopische Besichtigung bekannter Gegenstände, z. B. einer Haarnadel. Die Nadelspitzen werden, wenn sie nahe dem Prisma liegen, dick, kolbig und rücken weit auseinander. Nähert sich das Cystoskop der Nadelkrümmung, so erweitert und verdickt sich dieselbe in ähnlicher Weise bogenförmig (Abb. 12). Größere Gegenstände können niemals *in allen ihren Teilen* von dem Cystoskop in der normalen Entfernung von etwa 3 cm gesichtet werden und müssen deshalb irgendwie verzerrt erscheinen.

Aber nicht nur die Größe, auch die Lage des Gegenstandes wird im cystoskopischen Bilde im Verhältnis zur Wirklichkeit dadurch erheblich verändert, daß unsere Betrachtung sich durch Vermittlung einer Spiegelfläche vollzieht. Die Bildverlagerung kann sich jeder leicht vergegenwärtigen, indem er mit Hilfe eines Taschenspiegels bekannte Gegenstände betrachtet. Sehr hübsch haben NITZE[1] und sein leider zu früh verstorbener Schüler S. JACOBY[2], der mit besonderem optischen Verständnis begabt war, die Spiegelwirkung bildlich erläutert.

Sehr bald aber gewöhnt sich der Anfänger an die Bildverdrehung und Bildverlagerung des Nitzecystoskops und läßt sich in der Handhabung des Instrumentes bei zunehmender Übung nicht mehr beeinflussen. Die Eigenschaften des Cystoskops waren jedenfalls für die glänzende Entfaltung der diagnostischen und therapeutischen Technik durch das Nitzecystoskop kein Hindernis, wie allein schon die Tatsache beweist, daß NITZE mit seinem Instrument Hunderte von Blasengeschwülsten mit Schlinge und Kauter trotz der optischen Täuschungen, welche dem Beobachter bereitet wurden, erfolgreich abtragen konnte.

---

[1] NITZE, M.: Lehrbuch der Cystoskopie. Wiesbaden: J. F. Bergmann 1907. S. 126 u. w.
[2] JACOBY, S.: Lehrbuch der Cystoskopie. Leipzig: Werner Klinkhardt 1911. S. 11.

Nitze legte daher keinen Wert darauf, die Spiegelumkehrung des Cystoskops zu beseitigen und die umgekehrte Optik zu einer aufrechten zu gestalten (Orthocystoskop), wie aus dem Umstand hervorgeht, daß Nitze selbst in einem seiner Modelle die Optik bereits aufgerichtet hatte, ohne dieses Instrument besonders zu bevorzugen oder zu empfehlen.

Moderne Optik.

Trotzdem muß man zugeben, daß die Spiegelumkehrung mehr als die Größenverzerrung selbst dem geübten Beobachter namentlich bei der Ausführung endovesicaler Eingriffe Schwierigkeiten bereitet. Mit Recht versuchten deshalb zahlreiche Autoren das Störende der Spiegelwirkung aufzuheben (Schröder, Weinberg, Frank, Jacoby). Die Lösung des Problems gelang am besten dem Optiker Kollmorgen, indem er in die Optik ein Amicisches Prisma einbaute.

Darüber hinaus gelang es Kollmorgen und den vereinten Bemühungen des Physikers der Firma Zeiß, v. Rohr, und O. Ringlebs, das gesamte optische

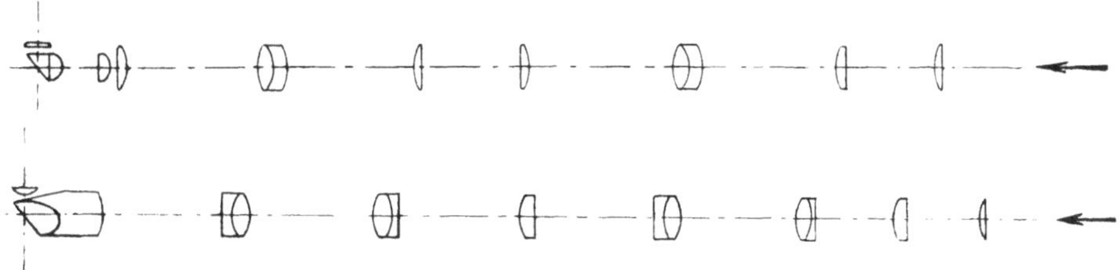

Abb. 13. Optisches System nach Kollmorgen und nach Zeiss.

System wesentlich zu verbessern. Das Instrument, dessen Optik jetzt als Zeiss-Kollmorgen bezeichnet wird, ist dem alten Nitzecystoskop bei weitem überlegen.

Die neue Optik hat zwei große Vorteile: Der eine Vorteil besteht darin, daß man durch die Wirkung des von Kollmorgen eingebauten Amici-Prismas die Spiegelumkehrung zum mindesten für den Blasenboden, wie Ringleb aufmerksam macht, aufgehoben hat. Der andere Vorteil besteht in seiner bei weitem größeren Lichtstärke gegenüber dem alten Cystoskop. Jeder Laie kann sich von der Überlegenheit des neuen Instrumentes durch den einfachen Versuch überzeugen, indem er eine dunkle, schlecht beleuchtete Zimmerecke zuerst durch das alte und dann durch das neue System betrachtet. Wie dort die Gegenstände mit dem alten System kaum zu erkennen und mit dem neuen noch scharf zu sichten sind, so ist auch in einer mit getrübtem Inhalt erfüllten Blase Erkenntnis und Aufklärung bei Gebrauch des neuen lichtstarken Systems nicht selten noch möglich, wenn das Auge mit dem alten Nitzecystoskop nicht mehr durchdringen kann. Und auch unter normalen Verhältnissen treten Einzelheiten, Schleimhautfärbung, Gefäßzeichnung usw. mit dem neuen Cystoskop schärfer hervor und erleichtern Beobachtung, Orientierung und intravesical auszuführende Maßnahmen.

Die anfängliche Befürchtung, daß das neue System infolge seines komplizierten Aufbaues und seiner zahlreichen Linsen leichter schadhaft werden könne, und schwerer wieder herzustellen sei als das alte, ist durch die Praxis widerlegt worden. Auf meiner Abteilung ist seit Jahren das neue System durch verschieden geschulte Hände gegangen, ohne häufiger in die Reparaturwerkstätte zu wandern, als das alte.

Das neue System hebt zwar die Spiegelumkehrung für die Beobachtung des Blasenbodens, also des praktisch wichtigsten Abschnittes im Hohlraum der Blase, auf, zeigt aber gleichfalls den Gegenstand in natürlicher Größe nur bei einer bestimmten Entfernung zwischen Prisma und Objekt, vergrößert ihn bei verringerter und verkleinert ihn bei vergrößerter Distanz. Es gehört deshalb zur Abschätzung cystoskopischer Größenverhältnisse, zur Beurteilung der Ausdehnung von Tumoren, des Umfanges von Steinen usw., eine gewisse Erfahrung. Der Anfänger verfehlt die Größen- und Ausdehnungsverhältnisse meistens in der Richtung einer Überschätzung. Man besichtige denselben Gegenstand aus verschiedener Entfernung, aus nächster Nähe und in größerem Abstand. Wenn das Gebilde z. B. aus der Nähe betrachtet in ein Gesichtsfeld hineingeht, so kann es nur klein sein. Wenn das Gebilde aus großer Entfernung besichtigt nur abschnittsweise betrachtet werden kann und sich über mehrere Gesichtsfelder hinzieht, so muß es von beträchtlicher Größe sein. Der Kundige wird sich aus diesem Vergleich ein auf Erfahrung gegründetes Urteil über die Größe des Gegenstandes bilden können. Der Unkundige läßt sich leicht verleiten, ohne auf die Entfernung Rücksicht zu nehmen, ein Urteil über die Größe der gesichteten Partie abzugeben. So hört man häufig den Anfänger beim Einstellen einer normalen Harnleitermündung sagen: die Harnleitermündung ist groß oder die Harnleitermündung ist klein. In Wirklichkeit ist die Harnleitermündung weder groß noch klein. Sie ist groß oder klein eingestellt, je nachdem sie aus der Nähe oder aus der Entfernung gesichtet wird.

Ringleb hat versucht, durch Vorschaltung von Filtern vor das Okular im Innern der Blase eine dem Tageslicht möglichst ähnliche Beleuchtung herzustellen und ist damit auf dem Gebiete der Cystoskopie Bestrebungen nachgegangen, welche auch sonst in der Medizin, zum Beispiel bei der von mir vor vielen Jahren empfohlenen Tageslichtlampe zur Beleuchtung des Operationszimmers und im Gebiete der Technik, z. B. bei der genauen Bestimmung der Tuchfarbe, sich geltend machten. Da die Blasenschleimhaut, je nachdem sie in einem normalen oder krankhaften Zustande sich befindet, in ihrer Färbung von fast reinem Weiß bis zum tiefdunklen hyperämischen Rot schwanken kann, konstruierte Ringleb eine Anzahl von farbigen Filtern, welche dem augenblicklichen Farbton der Schleimhaut angepaßt und ausgewählt sind, vor das Okular geschaltet werden, um im Innern der Blase eine dem natürlichen Tageslicht möglichst entsprechende und von dem reflektierenden Hintergrund der Blase unabhängige Beleuchtung zu erwirken. Zur Zeit sind über die Veröffentlichungen Ringlebs von anderer Seite über dieses Gebiet noch keine eingehenden Nachprüfungen erfolgt, wahrscheinlich aus dem Grunde, weil die meisten Cystoskopiker sich an das bisherige optische Gerät gewöhnt und kein Bedürfnis nach einer Verbesserung empfunden haben. Dieser Grund war wenigstens, was meine Person und unsere Abteilung anbelangt, maßgebend, daß wir mit eigenen Erfahrungen auf diesem Gebiete nicht hervortreten können.

Meßinstrument.

Um mathematisch genau messen zu können, hat Erich Herzberg eine dem Meßokular des Mikroskops nachgebildete Skala konstruiert, welche auf das Okular des Cystoskops aufgesetzt wird. Bei einer bestimmten Entfernung zwischen Cystoskopprisma und dem Gegenstand ist die Skala, welche in das cystoskopische Gesichtsfeld sich hineinprojiziert, für die Größe des Objektes genau maßgebend. Die Entfernung zwischen Prisma und Gegenstand läßt sich durch einen in Zentimeter eingeteilten Ureterkatheter oder eine Thermokoagulationssonde, welche eine Marke trägt, genau bestimmen. Wenn es nicht gelingt, den Gegenstand in dem normalen Abstand, sondern nur in größerer oder geringerer Entfernung zu sichten, so muß das an der Skala abzulesende Größenmaß entsprechend umgerechnet werden.

Retrograde und prograde Optik.

NITZE konnte mit seinem Instrument die ganze Blase ableuchten, einschließlich der Sphinctergegend. Aber die letztere ließ sich nur einstellen, wenn das Prisma sich in ihrer allernächsten Nähe befand, das Bild übertrieben groß, nur abschnittsweise und ziemlich dunkel entwarf. Um den ganzen Sphincter auf einmal aus einiger Entfernung und in heller Beleuchtung zu übersehen, konstruierte NITZE sein retrogrades Cystoskop. Bei ihm ist das Prisma hinter der Lampe, aber noch im Schnabel des Instruments angebracht, und mit seiner freien Fläche nach dem Trichter zu gerichtet. Die so veränderte Optik gestattet dem Beobachter, nach rückwärts zu sehen und den ganzen Sphincter zu betrachten. NITZE nannte deshalb diese Optik retrograde Optik. Dieselbe rückwärtige Bildrichtung erreichte SCHLAGINWEIT durch ein gelenkig angebrachtes

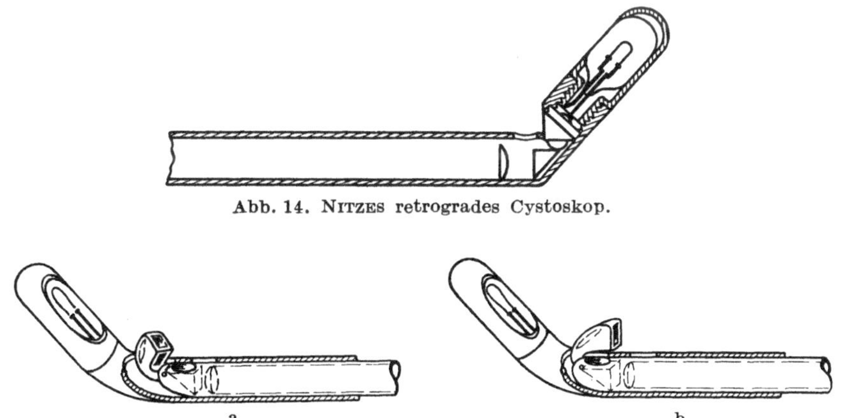

Abb. 14. NITZES retrogrades Cystoskop.

a   b

Abb. 15 a und b. SCHLAGINWEITS retrograde Optik mit halb und gänzlich herausgeklapptem Prisma.

Prisma, welches Gelegenheit hat, sich in zwei im Schaft angebrachte Öffnungen zu legen, je nachdem der optische Mandrin vollständig oder unvollständie eingeführt wird. Bei unvollständiger Einführung legt sich das Prisma in dig zweite mehr okularwärts gelegene Öffnung und macht das Cystoskop zu einem gewöhnlichen Beobachtungscystoskop. Bei vollständiger Einführung legt sich das Prisma in die vordere, näher dem Cystoskopknie gelegene Öffnung und klappt selbsttätig aus dem Cystoskop heraus, sich mit seiner Sehfläche rückwärts gegen den Sphincter lagernd.

Die Firma Reiniger, Gebbert & Schall hat ein retrogrades Cystoskop konstruiert, welches sich durch seine einfache optische Anordnung auszeichnet. Es enthält eine plankonvexe Objektivlinse und ein Prisma, dessen Spiegelfläche stärker gegen die optische Achse geneigt ist, als beim normalen Cystoskop.

Im allgemeinen läßt sich die Behauptung rechtfertigen, daß die Rückblickcystoskope außer Mode gekommen sind. Zu diagnostischen Zwecken hat man sie kaum noch nötig, weil das moderne Cystoskop die Sphinctergegend genügend hell erleuchtet und, wenn auch abschnittweise, übersehen läßt. Dagegen können die retrograden Cystoskope therapeutisch bei der Behandlung von Tumoren, welche am Sphincter ihren Sitz haben, gute Dienste leisten.

Das retrograde Cystoskop mit besonderer Ausbildung des Prismas verdanken wir RUMPEL; mit diesem Instrument kann man ebenfalls sehr weit zurückblicken und die Verhältnisse am Blaseneingang studieren. Es wäre ferner hier noch auf LOHNSTEIN hinzuweisen, der ein retrogrades Urethroskop schuf.

Um mehr nach vorn zu sehen, zur Erzielung der prograden Sicht, kann das übliche Dachkantprisma aber auch so verändert werden, daß man die Neigung der Prismenhypotenuse mit 45⁰ beibehält und stattdessen die nach vorn zeigende Prismenkathete verändert. Man schleift diese Fläche mit gewissem Winkelwert in der Weise ab, daß der Schnittpunkt beider Katheten die gleiche Höhe behält, die Höhe der Prismenspitze aber geringer wird. Die optische Achse wird nun sowohl an dieser Fläche wie an der Hypotenusenfläche abgelenkt, und man kann um ein beträchtliches Stück mehr nach vorn sehen.

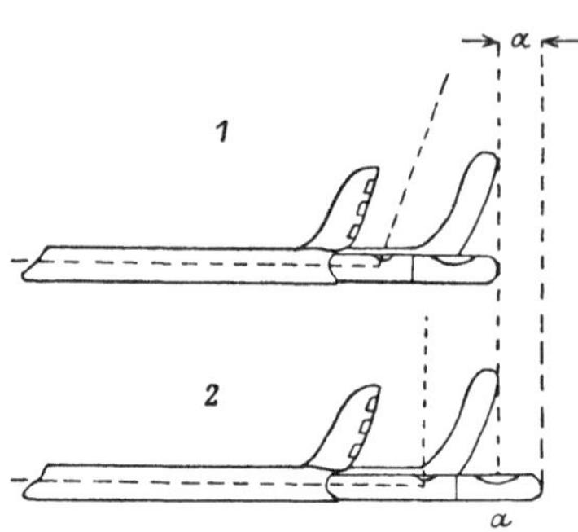

Abb. 16. Schematische Darstellung des optischen Systems im Lithotriptorcystoskop. (G. WOLF-Berlin.)

Ein derartig ausgebildetes optisches System, eingebaut in ein Außenrohr mit nicht abgebogener Lampe, ist bei dem Lithotriptorcystoskop benutzt. Die prograde Sicht erweist sich hier als besonders dankbar, denn man braucht das optische System niemals so weit vorzuschieben, daß die Lampenspitze über die Branchen des Lithotriptors hinausragt. Würden wir ein gewöhnliches optisches System wie bisher mit einer Achsenablenkung von 90⁰ benutzen, so müßten wir das Optikrohr weit mehr vorschieben, das optische System würde also die Branchen des Lithotriptors überragen, und es läge die Gefahr nahe, daß man leicht mit der Blasenwand in Konflikt gerät. Durch das zur prograden Sicht ausgestaltete optische System wird dies in dankenswerter Weise vermieden. Die Abbildung erläutere dies näher (s. Abb. 16).

Urethroskop.

Eine besondere Stellung nimmt das GOLDSCHMIDTsche Urethroskop ein. Es ist sehr geeignet zur Besichtigung des Sphincters und der Prostata. Je nachdem man in die am Boden des Instrumentes ausgestanzte Lücke eine

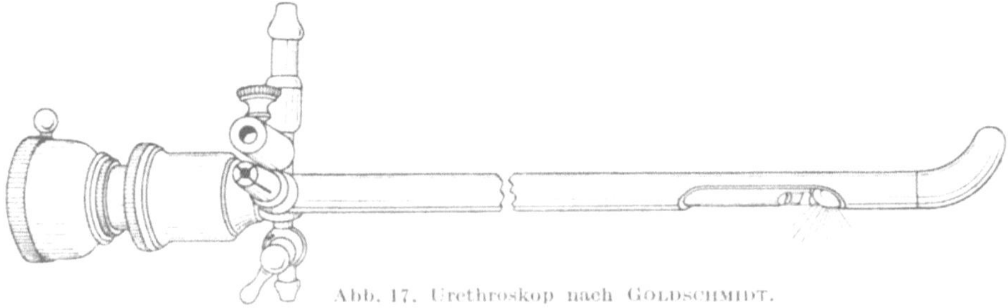

Abb. 17. Urethroskop nach GOLDSCHMIDT.

cystoskopische oder eine urethroskopische Optik einsetzt, läßt sich der Blaseneingang *von der Blase* oder von der *Harnröhre* aus besichtigen. Die Besichtigung der Blase ist, wie JACOBY als Vorzug angibt, selbst bei geringer Füllung mit dem GOLDSCHMIDTschen Instrument, also noch in denjenigen Fällen durchführbar, wo die durch den Krankheitsprozeß in ihrer Fassungskraft erheblich eingeengte Blase der Besichtigung mit anderen Instrumenten, welche eine

hinreichende Füllung der Blase verlangen, erhebliche Schwierigkeiten entgegen-
setzt. Mir hat vor vielen Jahren das GOLDSCHMIDTsche Instrument einmal
sehr gute Dienste geleistet, als es sich darum handelte, ein von der Blase aus in
den Sphincter eingewuchertes Papillom abzutragen, welches mit der gewöhnlichen cystoskopischen Optik schwer zu sichten und gar nicht zu behandeln war.
Mein damaliger Mitarbeiter Dr. SCHLENZKA, ein auf urethroskopischem Gebiete
durch GOLDSCHMIDT selbst besonders geschulter Urologe, brannte diesen Teil
des Tumors unter Leitung des GOLDSCHMIDTschen Instrumentes ab und machte
den Weg für die Behandlung der übrigen Geschwulst mit dem Thermokoagu-
lationscystoskop frei.

Seit der Veröffentlichung der ersten Auflage hat gerade die Urethroscopia
posterior große Fortschritte gemacht. Die meisten jetzt für die Besichtigung
der hinteren Harnröhre konstruierten Instrumente sind nicht mehr einseitige
Urethroskope, sondern Cysto-Urethroskope, welche uns befähigen, sowohl den

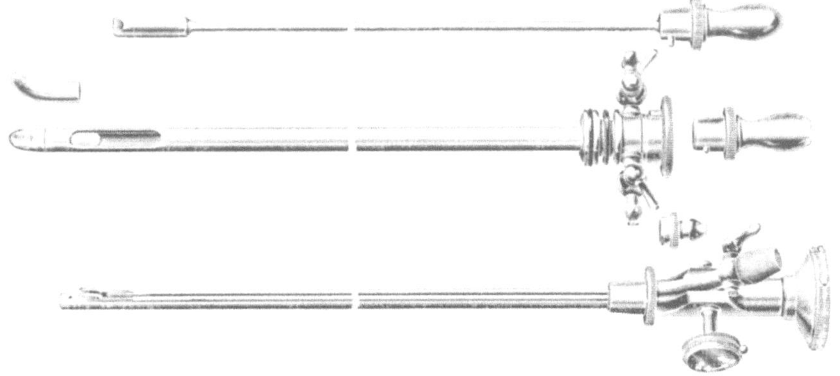

Abb. 18. Gewöhnliches Untersuchungsurethrocystoskop nach Mc CARTHY.
(Agema-Löwenstein, Berlin).

hinteren Abschnitt der Harnröhre zu besichtigen und zu behandeln (s. operative
Cystoskopie, Seite 244), wie auch die übrige Blase abzuleuchten und die in
ihrem Hohlraum für notwendig gehaltenen Eingriffe vorzunehmen. So können
wir z. B. mit den von BÜRGER, MC CARTHY, A. LEWIN konstruierten Instrumenten nicht nur Zotten eines Papilloms, welche an der urethralen Sphincter-
fläche gelegen sind, sondern auch am Trigonum ansässige Papillome beseitigen,
oder beispielweise den doppelseitigen Ureterenkatheterismus ausführen, oder
die Ductus ejaculatorii sondieren. Die Instrumente sind also wesentlich viel-
seitiger geworden, nicht nur selten in Funktion tretende Geräte für raritäten-
artige Veränderungen, wie sie gelegentlich ein Urologe mit großem Material
erlebt, sondern auch richtige typische unentbehrliche Werkzeuge jedes modernen
urologischen Praktikers. Seine Vielseitigkeit verdankt das Cysto-Urethroskop
neben der Konstruktion neuer Optiken, welche eigens für diese Zwecke gebaut
sind, und nach Bedarf die hintere Harnröhre oder den anstoßenden Teil der
Blase zu besichtigen, der Veränderung des Cystoskopschaftes, welcher ebenfalls
auf beide Möglichkeiten hin zugeschnitten ist, indem ihm die Krümmung genommen und dadurch dem Beobachter die Möglichkeit in die Hand gegeben wurde,
das Instrument in der hinteren Harnröhre, welche unter dem Druck einer ständigen Irrigation sich zu einem Hohlraum, einer Art Vorblase von kleiner Kapazität ausweitet, zu bewegen und sowohl Besichtigungen, wie Eingriffe im Rahmen
des Wirkungsbereiches dieser Instrumente durchzuführen. Dieser Rahmen ist

groß und reich an pathologischen Veränderungen. Die näheren Einzelheiten und Abbildungen sind in das Kapitel über die operative Cystoskopie eingefügt. Dagegen stehe ich immer noch, wie zur Zeit der ersten Auflage dieses Buches hinsichtlich der Beurteilung der Urethroscopia anterior auf dem Standpunkt, daß diese Maßnahme vielfach eine Spielerei ohne praktischen oder wissenschaftlichen Wert als ein Mittel gefürchtet werden muß, Sexualneurastheniker zu schaffen oder in ihrer Veranlagung zu bestärken.

Zu erwähnen wären ferner noch die binokular eingerichteten Instrumente, das Photographiercystoskop CASPERs und das Stereocystoskop JACOBYs. Die Cystoskope bieten gleichzeitig die Möglichkeit, daß zwei verschiedene Beobachter ein und dasselbe Bild durch je ein Okular betrachten können, und sind deshalb für Unterrichtszwecke wertvoll. Da jedoch durch den später beschriebenen Feststellapparat jedes cystoskopische Bild scharf und dauernd eingestellt werden kann, sind die binokularen Instrumente für Lehrzwecke zu entbehren. Dagegen haben die Photographiercystoskope für die wissenschaftliche Reproduktion der Blasenbilder eine Bedeutung.

Verschiedene Formen des Cystoskopschaftes.

NITZE selbst hat bereits eine Reihe verschieden geformter Schäfte hergestellt, in denen er den optischen Apparat unterbrachte.

In seinem ersten Modell war die Optik fest eingebaut und konnte während der Untersuchung nicht herausgezogen und gereinigt werden. Wenn diese Notwendigkeit eintrat, mußte das ganze Instrument entfernt und wieder eingeführt werden. Diese namentlich für männliche Patienten nicht angenehme Prozedur wurde auch dann notwendig, wenn die Blasenflüssigkeit sich trübte und undurchsichtig wurde. Um diese Schwerfälligkeit der Handhabung zu

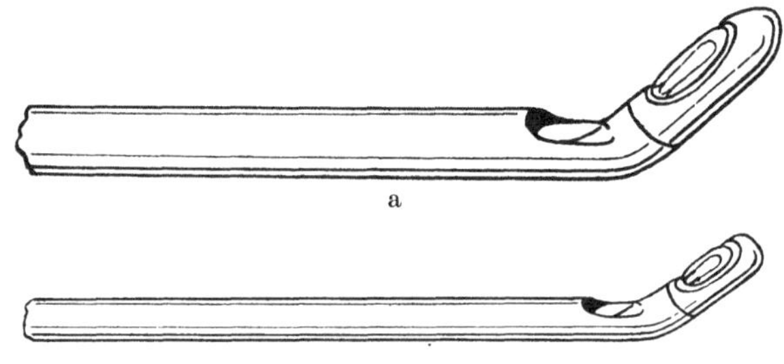

Abb. 19. a Normalcystoskop in natürlicher Größe. b Das nach meinen Angaben gebaute dünne Cystoskop in natürlicher Größe.

beseitigen, baute NITZE sein Irrigationscystoskop, ein Instrument, welches außer der elektrischen Leitung und dem optischen Mandrin ein Röhrensystem enthält, durch welches man ständig die Blasenflüssigkeit ablassen und wieder neu ersetzen konnte. Man war ferner durch diese Vorrichtung in der Lage, über den Sehspiegel, vor welchem das Röhrensystem endete, Spülflüssigkeit rinnen zu lassen und ihn von anhaftenden Verunreinigungen zu befreien. Allerdings war das Irrigationscystoskop durch die eingebauten Kanäle an Umfang wesentlich stärker als das einfache Untersuchungscystoskop.

Jetzt ist fast ausschließlich eine Form des Schaftes in Gebrauch, welche NITZE als Evakuationscystoskop bezeichnete und die er mit Vorliebe nach der Lithotripsie verwandte, um festzustellen, ob noch Steintrümmer in der Blase vorhanden waren. Die Trümmer wurden alsdann erneut zerkleinert und durch

Aspiration entfernt. Bei diesem Instrument ist der optische Apparat als Mandrin in die Cystoskophülle, welche als Katheter dient, einführbar. Da Nitze mit dem Evakuationscystoskop auch erfolgreich arbeiten konnte, wenn durch die vorangegangene Lithotripsie eine Blutung oder stärkere Trübung des Blaseninhaltes durch Steinstaub entstanden war, kam Nitze auf den Gedanken, dieses Cystoskop auch außerhalb seines ursprünglich für ihn bestimmten Wirkungsbereiches, der Lithotripsie, in schwierigen Fällen mit leicht blutender Blase oder sich durch Eiterung dauernd trübenden Blaseninhaltes zu verwenden. Damit war von Nitze bereits der Cystoskopschaft konstruiert, welcher bei den heute gebräuchlichen Instrumenten ungefähr in derselben Anordnung benutzt wird.

Das Instrument hat den großen Vorteil, daß man je nach Bedarf über ein und dieselbe Optik verschiedene Hülsen stülpen und auf diese Weise Spezialinstrumente herstellen kann, ein Vorteil, der gerade in unserer heutigen Zeit bei dem hohen Anschaffungspreis eine Rolle spielt. So läßt sich durch Einführung der Optik in einen entsprechenden Schaft ein einfaches oder doppeltes Harnleitercystoskop herstellen (s. S. 121). Für gewöhnlich benutzen wir als einfaches Untersuchungscystoskop ein 15 Cha. starkes, als Ureterencystoskop ein 18 Cha. starkes Instrument, im Gegensatz zu den Untersuchern, welche für gewöhnlich ein 18, bzw. 21 Cha. starkes Instrument verwenden. Aber auch dieses Instrument kann bei schwierigen Fällen mit stärkerer Blutung und unerschöpflicher Eiterung versagen und muß alsdann durch ein Instrument ersetzt werden, welches in noch ausgiebigerem Maße einen Wechsel der Blasenflüssigkeit während der Besichtigung gestattet. Die heute gebräuchlichen Irrigationscystoskope haben neben der auswechselbaren Optik, welche jederzeit herausgezogen und von anhaftenden Blutgerinnseln oder Eiterklumpen gereinigt und wieder eingeführt werden kann, noch die Vorrichtung der Dauerirrigation s. Abb. 18. Durch einen Zuflußhahn und einen Abflußhahn läuft klares Wasser in die Blase hinein und getrübtes heraus ohne daß die Besichtigung unterbrochen wird. Die Menge der zu- und abfließenden Flüssigkeit wird durch die Stellung des Hahnhebels geregelt. Es ist ja gar keine Frage, daß dieses Instrument selbst bei solchen Fällen noch die Möglichkeit einer Betrachtung und intravesicalen Behandlung bietet, wo ein gewöhnliches Evakuationscystoskop versagt. Dieses Instrument für alle Fälle zu verwenden, wie es in Amerika üblich ist, um die Zeit des Blasenspülens zu ersparen, halte ich deshalb für unzweckmäßig, weil man den Füllungszustand der Blase nicht dauernd überwachen und dadurch leicht eine Überdehnung eintreten kann. So halte ich seine Anwendung z. B. bei kleinen geschrumpften, namentlich tuberkulösen Blasen für bedenklich, da dort gerade durch die Überdehnung nicht nur für den Patienten ein Schmerz, sondern auch eine Blutung ausgelöst wird, welche die weitere Besichtigung verhindert. Umgekehrt ist das Instrument sehr angenehm bei den großen überdehnten Retentionsblasen mit starker Infektion oder blutenden Geschwülsten. Ich habe wiederholt Fälle gesehen, bei denen ich unter diesen Umständen das einfache Evakuationscystoskop gegen das Cystoskop mit dauernder Irrigation austauschen mußte, weil ich mit der ersten Art infolge der dauernden Trübung nicht zum Ziele kam.

Nachdem es durch Verbesserung der Optik gelungen war, lichtstarke Cystoskope herzustellen, konnte man auf dem erheblichen Querschnitt, welchen die älteren Cystoskope haben mußten, verzichten und dünnere Instrumente für Erwachsene von etwa 15 Cha. bauen, welche trotz dieses schmalen Querschnittes genügend lichtstark waren und jede wünschenswerte Beobachtung gestatteten, obwohl natürlich durch Herabsetzung des Kalibers das Gesichtsfeld an und für sich eingeengt wurde. Andererseits hatten diese Instrumente, bei männlichen Patienten oder bei empfindlichen, nervösen Frauen angewandt, den großen Vorteil, daß ihre Einführung vielfach nicht nur leichter, sondern unter Benutzung der früher angegebenen Anästhesie der Harnröhre so gut wie schmerzlos war. *Die bezüglich des Schmerzgefühls übelbeleumdete Prozedur der Cystoskopie wurde, seitdem auf meine Veranlassung die Instrumente dünner gebaut wurden, in geübter Hand dieselbe Aufklärung bringend, zu einem wirklich schmerzlosen Verfahren,* welches nach Aussage zahlreicher kranker Kollegen und zahlreicher sich selbst als äußerst empfindlich bezichtigender Patienten eine durchaus nicht abschreckende Untersuchungsmethode ist. Besonders auffällig trat die schmerzlose Verwendung dünner Instrumente bei denjenigen Kranken hervor, welche von anderer Seite bereits mit den früheren starken Instrumenten untersucht wurden; so auffällig, daß die Untersuchten sich den Unterschied in der Schmerzempfindung nicht erklären konnten und zum Teil an irgendein geheimnisvolles Mittel dachten, welches den vorangehenden Untersuchern unbekannt geblieben ist. Gerade unter diesen Patienten habe ich mir die größten Verehrer erworben. Sie scheuen bisweilen tagelange Reisen nicht, um im Falle des Bedarfes sich mit unseren Instrumenten untersuchen oder behandeln zu lassen. Aus dieser Erfahrung heraus möchte ich den Kollegen, welche sich unserem Spezialfach widmen, den Rat geben, die Anschaffungskosten für die neuen, dünnen Instrumente nicht zu scheuen und die alten Instrumente gegen schwachkalibrige auszuwechseln, in deren dünnerem Umfang das ganze Geheimnis der „schmerzlosen Cystoskopie" gelegen ist. Der Anfänger allerdings sollte nicht gleich die modernen schmalkalibrigen Instrumente verwenden; ihm würde die Orientierung schwer fallen solange er noch keine größere Übung besitzt. Unbedingt notwendig sind diese dünnen Instrumente zur Passage durch die kindliche oder strikturierte Harnröhre.

Am Ende des Schaftes ist ein Verschluß angebracht, um zu verhindern, daß die in die Blase eingelassene Flüssigkeit durch den Schaft wieder abläuft, ehe der optische Mandrin eingeführt ist. Der Verschluß besteht entweder in einer leicht beweglichen Schiebervorrichtung, oder in einem durch Federkraft automatisch wirkenden Ventil. Der Schieberverschluß ist gerade in den letzten Jahren aus der Mode gekommen und wird kaum noch hergestellt. Dennoch ist es für Cystoskope, welche viel gebraucht werden, für poliklinische Zwecke mehr zu empfehlen. Es ist leicht zu reinigen und weniger reparaturbedürftig. Der automatisch wirkende Verschluß muß nach jedesmaligem Gebrauch auseinandergenommen und abgeschraubt werden, damit er selbst und der Cystoskopschaft austrocknen kann. Beim Schieberverschluß tritt die Austrocknung von selbst ein, wenn man dafür sorgt, daß die Metalltür zurückgezogen und dadurch der Cystoskopschaft geöffnet bleibt.

Von den zahlreichen Abänderungen des Schaftes erwähne ich hier nur die wichtigsten. 1. Das stabförmige Cystoskop mit gerader Lampe zur Cystoskopie durch Fistel oder Troikarthülsen (s. Abb. 10). 2. Führungscystoskop nach NITZE, POSNER, RINGLEB, um das Cystoskop durch verengerte Harnröhren hindurchzuleiten. Dieses Cystoskop wird an ein filiformes Lefort-Bougie angeschraubt. Ich ziehe es bei Harnröhrenstrikturen vor, die Verengerungen so weit zu dilatieren, daß ein dünnes Cystoskop passieren kann, was gewöhnlich in kurzer Zeit möglich ist. 3. Prostatacystoskop. Bei einiger Übung ist die Einführung des Cystoskops durch die prostatische Harnröhre gewöhnlich nicht schwierig. In seltenen Fällen läßt sich der Mercierkatheter ganz glatt einführen, während es Schwierigkeiten macht, mit einem Metallinstrument die Blase zu erreichen. Für diese Fälle hat POSNER einen mit einer Optik versehenen Mercierkatheter empfohlen. In anderen Fällen von Prostatahypertrophie bei großen, röhrenförmigen, in die Blase vorspringenden Geschwülsten ist es infolge der Verlängerung der Harnröhre überhaupt unmöglich, mit einem normal langen Cystoskop in die Blasenhöhle einzudringen. Man kann den Versuch machen, durch harmonikaartiges Zusammenschieben der Pars pendula während der Einführung des Cystoskops, eine übrigens für den Patienten durchaus nicht angenehme Manipulation, einen Teil des Weges abzukürzen und mit einem normal langen Cystoskop auszukommen. Gewöhnlich aber läßt sich mit einem übernormal langen Instrument durch starkes Senken des Okular der Eingang in die Blase besser gewinnen. Das Prostatacystoskop ist deshalb um einige Zentimeter länger konstruiert, als das Normalcystoskop, mit welchem man übrigens in der weitaus größten Mehrzahl der Fälle bei einiger Übung auskommt. 4. WAPPLER hat ein ganz kurzes, dickes, gerades, an der Spitze gänsekielzugespitztes Instrument für die männliche Harnröhre konstruiert. Das Instrument sieht auf den ersten Blick wie ein Urethroskop für die vordere Harnröhre aus. Es erscheint geradezu abenteuerlich, wenn man es zum erstenmal verwendet, diesen kurzen, geraden Stab durch die männliche Harnröhre bis in die Blase einführen zu wollen. *Nach Überwindung dieses Vorurteils kann man sich leicht überzeugen, daß dieses Instrument ganz leicht selbst durch die lange Harnröhre eines Prostatikers in die Blase gleitet* s. Abb. 284.

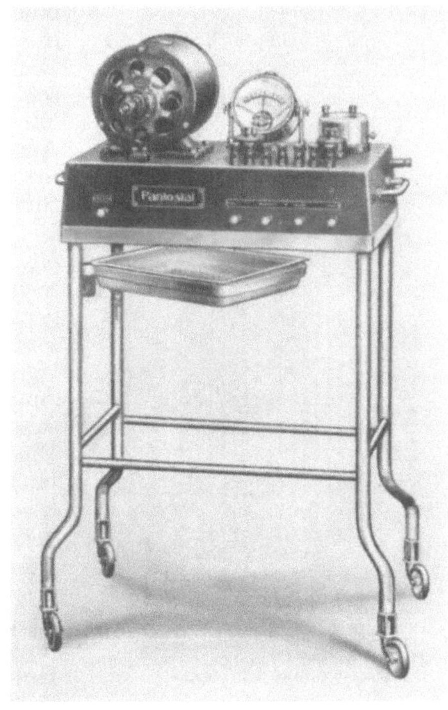

Abb. 20. Pantostat. (Siemens-Halske.)

Von den Cystoskopen, welche außer zur Besichtigung der Blasenhöhle noch für besondere diagnostische und therapeutische Handlungen speziell eingerichtet sind, dem Ureterencystoskop und dem Operationscystoskop, wird an anderer Stelle die Rede sein.

Lichtquelle.

In der Jetztzeit wird das Licht für die Cystoskoplampe am häufigsten aus dem städtischen Strom entnommen. Da der zentrale Strom für große Zimmerlampen berechnet und für die kleine Cystoskoplampe viel zu stark ist, müssen Widerstandsapparate zur Herabsetzung der Stromenergie zwischen das Cystoskop und die Lichtquelle geschaltet werden. Derartige mit Rheostaten versehene Apparate sind in verschiedener Form konstruiert worden, als Tischapparate, als Wandtafeln, als transportable Umformer, welche man auf jeden beliebigen Schemel oder auf die Erde stellen kann, und endlich als kleine Rollen, welche in das Stromnetz eingeschaltet werden. Wenn die Apparate noch anderen als endoskopischen Zwecken zum Antrieb eines Motors, zur Galvanisation, Faradisation und Kaustik dienen, hat man ihnen den Namen Pantostat gegeben (Abb. 20). Diese Pantostate waren früher wegen ihrer Vielseitigkeit sehr beliebt und für cystoskopische Zwecke am meisten in Gebrauch. Damit kein Erdschluß und dadurch für den Patienten oder den Arzt unangenehme elektrische Schläge entstehen, hat man sie durch besondere Konstruktion isoliert und erdschlußfrei hergestellt.

Im Gegensatz zu den Apparaten, welche den Strom aus dem städtischen Stromnetz entnehmen und für unsere Zwecke hinreichend abschwächen, stehen die Akkumulatoren, welche, wenn sie einmal geladen sind, aus sich selbst heraus die notwendige elektrische Kraft liefern. Die Akkumulatoren haben vor den Anschlußapparaten zwei große Vorteile. Man kann sie überall verwenden, während die Anschlußapparate nur bei bestimmter Stromart und Stromstärke anwendbar sind. Ein für Wechselstrom eingerichteter Pantostat ist nicht für Gleichstrom zu gebrauchen, ein für 110 Volt eingerichteter Apparat nicht für eine Spannung von 220 Volt. Da gerade in Berlin die Kommunen ganz verschieden starke und geartete elektrische Anlagen besitzen, sind bei Ortswechseln die Apparate unbrauchbar und erst durch Vorschaltung anderer Einrichtungen oder durch Umbau wieder verwendungsfähig. Die Akkumulatoren, welche mit jedem beliebigen Strom geladen werden können, sind überall verwendbar und haben den Vorteil, daß sie gleichmäßiges, nicht schwankendes Licht spenden. Es ist deshalb verständlich, daß sie immer noch viel benutzt werden. Außerordentlich praktisch sind sie, wenn die Untersuchung außerhalb der Klinik oder des ärztlichen Untersuchungszimmers im Hause des Patienten stattfindet. Sehr bequem wegen ihrer Leichtigkeit und Kleinheit sind für ambulante Untersuchungen hergestellte Taschenbatterien, nachdem sie in neuerer Zeit mit einem Rheostaten versehen, die Regulierung des cystoskopischen Lichtes gestatten.

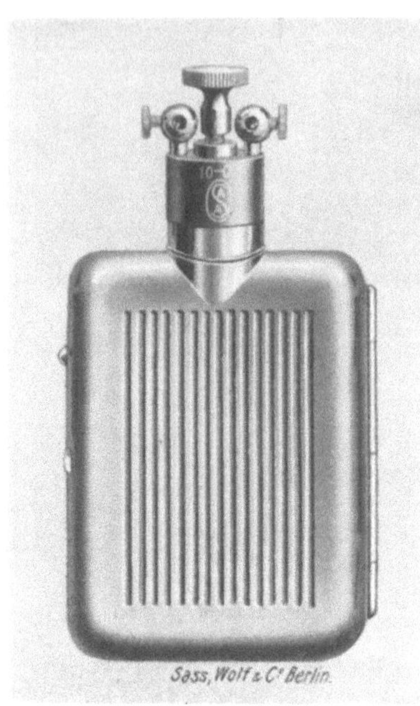

Abb. 21. Hülse für Taschenbatterie mit eingebautem Rheostat.

Kabelschnur.

Die Verbindung zwischen Stromquelle und Cystoskop wird durch eine 1—1¹/₂ m lange Kabelschnur hergestellt. Sie besteht aus zwei voneinander isolierten, aber in einem gemeinsamen Gespinst untergebrachten Drähten. Sie

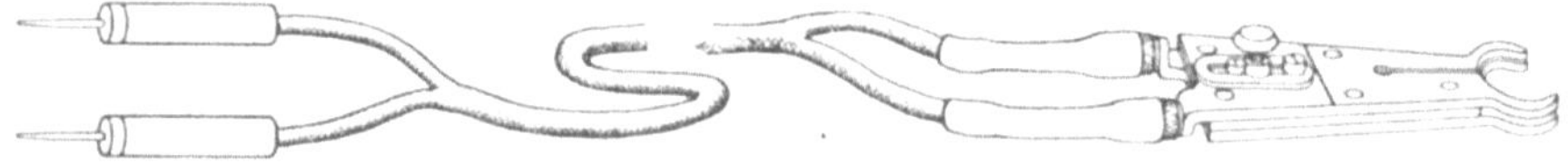

Abb. 22. Kabel, Kabelzange mit Kabelschnur.

trägt an dem einen Ende eine federnde zweiblätterige Metallzange, welche die beiden durch Kautschukringe voneinander isolierten Okularpole der Cystoskopleitung fest und doch so elastisch umfaßt, daß man trotz der Verbindung das Cystoskop nach allen Seiten drehen kann. Die Zange selbst besteht aus zwei isolierten Metallplatten, von denen die eine geschlitzt und zur Aufnahme eines beweglichen Riegels eingerichtet ist. Durch Vor- und Zurückschieben des

Riegels wird die Verbindung zwischen den beiden Metallplatten hergestellt oder unterbrochen, der Lichtstrom in das Cystoskop eingelassen oder ausgeschaltet. Dieser dicht am Okularende gelegene Lichtschalter setzt den Beobachter in den Stand, sofort die Lampe auszulöschen, sobald der Patient über Schmerzen klagt. Die ausgeschaltete Lampe erkaltet in der Blasenflüssigkeit und verliert im Augenblick jede kaustische und schmerzhafte Wirkung. Das andere Ende der Kabelschnur biegt in zwei Drähte auseinander, von denen jeder in Form eines Stechkontaktes in die Lichtquelle eingepaßt ist.

Prüfung des Cystoskops vor der Untersuchung.

Vor Einführung des Cystoskops ist das Instrument auf seine Brauchbarkeit genau zu prüfen. Die Prüfung soll niemals unterlassen werden. Nichts ist unangenehmer, als wenn das eingeführte Cystoskop gänzlich versagt und wieder entfernt werden muß, ohne daß die Besichtigung möglich war.

Zuerst wird die Optik geprüft. Sie muß klar und fleckenlos sein. Am besten wird sie in ein Gefäß mit warmem Wasser gehalten. Durch das Wasser hindurch werden die Gegenstände im Zimmer betrachtet. Denn es kommt vor, daß eine an der Luft vollkommen klare Optik im warmen Wasser beschlägt, weil das Cystoskopfenster, nicht genügend abgedichtet, einem Tropfen Wasserdampf Einlaß gewährt. Die Abdichtung kann auch dadurch Not leiden, daß der optische Mandrin zu heftig in den Tubus eingeführt, sich an der Lötstelle des Fensters verbiegt und durch den entstandenen Riß Feuchtigkeit einläßt. Außerhalb des Wassers klärt sich die Optik durch Verdunstung des Wasserdampfes sehr schnell auf, um im Wasser wiederum zu beschlagen. Diese Störung ist leicht durch den Wechsel zwischen Wasser und Luft festzustellen. Das Instrument bedarf des Optikers, der es abdichtet.

Die Lampe muß hell und gleichmäßig brennen. Ist das nicht der Fall, so prüft man zunächst die abgeschraubte Lampe (s. S. 18, Abb. 8) und ersetzt sie durch die nachweislich gut brennende. Liegt die Störung nicht in der Lampe, so ist ihre häufigste Ursache Kurzschluß in der Stromleitung des Cystoskops. Die Isolierung der Drahtleitung im Cystoskopschaft ist schadhaft geworden und mit der leitenden Metallwand in Kontakt getreten, wodurch Kurzschluß entsteht, die Lampe keinen Strom erhält und der Schaft sich merklich erhitzt. Außer durch die Erhitzung läßt sich der Fehler nach MARION mit Hilfe eines besonderen Apparates nachweisen. Meist erhitzt sich der Cystoskopschaft durch den Kurzschluß erheblich.

Schließlich kann der Fehler an der Lichtquelle oder am Lichtkabel liegen (Abb. 22), was man leicht dadurch feststellen kann, daß man ein nachweislich gut brennendes Cystoskop an die Kabelzange anschließt. Wenn auch dieses nicht funktioniert, so muß Lichtquelle und Kabelschnur nachgeprüft werden. Die letztere wird durch eine andere ersetzt, welche sich als brauchbar erwiesen hat. Sobald die zweite Kabelschnur die Störung nicht gleichfalls beseitigt, bleibt schließlich als schuldiger Teil nur die Lichtquelle übrig. Man schließt Cystoskop und Kabelschnur an einen zuverlässigen Akkumulator an. Alsdann muß die Lampe leuchten.

Durch diese Prüfung kann auch der technisch unerfahrene Arzt den Sitz des Schadens ermitteln, ihn ausschalten und in vielen Fällen für seine endgültige Beseitigung selbst sorgen. In anderen Fällen muß irgendein Teil des Instrumentariums in die Reparaturwerkstätte wandern. Mehr als den Kollegen in der Großstadt, dem leicht ein Techniker zur Verfügung steht, dürfte die Durchsuchung nach der schadhaften Stelle den Kollegen in kleinen Städten interessieren, dem nicht stets ein technischer Berater zur Seite steht. Ohne diese systematische Durchprüfung wird immer ein Zweifel übrig bleiben, welcher Teil der Apparatur, ob Cystoskop, Lichtleitung oder Lichtquelle schadhaft geworden ist.

Hilfsinstrumente.

Die Füllung der Blase wird gewöhnlich durch das Cystoskop selbst vorgenommen, nachdem es durch Herausziehen der Optik in einen Katheter verwandelt ist. Am besten setzt man einen für cystoskopische Zwecke eigens (s. Abb. 23) konstruierten verstellbaren Spülhahn in das Cystoskoprohr ein, welcher durch Umstellung des Riegels abwechselnd Flüssigkeit in die Blase einlaufen und bei entgegengesetzter Stellung herauslaufen läßt. Auf diese Weise läßt sich, wenn der Spülhahn mit einem Irrigator in Verbindung steht, die Blase waschen, entleeren und wieder füllen, ohne daß das Cystoskoprohr durch An- und Absetzen des Ansatzes bewegt und die Blase gereizt wird. Mittels eines mäßig hochgestellten Irrigators wird die Blase mindestens ebenso vorsichtig und gleichmäßig gefüllt, wie mit einer Spritze. Der Irrigator hat noch den weiteren Vorteil, daß man auch sofort ohne persönliche Intervention des Patienten merkt, wenn der Innendruck der Blase zu stark wird und sich das Organ durch angespannte Muskelkontraktion dem weiteren Eindringen von Flüssigkeit wiedersetzt. Der Irrigatorspiegel sinkt dann nicht mehr weiter, weil der Blaseninnendruck dem Irrigatordruck das Gleichgewicht hält. Bei verständigen und normal empfindenden Patienten löst die Spannung des Blasenhohlraums einen erheblichen Schmerz und die sofortige Klage lebhaften Harndrangs aus. Anders bei stupiden oder unverständigen Personen. Bei ihnen merkt man die erhöhte Spannung oft erst an dem Stillstand des Irrigatorspiegels. Normale Blasen lassen sich mit 200 ccm Flüssigkeit füllen. Kranke Blasen haben eine viel geringere Fassungskraft und empfinden schon kleine Flüssigkeitsmengen von 100 ccm und noch weniger als heftigen Schmerz. Schließlich kann die Fassungskraft auf ein Minimum zusammenschrumpfen. Über die Art, wie man sich bei diesen stark geschrumpften Blasen abfindet, werden wir uns noch auseinandersetzen. Weibliche Blasen fassen oft 300—400 ccm und mehr ohne Schmerz auszulösen.

Eine gewöhnliche Janetspritze (s. Abb. 25) muß auf alle Fälle für die Cystoskopie bereitliegen, denn es kann vorkommen, daß sich ein Cystoskopkanal durch Blut- oder Eitergerinnsel verstopft, und der Druck des Irrigators doch nicht ausreicht, um das Hindernis fortzuspülen. Mittels der Spritze gelingt es gewöhnlich, den Weg wieder frei zu machen. Der Spritzenansatz muß so beschaffen sein, daß er in den Cystoskopschaft, gleichviel welcher Verschluß, hineinpaßt, und man nicht genötigt ist, erst ein Zwischenstück einzuschalten.

Bei sehr empfindlichen oder zur Blutung geneigten Blasen wird die Füllung besser durch einen weichen Katheter vorgenommen, weil das unnötig lange Verweilen des Metallrohrs die Blase stark reizen und Blutungen veranlassen kann, welche die cystoskopische Untersuchung vereiteln. Besonders kann bei leicht blutenden Blasentumoren das Auswaschen der Blase mittels eines weichen Katheters zweckmäßig sein. Hier führt die Berührung mit dem Metallrohr leicht zur Blutung, weil man zunächst nicht weiß, wo der Sitz des Tumors ist und vielleicht gerade in die Tumorsubstanz hinein mit dem Metallschnabel des Instrumentes gerät und Blutungen auslöst, während man bei der nächsten Cystoskopie dem Metallschnabel eine dem Sitz des Tumors entgegengesetzte Stellung geben kann. Man muß das Verweilen des Cystoskops in der Blase auf eine möglichst kurze Zeit beschränken. Wenn das Cystoskop erst in die bereits gefüllte und klargespülte Blase eingeführt wird, so kann im Anfang, wenn die Blutung noch unbedeutend ist und das Medium relativ klar bleibt, eine kurze Besichtigung noch gelingen, während das von Anfang an eingeführte Cystoskop sofort eine Blutung erregen und die Anfüllung mit einer leidlich

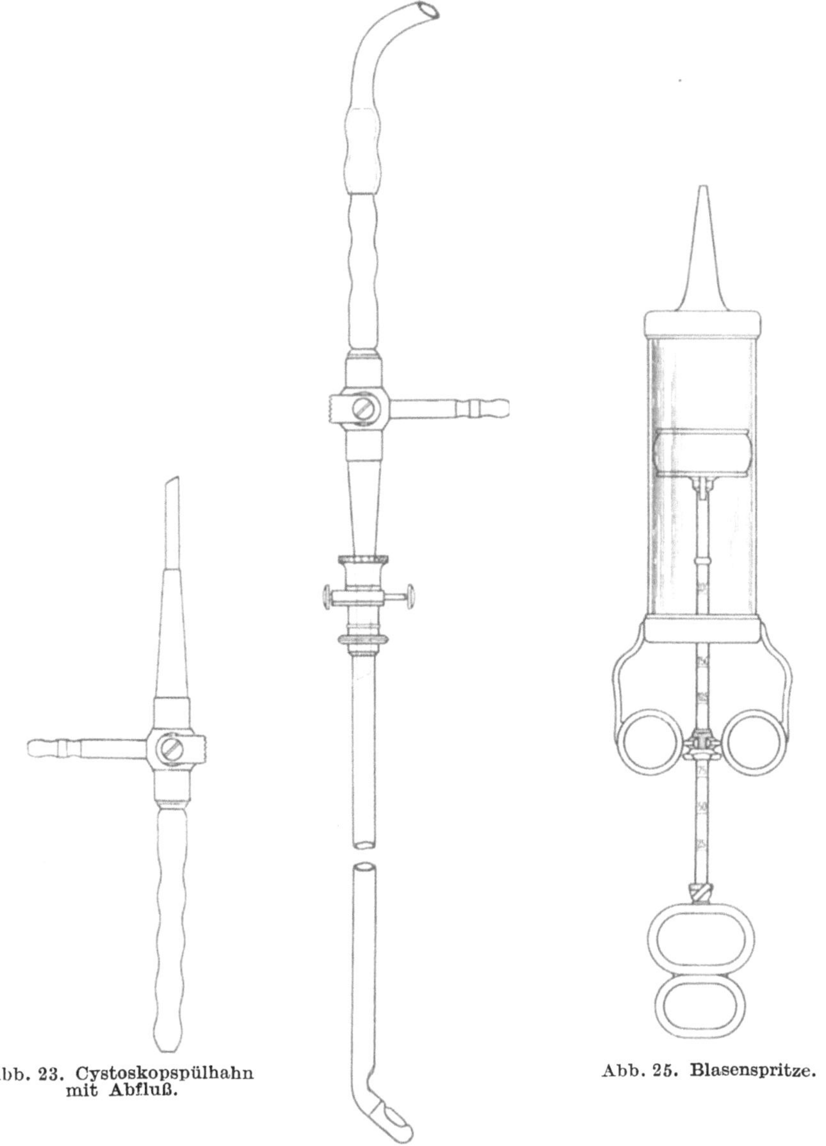

Abb. 23. Cystoskopspülhahn mit Abfluß.

Abb. 25. Blasenspritze.

Abb. 24. Der Hahn (Abb. 23) ist in das Spülrohr eingesetzt.

klaren Flüssigkeit verhindern kann. In solchen Fällen bevorzuge ich zur Füllung der Blase möglichst weiche Katheter (TIEMANN, NELATON). Auf die Bedeutung der mit Dauerirrigation versehenen Cystoskope habe ich bereits hingewiesen.

Ferner sind Bougies von verschiedener Stärke und ein KOLLMANNscher Dilatator für die vordere und hintere Harnröhre bereit zu halten.

Als Gleitmittel ziehe ich das Glycerin allen übrigen Mitteln vor. Es wird durch Kochen sterilisiert und in langen Standgefäßen, in welche man das Cystoskop eintauchen kann, aufgehoben. Andere Autoren bevorzugen das Katheterpurin (Krauss, Casper). Steriles Öl ist für die Cystoskopie nicht zu verwenden, da es sich nicht mit Wasser mischt und eine bouillonartige, undurchsichtige Blasenflüssigkeit herstellt. Nur beim Ureterenkatheterismus wird es tropfenweise gebraucht, um den Katheterkanal schlüpfrig zu erhalten (s. S. 125). Um Unempfindlichkeit zu erzielen, ist folgendes bereit zu halten: 1. Suppositorien, Zusammensetzung s. S. 14. 2. Eucodal Ampulle 0,02. 3. 3%ige Alypinlösung, welcher auf jeden Kubikzentimeter ein Tropfen Adrenalin zugefügt ist. 4. Eine Harnröhrenspritze, 5. Instrumentarium für Lumbalanästhesie.

Das Instrumentarium für Lumbalanästhesie besteht 1. aus Tropacocainampullen (Pohl, Schönbaum bei Danzig), 2. einer Lumbalkanüle. Bei ihr ist darauf zu achten, daß die Spitze scharf, aber rund und nicht oval abgeschliffen ist, 3. einer Glasspritze.

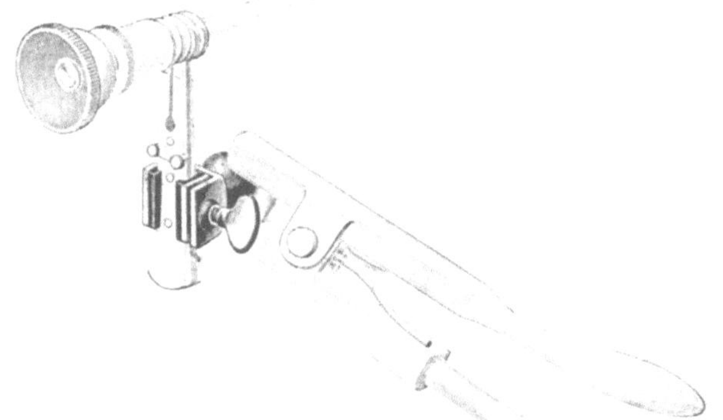

Abb. 26. Feststellapparat zum Fixieren des Cystoskops.

Kanüle und Glasspritze dürfen nicht in Sodawasser, sondern nur in sterilem Wasser ausgekocht und vor dem Gebrauch mit sterilem Wasser durchgespritzt werden, damit kleinste Verunreinigungen, wenn sie auch sterilisiert sind, aus dem Instrumentarium entfernt werden und nicht in den Lumbalkanal gelangen, wo sie auf den Nervenapparat einen unangenehmen Reiz ausüben können. Die Ampullen werden nicht gekocht, sondern durch Einlegen in Alkohol sterilisiert.

Eine Zange zum Festhalten des Cystoskops in einer bestimmten Stellung ist eine angenehme, aber nicht durchaus notwendige Ergänzung des Instrumentariums. Sie dient hauptsächlich dazu, ein cystoskopisches Bild so unverrückbar festzuhalten, daß verschiedene Beobachter nacheinander durch das Cystoskop sehen und genau denselben Eindruck gewinnen können, ist also ein für Lehrzwecke und wissenschaftliche Zwecke (Photographie, Zeichnung) bestimmtes Hilfsinstrument. Daneben kann sie auch für die praktische Ausführung der Cystoskopie bei intravesicalen Eingriffen von Vorteil sein, indem sie das Cystoskop in einer bestimmten, zur Behandlung der Geschwülste besonders geeigneten Stellung fixiert und das Arbeiten mit dem cystoskopischen Operationsinstrumentarium erleichtert.

Sterilisation.

Die Sterilisation der urologischen Utensilien erfolgt nach allgemeinem chirurgischen Prinzip durch Auskochen oder Erhitzen. Gekocht werden alle

Flüssigkeiten, Glycerin, Öle, Kochsalzlösung, Borwasser, ferner der Irrigator, Gummischlauch, Spülansatz und Spritze. Gummi- und Seidengespinstkatheter [1] können in $10^0/_0$iger wässeriger Ammoniumsulfatlösung kurze Zeit aufgekocht, oder im Verbandstoffkessel zusammen mit Mull und Binden sterilisiert werden. In diesem Falle sind sie einzeln in Fließpapiertüten oder Handtücher einzuhüllen, damit sie nicht unter der Hitze der Sterilisation aneinander kleben, sich gegenseitig die Politur abreißen und durch Rauhigkeit unbrauchbar werden. Weil die Katheter unter der Dampfsterilisation sich leicht abnutzen, hat HADDA folgende Lösung als chemisches Desinfektionsmittel, in welchem die Katheter 24 Stunden liegen bleiben müssen, empfohlen:

Hydrarg. oxycyan.   0,5

Glycerin   50,0

Aq. dest.   50,0

Die Frage des auskochbaren Cystoskopschaftes und der auskochbaren Optik befindet sich noch im Versuchsstadium, erscheint aber als aussichtsreich gelöst, denn ich besitze zwei von KOLLMORGEN gelieferte Optiken, von denen jede

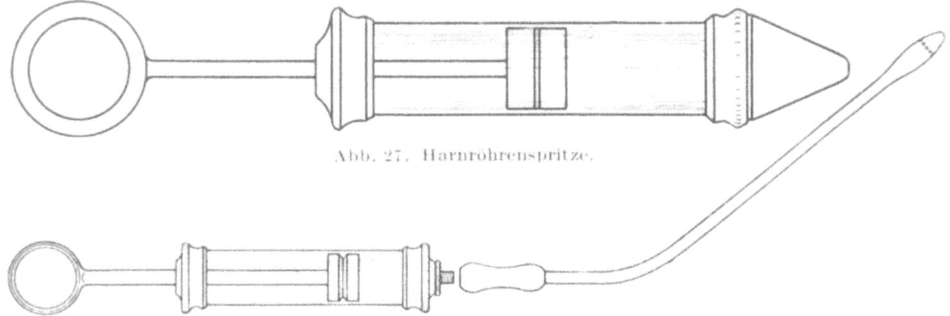

Abb. 27. Harnröhrenspritze.

Abb. 28. Spritze zum Ausspülen und zur Anästhesierung der hinteren Harnröhre.

weit über 100 mal im gewöhnlichen Instrumentenkocher mit anderen Instrumenten zusammen gekocht wurde. Die Optiken haben die Sterilisation durch Auskochen tadellos vertragen. Die nicht auskochbare Optik wird aus dem Cystoskoprohr herausgezogen, mit Spiritus abgerieben und dann in eine Oxycyanatlösung eingestellt, in der sie mindestens 10 Minuten verweilen muß. Das Cystoskoprohr wird durch eine aufgesetzte Spritze mit Oxycyanatlösung 1:1000 durchgespült, ebenfalls außen, namentlich an den Nischen und Biegungen gründlich mit Spiritus abgerieben und in Oxycyanatlösung eingestellt. Ich meinerseits bevorzuge bei den Cystoskopen diese einfache, auf Reinigung und chemische Einwirkung beruhende Art der Sterilisation. Selbstverständlich werden die Cystoskope nach jedem Gebrauch durchgespült, abgeseift, abgewaschen, getrocknet und in einem Standglas sauber aufgehoben. Erst unmittelbar vor dem Gebrauch erfolgt dann die beschriebene Art der Sterilisation.

Andere Autoren betreiben die chemische Sterilisation der Cystoskope durch Formalindämpfe, indem sie die Cystoskope, Rohr und Optik getrennt, in durch Deckel abschließbare Standgläser für 24 Stunden hineinhängen, an deren Boden man Formalintabletten niederlegt. Schneller sterilisiert MARION die Cystoskope in einem elektrisch betriebenen, automatisch bis zu einer Temperatur von 35^0 C regulierenden Sterilisator durch heiße Formalindämpfe. Hier genügt der Aufenthalt von einer halben Stunde. Nach Angabe der Autoren schadet

---

[1] Über die Sterilisation der Ureterenkatheter s. S. 123 ff.

die Formalinsterilisation dem optischen Apparat nicht. Ich hatte den Eindruck,
daß sie auf die Dauer doch für die Güte der Optik nicht gleichgültig ist, und
bin deshalb zu der einfachen Reinigung und chemischen Sterilisation, wie ich
sie oben beschrieben habe, übergegangen.

Die Harnröhre wird an ihrer Mündung mit einem Sublimattupfer leicht
abgewischt, um das Orificium von äußerlich anhaftenden Keimen zu befreien.
Das Schleimhautrohr enthält auch normalerweise reichlich Keime, aber meistens
harmloser, saprophytischer Art. Ihre Verschleppung in die Blase dürfte kaum
zu einer wirklichen Entzündung Anlaß geben. Viel größer ist die Gefahr, wenn
die Schleimhaut der Harnröhre eitert, weil sie erkrankt oder durch instrumen-
telle Behandlung gereizt ist. Wenn unter diesen Umständen überhaupt cystoskopiert werden muß, ist es notwendig, durch ausgiebige Irrigation den Urethral-
schlauch vorher zu säubern. Mittels einer Harnröhrenspritze (Abb. 27) füllt
man die Urethra mit Borwasser auf, läßt die Füllung wieder ablaufen und
wiederholt die Prozedur so lange, bis das Borwasser klar und ungetrübt zurück-
kommt. Bei Erkrankungen der Posterior muß man mit einem geeigneten Instrument die hintere Harnröhre ausspülen (Abb. 28). Diese Maßnahmen können
natürlich nur begrenzten aber nicht absoluten Schutz gegen die Infektion der
Blase gewähren. Man tut deshalb unter diesen Umständen gut, wenn sich die
Cystoskopie nicht vermeiden läßt, nach derselben prophylaktisch 50 ccm Rivanol
1:5000 warm zu instillieren. Man kann die Lösung nach Herausziehen der
Optik direkt durch das Cystoskoprohr einspritzen.

Cystoskopischer Untersuchungsraum.

Die cystoskopische Untersuchung kann in jedem gewöhnlichen Raum stattfinden. Angenehm, aber nicht notwendig ist es, wenn der Raum verdunkelt
werden kann. Im verdunkelten Zimmer erscheint das cystoskopische Bild
viel heller und kontrastreicher. Trotzdem ist es durchaus möglich, im tages-
hellen Raum die Untersuchung durchzuführen. Ich empfehle alsdann, den
Untersuchungstisch so zu stellen, daß das Licht auf den Rücken des Beobachters
fällt. Wer an den verdunkelten Raum gewöhnt ist, kann sich gegen das Tageslicht schützen, indem er ein schwarzes Tuch nach Art des Photographen über
den Kopf und Instrument zieht. Am einfachsten ist es, des Abends zu cystoskopieren, da man alsdann nur die Zimmerbeleuchtung abzustellen braucht.
Im Untersuchungszimmer hält man zweckmäßig alle für die Cystoskopie, Harn-
und allgemeine Untersuchung notwendigen Utensilien bereit.

Als Untersuchungstisch kann jeder gewöhnliche medizinische Tisch oder
gynäkologische Stuhl hergerichtet werden, wenn man dafür sorgt, daß der
Patient darin bequem liegt und in einer angenehmen Stellung die oft nicht
unbeträchtliche Zeit zubringen kann, welche die Untersuchung in Anspruch
nimmt. Er muß eine Rolle unter dem Kopf haben, darf im Kreuz nicht hohl
liegen und die Beine nicht zu scharf im Knie biegen. Eine Vorrichtung zur
Beckenhochlagerung ist angenehm, aber schließlich durch untergeschobene
Kissen zu ersetzen.

4. Ausführung der Cystoskopie.

Anästhesie der Harnröhre und Blase.

Eine Anästhesie der weiblichen Harnröhre ist meistens unnötig. In Ausnahmefällen, bei starker entzündlicher Reizung, welche sich meistens aus einer
Vulvovaginitis in die Harnröhre fortsetzt, wird die Schleimhaut der Urethra

durch einen mit 10%iger Alypinlösung durchtränkten Wattebausch unempfindlich gemacht, welchen man 10 Minuten in der Harnröhre liegen läßt.

Bei männlichen Patienten, namentlich wenn es sich um empfindliche, nervöse, erstmalig zu untersuchende Personen handelt, ist die Einleitung einer Anästhesie angenehm. Die Anästhesie wird in der Harnröhre mit 8 ccm 3%iger Alypinlösung ausgeführt, welcher 10 Tropfen der Adrenalinstammlösung beigemischt sind. 5 ccm werden in die hintere Harnröhre eingespritzt und durch Abbinden des Penis an der Wurzel verhindert, sich wieder nach vorn zu begeben, 3 ccm werden in der vorderen Harnröhre belassen. Die Anästhesie der Blase wird mit 50 ccm 1%iger Alypinadrenalinlösung erreicht. Sowohl in der Harnröhre wie in der Blase muß das Mittel 20 Minuten wirken. Das Alypin ist nach meiner Erfahrung im Gegensatz zum Cocain ganz ungefährlich, sollte aber bei stärkeren Blutungen aus der Blase und der Harnröhre nicht verwendet werden, da alsdann die Gefahr besteht, es direkt in die Blutbahn zu spritzen und geraden Wegs dem Herzen oder Zentralnervensystem zuzuführen, ein Weg, welcher dem Cocain gelegentlich eine tödliche Wirkung verschafft hat.

Allgemeinnarkose verwende ich nur bei ganz kleinen Kindern, bei denen kein Zuspruch hilft. Ältere Kinder und Erwachsene untersuche ich stets ohne Narkose. Eher bin ich gegebenenfalls geneigt, die Lumbalanästhesie (Tropacocain) anzuwenden. Ich habe aber auch die Lumbalanästhesie unter vielen tausend Fällen kaum je benötigt, indem ich durch langsame, schonende Vorbehandlung den empfindlichen Patienten allmählich an den Katheterismus und die Blasenspülung so lange gewöhnte, bis die für die Cystoskopie notwendige Toleranz erreicht war.

Der Patient muß für die Lumbalanästhesie lernen, den unteren Teil der Wirbelsäule buckelig zu krümmen, was älteren Prostatikern oft nicht leicht fällt. Gewöhnlich buckelt der Patient den oberen Teil der Wirbelsäule und streckt im Gegensatz zu der Stellung, welche wir benötigen, den unteren Abschnitt, so daß die Wirbel dort statt auseinander zusammenrücken. Der Assistent muß mit dem Patienten die richtige Haltung vorher einüben. Er setzt ihn quer auf einen Tisch und läßt die Unterarme gleichmäßig auf die Oberschenkel auflegen; dann läßt er ihn den Bauch einziehen und den unteren Teil des Rückens buckelig nach hinten herausstrecken. Die Wirbelsäule wird im unteren Teil mit Äther abgerieben und ein steriles Handtuch in der Weise quer über den Rücken gelegt, daß es beide Darmbeinkämme berührt. Die Schnittlinie des Handtuchs mit der Wirbelsäule trifft den 5. Lumbalwirbel. Man wählt als Einstich den Raum zwischen 4. und 5., 3. und 4., allenfalls sogar 2. und 3. Lumbalwirbel, je nachdem die Zwischenräume hier oder dort größer und geeigneter erscheinen. In der Mitte zwischen zwei Wirbeln wird die durch Äthylchlorid anästhesierte Haut durchstochen. Der Mandrin wird jetzt aus der Kanüle entfernt, die Nadel genau in der Mittellinie eingestellt und ihr Pavillon leicht gesenkt, so daß sie in der Richtung der Dornfortsätze leicht kopfwärts geneigt sich hält. Jetzt wird sie langsam und genau in der Mittellinie vorgeschoben. Bei richtiger Führung trifft sie bald auf einen elastischen Widerstand. Man hat sofort das Gefühl, daß derselbe nicht knöcherner Natur ist. Wenn der Widerstand knöchern ist, so ist man mit der Nadel zu weit nach oben oder unten, zu dicht an den Wirbel geraten und muß die Stellung der Nadel entsprechend korrigieren. Der richtige Widerstand wird durch den Bandapparat der Wirbelsäule geleistet, ist derb, aber elastisch. Der Bandapparat wird unschwer durchstochen. Nach seiner Überwindung setzt sofort ein lebhafter Abfluß von Liquor in schneller Tropfenfolge oder im Strahl ein. Langsames Abtropfen ist ein Beweis, daß die Spitze der Kanüle nicht mitten im Lumbalsack liegt. Durch leichtes Vor- und Zurückziehen oder Drehen kann die Nadel in die gewünschte Stellung und der Liquorfluß zur gewünschten Stärke gebracht werden. Setzt man die mit dem Inhalt einer Tropacocainampulle beschickte Spritze jetzt auf die Kanüle, so treibt der Liquordruck den Stempel gewöhnlich von selbst nach rückwärts und füllt die Spritze mit Lumbalflüssigkeit, in welcher sich das Tropacocain verdünnt. Um eine Anästhesie der Blase zu erzielen, genügt es, 5—6 ccm Liquorflüssigkeit in die Spritze einzusaugen, welche, mit Tropacocain vermengt, wieder in den Lumbalsack zurückgespritzt wird[1]. Nachdem dies geschehen ist,

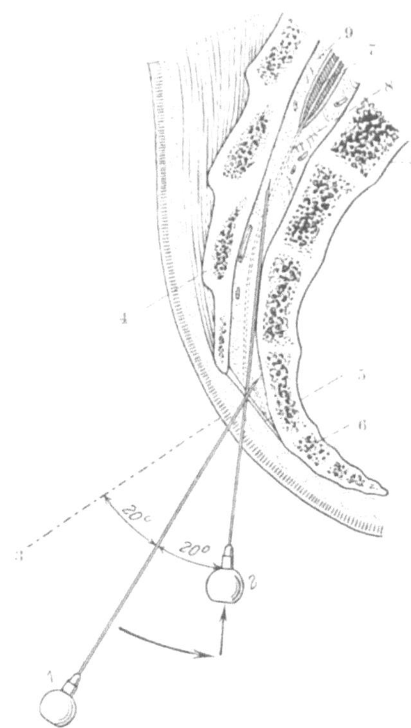

wird die Nadel mitsamt der Spritze herausgezogen und der Patient flach auf den Rücken gelagert. Der Kopf muß durch unterlegte Kissen stark erhöht bleiben. Bisweilen ist eine leichte Beckenhochlagerung notwendig, um die Anästhesie brauchbar zu machen. Gewöhnlich genügt aber zur vollständigen Anästhesierung der Harnröhre und Blase die horizontale Lagerung des Patienten. Als Konkurrenzmethode kommt noch die Sakralanästhesie (s. unten) in Frage. Je nach der Gewohnheit des Operateurs wird die eine oder andere Methode bevorzugt werden.

Weniger toxisch, aber auch weniger sicher in der Wirkung ist die Sakralanästhesie. Die 1901 von CATHELIN erstmalig aus therapeutischen Gründen vorgenommene Injektion in den Epiduralraum wurde im Laufe der Zeit auch zu Anästhesierungszwecken verwandt und fand hauptsächlich Anwendung in der Urologie und Gynäkologie (LICHTENBERG, FRANZ, LAEWEN, BRAUN, POUCHET). Bringen wir die im Canalis sacralis verlaufenden Nervenstränge mit einem Betäubungsmittel in Berührung, so gelingt es, die von ihnen versorgten Gebiete unempfindlich zu machen. Die Injektion erfolgt durch den Hiatus sacralis, der ein Dreieck darstellt, von zwei seitlichen

Abb. 29. Schematische Darstellung der Sakralanästhesie. 1—2 Lage der Nadel bei der Ausführung der Sakralanästhesie; 3 Haut; 4 Kreuzbein; 5 Hiatus sacralis; 6 Unterhautzellgewebe; 7 Lumbalkanal; 8 Fil. termin.; 9 Sakralkanal. (Nach D'ORMOND.)

Höckern — Cornua sacralis — begrenzt und von einer derb elastischen Membran verschlossen. Nachdem der Patient in Knie-Ellbogen-Lage oder Bauchlage gebracht wird, wird die Kreuz- und Steißbeingegend mit Jod angestrichen. Mit der linken Hand tasten wir die beiden seitlichen Höcker ab und stechen danach in der Mitte zwischen diesen Punkten zunächst senkrecht eine längere mit einem Mandrin versehene oder auch eine gewöhnliche auf die Rekordspritze passende Nadel ein. Sie durchdringt die Haut, Unterhautzellgewebe und die deutlich fühlbare Membran. Danach wird die Nadel gesenkt (s. Abb. 29) und gradlinig in der Längsachse des Kreuzbeins 4—5 cm weit vorgeschoben. Bei richtiger Lage der Nadel hat sie einen gewissen Spielraum und läßt sich auch nach der Seite etwas verschieben. Wir überzeugen uns zunächst, ob aus der Nadel Blut, bzw. Liquor abfließt. Im ersteren Fall soll von einer Einspritzung Abstand genommen

---

[1] Ich verwende höchstens 1¹/₄ ccm der MERKschen Tropacocainampullen.

werden, im zweiten genügt es, die Nadel etwas herauszuziehen. Als Anaestheticum gebrauchen wir eine $2^0/_0$ige Novococain-Suprarenin-Lösung in einer Menge von 20—25 ccm. Die Flüssigkeit wird langsam eingespritzt. Ist die Nadel versehentlich im subcutanen Fettgewebe oder dicht am Periost vorgedrungen, so erscheint sofort über dem Kreuzbein eine immer größer werdende Vorwölbung. In diesem Fall muß die Punktion wiederholt werden. Nach gelungener Einspritzung wird der Patient auf den Rücken gelegt; die anästhesierende Wirkung tritt erst nach 20 Minuten ein und hält etwa 60—70 Minuten an. Sie erstreckt sich auf die Analgegend, Scrotum, Harnröhre, Prostata, Blase, Vagina und Cervix. Wir benutzen die Sakralanästhesie hauptsächlich bei Lithotripsien, sowie schwereren intravesicalen Eingriffen, selten zur unbehinderten Ausführung einer Cystoskopie bei herabgesetzter Fassungskraft der Blase (Tuberkulose, Schrumpfblase). Ungefährlichere Nebenerscheinungen in Form von Blässe, Schwäche, Ohnmacht, Schwindel treten zuweilen auf; unangenehmere Folgen, wie Kollaps, Benommenheit haben wir nicht beobachtet. Doch sind bei Überschreitung der anästhesierenden Dosis Todesfälle vorgekommen. Die Sakralanästhesie ist bei mageren Patienten leicht ausführbar, bei fettleibigen ist sie oft unmöglich und unsicher.

Ich habe von LICHTENSTERN in Wien eine außerordentlich gut wirkende Anästhesie der Blase gelegentlich von Operationen gesehen. LICHTENSTERN erreicht diese Anästhesie, indem er nach einer von ihm in einer amerikanischen Zeitschrift beschriebenen Methode das Nervengeflecht der Blase durch Einstich dicht oberhalb und seitlich der Symphyse beiderseits unempfindlich macht. Die LICHTENSTERNsche Methode kommt meiner Ansicht nach auch für cystoskopische Untersuchungszwecke in Betracht.

Einführung des Cystoskops.

Die Einführung des Cystoskops vollzieht sich wie die Einführung eines beliebigen Katheters. Für den Anfänger empfiehlt es sich, das Instrument an dem horizontal gelagerten Patienten einzuführen, da in dieser Stellung die Harnröhre immer am leichtesten zu durchdringen ist. Der Arzt steht an der linken Seite des mit dem Gesäß leicht erhöht gelagerten Patienten. Wenn das Instrument eingeführt ist, wird der Patient aus der horizontalen Lage vorsichtig in die gynäkologische Lage gebracht. Der Geübte wird zwischen den Beinen des in Steinschnittlage befindlichen Patienten stehend das Instrument einführen können.

Die Einführung des Cystoskops ist leichter als die eines gewöhnlichen Katheters, weil das mit einem Okular belastete Instrument, durch die eigene Schwere getrieben, von selbst vorwärts gleitet. Die Finger des Operateurs, welche stets mit den Spitzen arbeiten und fühlen sollen, haben mehr die Aufgabe, zu tasten und zu lenken, oder höchstens einen ganz leisen Druck auszuüben, wenn das Instrument in die prostatische Harnröhre gleitet, als es aktiv vorwärts zu schieben.

Der Anfänger tut gut, eine halbe Harnröhrenspritze voll Glycerin vorher in die Urethra zu injizieren und das Glycerin mit den Fingern in die hintere Harnröhre zu drängen.

Der Arzt faßt das gut mit Glycerin eingefettete Instrument am Okularende zwischen Zeigefinger und Daumen der rechten Hand, während das Instrument auf dem Mittelfinger ruht. In der Anfangsstellung wird das Instrument genau parallel der Linea alba zwischen Nabel und Symphyse gehalten. Die linke Hand erfaßt die Glans zwischen Daumen und Zeigefinger und führt sie unter straffer Anspannung der Harnröhre dem Instrument entgegen, welches, ohne Schwierigkeit in das Orificium eintritt. In dieser Anfangsstellung bildet Cystoskop und Harnröhre eine parallel zur Bauchwand gerichtete Einheit. Jetzt läßt man das

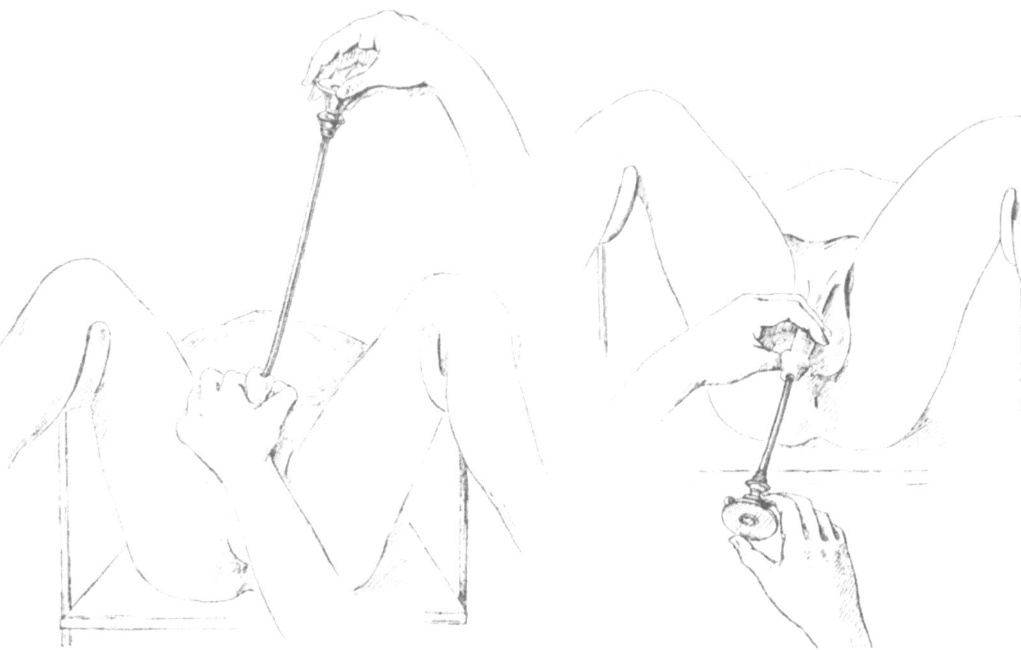

Abb. 30. Einführung des Cystoskops in das Orificium.

Abb. 32. Das Instrument wird zum Schluß langsam stark gesenkt, die Harnröhre dabei gestreckt gehalten.

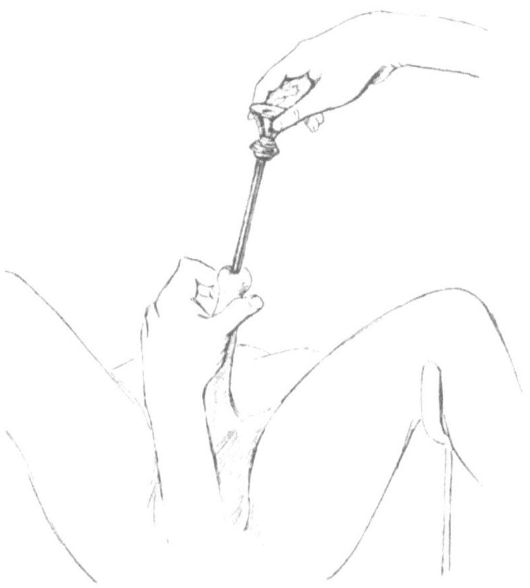

Abb. 31. Die Harnröhre wird stark angezogen. Das Instrument gleitet in der gestreckten Harnröhre vorwärts.

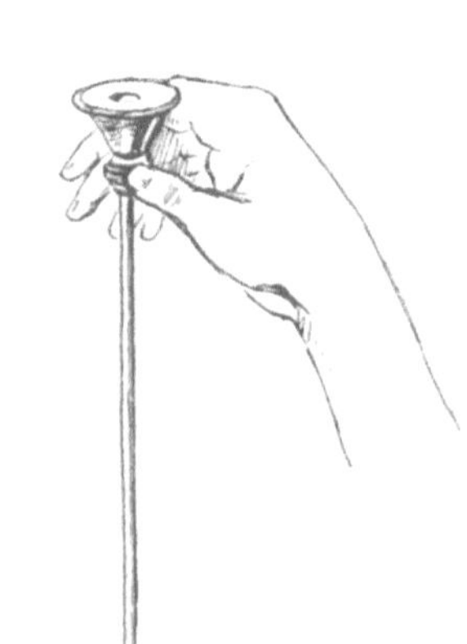

Abb. 33. Falsche Stellung der Hand, welche kein Gefühl für die Führung des Instrumentes haben kann, weil sie nicht mit den Fingerspitzen arbeitet.

Cystoskop der Schwere nach in die Harnröhre hineingleiten. Der Schnabel und der die Stellung des Schnabels anzeigende Orientierungsknopf muß stets nach oben gerichtet sein. Sobald das Instrument nicht mehr weiter gleitet, kommt der zweite Akt. Er besteht darin, daß man die künstlich durch die Finger gestreckte Harnröhre senkrecht zur Körperachse stellt, aufrichtet und dabei dafür sorgt, daß das Instrument nicht rückwärts aus der Harnröhre herausgleitet. Das Instrument steht jetzt nicht mehr parallel zur Bauchwand und gleitet, wenn es nicht schon in der ersten Stellung diesen Punkt erreicht hat, von selbst in die Pars bulbosa und Pars membranacea, um vor der Pars prostatica stehen zu bleiben. Jetzt kommt der dritte Akt. Bei immer gleichmäßig durch Daumen und Zeigefinger der linken Hand straff gespannter Harnröhre wird das Instrument allmählich von der rechten Hand unter Anwendung eines leichten, perinealwärts und blasenwärts gerichteten Druckes nach abwärts gesenkt, bis es sich über die Prostata hebelt und mit einer leicht rutschenden oder leicht schnellenden Bewegung in die Blase eintritt. Der Eintritt in die Blase ist sofort daran kenntlich, daß man das Instrument jetzt nach allen Seiten hin- und herdrehen kann. Beim letzten Akt ist ein ganz sanfter, stetiger Druck mit Zeigefinger und Daumenspitze gestattet. Im allgemeinen gilt aber für die Führung des Instrumentes das DITTELsche Wort: Das Instrument gelangt um so sicherer an seine Stelle, je weniger der Operateur arbeitet.

Früher legte man bei der Einführung in die Pars pendula großen Wert auf die halbe oder ganze Meistertour, durch welche man dem Schnabel des Instrumentes mit Absicht eine völlig oder halb verkehrte Stellung gab, bis er in die Pars bulbosa eintrat, wo man ihn wieder zur Normalstellung zurückführte. Diese Modifikation hat höchstens bei beengtem Orificium eine gewisse Bedeutung. Im ganzen betrachtet ist die Einführung in der Schilderung viel schwieriger als in der Wirklichkeit; wie oft in der Medizin ist die Praxis gütiger als die Theorie.

Schwierigkeiten können durch anormale Gestaltung und krankhafte Veränderung der Harnröhre entstehen. Bei Frauen findet man diese Schwierigkeiten selten. Ich habe sie nur zweimal beobachtet. Das eine Mal war durch eine vorausgeschickte gynäkologische Operation die Harnröhre derart abgeknickt, daß selbst ein dünner Katheter nicht durchtreten konnte. Das andere Mal bestand ein enormer Totalprolaps, nach dessen Reposition sich die Harnröhre katheterisieren ließ. Zweimal fanden sich echte Strikturen der weiblichen Harnröhre.

Bei Männern sind die Verengerungen der Harnröhre häufig. Bei einer im übrigen normalen Harnröhre kann das Orificium so eng sein, daß es ein Cystoskop von 18 Charrière Stärke nicht durchläßt, aber für dünnere Kaliber (15 Charrière) passierbar ist. Wer nicht im Besitze derartig schmaler Cystoskope ist, muß den Eingang mit Dilatatoren für eine Viertelstunde aufsperren. Wenn die dünne Schleimhaut dabei ein wenig aufplatzt, ist das kein Unglück und kein Hindernis für die nachfolgende cystoskopische Untersuchung, sofern man Instrumente mit auswechselbarer Optik verwendet, welche bei Befleckung durch Blut sich herausziehen und reinigen läßt. Gonorrhoische und traumatische Strikturen müssen mindestens bis auf 18 Charrière geweitet werden, selbst wenn man dünne Instrumente zur Verfügung hat. Für Instrumente von 18 Charrière Stärke muß man mindestens bis 20 Charrière dehnen, damit man das Cystoskop nicht nur einführen, sondern auch für das Instrument die nötige Bewegungsfreiheit gewinnen kann.

Die Prostata gibt normalerweise kein Hindernis ab und ist auch in hypertrophischem Zustand für Instrumente von 18 Charrière leicht zu durchdringen. Bei Prostatikern, bei welchen ich, was allerdings selten der Fall war, mit der gewöhnlichen Manier der Einführung nicht zum Ziele kam, hatte ich schließlich dadurch Erfolg, daß ich mit der rechten Hand das Instrument bei stark gestreckter Harnröhre vor der Prostata festhielt und es mit der linken Hand, welche mit einem Gummihandschuh bekleidet und eingefettet in den Mastdarm drang, über die Prostata sanft in die Blase hebelte.

Kindliche Harnröhren lassen entsprechend dünne Instrumente anstandslos durch. Bei Mädchen kann man in jedem Alter die cystoskopische Untersuchung einschließlich der Pyelographie durchführen. Bei Knaben gab NITZE als unterste Grenze das Alter von 6—7 Jahren an. Ich habe bei einem 18 Monate alten *Knaben* die cystoskopische Untersuchung und Funktionsprüfung, allerdings in Narkose, durchgeführt.

Füllung der Blase.

Nach Herausziehen der Optik wird die Blase durch das Cystoskoprohr entleert und ausgespült, bis die in einem Glase aufgefangene Flüssigkeit jeden Stich urinöser Farbe verloren hat und wasserklar abläuft. Im Durchschnitt wird die Blase mit 150—200 ccm, bei Frauen meistens stärker gefüllt. Wir benutzen zur Füllung, wie bereits erwähnt, einen Glasirrigator und einen auf das Cystoskoprohr eingepaßten Ansatz mit Wechselhahn, welcher es gestattet, die Flüssigkeit, ohne abzusetzen, nach Wunsch in die Blase einlaufen zu lassen und aus der Blase zu entleeren. Die Flüssigkeit muß eine Temperatur haben, die von der Haut der Hand als angenehm warm empfunden wird. Heiße Flüssigkeit wird schlecht vertragen, schlechter als laue. Als Flüssigkeit verwenden wir mit Vorliebe 3%iges Borwasser, jedoch kann man auch gewöhnliches gekochtes Wasser, destilliertes Wasser oder Kochsalzlösung verwenden.

Bei eitrigem Blaseninhalt gelingt es oft in der ersten Sitzung nicht, eine genügende Aufklärung der Blasenflüssigkeit zu erhalten. Hier ist es vielfach zweckmäßiger, wenn man kleine Portionen von etwa 30—50 ccm einlaufen und rasch wieder ablaufen läßt, als wenn man die Blase stets prall anfüllt. Denn dadurch werden die in der Blase haftenden eitrigen Membranen und Klumpen losgelöst und immer wieder von neuem in das Medium hineingetrieben. Bei sanfter vorsichtiger Spülung können die Beläge haften und die Flüssigkeit kann ausreichend klar bleiben. Daß man pyonephrotische Säcke nicht vor der Untersuchung palpieren und ihren Inhalt in die Blase nach abwärts treiben soll, ist selbstverständlich. In gleicher Weise wie der Eiter kann eine Beimischung von Blut die Blasenflüssigkeit undurchsichtig machen. Bei starker renaler oder vesicaler Blutung, welche gewöhnlich zum Niederschlag von dicken Gerinnseln in der Blase führt, gibt der Versuch zur Cystoskopie bei Anwendung eines Cystoskop mit dauernder Irrigation einige Aussicht auf Erfolg.

Dem Anfänger passiert es zuweilen, daß er bei der Einführung des Cystoskops eine Blutung hervorruft. Eine brüske Bewegung beim Durchdringen der hinteren Harnröhre kann die Schleimhaut stärker als notwendig quetschen und eine mehr oder minder starke Blutung am Blaseneingang veranlassen. Im günstigsten Falle sieht man alsdann nach Einführung des Cystoskops, wie sich kleine Blutstropfen vom Blaseneingang loslösen und in die Blasenflüssigkeit eindringen, um sich dort zu vermischen und zu verschwinden. Gewöhnlich wird dadurch die Besichtigung nicht gestört, wenn man sich Mühe gibt, das Instrument möglichst ruhig zu halten und nicht durch stark rutschende Bewegung die Blutung zu verstärken. Unangenehmer wirkt ein von dieser Blutung ausgehendes, am Sphincter haftendes und um den Cystoskopschnabel hin- und herwehendes dünnes Gerinnsel. Es kann nicht nur den basalen Teil des Sphincters der Besichtigung entziehen, sondern sich auch um das Knie des Cystoskops wickeln und dadurch größere Teile des Blasenbodens verdecken. Sehr selten ist die Blutung ein vollkommenes Hindernis für die Cystoskopie, sei es, daß die Blasenflüssigkeit nachhaltig gerötet und undurchsichtig ist, oder daß flächenhafte Gerinnsel im größeren Umfang sich gebildet haben. Auch nach der Einführung des Cystoskops können Blutungen durch vorsichtiges Anstoßen des Instrumentes an die Blasenwand oder plötzliche rasche Bewegungen des Patienten entstehen. Sie bringen entweder generalstreifenähnliche oder rundliche Extravasate hervor, oder auch wieder eine Blutung in Tropfenform. Bei jeder Blutung, welchen Ursprung sie auch haben mag, kann man durch Füllung und Spülung mit stark adrenalinhaltiger Flüssigkeit versuchen, blutstillend zu wirken und ein klares Medium zu erzeugen. Bevor ich im Besitze eines guten Dauerirrigationscystoskops war, welches nach dem Typus Mc CARTHY gebaut ist, der einen ständigen Flüssigkeitswechsel in der Blase während der Untersuchung erlaubt, habe ich bei starken Blutungen und Eiterungen, welche das cystoskopische Sehen verhinderten, statt Wasser Paraffinum liquidum in die Blase eingebracht. Namentlich bei starken Eiterungen hat das Paraffinum liquidum mir sehr häufig ausgezeichnete Dienste geleistet. Nach einfacher Entleerung des dickeitrigen Urins spritzte ich, ohne die Blase weiter zu waschen, 100—150 ccm Paraffinum liquidum ein und konnte in diesem fremdartigen Medium, welches sich nicht mit Wasser mischte und deshalb trübende Niederschläge nicht aufnimmt, sehr häufig genaue Diagnosen stellen und die cystoskopische Untersuchung nebst allen in dem betreffenden Falle erforderlichen Maßnahmen (Funktionsprüfung, Ureterenkatheterismus, Pyelographie) ungestört durch die Eiterung zu Ende führen.

Ich glaube sogar, daß in einzelnen Fällen von renaler Pyurie die Paraffinfüllung dem Irrigationscystoskop überlegen ist und auch sehr wenig Zeit wegnimmt, da man einfach nach restloser Entleerung des pyurischen Blaseninhaltes das Paraffin mit einer Blasenspritze durch den Cystoskopschaft einspritzt. Störend wirken bei der Paraffinmethode die vielen Lichtreflexe, welche das Paraffin entstehen läßt, selbst wenn man es sorgfältig vermeidet, Luftblasen in die Masse einzubringen. Wunderschön sichtbar kann bei der Paraffinfüllung der pyurische Eiterstoß aus dem Ureter, auf der anderen Seite der tiefblaue Flüssigkeitswirbel sein, welcher sich in dem spezifisch leichterem Medium rasch in die Höhe wirbelt. Deshalb sollen diejenigen an der Paraffinfüllung der Blase nicht vorübergehen, die einerseits einen Fall von starker Pyurie aufklären wollen, andererseits kein Cystoskop mit Dauerirrigation besitzen.

Für den Anfänger ist eine Mindestfüllung mit 100 ccm zu verlangen. Geübte können noch mit einer Füllung von 50—70 ccm auskommen. Überdehnte Blasen soll man stark füllen, damit sie sich nicht in Falten legen und Teile der Wand der Beobachtung entziehen. So kann man Blasen von Prostatikern, von Kranken, welche lange Zeit unter einer Striktur zu leiden hatten, mit 400 und 500 ccm füllen. Auch weibliche Blasen erhalten oft erst bei dieser Füllung die nötige Ausdehnung. Ebenso kann es bei Blutungen sehr zweckmäßig sein, die Blase so stark wie möglich zu füllen und dabei nie ganz zu entleeren, indem man immer einen Rest von 150—200 ccm zurückläßt und dauernd hinzufüllt und wieder ablaufen läßt, bis die Rötung der Blasenflüssigkeit aufhört.

Handhabung des Cystoskops.

Das Cystoskop ist eingeführt, die Blase gefüllt, die Kabelzange angelegt, aber ihr Lichtschalter noch nicht vorgeschoben. Der Untersucher setzt sich auf einen Schemel bequem vor seinen Patienten, erfaßt das Cystoskop und *dreht den Spiegel bzw. den Knopf gegen den Blasenboden.* Die linke Hand erfaßt und hält das Instrument zwischen Zeigefinger und Daumen dicht vor dem Okular. *Die rechte Hand ergreift mit Zeigefinger und Daumen das Okular, so daß bei jeder drehenden Bewegung entweder der Zeigefinger oder der Daumen den*

Cystoskopknopf berührt und den Untersucher stets über die Lage des Cystoskops unterrichtet, ohne daß er genötigt ist, das Auge vom Okular zu entfernen und auf die Stellung des Cystoskops besonders zu achten. Sobald das Auge sich am Okular befindet, schaltet die linke Hand durch Druck auf den Schalterknopf das Licht ein. Sofort muß die gelbrote, von Gefäßen durchzogene Schleimhaut sichtbar sein. Ist das nicht der Fall, so ist entweder am Cystoskop oder an der Stellung des Cystoskops ein Fehler vorhanden, welcher behoben werden muß. Da das Cystoskop vorher geprüft und in Ordnung befunden wurde, kann die Störung am Instrument selbst nicht erheblich sein. Man sehe vor allem nach, ob die Optik sich nicht verschoben und mit dem Spiegel sich seitlich oder nach rückwärts gedreht hat, so daß die Sehfläche vom Cystoskopmantel bedeckt wird. Die Optik muß mit ihrem am oberen Rande angebrachten Stäbchen in den eigens für dasselbe eingelassenen Ausschnitt dicht hineinpassen. Wenn nicht völlige Dunkelheit beim Einblick durch das Cystoskop herrscht, sondern nur ein gleichmäßig rotes Licht leuchtet, so können zweierlei Fehler vorliegen. Entweder das Cystoskop ist noch nicht weit genug eingeführt und liegt zum Teil noch im Sphincter, durch dessen dünne Schleimhaut die Lampe rötlich durchschimmert (s. S. 48), oder es ist eine Blutung entstanden, welche die Blasenflüssigkeit gerötet hat. Beide Fehler kann man beseitigen. Den ersteren dadurch, daß man das aus der Blase herausgeglittene Instrument sanft wieder nach vorn schiebt, den zweiten dadurch, daß man die Optik herauszieht, von anhaftenden Blutflocken reinigt, oder die gerötete Blasenflüssigkeit herausläßt und durch klare ersetzt.

Seltener stellt sich während der Einführung eine tatsächliche Störung an dem kurz vorher geprüften Cystoskop ein. Sie besteht darin, daß die Lampe sich während der Einführung im Kontakt mit dem Cystoskop lockert und nicht leuchtet. Die Störung ist daran kenntlich, daß trotz richtiger Lage des Cystoskops völlige Dunkelheit herrscht und keine Spur von rötlichem Licht durchschimmert. Hier bleibt nichts anderes übrig, als das Instrument zu entfernen und durch festes Einschrauben der Lampe den Fehler zu beheben.

Wenn man cystoskopisch die Schleimhaut erkennt, aber die Einzelheiten der Struktur nicht deutlich, sondern wie durch einen Schleier getrübt sieht, so hat sich entweder das Medium durch eitrigen Niederschlag milchig verändert, oder die Optik sich beschlagen (s. S. 33). In beiden Fällen ist eine exakte Besichtigung unmöglich. Man muß entweder von neuem entleeren, spülen und füllen, die Optik reinigen oder durch eine andere ersetzen.

5. Cystoskopische Untersuchung der normalen Blase.

Der Cystoskopiker muß sich vor allem darüber klar sein, daß nach Einführung des Instrumentes in die Blase das verlängerte oder gestielte Auge des Beobachters das kleine, im Cystoskop eingelassene Fenster ist. Nur mit Hilfe dieses Fensters kann der Beobachter sehen. Es ist deshalb durchaus notwendig für ihn, ständig zu wissen, nachdem die Lampe im Innern der Blase verschwunden ist, wo sich sein cystoskopisches Auge befindet. Zu diesem Zwecke ist außen am Okular der kleine, runde Orientierungsknopf angebracht, welcher anzeigt, ob das cystoskopische Auge nach oben, unten, rechts oder links gerichtet ist. Die Orientierung in der Frontalebene wird dadurch gesichert.

Über die Sagittalebene gibt der Knopf keinen Aufschluß. Ob man, wenn z. B. der Knopf nach abwärts gegen den Blasenboden gerichtet ist, mit dem Cystoskop vorn den Sphincter oder hinten die Hinterwand der Blase betrachtet, können wir an der Stellung des Knopfes nicht ersehen. Hier dient als Wegweiser das verschiedene und eigenartige cystoskopische Aussehen der einzelnen Partien der Blase, des Sphincters, des Blasenbodens, der Ureterenleiste, des Blasenscheitels und die stellenweise sehr charakteristische Gefäßanordnung. Bevor wir hierauf näher eingehen, sind aber noch einige allgemeine Betrachtungen über das cystoskopische Sehen am Platze.

Die cystoskopische Beobachtung erfolgt durch einen zur Cystoskopachse nahezu senkrecht stehenden Sehkegel. Damit keine Stelle der Blasenhöhle der Beobachtung entzogen wird, muß sich ein Kegeldurchschnitt an den anderen reihen, oder besser, die Kegeldurchschnitte müssen sich an den Rändern gegenseitig überlagern.

Man wählt deshalb die Beobachtungskreise möglichst groß, d. h. man betrachtet aus großer Entfernung. Erst wenn man etwas Auffälliges bemerkt,

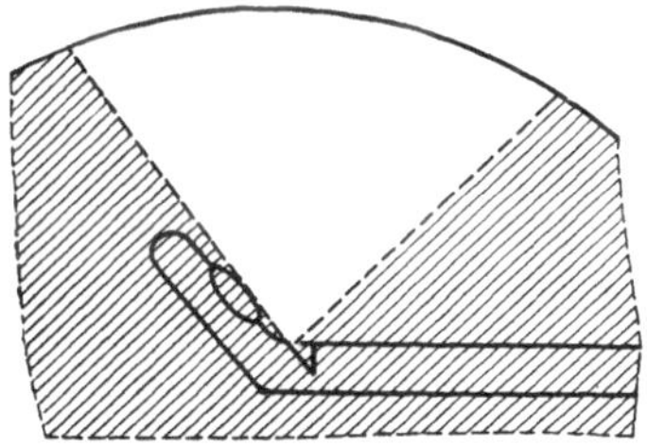

Abb. 34. Cystoskopisches Gesichtsfeld.

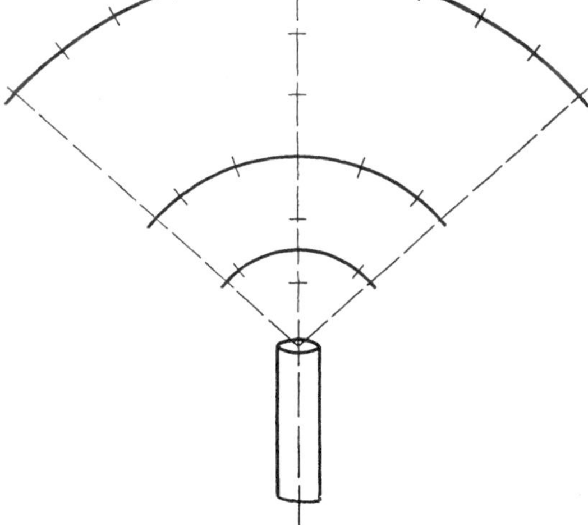

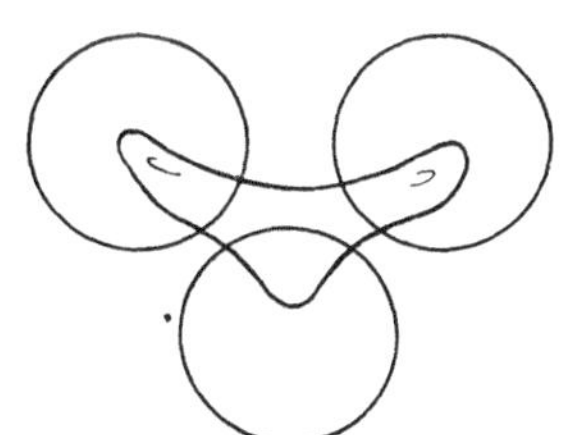

Abb. 36. Schema zur Betrachtung des Trigonum.

Abb. 35. Mit dem Cystoskop übersieht man aus der Nähe einen kleinen Abschnitt, aus der Entfernung einen großen Abschnitt der Blasenwand.

geht man an die aufzuklärende Partie etwas näher heran und stellt sie sich zur Beobachtung der Einzelheiten groß ein. Würde man von Anfang an mit der Musterung der Blasenwand aus nächster Nähe beginnen und nur kleine Abschnitte aus nahem Abstand schrittweise beobachten, so würde die allgemeine Orientierung verloren gehen und sicher einzelne Partien der Blasenwand übersehen werden und sich der Beobachtung entziehen. Es ist deshalb besser, zunächst zwecks Beurteilung der gesamten Blasenhöhle auf die scharfe Einstellung kleiner Blasenteile zu verzichten und, nachdem der gesamte Überblick erreicht ist, auffällige Gebiete oder Teile, deren scharfe Beobachtung durch die klinische Untersuchung besonders gefordert wird, wie z. B. die Ureterenmündungen, die Gegend der Prostata usw., besonders in Augenschein zu nehmen, es sei denn, daß schwierige Verhältnisse, wie ein Blasenkrampf oder rasche Trübung der Blasenflüssigkeit durch Blut und Eiter eine bestmöglichste Ausnutzung der kurzen Beobachtungszeit und eine sofortige Besichtigung bestimmter klinisch verdächtiger Partien verlangt.

Die Art der cystoskopischen Besichtigung ähnelt demnach der mikroskopischen Betrachtungsweise, bei der man auch zuerst das ganze Objekt mit schwacher

Vergrößerung übersichtlich mustert, um später Einzelheiten genauer mit stärkerer Vergrößerung in Augenschein zu nehmen.

Eine systematische Untersuchung der Blase beginne man stets am Blaseneingang mit nach unten gerichtetem Orientierungsknopf. Wenn das Cystoskop, in die Harnröhre zurückgezogen, dicht am basalen Teil des Orificiums steht, durchleuchtet die Lampe den zarten normalen Sphincter und bringt diaphanisch wirkend einen gleichmäßig roten, fast glühenden Ton hervor. Dieser Farbenton ist ein Beweis dafür, daß die Lampe des Cystoskops dicht am Sphincter steht, und deshalb muß man, damit die Untersuchung auch tatsächlich am Blaseneingang ihren Anfang nimmt, verlangen, daß dieser Farbenton zunächst in dem ersten cystoskopischen Bilde vorherrscht, wohl gemerkt, ohne dem Patienten Schmerzen zu bereiten. Schmerz ist stets ein Beweis für die kaustische Wirkung der Lampe und ihre allzu dichte Annäherung oder direkte Berührung mit der Sphincterschleimhaut. Sobald er bei leuchtend rotem Lichte auftritt, muß das Cystoskop blasenwärts bewegt und die Lampe vom Sphincter entfernt werden. Der rotglühende Farbenton hat Ähnlichkeit mit dem Ton eines roten, von einer Kerze illuminierten Papierballons. In dem Maße, als man das Cystoskop langsam blasenwärts vorschiebt, ändert sich der Farbenton sowohl der Ausdehnung wie der Intensität nach. Der rote Vorhang nimmt erst zwei Drittel, dann die Hälfte, später ein Drittel des Gesichtsfeldes ein, um schließlich zu einem schmalen, mondsichelförmigen Segment zu werden. Gleichzeitig mildert sich der Farbenton in das Graurote. Er wird ungleichmäßig und läßt deutlich strotzende rote Gefäße unterscheiden. Der übrige Teil des Gesichtsfeldes ist scharf abgegrenzt und zeigt bei näherer Betrachtung nicht die flache barrierenartige Gestalt des roten Sphincters, sondern eine gelbe Farbe mit einem Stich ins Rote oder Braune und eine mehr ausgehöhlte sphärische Form, dazu noch eine sehr charakteristische Gefäßanordnung. Man sieht deutlich, daß der Sehspiegel in die Blase einzutreten beginnt und sich, je weiter er vordringt, desto mehr im Gesichtsfeld das Bild der eigentlichen Blasenhöhle entwickelt. Schließlich ist der Sphincter völlig verschwunden. Das Cystoskop befindet sich in der Blase und zeigt ihre Schleimhaut in dem bekannten gelblichen Farbenton.

Der Grundton der Farbe der Blasenschleimhaut ist zweifellos gelb. Der Ton ist aber selbst unter normalen Verhältnissen nicht einheitlich und kann sich unter dem Einfluß rein äußerlicher Einwirkung in das Braungelbe, Rotgelbe, Braunrote, Dunkelrote oder auch ganz entgegengesetzt in das Weißliche wandeln. In das letztere schlägt er z. B. um, wenn die Lampe sehr hell brennt, so hell, daß die Metallfäden in der Gefahr stehen, durchzubrennen. Läßt durch Verstärkung des eingeschalteten Widerstands die Helligkeit der Lampe nach, so wird die Farbe der Schleimhaut wieder gelblich und schlägt bei weiterer Abschwächung des Lampenlichtes in das Rötliche und Braunrote um. Je heller die Blasenwand beleuchtet wird, desto weißlicher erscheint sie. Je schwächer sie belichtet wird, desto rötlicher. Nun ist aber die Beleuchtung der Blasenwand nicht allein von der Lampe abhängig. Vorspringende Muskelbalken, natürliche Erhebungen des Blasenbodens, Vorbuchtungen der Blasenwand durch hinter ihr liegende Organe, z. B. den Uterus, können den Nachbarbezirken, welche hinter oder unter ihnen liegen, durch Beschattung einen Teil des Lampenlichtes entziehen und einen rötlichen oder braunroten Farbenton geben. Am meisten charakteristisch ist die Beschattung einer normalen Blasenwand durch eine hochragende Geschwulst, z. B. ein Papillom. Genau entsprechend der Projektion des papillomatösen Baumes hat die im Schatten der Geschwulst liegende Blasenpartie eine braunrote Farbe. Ebenso ändert sich die Farbe der Schleimhaut, wenn man dicht an die Blasenwand mit der Lampe herangeht und die Wand etwas ausbuchtet, weil die Nachbarpartien alsdann

vielfach die Lampe überragen, Schatten werfen und den besichtigten Teil rötlich verdunkeln, während genau dieselbe Partie aus größerer Entfernung betrachtet zwar kleiner, und als ein Anteil eines größeren Beobachtungskreises,

Normale Blase.

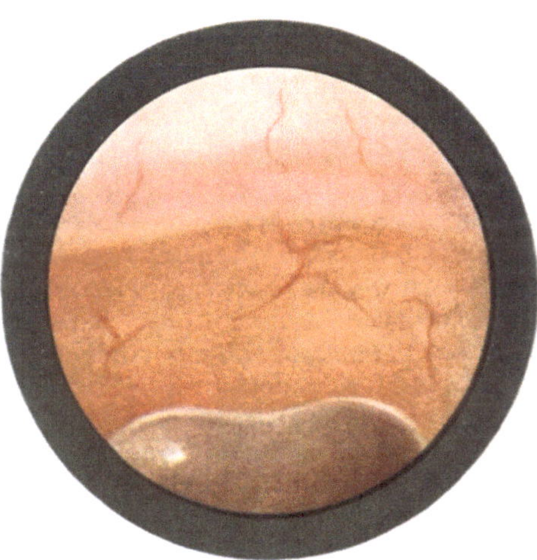

Abb. 37. Luftblase im Scheitel[1].

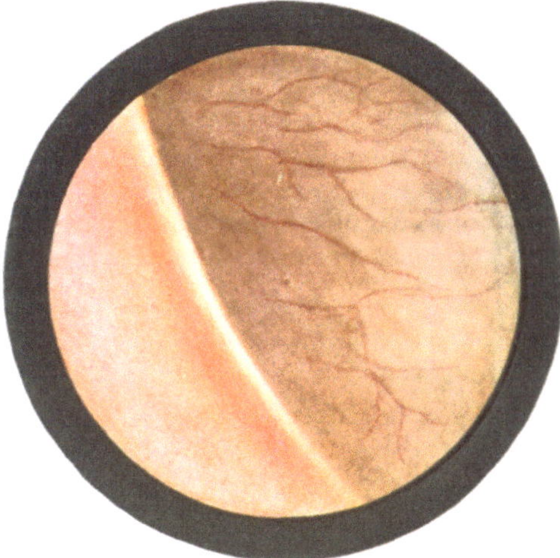

Abb. 38. Sphincterfalte seitlich vorspringend.

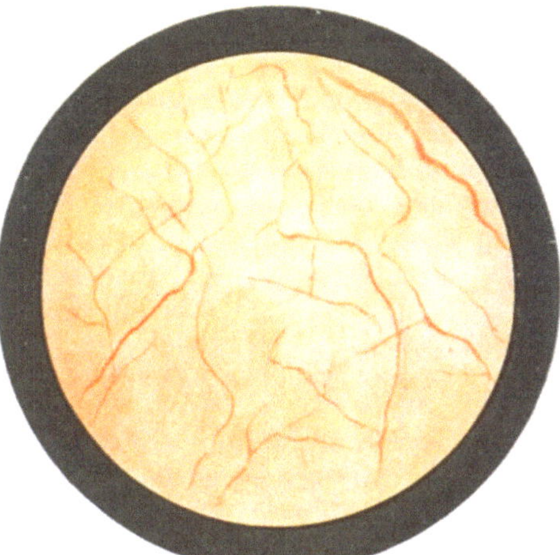

Abb. 39. Normale Gefäßzeichnung.

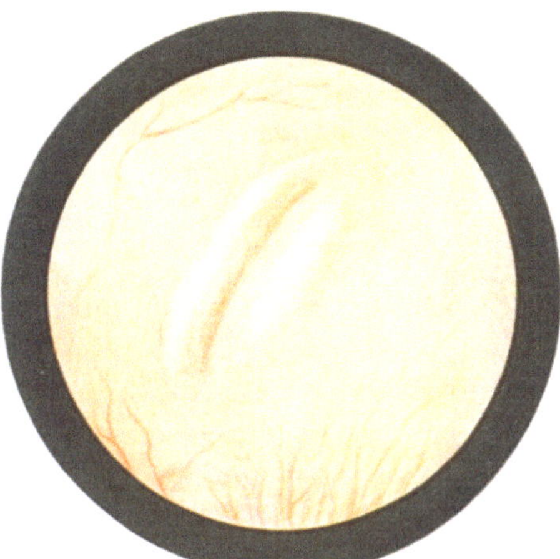

Abb. 40. Normale Uretermündung aus
nächster Nähe gesehen.

dafür aber viel heller und deutlicher erscheint. Diese Erfahrung macht man
z. B. sehr oft, wenn man die weit abliegende Ureteröffnung zwecks Einführung
eines Katheters sich aus nächster Nähe einstellt. Die vorher sehr deutliche

---

[1] Die Luftblase liegt scheinbar unten, während sie in Wirklichkeit infolge ihres leichteren
spezifischen Gewichtes am Scheitel sich befindet. Die eigentümliche Stellung kam in
diesem Falle durch die Einbucklung der vorderen Blasenwand am Symphysenwinkel zustande. Eine typisch gelegene Luftblase ist Abb. 117 und 155 wiedergegeben.

Uretermündung wird alsdann dunkler und verschwommen, der strichförmige Ureterschlitz zu einer roten Grube, durch deren Schleimhaut die Cystoskoplampe diaphanisch durchschimmert. Wird eine Blasenpartie so überschattet, daß überhaupt kein Licht eintreten kann, so nimmt sie einen dunkelbraunen oder geradezu tiefschwarzen Ton an. Die Eingänge zu echten Divertikeln und die vielgestaltigen Pseudodivertikel, welche durch Kreuzung stark vorspringender hypertrophischer Muskelbündel, z. B. bei der Prostatahypertrophie entstehen, sind schwarz gefärbt, weil das Licht, durch die steilen beschattenden Nachbarwände behindert, in sie nicht eindringen kann.

Schließlich ist die Verfärbung der Schleimhaut noch von der Farbe der Blasenflüssigkeit abhängig. Eine leicht blutige, rötlich verfärbte Blasenflüssigkeit wirkt wie ein roter Schirm verdunkelnd auf die Lampe und gibt der gesamten Schleimhaut durch Abblendung einen rötlichen oder bräunlichen Ton. Diese auf äußere Zufälligkeiten zurückzuführende Farbenschattierung tritt an Häufigkeit gegen den Farbenwechsel zurück, welchen die Blasenschleimhaut unter dem Einfluß allgemeiner oder örtlicher Störungen durchmacht. So schlägt z. B. bei allgemeiner Anämie die Farbe in das Weißliche um. Daß es sich hierbei nicht um eine Zufälligkeit, wie etwa um die übernormal gesteigerte Helligkeit der Lampe als Ursache handelt, läßt sich an dem schwach entwickelten Gefäßnetz kontrollieren, welches hinter der normalen, durch die strahlende Energie der Lampe leicht hyperämischen Verzweigung bedeutend zurücksteht. Während die Farbe der normalen Blasenschleimhaut zwar durchschnittlich gelb ist, aber unter dem Einfluß äußerer Einwirkung schwankt, bleibt der feuchte Glanz

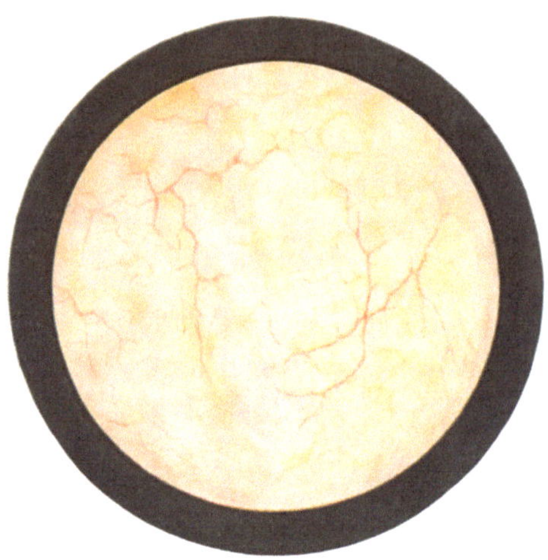

Abb. 41. Normale Blasenschleimhaut nahe dem Blasenscheitel.

der normalen Schleimhaut immer erhalten. Ebenso ist die Oberfläche stets glatt, wenn man von leichten welligen Erhebungen der Hinterwand auf der Basis stärkerer muskulärer Entwicklung absieht, welche sich bei alten Leuten zu vorspringenden Leisten steigern können.

Will man den ganzen Sphincter betrachten, was ich am Schluß der Untersuchung niemals unterlasse, so kann die Musterung mit dem gewöhnlichen Cystoskop nur abschnittsweise geschehen. Man stellt sich zunächst den basalen Teil bei nach unten gerichtetem Cystoskop so ein, daß die Sphincterfalte etwa zwei Drittel des Gesichtsfeldes einnimmt und dreht das Instrument in dieser Stellung, ohne es mehr nach der Blase vorzuschieben oder mehr nach dem Orificium zurückzuziehen, langsam im Kreise ringsherum um seine Achse. Normalerweise tritt dann nach Art der Irisblende je nach der Stellung des Cystoskops bald links, bald oben, bald rechts, bald unten im Gesichtsfeld die scharfe dünne Sphincterfalte hervor. Ihr Rand ist im Normalzustand zart, dünn, gleichmäßig, ohne Unebenheit oder Buckelung und leicht konkav geformt. Ihre Farbe ist im basalen Teil mehr rot, an den Seiten und namentlich nach oben mehr grau, eine Veränderung, die offenbar von den verschiedenen Stellungen der Lampe abhängig ist, deren Licht sich bald durch die Schleimhaut diaphanisch durchdrängt, bald direkt auffallend reflektiert wird. Im letzteren Falle erscheint die Falte mehr graurot und zeigt deutlich eine Gefäßstruktur, die im ersten Falle bei durchfallendem Licht nicht in Erscheinung tritt.

An die Besichtigung des basalen Sphincterabschnittes schließt sich bei nach unten gerichtetem Knopf die Besichtigung des Blasenbodens an.

Wir wollen uns denselben prinzipiell in zwei Teile zerlegen, in das Trigonum Lieutaudii, das vom Blaseneingang und den beiden Ureterenmündungen begrenzte Dreieck, und den übrigen Teil des Blasenbodens, welcher seitlich und nach hinten vom Blasendreieck gelegen ist. Von beiden ist das Trigonum nicht nur der wichtigere, sondern überhaupt der für die cystoskopische Betrachtung wichtigste Teil des Blasenbodens, an welchem eine ernstere Erkrankung gewöhnlich nicht spurlos vorübergeht. Zum Verständnis der cystoskopischen Erscheinung des Trigonum sind einige anatomische Betrachtungen notwendig.

Das Trigonum (s. S. 47, Abb. 36) wird gebildet von drei Punkten, dem Blaseneingang und den beiden Ureterenmündungen. Es liegt mit seiner Spitze nach dem Penis zu. Seine Hypotenuse, die Verbindungslinie zwischen den Harnleiteröffnungen, ist dorsalwärts gerichtet. Das Dreieck [1] hat ungefähr folgende Größenmaße: die Hypotenuse, d. h. die Ureterendistanz, beträgt bei mittlerer Füllung in der erwachsenen Blase durchschnittlich 3 cm; die Entfernung der inneren Harnröhrenöffnung von der Ureterlinie, die Höhe des Dreiecks im Mittel $2^{1}/_{2}$ cm. Das Dreieck ist also räumlich recht klein und kann in zwei bis drei Gesichtsfeldern bequem aus einiger Entfernung gemustert werden.

Die Grenzen des Dreiecks sind nicht geradlinig, sondern nach seiner Mitte zu leicht konvex geschwungen. Die Hypotenuse ist etwas länger als die Ureterenlinie und ragt an beiden Ecken ein kleines Stück über jedes Ureterostium heraus. Das Trigonum liegt etwas schief zur Körperachse, mit seiner Spitze tiefer als mit seiner nach hinten gerichteten Hypotenuse. Es kann mit einem uvulaähnlichen Fortsatz bis in die Sphincterlinie ragen.

Wir müssen uns über die Kleinheit des Raumes im klaren sein und uns vergegenwärtigen, daß nur geringfügige cystoskopische Bewegungen zu seiner Besichtigung notwendig sind, da bei mittlerer Einstellung der cystoskopische Gesichtskreis durchaus nicht klein ist und nach NITZE *zwischen einem Zweimarkstück und einem Fünfmarkstück schwankt.* Wenn wir auch für gewöhnlich das Trigonum nicht auf einmal übersehen und beide Ureteren nicht gleichzeitig in ein Gesichtsfeld bringen können, so sind doch die Entfernungen von Ureter zu Ureter und namentlich vom Sphincter zum Ureter so kurz, daß wir sie mit geringfügigen Bewegungen des Cystoskops ausgleichen können. In Ausnahmefällen können die Ureteren sogar so nahe zusammenrücken, daß beide gleichzeitig in einem Gesichtsfeld erscheinen. Häufiger dagegen wird ein Teil des Sphincters und gleichzeitig eine Ureteröffnung sichtbar, weil die Entfernung zwischen diesen beiden Partien, die Kathete des Dreiecks, beträchtlich kürzer ist als die Hypotenuse, die Entfernung der Ureteren voneinander. *Diese anatomische Tatsache, speziell die kurze Entfernung zwischen Sphincter und Ureterostien, wird von dem Anfänger nicht genügend berücksichtigt, welcher die Öffnung weit ab vom Sphincter nahe der Hinterwand der Blase mit viel zu weit blasenwärts geführtem Instrument vergeblich zu erkennen sucht.* Wenn sich der Untersucher an die Vorstellung gewöhnt, daß der Abstand zwischen Sphincter und Ureter ganz kurz ist, daß der Ureter gar nicht so selten sichtbar wird, wenn der Sphincter noch nicht ganz verschwunden ist, so erleichtert er sich wesentlich das Auffinden der Ureterenöffnung.

Gewöhnlich ist das Trigonum so gestaltet, daß die Höhe des Dreiecks, die Senkrechte, welche man vom Orificium aus das Ligamentum interuretericum fällt, klein ist und die Ureterenöffnungen mehr vorn in der Nähe des Blaseneingangs,

---

[1] Nach JOESSEL.

als hinten in der Nähe der Hinterwand gelegen sind. Ausnahmsweise kann
die Höhe des Blasendreiecks beträchtlich und die Ureterenöffnung dementsprechend mehr nach hinten versetzt sein. Noch seltener ist das Dreieck unregelmäßig schief, so daß die eine Ureteröffnung mehr nach der Mitte zu, die andere
über das normale Maß hinaus links oder rechts gelegen ist.

Uretermündungen.

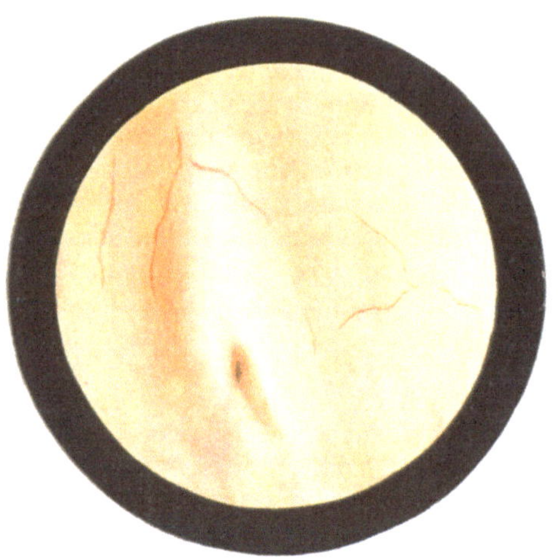

Abb. 42. Normale Uretermündung. Beginnende
chromocystoskopische Ausscheidung.
Anämische Blasenschleimhaut.

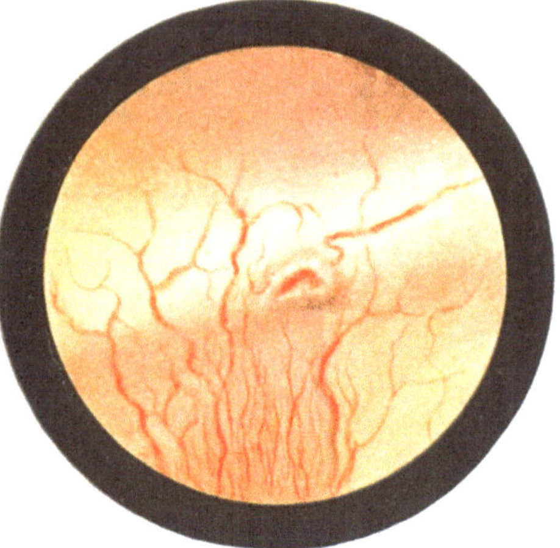

Abb. 43. Normale Uretermündung mit der üblichen kräftigen Gefäßentwicklung am Übergang
der Ureterleiste zur anstoßenden Blasenwand.

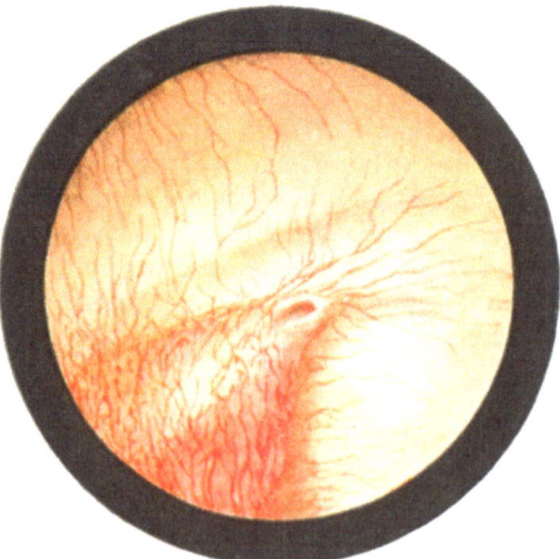

Abb. 44. Die linke Ecke des Trigonum mit der Uretermündung. Das Trigonum hebt sich durch
seinen Reichtum an Gefäßen scharf von der übrigen Blasenwand ab. Die Hyperämie ist nicht
entzündlichen Ursprunges, sondern durch die strahlende Wärme der Cystoskoplampe verursacht.

Die Schleimhaut des Trigonum bietet vor der Schleimhaut der übrigen
Blase bisweilen keinen Unterschied. Sie hat oft genau denselben Glanz und
dieselbe Farbe, dieselbe glatte Beschaffenheit, wie die übrige Blase. Das Dreieck
ist dann nur an dem Orificium und den Ureterenöffnungen kenntlich. In anderen
Fällen hat die Ureterleiste ein charakteristisches Aussehen. Sie leuchtet gewöhnlich

viel heller als die Umgebung, weil sie aus derselben etwas in die Höhe strebt und vom Lichte besser getroffen wird. Dieses glänzend weiße Band läßt sich in seiner ganzen Länge abschnittsweise mit dem Cystoskop verfolgen. In anderen Fällen hat das Band eine leuchtend rote Farbe (s. Abb. 44) durch ein

Uretermündungen.

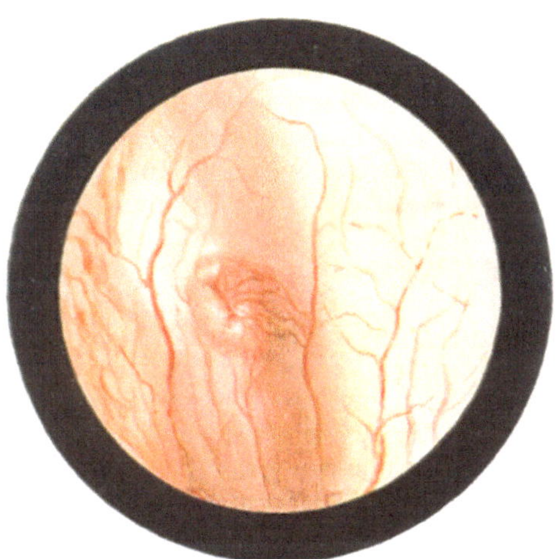

Abb. 45. Knopfförmige Uretermündung.

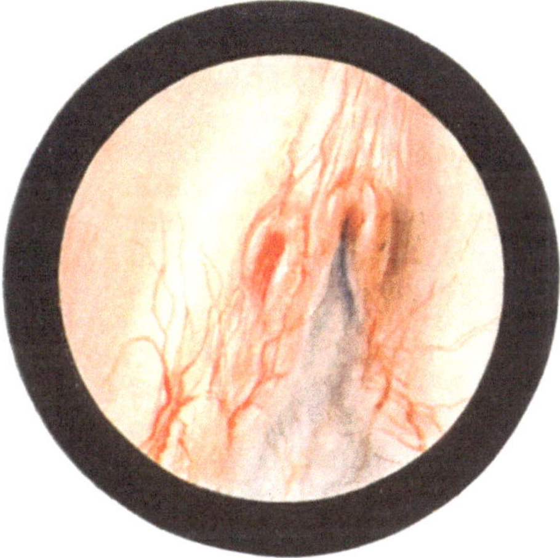

Abb. 46. Doppelte Uretermündung. Aus der lateralen Mündung entleert sich blaugefärbter Urin. Da die innere Uretermündung trotz lang-dauernder Beobachtung keine Farbe liefert, ist anzunehmen, daß sie nur die äußere Andeutung eines rudimentär entwickelten Harnleiters darstellt. Dementsprechend konnte ein in die zweite Harnleitermündung eingeführter Ureterkatheter nicht vorwärts dringen.

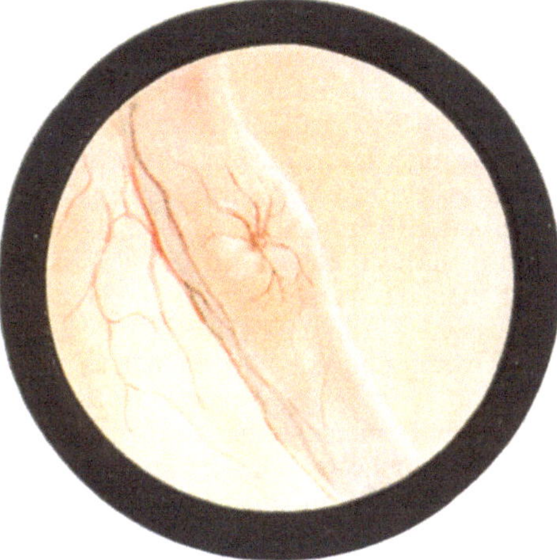

Abb. 47. Grübchenförmige Harnleitermündung mit feinem Gefäßnetz ähnlich den Ausläufern einer Ganglienzelle. Stark vorspringende Ureterleiste mit scharf abfallendem Rand. Anämische Blase. Blasser, gefäßloser Hintergrund.

in ihm eingelagertes und in seiner Richtung strebendes Gefäßnetz, welches namentlich an den Ecken besonders stark entwickelt in konzentrischen Schleifen die Harnleitermündung umrahmt. Diese Hyperämie liegt noch im Bereiche des Normalen und ist zum Teil vielleicht durch die direkte Bestrahlung mit der warmen Cystoskoplampe verursacht. Sowohl die Blässe wie die Röte des Bandes pflegen über die Urterenmündungen hinaus etwas seitlich in die Blase zu ragen. Sie sind aber nur solange Wegweiser, als weder Entzündung noch sonstige pathologische Umwälzungen Platz greifen und die Schleimhaut des Blasenbodens in einen gleichmäßig krankhaften Zustand versetzen, Unter diesen Umständen kann entweder gar kein charakteristisches Merkmal. oder höchstens eine leichte Erhabenheit für das Ligamentum interuretericum übrig bleiben. Trotzdem sind die Öffnungen leicht aufzufinden, wenn man sich nur daran erinnert, daß die Ureterenmündungen nicht weit vom Sphincter liegen. Die typische Stellung des Cystoskops zur Auffindung der Ureteren ist die, daß der Knopf, um den einfachen und beliebten Vergleich mit dem Uhrzeiger zu gebrauchen, zwischen 3 und 6 Uhr zur Auffindung der linken Seite und zwischen 6 und 9 Uhr zur Auffindung der rechten Seite stehen muß. Wenn man ungefähr in dieser Stellung das Cystoskop leicht hin- und herpendeln läßt und sich dabei in der Nähe des Sphincters hält, wird man auf die Ureterenmündungen stoßen. Unterstützend kann eine Drehung des Schaftes in der Richtung auf das entgegengesetzte Bein, also zur Auffindung des rechten Ureters in der Richtung auf das linke Bein wirken. Diese Drehung bringt im Verein mit der richtigen Einstellung das Prisma dem Ureter so nahe, daß man die Ureterperistaltik und die Ureteröffnung selbst sicher beobachten kann. Letztere erscheint bei sehr starker Annäherung durch diaphanische Durchleuchtung der Schleimhaut als ein roter Fleck oder eine rote Grube. Aus großer Entfernung dagegen betrachtet macht die Ureteröffnung den Eindruck eines zarten roten Strichs, eines kleinen runden Loches, einer sanften Delle oder einer winkeligen oder dreieckigen Einkerbung. Meist liegt sie auf einem ziemlich stark in die Blase vorgetriebenen Wulst, welcher nichts anderes als ein Teil des Ligamentum intrauretericum ist. Sobald die Peristaltik einsetzt, erfaßt die contractile Welle zunächst den angrenzenden Blasenboden, unter dessen Schleimhaut das Ureterrohr sich schief in die Blase einsenkt. Die Kontraktion nimmt oft zuerst eine umgekehrte rückläufige Richtung nach der Hinterwand der Blase an, wie wenn der Ureter für den eigentlichen contractilen, in das Lumen der Blase gerichteten Vorstoß einen Anlauf nehmen wollte, dann erfaßt sie das Endstück des Harnleiters, stülpt es mitsamt dem Wulst vorwärts in die Blase, spreizt die lippenförmige Umrahmung des Ostiums und schleudert den Urin aus dem geöffneten rötlichen Schleimhautrohr in die Blasenflüssigkeit, wobei ein deutlicher schleifenförmiger Wirbel entsteht. Nachdem die Kontraktion eine Zeitlang angehalten hat, fällt die Ureteröffnung aus ihrer vorgestreckten Lage wieder zurück. Der schmale Ureterspalt stellt sich wieder her und liegt mit geschlossenen Lippen ruhig da. Über die Zahl der Kontraktionen und die Art der Urinejaculation werde ich an anderer Stelle berichten (s. Chromcystoskopie).

Wenn der Ureter in der beschriebenen Stellung bei leicht hin- und herpendelnder Bewegung des Cystoskops nicht auffindbar ist, bleibt nichts anderes übrig, als ihn in diesem Ausnahmefall entweder ganz dicht am Sphincter oder weiter hinten mehr nach der Hinterwand der Blase zu aufzusuchen. Im ersteren Fall ist es günstig, das Cystoskop mehr nach der Mittellinie, d. h. stärker nach 6 Uhr, im letzteren Falle mehr nach der Seite, d. h. nach 3 Uhr oder 9 Uhr zu wenden, je nachdem der linke oder rechte Ureter verlangt wird. Bei völliger Unauffindbarkeit oder bei Unsicherheit über das Lumen, wenn andere Spalten und Gruben, durch sich kreuzende hypertrophische Muskulatur hervorgerufen, die Entscheidung erschweren, ist die Chromocystoskopie zur Sicherung des Befundes als Wegweiser heranzuziehen. Ohne dieselbe kann der Ureter, wenn er hinter einer Falte hypertrophischer Muskulatur versteckt, von entzündlichen

Membranen oder Tumormassen überlagert ist, bisweilen selbst für den geübtesten Beobachter nicht erkennbar sein.

Ein Teil des Harnleiterbandes, auf welchem die Harnleitermündung sitzt, wird wegen seiner in die Blase vorspringenden kegelförmigen Form als Harnleiterwulst bezeichnet. Ganz zutreffend ist diese Bezeichnung nicht, denn der Ureterwulst ist eigentlich nichts anderes als ein prominent entwickelter Teil des Ligamentum intrauretericum, und nicht einmal das Ende des Bandes, da es sich seitlich und nach hinten von der Uretermündung noch ein Stück weit in die Blase fortsetzt. Der sogenannte Ureterwulst ist mehr ein Buckel in der sonst gleichmäßig verlaufenden Ureterleiste, als ein isolierter Hügel. Als solcher tritt er nur dann hervor, wenn die Ureterleiste, schwach entwickelt, sich kaum über das Niveau des Blasenbodens erhebt. In diesem Falle pflegt die Uretermündung wulstartig vorzuspringen. Durchschnittlich aber ist der Ureterwulst nichts anderes als eine mamillenartige Vorbuchtung, knopfartige Erhebung oder halbkugelige Anschwellung der Ureterenleiste. Selten ist der Ureterwulst tütenartig vorgestülpt oder so schwächlich gestaltet, daß er kaum über das Niveau der Blase hinausragt.

Die sehr verschieden geformte Harnleitermündung liegt nicht immer auf der höchsten Höhe des Wulstes, sondern öfters etwas nach hinten und unten von der höchsten Höhe, häufig auch am Seitenabhang des Hügels, manchmal ganz nach vorn oder ganz nach hinten, im letzteren Falle sowohl für die Besichtigung der Ureterkontraktion, als auch für die Ausführung des Katheterismus ungünstig. Unter pathologischen Bedingungen können der Ureterhügel und die Ureteröffnung ihre Form erheblich ändern (Cystocele, Tuberkulose usw.).

Die Ureteröffnung hat aus großer Entfernung betrachtet zumeist das Aussehen eines zarten roten Strichs, eines Punktes oder eines kleinen Lochs. Geht man näher mit der beschriebenen Bewegung an sie heran, so ändert sie erheblich ihre Form und ihre Farbe. Sie bekommt ein rötliches Aussehen, weil das Licht jetzt auf die innere Auskleidung der Schleimhaut des Ureters auffällt. Man erkennt jetzt deutlich, daß das Gebilde, welches aus der Entfernung wie ein Punkt, Loch oder Strichelchen erschien, in der Nähe betrachtet ein Spalt ist, welcher geradlinig verlaufen, kommaartig geschweift sein kann, oder die Form eines Winkels oder einer Pfeilspitze ($\wedge$) hat. Meistens ist die Blasenwand auf der höchsten Höhe des Ureterhügels rings um die Uretermündung leicht eingedellt. So entsteht auf der Höhe des Ureterwulstes ein sanft abfallender Krater, in dessen Grund die Uretermündung liegt. Der Rand des Kraters kann rund, oval oder in Hufeisenform nach einer Seite geöffnet sein. An der normalen Harnleitermündung liegen die Harnleiterlippen, wie man die Schleimhautränder des Ostiums bezeichnet, dicht aneinander und öffnen sich erst bei jeder Kontraktion und Urinentleerung, oder bei dem eigentümlichen Leergehen des Harnleiters, jenen wirkungslosen Kontraktionen, bei denen die Harnleiterperistaltik genau so vor sich geht, wie bei der echten Urinentleerung, ohne daß es aber zur Ausstoßung von Urin kommt.

Der übrige Teil des Blasenbodens hinten und seitlich vom Trigonum hat wesentlich geringere Bedeutung. Bei der Frau ist er gewöhnlich tiefer ausgebuchtet als beim Manne und kann sich bei allgemeiner Senkung der Unterleibsorgane sackartig nach den Seiten und nach unten ausbilden. In diesem Falle werden gar nicht selten noch ein Teil des Trigonums und bisweilen die Uretermündungen in den Prolaps, der einen Teil der Blase als Cystocele umfaßt, hineingezogen. Dort sind sie der Beobachtung nur sehr schwer zugänglich. Gewöhnlich gelingt es aber durch Reposition des Prolapses, durch ausgiebige Tamponade der Scheide, starke Füllung der Blase die Cystocele auszugleichen und den Blasenboden mitsamt den Ureteröffnungen annähernd in das Niveau

des Sphincters zu heben und dadurch einer besseren Beobachtung zugänglich
zu machen.

Der Blasenscheitel ist außer an der Stellung des Knopfes an der leicht hin-
und hertanzenden Luftblase kenntlich. Sie ist stets rundlich, stark lichtbre-
chend, transparent und läßt deshalb Gefäße und Wandung der Blase durch-
scheinen. Ihre Form ist kugelig oder schüsselartig (s. S. 49, Abb. 37). Die Luft
kann sich in einzelne kleinere oder größere Perlen zerteilen und ein sehr zier-
liches Bild erzeugen, namentlich wenn sich die Perlen an Eiterflocken oder
Blutgerinnsel ansetzen.

Der Blasenscheitel und die hintere Blasenwand können durch den benachbarten Uterus eingebuckelt und in der Richtung auf die Vorderwand vorgetrieben
werden. An dieser Stelle sieht alsdann die Blasenwand rötlicher und dunkler
aus. Auch der Blasenscheitel hat diagnostisch nicht entfernt die Bedeutung des
Sphincters oder Trigonum. Wenn der Urachus offen geblieben ist, so kann
man gelegentlich durch den Nabel einen Katheter nach abwärts bis in die
Blase führen, wo er im cystoskopischen Bilde hinter dem Blasenscheitel mit
seiner Spitze sichtbar wird, wie ich in einem von S. JACOBY photographierten
und veröffentlichten, später von mir operierten Falle nachweisen konnte.
Auch bei der Blasentuberkulose wird der Scheitel erheblich in Mitleidenschaft
gezogen, weil die geschwürige Blase sich krampfartig zusammenzieht, den
Scheitel gegen den Blasenboden preßt und die Infektion durch Kontakt auf
den Blasenscheitel überspringt.

Den Scheitel aus nächster Nähe groß einzustellen, gelingt nur bei starker
Senkung des Cystoskops nach unten. In dieser Stellung können dort sitzende

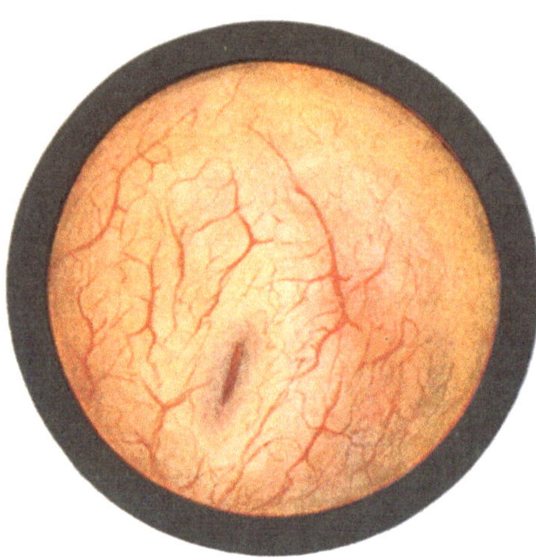

Abb. 48. Groß eingestellte, aus der Nähe gesichtete Harnleitermündung mit kräftigem
umrahmenden Gefäßnetz.

Geschwülste, meist Rezidivknoten nach Sectio alta, intravesical angegriffen
und beseitigt werden.

Die Gefäßstruktur der Blase tritt bei Betrachtung durch das neue optische
System (Zeiß-Kollmorgen) besonders deutlich hervor. Man kann RINGLEB
ohne Vorbehalt zustimmen, daß das neue System die Gefäße besonders scharf
bis in ihre feinsten Ausläufer und Verzweigungen zeigt und sogar das Körper-
liche des dicht unter der Schleimhaut verlaufenden Gefäßrohrs wiedergibt. Die
Gefäßanordnung am Sphincter, durch welche die beschriebene gleichmäßige,
namentlich bei Besichtigung aus der Nähe auffällige Röte hervorgerufen wird,
und die Gefäßanordnung der Ureterenmündung sind in der normalen Blase sehr
charakteristisch und ein Wegweiser zur Orientierung, der leider bei entzündlicher Hyperämie in der allgemein flammenden Röte der Schleimhaut versinkt.

Besonders in der Nähe der Harnleitermündung sind die Gefäße typisch
angeordnet. Feine ovale oder spitz zulaufende Gefäßschleifen umrahmen die
Ureteröffnung. Als Wegweiser für die Auffindung der Ureteren kommen noch
dickere, schwach verzweigte Gefäßstämme, besonders an der Seite und oberhalb
des Harnleiterhügels am Übergang der Ureterenleiste in die hinteren Teile zum
Vorschein und geben der ganzen Gegend ein charakteristisches Aussehen (siehe
Abb. 43 und 46).

6. Akute Cystitis.

Man hat die akute Cystitis je nach Sitz, Ausdehnung und Erscheinung in eine Cystitis colli, Cystitis trigoni und Cystitis marmorata, mit welchem Ausdrucke man das fleckweise Auftreten entzündlicher Herde hervorheben wollte, geschieden. Diese Einteilung hat vom Standpunkt des Ursprungs einiges für sich, insofern, als man die Cystitis colli und trigoni gewöhnlich als einen Aufstieg der Infection ex urethra auffassen kann. Im übrigen erscheint die Einteilung mir eben so unzweckmäßig, wie wenn man die Furunkel in Rücken- und Gesäßfurunkel einteilen will. Besser ist die Einteilung vom Standpunkt der Therapie in saure und alkalische Cystitis, da beide auf verschiedene Weise zu beeinflussen sind, die saure Cystitis durch Höllensteinpräparate und verwandte Mittel, die alkalische Cystitis durch Jodoform-Glycerininjektionen (FREUDENBERG). Vom cystoskopischen und auch vom biologischen Standpunkt aus erscheint es mir am besten, die Cystitis nach den Erscheinungen, welche die Infektion in der Blase zeitigt, zu benennen und den Beinamen aus den am meisten hervorragenden Symptomen herzuleiten. So hat die Bezeichnung Cystitis acuta haemorrhagica oder Cystitis bullosa (KOLISCHER, CASPER) oder Cystitis ulcerosa für jeden, dem die entsprechenden cystoskopischen Bilder im Gedächtnis haften, etwas Sinnfälliges. Sie gibt sowohl die Form wie die Schwere des Krankheitsbildes wieder.

Ich werde mich deshalb bei der Besprechung der akuten Cystitis an die Schilderungen der Erscheinungen halten, welche durch die Infektion in der Blase, wie an jeder anderen Körperstelle als Reaktion auf eingedrungene Schädlichkeiten hervortreten: 1. *die Hyperämie*, 2. *das Ödem*, 3. *die eitrige Sekretion*.

Hyperämie.

Die *Hyperämie* bringt, wenn sie stark auftritt, eine entzündliche Wallung über die kleinsten Capillaren und verleiht damit der Blasenschleimhaut eine leuchtend rote Farbe. In der gleichmäßig entzündlichen Röte gehen die sonst so charakteristischen Gefäßbäumchen der normalen Blasenschleimhaut unter. Dieses Verschwinden der Gefäßbäumchen ist, wie NITZE hervorhebt, ein cystoskopisches Hauptsymptom der Cystitis, in demselben Maße, als die Wiederherstellung der Gefäßstruktur ein Zeichen für das Abklingen der Infektion ist. Im Stadium der reinen Hyperämie ist der feuchte Glanz der Blasenschleimhaut noch erhalten und die entzündliche Röte das allein charakteristische Symptom. Sie läßt sich überall dort nieder, wo die Entzündung am heftigsten ist; nur selten ergreift sie die ganze Blasenhöhle gleichmäßig; meistens nur einige Abschnitte, z. B. den Sphincter, das Trigonum, die Hinterwand, und ist an den übrigen Teilen weniger ausgeprägt. Der Blasenscheitel ist gewöhnlich viel weniger injiziert als die übrige Blase. Die entzündliche Injektion kann so stark sein, daß es zum Blutaustritt in die Schleimhaut aus den platzenden Capillaren kommt, daß die Blutung sogar recht heftig wird, nach außen in die Blasenhöhle erfolgt und zum Niederschlag grober Gerinnsel führt. In diesen schweren Fällen hat die Hyperämie gewöhnlich einen Stich ins Bläuliche oder Lila, weil im Capillarsystem die venöse Stase vorherrscht. In anderen Fällen, in denen die offenbar mildere Infektion auch eine mildere Reaktion herausfordert, zeigt die hyperämische Röte nicht den gleichmäßig flammenden Charakter, sieht zarter und heller aus und faßt weiße Bezirke, in denen die Gefäße kaum verbreitert sind, zwischen sich. Auch in den leicht hyperämischen Stellen kann man bei scharfer Betrachtung deutlich die Vermehrung und Verbreiterung der Gefäße erkennen, welche sich noch nicht so verstärkt und vervielfältigt haben, daß sie aneinanderstoßen und die erysipelartige Röte erzeugen.

Die Blutung aus den zu stark gefüllten Capillaren in die Mucosa erfolgt gewöhnlich in Form unregelmäßiger, stark gezackter Flächen. Kleine runde, punktförmige Blutungen sind bei akuter Entzündung selten, jedenfalls viel seltener als bei der Blasentuberkulose. Aus der Blutung entstandene Gerinnsel

Akute Entzündung, Hyperämie und Blutung.

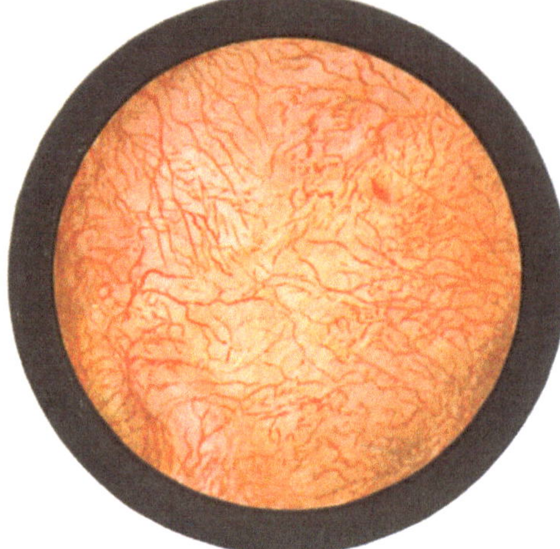

Abb. 49. Starke Überfüllung der kleinen Gefäße und Capillaren infolge akuter Entzündung. Hierdurch entsteht eine erysipelartige Rötung der Schleimhaut.

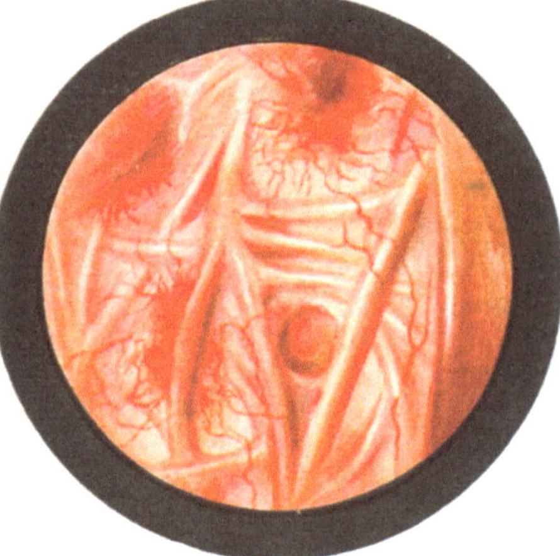

Abb. 50. Der entzündliche Blutandrang hat zur Zerreißung kleiner Gefäße und zur Blutung in die Schleimhaut geführt. Balkenblase (s. S. 77).

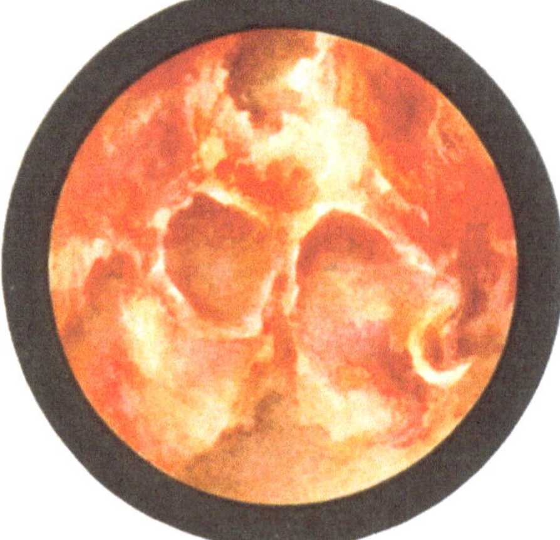

Abb. 51. Blutung in die mit eitrigen Membranen bedeckte Schleimhaut. An einzelnen Stellen sieht man durch Lücken in den Eitermembranen die rauhe, blutig infarzierte Schleimhaut.

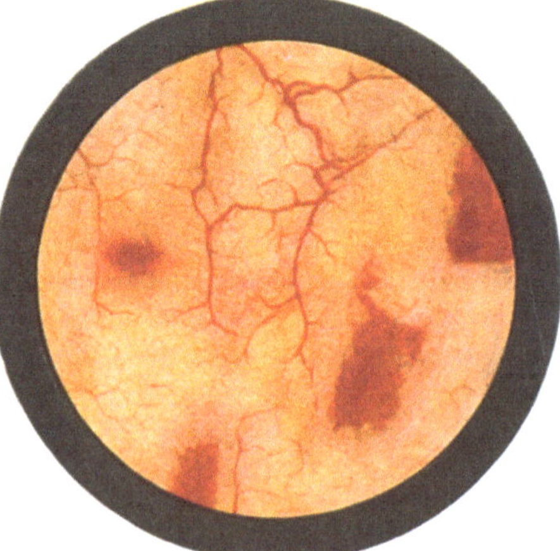

Abb. 52. Petechien ohne stärkere entzündliche Erscheinungen.

kann der Unkundige für Geschwülste halten, wenn nicht einerseits die Begleiterscheinungen der akuten Entzündung und andererseits die Farbe und der homogen strukturlose Aufbau gegen den Geschwulstcharakter sprechen würden. Später, wenn Entzündung und Blutung nachgelassen haben, nehmen die Gerinnsel, durch den Urin ausgelaugt, eine schmutziggraue oder bräunliche Farbe an, fasern auf und bedecken sich mit Eiterflöckchen, welche zum Teil aus dem Gerinnsel selbst durch Maceration entstehen, zum Teil aus dem cystitischen Urin sich an dem Gerinnsel niederschlagen.

Bullöses Ödem.

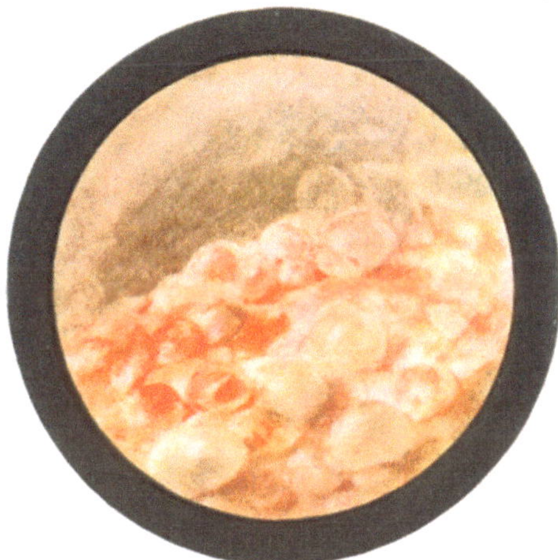

Abb. 53. Oedema bullosum aus der Entfernung gesichtet. Die Erhebungen erscheinen zum Teil blasig, zum Teil als fleischige Höcker.

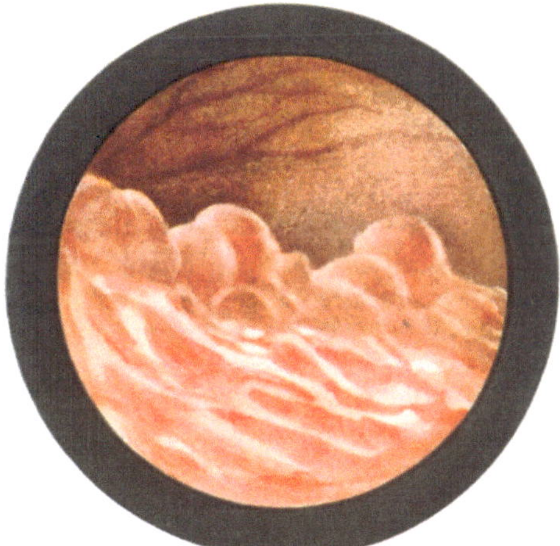

Abb. 54. Entzündliches Ödem am Sphincter.

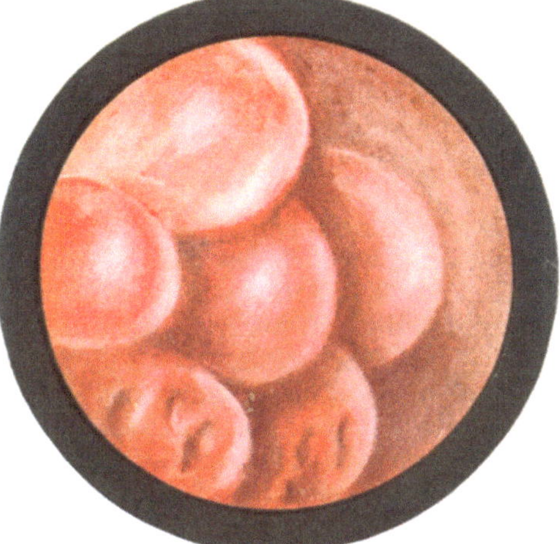

Abb. 55. Entzündliches bullöses Ödem aus nächster Nähe eingestellt in einer stark infizierten Blase.

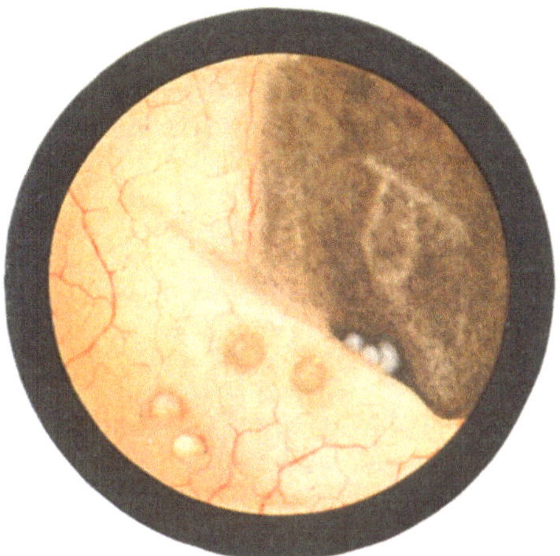

Abb. 56. Herpesbläschen in einer im übrigen normalen Blase. Je nachdem sie vom Lampenlicht getroffen werden, erscheinen sie transparent oder weißlich solide.

Entzündliches Ödem.

Die am meisten charakteristische Form des entzündlichen Ödems ist das sogenannte bullöse Ödem. Es wird durch runde Blasen in der Form von ganzen oder halben Kugeln gebildet, welche zu mehreren dicht aneinanderliegenden, oder durch nur ganz schmale Schleimhautbrücken getrennt sind. In ihrer äußeren Gestalt gleichen sie Weintrauben oder Echinokokkusblasen. Je nachdem das

Licht der Cystoskoplampe sie diaphanisch durchleuchtet oder von ihrer Wand abprallend reflektiert wird, je nachdem der Inhalt klar und wässerig, oder durch Trübung milchig oder gelbbräunlich ist, erblickt man durchsichtige glasige oder weiße, gelbbraune, mehr solide aussehende Gebilde. Seltener nimmt das bullöse Ödem, namentlich in der Sphinctergegend, eine merkwürdig bizarre Form in Gestalt von handschuhfingerförmigen, bukettartigen oder polypenähnlichen Ausstülpungen an, welche bisweilen der Form nach echten, papillomatösen Neubildungen gleichen und mit ihnen verwechselt werden. Es passiert zuweilen, daß ein solches Pseudopapillom durch Sectio alta freigelegt wurde, welche eine völlig intakte Blasenschleimhaut nachweist. Gegen diese Verwechslungen ist man nur bei genauer Kenntnis der Unterschiede zwischen dem echten Papillom und dem bullösen Ödem geschützt. Das Papillom ist nicht transparent, macht meistens einen durchaus kernigen, fleischigen, soliden Eindruck und weist hin und wieder Gefäßbäumchen in seinen Verzweigungen auf. Das bullöse Ödem ist gefäßlos, weil die Zirkulation in ihm durch den Druck der wässerigen Exsudation eingeengt wird. Es ist bei durchscheinendem Licht stellenweise transparent. Das Papillom sitzt auf einem mehr oder weniger breiten Stiel und ist, abgesehen von den seltenen, malignen flächenhaften Geschwulstrasen, niemals über so breite Flächen verteilt, wie das bullöse Ödem. Der gestielte Charakter des Papilloms kann zwar durch überhängende Zotten verdeckt werden. Aber auch dann erkennt man an dem Schlagschatten auf der Blasenwand, oder durch Berührung der Geschwulst mit dem Harnleiterkatheter, welche man in toto wie einen jungen Baum nach der Seite biegen kann, den papillären Aufbau. Ferner haben das bullöse Ödem und der Tumor an verschiedenen Stellen der Blase ihren Lieblingssitz. Das bullöse Ödem sitzt mit Vorliebe am Sphincter, den es ringförmig vollkommen austapezieren kann, eine Bekleidung, welche das Papillom niemals zustande bringt. In der Uretergegend, wo das echte Papillom mit Vorliebe aufkeimt, ist das bullöse Ödem seltener und gewöhnlich nur bei Tuberkulose des unteren Ureterendes oder bei Einklemmung eines Steines nahe dem Ureterostium zu finden, also unter Umständen, welche durch andere cystoskopische Erscheinungen den Charakter der entzündlichen Schwellung klarlegen. Gerade darin besteht der Hauptunterschied, daß das Papillom gewöhnlich in einer normalen, mit zarten Gefäßen ausgestatteten Blasenschleimhaut aufwächst, während das bullöse Ödem aus einer zum mindestens örtlich gereizten Blasenschleimhaut hervorquillt und deshalb stets von anderen Zeichen der Entzündung, Hyperämie, fibrinöser Ablagerung begleitet ist.

Schwierig wird die Unterscheidung, sobald sich in der Umgebung einer echten Geschwulst bullöses Ödem bildet, eine nicht häufige, aber für den Anfänger besonders schwer erkennbare Kombination von richtiger Geschwulstbildung mit richtiger Entzündung. Die Begleitung der Geschwulst durch bullöses Ödem erklärt sich dadurch, daß das bullöse Ödem, wenn es auch am häufigsten das Produkt einer infektiösen Entzündung ist, kein ausschließlich entzündliches Erzeugnis, sondern die Folge einer mechanischen, nicht entzündlichen Zirkulationsstörung sein kann, durch welche es zum Austritt von Serum aus dem behinderten Gebiet in die Schleimhaut kommt. So kann der Druck einer Geschwulst, eines Steins, einer hypertrophischen Prostata bullöses Ödem erzeugen, und so kündigt sich z. B. eine von der Nachbarschaft der weiblichen Genitalien gegen die Blasenwand vorstoßende Geschwulst, noch bevor sie durchgebrochen ist, durch bullöses Ödem an. Später bricht der Tumor durch, und nun liegt echter markiger Tumor inmitten eines Kranzes von bullösem Ödem, welches nur eine Folgeerscheinung der durch das Eindringen des Tumors in die Blasenwand hervorgerufenen Zirkulationsstörung ist. Ebenso kann ein ausgedehnter

Blasentumor das Auftreten von bullösem Ödem in der Nachbarschaft durch Erschwerung der Gefäßzirkulation herbeiführen. Der letztere Fall ist leichter zu deuten als der erstere, weil hier der Tumor bei weitem überwiegt und das Ödem hinter ihm zurücktritt, während im ersten Fall das Ödem den Tumor fast ganz verdeckt und ihn nur für einen sehr erfahrenen und aufmerksamen Beobachter hervortreten läßt. Ich glaube aber, daß in der großen Mehrzahl der Fälle der Unterschied von bullösem Ödem und Tumor nicht schwer fallen kann, besonders, wenn man sich bemüht, nachzusehen, ob noch andere örtliche Entzündungserscheinungen vorhanden sind. Der allerschwierigste Fall ist der, wenn ein maligner, jauchiger, von Eiter und Inkrustation bedeckter Tumor, dessen Geschwulstcharakter durch die begleitende Infektion verwischt ist, die Blasenwand entzündet und bullöses Ödem als Folge der Entzündung erzeugt. Dann ist es auch dem Geübten zunächst nicht möglich, eine sichere Diagnose zu stellen. Er wird erst die Reinigung der Blase durch längere Behandlung mit regelmäßiger Spülung und antiseptischer Instillation abwarten müssen, bis die Entzündungserscheinungen sich etwas zurückgebildet haben und dadurch die Möglichkeit gegeben ist, das fragliche Gebilde als Tumor zu erkennen und das gleichzeitig bestehende bullöse Ödem als eine gemeinsame Folgeerscheinung von Entzündung und mechanischer Zirkulationsstörung zu deuten.

Das rein statische, z. B. durch Verwachsung der Blasenwand mit einer malignen Geschwulst erzeugte Ödem unterscheidet sich von dem rosa oder rot gefärbten entzündlichen Ödem durch seine auffällige Blässe.

Sticht man die Ödemblasen mit einer Thermokoagulationssonde an, so fallen sie durch Entleerung ihres wässerigen Inhalts zusammen.

Die allgemeine Entstehungsursache des bullösen Ödems liegt in einer Zirkulationsstörung, sei es mechanischen, entzündlichen oder traumatischen Ursprungs. Deshalb stellt sich bullöses Ödem auch in der Umgebung eines Ulcus cystoscopicum ein, welches durch die Berührung der Blasenwand mit der kaustisch wirkenden Cystoskoplampe entsteht, oder im Anschluß an die therapeutische Behandlung von Blasentumoren mit Thermo- oder Chemokoagulation. Der Kundige wird in diesen Fällen sofort das bullöse Ödem als reaktive Entzündungserscheinung deuten, der Unkundige es für eine Propagation, einen örtlichen Vorstoß des ursprünglichen Tumors so lange halten, bis er die Wahrnehmung macht, daß es sich nach einiger Zeit von selbst zurückbildet, ohne Spuren an der Blasenwand zu hinterlassen.

Andere Formen des Ödems, wenn man von der sulzigen Verdickung der Blasenwand bei chronischer Entzündung absieht, kommen nicht vor. MARION schildert noch eine Form, bei welcher das Ödem in einzelnen zerstreuten Bläschen tauperlenartig auftritt. Da die Blase aber keinerlei Zeichen von Entzündung in der näheren oder weiteren Umgebung dieser Gebilde zeigt, muß man sie nach VIERTEL besser als kleine Cysten oder, nach ORTH, als Herpes vesicae auffassen. Jedenfalls stehen die Gebilde der später beschriebenen Cystitis cystica nahe.

Eiterung.

Das dritte Zeichen der Entzündung, die Eiterung, das sekretorische Produkt der entzündeten Schleimhaut, findet sich gewöhnlich erst in einem vorgeschrittenen Stadium des Prozesses, in welchem das Erblassen der Schleimhaut, das Verschwinden der Gefäßinjektion, das Erlöschen des Schleimhautglanzes infolge sulziger Infiltration der Blasenwand als Anzeichen des Überganges in das chronische Stadium hervortritt. Wenn die akute Entzündung in ihrer ersten vollen Blüte steht, die erysipelartige Färbung der Schleimhaut das

cystoskopische Bild beherrscht, ist die Eiterung entweder überhaupt noch nicht
vorhanden, oder ganz schwächlich in Gestalt zahlreicher feinster, an der Schleimhaut locker haftender Flocken bemerkbar. Krystallinisch glänzend liegen die
feinen Gebilde auf der Blasenschleimhaut. Ein Wechsel der Spülflüssigkeit

Eiter in der Blase.

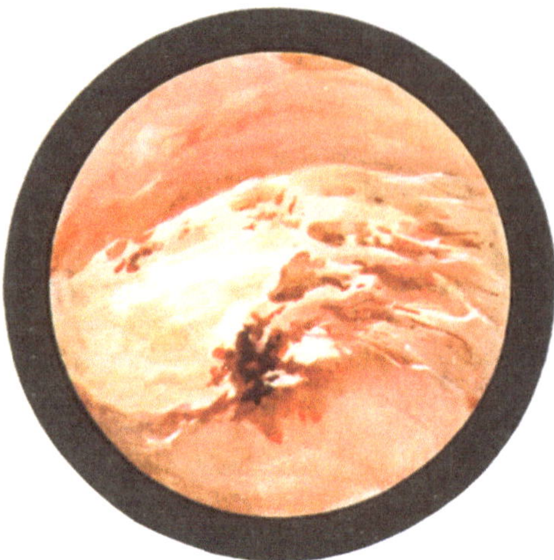

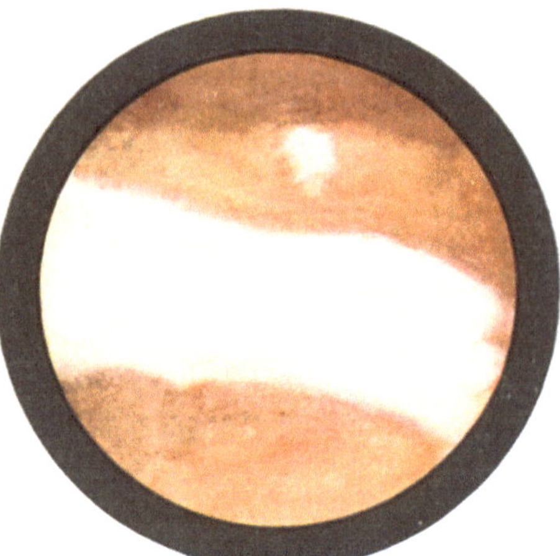

Abb. 57. Eiterige Membran, links gleichmäßig
derb, rechts schleierförmig durchbrochen.
Petechien. Stark entzündete Schleimhaut.

Abb. 58. Dickes breites Eiterband. Oberhalb
eine Eiterflocke. Stark entzündete
Schleimhaut.

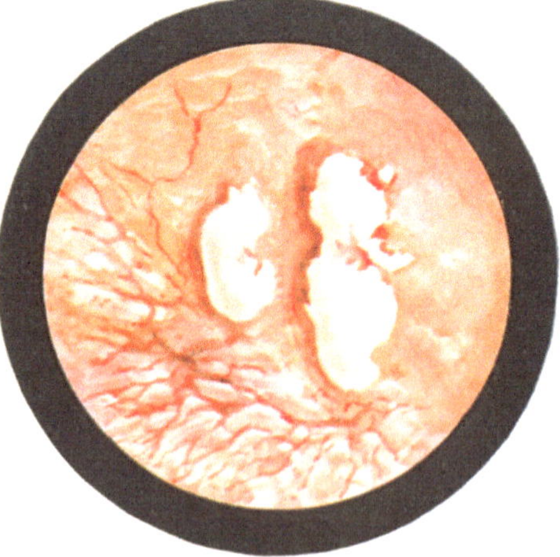

Abb. 59. Dicker, watteförmiger, mobiler Eiter. Die Schleimhaut ist leicht entzündlich injiziert

wäscht sie von ihrem Platze, fegt sie durch das Cystoskoprohr nach außen,
oder schwemmt sie an anderen Stellen der Blase ganz nach Zufall zusammen.
Die Eiterflocken können auch wie kleine Wollfussel an der Blasenwand fest-
klebend, oder hin- und herflottierend, nicht so leicht abgeschwemmt werden.
Später ballt sich der Eiter zu größeren, dicken, watteähnlichen oder handtuchartigen, unregelmäßigen Platten zusammen. Diese sitzen regellos, wo sie der
Zufall gerade hinführt, oder am häufigsten der Statik nach am Übergang des

Blasenbodens zur Hinterwand. Gelegentlich können sie auch als offenbar sehr leichte, durch längeres Liegen im Urin macerierte Gebilde im Vertex der Blase auf der eingebrachten Blasenflüssigkeit schwimmen. Diese Formen der Eiterung hat man wegen ihres lockeren Zusammenhanges mit der Blasenwand als mobilen Eiter bezeichnet. Im Gegensatz dazu steht der immobile, der Blasenwand anhaftende zähe, dicke, klebrige, ziemlich feste Eiter. Er setzt sich entweder in derben Häuten und Bändern oder in dünnen, maschenförmigen Schleiern oder kompakten helmbuschähnlichen Eitermassen ab. Sie haften der Blasenwand fest an, sind auch durch wiederholtes Spülen nicht loszuwaschen und finden sich bei erneuter Untersuchung deshalb der Form und Lage nach im wesentlichen unverändert vor. Bisweilen sind die handtuchartigen Eiterflächen nichts anderes als die Beläge von Geschwüren, welche als Folge der nekrotisierenden Infektion sich mehr oder weniger tief in die Blasenwand hinein erstrecken. Die Beläge sind oft schwer zu entfernen. Auf Grund zahlreicher Erfahrungen kann das Rivanol in einer Konzentration von $^1/_{5000}$ zu ihrer Lösung empfohlen werden. Es befördert die Abstoßung der Membranen und Reinigung der Geschwüre und leistet deshalb sowohl für die Diagnose wie für die Behandlung gute Dienste. Sehr charakteristisch und diagnostisch bedeutsam sind die langen runden, wurstförmigen Eitergerinnsel. Sie stammen meistens aus pyonephrotischen Säcken und schlängeln sich, den Ureter entlang gleitend, langsam als zahnpastenartige Kringel aus der Ureteröffnung heraus. Durch Palpation der erkrankten Niere von seiten eines Assistenten während der Cystoskopie bei genauer Einstellung des zugehörigen Ureterostiums kann man die Auswanderung der Eiterwürste aus der Niere künstlich herbeiführen und ihren Austritt aus dem Ureterlumen in die Blase beobachten. Sich langsam in Spiralen aufwickelnd, wie wenn Zahnpasta aus der Tube gedrückt wird, verläßt der Eiter die Harnleiteröffnung (s. Abb. 108, 109, 110). Mit dieser Beobachtung ist die Existenz der Pyonephrose sichergestellt und die Indikation zur Entfernung des schwerkranken, durch Produktion toxischer Stoffe den Haushalt schädigenden Organs gegeben, vorausgesetzt, daß der Beweis für eine ausreichende Funktion der anderen Niere erbracht wird. Die langen, aus dem Ureter sich ringelnden Eiterwürste brechen schließlich ab und sammeln sich in makkaroniartigen Stücken in den abhängigen Partien der Blase an. Merkwürdigerweise stören diese dicken, eitrigen Gebilde die Beobachtung meist nicht, weil sie sich nicht mit der Blasenflüssigkeit vermischen und als unlösliche Gebilde nach Art eines Fremdkörpers liegen bleiben. Auf dieses ebenso wichtige wie charakteristische Symptom kommen wir bei Besprechung der Ureteraktion noch einmal zurück.

Geschwürsbildung bei akuter Entzündung.

Noch ehe die Eiterung einsetzt, kann die gerötete und geschwollene Schleimhaut an einzelnen Stellen aufsplittern, platzen und sich ablösen. Man muß allerdings mit seinem Urteil über das Bestehen einer Ulceration vorsichtig sein, weil aufgelagerte Schleimfäden und Schleimmassen, emporstrebende Fibrinplatten leicht den Eindruck der Geschwürsbildung erwecken können. Von einer Ulceration können wir erst dann reden, wenn inmitten der stark entzündeten Schleimhaut ein Defekt, welcher gewöhnlich unregelmäßig gezackt und dessen Ränder in frischem Zustand blutig suffundiert sind, mit seinem infolge der Beschattung dunklen Untergrund sichtbar wird. Sehr oft ist der Defekt zunächst durch Eitermembranen verdeckt und wird erst nach längerer Behandlung frei sichtbar. Oder die Nekrose löst sich von der Unterlage ab und hebt sich über das allgemeine Schleimhautniveau empor, eine Vorwölbung statt eines Defektes vortäuschend. Der Lieblingssitz des nicht tuberkulösen, eitrig infektiösen

Ulcus ist nach meiner Erfahrung die Sphinctergegend und die sich ihr anschließende Blasenpartie. Außer durch die Lokalisation unterscheidet sich das
nichttuberkulöse Ulcus durch den intensiv roten, etwas stumpfen Schleim-
hautglanz, welchen das tuberkulöse Ulcus jedenfalls seltener, gewöhnlich nur
bei Zutritt einer Mischinfektion, aufweisen kann. Im ganzen ist das einfache
infektiöse Ulcus eine nicht häufige Erscheinung, wenn es auch in letzter Zeit
anscheinend öfters beobachtet und beschrieben wurde, so wird man bis zur Abstoßung der eitrigen Beläge die Existenz und Form des Ulcus mehr erraten
als sicher erkennen. Das letztere ist meist erst im Stadium der Reinigung möglich, nachdem die Beläge sich abgestoßen haben.

7. Chronische Cystitis.

Nicht jede akute Cystitis muß sich notgedrungen bis in das Stadium der
Eiterung entwickeln. Viele gelangen namentlich bei richtiger Behandlung nur

Cystitis.

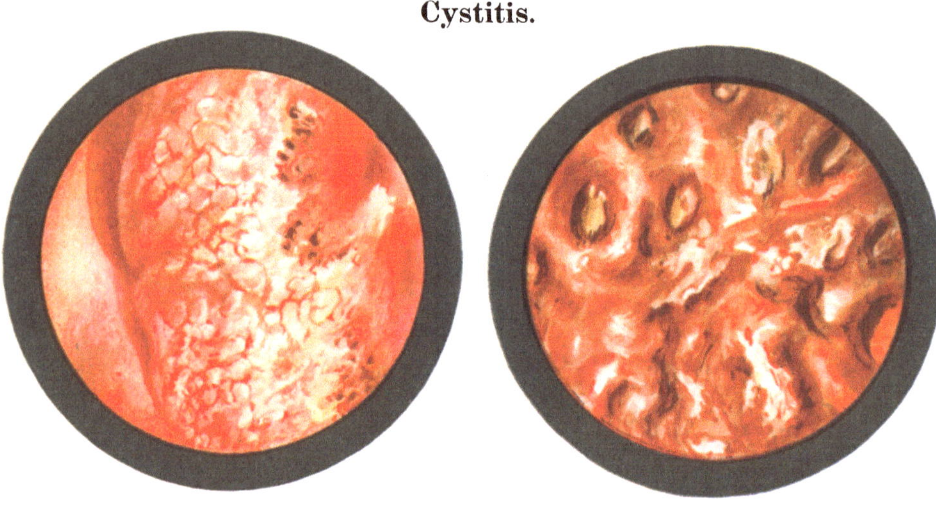

Abb. 60. Geschwulstartige Auftreibung der
Blasenschleimhaut. Am Rande rechts erysipelartige Verfärbung, welche nach der Mitte zu
von kleinen dunklen punktförmigen Blutungen
begrenzt wird. Daran anschließend eine mit
eitrig fibrinösem Netzwerk bekleidete Anschwellung, welche leicht erhaben ist und einen
Schlagschatten wirft.

Abb. 61. Gehirnartige Cystitis. Balkenblase mit
schwerster, eitriger Infektion. In den Vertiefungen zwischen den Muskelbalken hat sich
dickes eitriges Sekret in Form von Klumpen
und Flocken festgesetzt. Rotbraune, samtartig
stumpfe Veränderung der Schleimhaut.

bis in das Stadium der entzündlichen Hyperämie oder des Ödems und bilden
sich dann wieder zur Norm zurück. Bei einigen kommt es zu einer schwachen
Sekretion, ehe die Rückbildung einsetzt. Wenn die Eiterung längere Zeit an-
hält, entsteht unter dem Einfluß der beharrlichen Infektion eine Umwälzung
in dem Charakter der Blasenschleimhaut. Sie verliert das intensiv entzündliche Rot und schlägt in das Rotbraune oder Gelbbraune um. Sie sieht wie
beschlagen und rauh aus. Sie verliert ihren glatten glänzenden Schimmer
und macht einen derben, verhärteten, wie vielfach gesagt wird, samtartigen,
nach meinem Gefühl mehr epidermisähnlichen Eindruck. *Durch diese Umwandlung geht die Gefäßzeichnung der normalen Blase verloren, weil die feinen Äste
durch die verdickte sulzige Mucosa nicht mehr durchschimmern können, von ihr*

überlagert, verdeckt und damit unsichtbar werden. Wie durch das Leukom der Cornea oder durch den Katarakt die Gefäße der Retina nicht durchschimmern, so werden auch durch die Trübung und Verdickung des Mucosaepithels die Gefäße der Blasenschleimhaut unsichtbar. Die Schleimhaut wird an der Oberfläche buckelig und unregelmäßig, oder auch rauh und körnig wie Schmirgelpapier, mit dem sie um so größere Ähnlichkeit hat, als die einzelnen Körnchen einen ungemein harten Glanz zeigen. Die Schleimhaut kann sich in Wülste legen, die, namentlich am Blasenboden besonders entwickelt, durch ihre gewundene kurze Gestalt ein der Gehirnoberfläche ähnliches Bild erzeugen. In den durch die Kreuzung der Wülste entstandenen rundlichen oder winkligen Buchten bleibt dickes, eitriges Sekret haften, welches sich zu festen Klumpen oder lockeren Fetzen zusammenballt. So entstehen durch Zusammentreffen verschiedener Komplexe sehr mannigfache und doch sehr charakteristische Bilder. Durch

Cystitis.

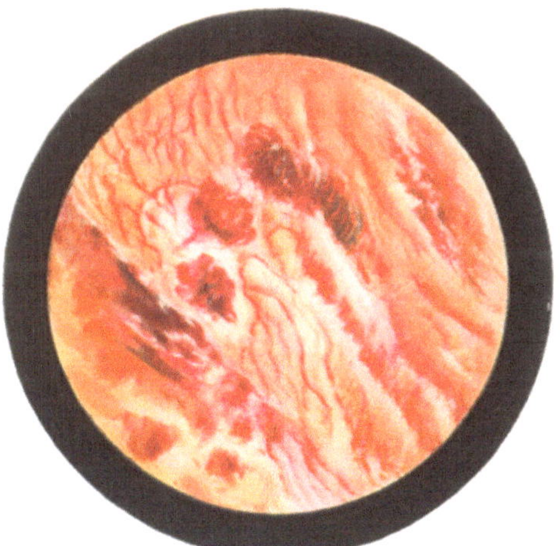 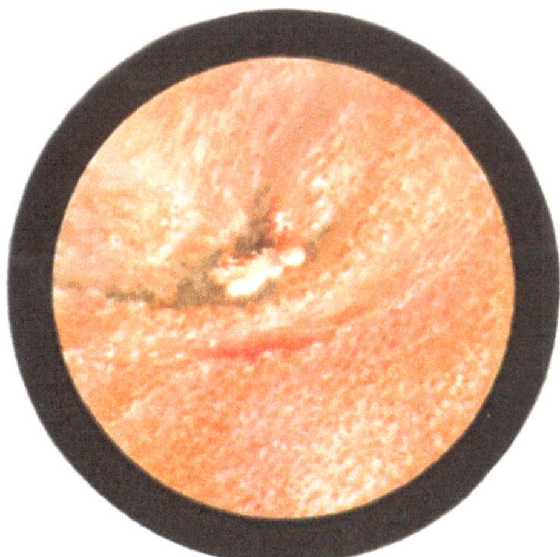

Abb. 62. Fibrinöse, membranartige Ausschwitzung mit warzenähnlichen Gebilden von
fleischigem Aussehen.

Abb. 63. Feine Eiterflocken auf der roten entzündeten Blasenwand. Unterhalb der Mitte eine
dicke Flocke mit kleinerem hämorrhagischem
Anhang.

die langjährige und schwere Infektion bis in die Tiefe ergriffen, nimmt die Blasenwand cystoskopisch und histologisch einen völlig anderen Charakter an. Folgende Gruppen chronischer Cystitis lassen sich hierbei unterscheiden, welche allerdings nicht scharf voneinander abgegrenzt sind und ineinander übergehen können.

Die chronisch fibrinöse Form.

Die Blasenwand ist austapeziert mit großen weißen, festhaftenden Membranen und dicken, eitrigen Büscheln. An den unbedeckten Stellen erscheint sie stumpf, rauh, gelbrot, braunrot. Bei dieser Form ist darauf zu achten, ob sich nicht hinter den Belägen der Blasenwand eine Tuberkulose oder ein jauchiger Tumor versteckt. Der wahre Charakter des Leidens tritt oft erst nach längerer Behandlung des Blasenhohlraums hervor, wenn die Reinigung und Abstoßung der eitrigen Produkte erfolgt ist.

Die samtartige Form.

Die Schleimhaut hat die Farbe und die Unebenheit einer halbreifen Erdbeere. Jede Gefäßzeichnung fehlt. Meist ist die gesamte Schleimhaut der Blase ohne Unterschied der Lokalisation derartig umgestaltet. Blutungen, Geschwüre und eitrige Beläge können zu dieser Veränderung komplizierend hinzukommen und die Entscheidung in Hinsicht auf eine Blasentuberkulose erschweren.

Die gehirnartige Form.

Durch Verdickung und sulzige Infiltration der Mucosa und durch Hyperplasie der Muskulatur legt sich die Blasenwand in Falten und bildet wallartige

Cystitis.

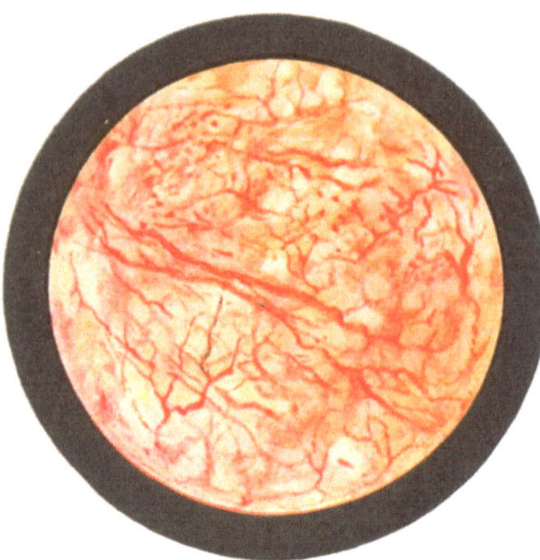

Abb. 64. Leichte entzündliche Injektion der Blasenschleimhaut.

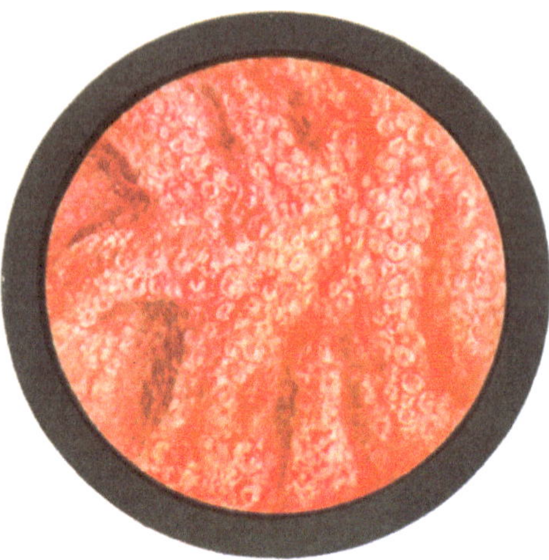

Abb. 65. Rauhe, verdickte, gekörnte Blasenschleimhaut. Die normale Gefäßstruktur ist verschwunden. Die Gefäße werden von der verdickten Schleimhaut überlagert und verdeckt und sind deshalb unsichtbar.

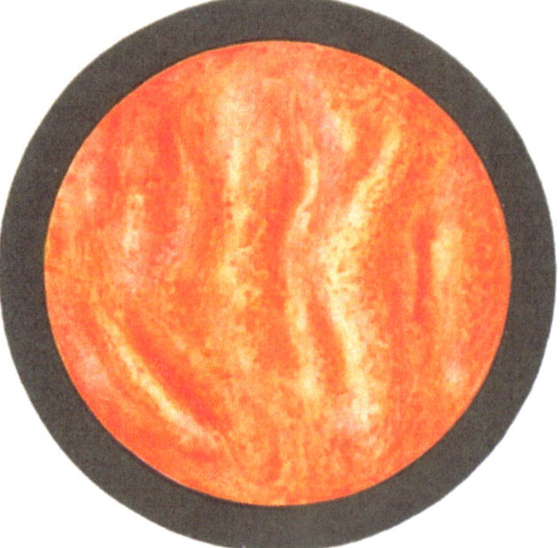

Abb. 66. Chronisch entzündete, verdickte Blasenschleimhaut.

Erhebungen, welche unregelmäßige Räume umgrenzen. Die wulstartige Umrandung ist schwach rot bis intensiv rot gefärbt, stumpf, glanzlos, rauh, gekörnt oder auch eitrig belegt (s. Abb. 61). Die Täler zwischen den Wülsten erscheinen dunkel, braunrot bis schwarz und sind erfüllt mit dicken Eiterwürsten oder lockeren Eiterflocken. Der gehirnartigen Form schließt sich die entzündliche Balkenblase an, welche durch ein Zusammentreffen von Infektion und chronischer Retention zustande kommt.

Einem Widerstand in der Harnentleerung, verursacht z. B. durch Harnröhrenstriktur oder Prostatahypertrophie, sucht die Blase durch vermehrte Anspannung der Muskulatur entgegenzuarbeiten und den Inhalt mit gesteigerter Kraft auszutreiben. Unter dem Einfluß dieser Tätigkeit verstärken sich die Muskelbündel der Blase und springen nach Art von Balken in den Hohlraum vor, zwischen sich Räume von dreieckiger, länglicher, runder oder vieleckiger Form fassend. Die Wände dieser Vertiefungen sind nichts anderes als die hypertrophischen Muskelbalken. Sie überschatten den Blasengrund und erzeugen, das Licht der Cystoskoplampe abblendend,

Cystitis.

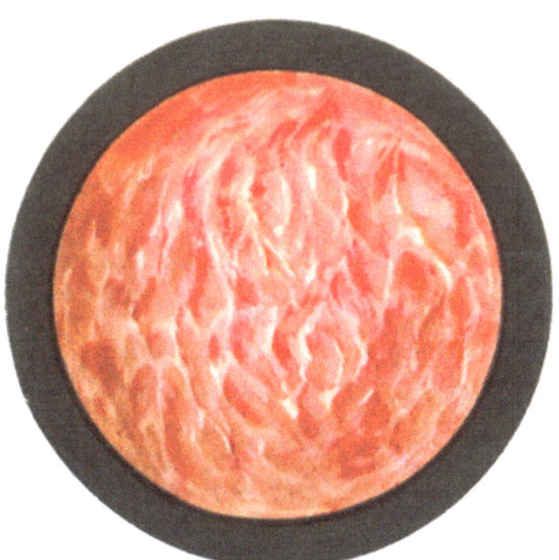

Abb. 67. Rauhe entzündete Schleimhaut.

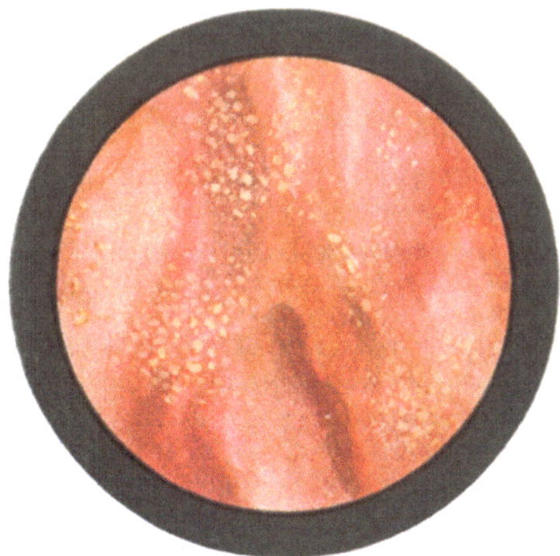

Abb. 68. Braunrot verfärbte Schleimhaut mit sandigem, aufgestreuten Belag von gelben Krystallen.

tiefschwarze Spalten und Löcher. Man hat diese Vertiefungen in der Blasenwand als erworbene Divertikel bezeichnet. Dieser Ausdruck hat eine cystoskopische, aber keine anatomische Berechtigung, da die intermuskulären Räume bloße Vertiefungen, aber keine richtigen Säcke, wie die echten Divertikel sind. Cystoskopisch erscheinen beide, sowohl das erworbene, wie das angeborene Divertikel, infolge des Mangels an Belichtung ziemlich gleich als schwarze, lichtlose Spalträume. Auf die Unterschiede, welche beide Formen, das erworbene und das angeborene Divertikel voneinander trennen, kommen wir an anderer Stelle noch zurück. Hier haben wir die Entstehung und Form der Divertikelblase nur deshalb geschildert, weil sie im Verein mit der Infektion, welche sich mit Vorliebe in dem Stauungsharn und der überdehnten Blase einstellt, das sehr charakteristische cystoskopische Bild der chronisch infizierten Balkenblase bildet, ein Gemisch, in dem hypertrophische Muskulatur, dementsprechende Vertiefungen und chronische Infektion in allen Stadien vom leichten entzündlichen Rot bis zum dicken eitrigen Belag sich vermengen.

Die warzige Form.

Durch entzündliche Ausschwitzung und Verdickung der Mucosa entstehen auf der Blasenwand warzige oder raupenähnliche, unregelmäßige Gebilde von dunkelroter oder rotbrauner Farbe, zugleich erhaben über das Niveau der umgebenden Schleimhaut, welche im übrigen zwar gerötet, aber gut erhalten, kein Zeichen ulceröser Zerstörung aufweist (s. Abb. 62). Dieser Umstand beweist, daß diese Gebilde keine Granulationen sind, da sie in diesem Falle als Teile und Inhalt eines Ulcus von einem scharf geschnittenen, wallartigen Rande umgeben sein müßten. Wenn auch ihre Natur histologisch nicht klar ist, so erscheint mir gerade in Anbetracht dessen, daß die umgebende Schleimhaut zwar verdickt, aber in ihrer Kontinuität erhalten ist, die fibrinös exsudative Natur dieser eigenartigen und ziemlich seltenen Gebilde wahrscheinlich. Infolge des Mangels einer exakten pathologischen Identität nennt man diese Form der Cystitis am besten nach ihrer äußeren Erscheinung Cystitis verrucosa. Ihr verwandt ist offenbar eine andere Form, bei welcher die Schleimhaut kleine, dicht aneinandergedrängte, an das bullöse Ödem erinnernde Erhebungen in der Anordnung scharf vorspringender Leisten oder rundlicher Herde aufweist.

Cystitis cystica oder nodularis.

Diese Form der Blasenentzündung ist sowohl pathologisch wie anatomisch gut bekannt.

Cystoskopisch liegen innerhalb der erkrankten Partie zahlreiche Knötchen ziemlich dicht aneinandergedrängt, so daß man bei Betrachtung von oben wie auf eine hügelige Landschaft heruntersieht, zwischen deren einzelnen Erhebungen schmale und normale Schleimhautleisten verlaufen. Auch die Hügel selbst sind von normaler oder höchstens leicht injizierter Schleimhaut überzogen. Man findet die Erkrankung bei lange bestehenden chronischen oder abgeheilten Leiden mit Vorliebe verbreitet am Sphincter, ferner am Blasenboden und dem angrenzenden Teil der Hinterwand der Blase. Die kleinen Erhebungen sind verschieden als Halbkugeln oder flache schildartige Buckel ausgeprägt. Sie können so dicht aneinander stoßen, daß sie größere Bezirke der Blase einnehmen, ohne voneinander durch normale Schleimhaut getrennt zu werden. In diesem Falle liegt Buckel an Buckel dicht beieinander. Da die Gefäße der Blasenschleimhaut auch auf der Höhe der Hügelung deutlich durchschimmern, muß man annehmen, daß die Schleimhaut selbst normal ist und der Prozeß sich unter der Schleimhaut abspielt. Dementsprechend sind pathologisch-anatomisch diese Erhebungen als hyperplastische Lymphknötchen nachzuweisen, Überbleibsel einer abgelaufenen langwierigen chronischen Entzündung.

In anderen Fällen wird die Hügelung durch teilweise durchsichtige und teilweise undurchsichtige Gebilde erzeugt. Die Transparenz, bedingt durch wässerige, submuköse Exsudation, hängt zum Teil von der Beleuchtung ab, welche die Stellung der Cystoskoplampe den kugeligen Vorsprüngen gegenüber einnimmt. Fällt das Licht wie bei der Durchleuchtung einer Hydrocele durch sie hindurch, so erscheinen sie transparent. Zum anderen Teil ist die Transparenz der Gebilde durch Eindickung oder die solide Struktur des Inhaltes vereitelt. Die Gebilde sehen durch Wandlung der Farbe des Inhaltes gelbbraun, wie cholestearinhaltige Flüssigkeit, oder rotbraun, aber nicht mehr transparent aus. In wieder anderen Fällen sind sie außerordentlich flach, solide und schuppenähnlich und schließen sich der Gefäßverzweigung an. Für die zuletzt beschriebenen Gebilde trifft offenbar die pathologisch-anatomische

Erklärung zu, daß es sich um Epithelverdickungen handelt, welche wie die Lymphknoten durch den Reiz einer chronischen Entzündung entstanden sind. Deshalb kann man sie mit der Pachydermie der Kehlkopfschleimhaut vergleichen. Ihre Transparenz ist nach den histologischen Untersuchungen durch

Cystitis cystica und verwandte Veränderungen.

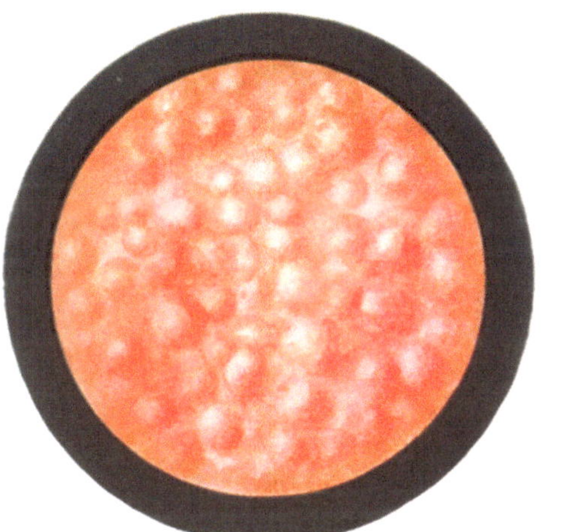

Abb. 69. Cystitis cystica (nodularis). Die Schleimhaut ist mit flachen Höckern, von denen einer an den andern stößt, austapeziert.

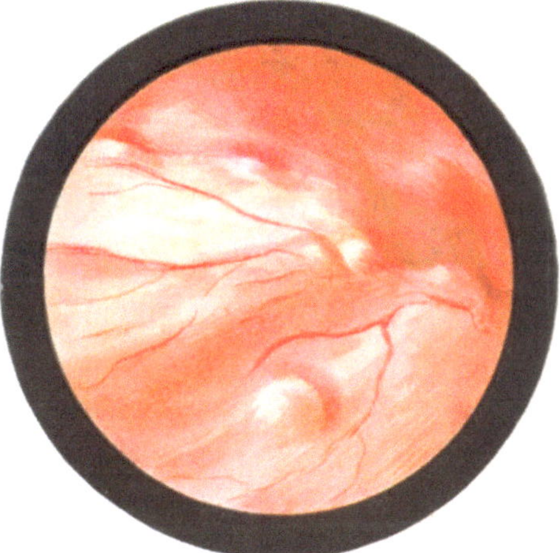

Abb. 70. Cystenartige Gebilde in einer entzündeten Blase.

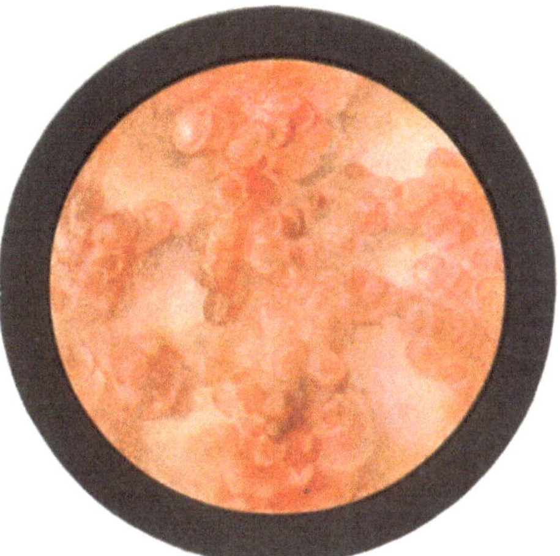

Abb. 71. Cystitis cystica. Einige Erhebungen sehen bläschenartig aus. Andere Erhebungen sind mehr schuppenartig neben- und übereinander angeordnet.

Verflüssigung des Epithelbreies, welcher ihren Inhalt bildet, zu erklären. Cystoskopisch erscheint es plausibler, daß ein Gemisch zwischen chronischer Epithelverdickung und chronischem Ödem, welches miteinander abwechselt, vorliegt. Im Gegensatz zu der hyperplastisch lymphatischen Form überlagern die schuppenähnlichen Gebilde die Gefäße der Mucosa und verdecken zum Teil die Gefäßstruktur.

8. Blasentuberkulose.

Die reine, nicht durch Mischinfektion komplizierte Blasentuberkulose kann folgende charakteristischen Merkmale aufweisen:

Miliarer Tuberkel.

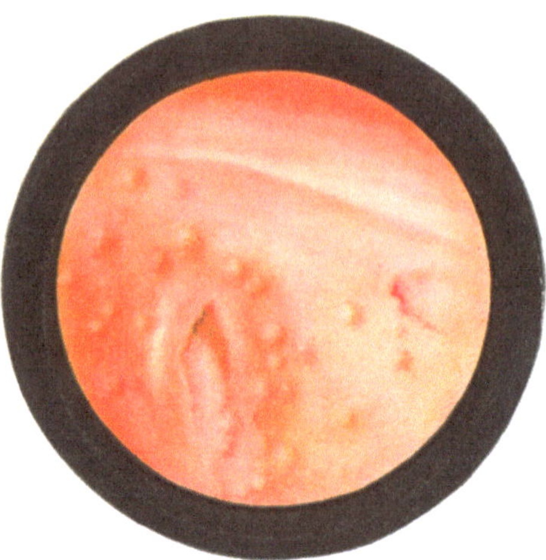

Abb. 72. Miliare Knötchen um eine starre ausgefranste Uretermündung angeordnet. Die Schleimhaut ist leicht entzündlich gerötet.

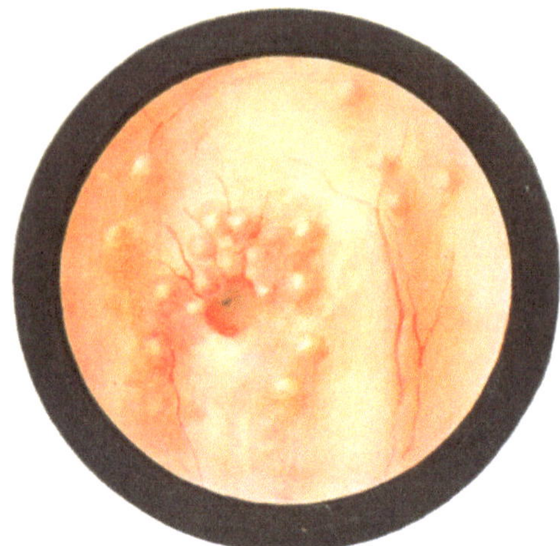

Abb. 73. Miliare Knötchen aneinanderstoßend und sich zum Konglomerattuberkel entwickelnd dicht neben einer starren, offenstehenden, lochförmigen Uretermündung. Die Schleimhaut ist im übrigen unverändert.

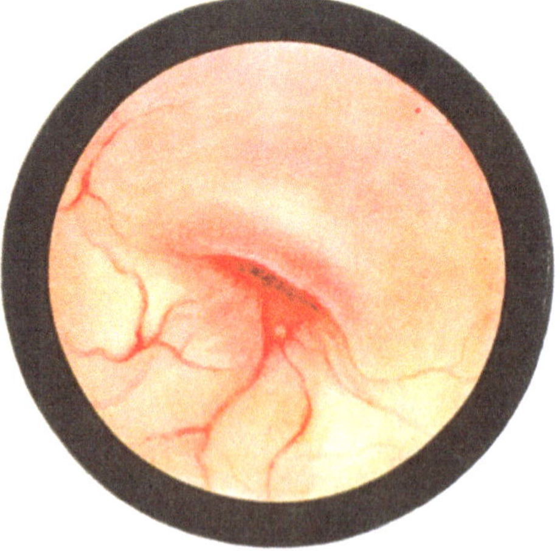

Abb. 74. Betrachtung aus nächster Nähe. Harnleiter inmitten leicht entzündeter Schleimhaut gelegen. Unterhalb von ihm an einer Gefäßverzweigung ein isoliertes miliares Knötchen.

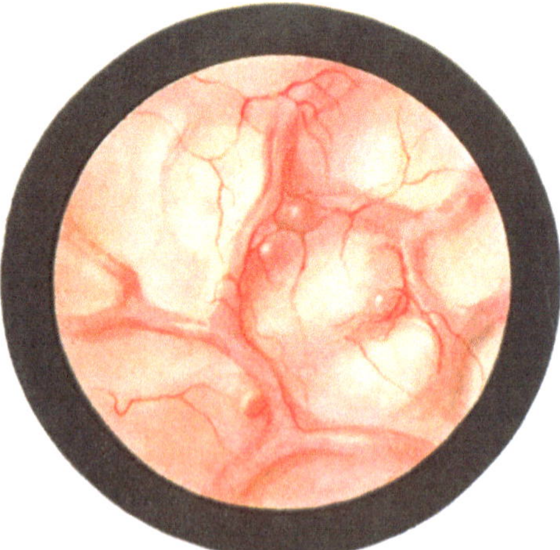

Abb. 75. Betrachtung aus nächster Nähe. Miliare Knötchen nahe den Gefäßschlingen.

Der miliare Tuberkel.

Er ist ein absolut sicheres, aber nicht häufiges Symptom. Ich glaube, daß man ihn schätzungsweise in höchstens $20^0/_0$ der Fälle findet. Es ist deshalb nicht angängig, seine Abwesenheit gegen die Annahme einer tuberkulösen Infektion zu verwenden.

Andererseits bietet der miliare Tuberkel cystoskopisch einen für die spezifische Infektion so charakteristischen Anblick, daß die Natur des Leidens durch sein Erscheinen sicher erwiesen ist und die Existenz des Tuberkels weitere mühevolle Untersuchungen, wie die Anstellung eines Tierexperimentes, zum Nachweis der Bacillen erübrigt.

Der Lieblingssitz des miliaren Tuberkels ist die Uretermündung und ihre nächste Nachbarschaft, offenbar weil das von der Niere herabrinnende tuberkulöse Sekret dort in der konzentriertesten Form auftritt und am längsten mit der Blasenwand in Berührung bleibt. Auch oberhalb und seitlich von den Ureterenmündungen und am Blasenscheitel ist der miliare Tuberkel anzutreffen, wenn auch nicht ganz so häufig wie in der Gegend des Ureters. Selten tritt der miliare Tuberkel als vereinzeltes Knötchen auf. Meistens findet sich eine Reihe solcher Knötchen über eine größere Fläche zerstreut und durch Schleimhautbrücken voneinander getrennt mehr oder weniger eng zusammen. Bisweilen stoßen sie so eng aneinander, daß eine Verschmelzung der Knötchen und durch ihren Zerfall, wie MARION es beschreibt, ein Ulcus eintritt. Jedoch ist diese Entstehungsweise des Ulcus im Vergleich zur Häufigkeit der tuberkulösen Ulceration ein seltener Vorgang.

Der miliare Tuberkel ist ein milchweißes, in späteren Stadien gelbliches, leicht erhabenes Knötchen. Die Eigenschaft der Transparenz besitzt er nach meiner Beobachtung niemals, selbst wenn der tuberkulöse Eiter in ihm durchschimmert und das Knötchen reif zum Platzen macht. Der Tuberkel ist durchschnittlich so groß wie ein Stecknadelkopf und ragt ein wenig plastisch in die Blasenschleimhaut empor. Zuweilen drängen sich eine Anzahl Tuberkel auf einen kleinen Raum kranzartig zusammen; niemals aber kommt der miliare Tuberkel an Zahl und Gedrängtheit der Anordnung auch nur annähernd den Lymph- und Epithelknötchen der gewöhnlichen chronischen Cystitis gleich, welche wir soeben beschrieben haben, und die, bisweilen zu Hunderten, eines an das andere gedrängt, die Blasenwand austapezieren. Wenn man viel, sehr viel miliare Tuberkel in einer Blase sieht, so sind es allerhöchstens 2—3 Dutzend, zumeist aber sehr viel weniger. Jedenfalls ist die Dissemination auf keinen Fall so bedeutend, daß Bilder, wie bei den Knötchen der Cystitis cystica, welche sich regelmäßig in ununterbrochenen Reihen aneinandersetzen, entstehen können. Sehr charakteristisch für den miliaren Tuberkel ist seine enge Beziehung zu dem Capillarnetz der Blase. Die Knötchen liegen häufig der Wandung der feinen Gefäße dicht an; die einzelnen Gefäßbäumchen können an ihren feinen Verzweigungen Knötchen tragen, wie ein Obstbaum Früchte trägt, nur viel spärlicher.

Das tuberkulöse Ulcus.

Geschwürsbildung als Folge nicht spezifischer infektiöser Cystitis ist selten. Deshalb muß jedes Blasengeschwür, wenn es nicht ein ulcerierender maligner Tumor ist, von Anfang an den Verdacht auf Tuberkulose erregen und die Aufmerksamkeit des Beobachters dahin lenken, ob er nicht andere Anzeichen für die Tuberkulose an dem Geschwür selbst oder seiner Nachbarschaft findet. Der Verdacht verstärkt sich, wenn das Geschwür in der Nähe eines Harnleiters liegt und sogar die Harnleitermündung selbst umfaßt. Es gibt nichts mehr Charakteristisches, als diese kraterförmigen, ausgefransten, starren, offenstehenden, durch die perinephritische und periureteritische Schrumpfung nach rückwärts verlagerten Ureterenmündungen, welche zu einer tuberkulösen Niere gehören. Das Geschwür kann auch in der nächsten Nachbarschaft des Harnleiters seinen Sitz haben, während die Harnleitermündung selbst unverändert bleibt. Wenn der Sitz des Geschwüres nicht charakteristisch ist, so kann es

durch die gleichzeitige Anwesenheit miliarer Tuberkel oder der unten beschriebenen punktförmigen Petechien als tuberkulös erwiesen werden. Aber auch
diese Begleiterscheinung ist zur Erkenntnis des spezifischen Ursprunges nicht
unbedingt notwendig. Schon der Umstand, daß man in der Blase sonst keine

Tuberkulöse Ulcera.

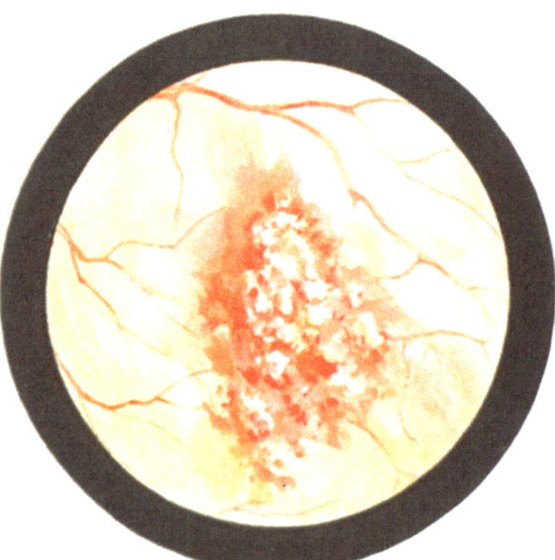

Abb. 76. Betrachtung aus der Nähe. Frisches,
beginnendes tuberkulöses Ulcus. Fibrinbeläge.
Aufschilferung der Schleimhaut und entzündliche
Rötung im Umkreis. Die Schleimhaut der Nachbarschaft ist ganz normal. Gerade diese Unversehrtheit ist für den beginnenden tuberkulösen
Prozeß sehr charakteristisch.

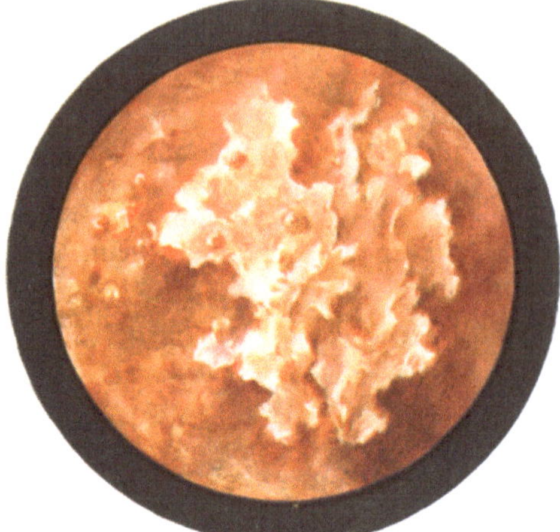

Abb. 77. Altes, schweres, tuberkulöses Ulcus
inmitten einer tiefroten, samtartigen Blasenschleimhaut. Auf dem Ulcus lagert zum Teil
gelöst und gefaltet eine dicke eitrige Membran.

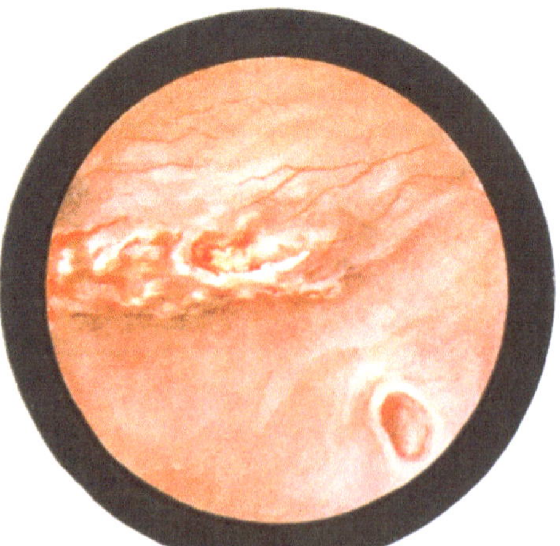

Abb. 78. Tuberkulöses Ulcus neben einer starren
Uretermündung.

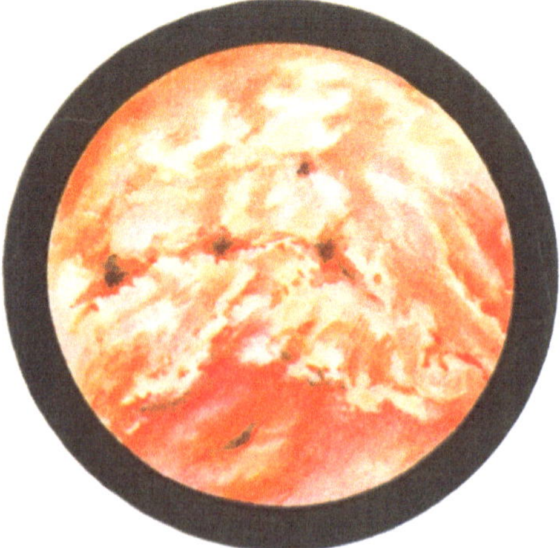

Abb. 79. Stark entzündete Uretermündung.
Darüber Fibrinmembran mit Petechien.

schwereren akut entzündlichen Veränderungen findet, muß den Beobachter
veranlassen, das Geschwür in der Richtung auf Tuberkulose zu verfolgen.
Denn nur ganz schwere infektiöse Cystitiden geben ausnahmsweise Anlaß zur
Geschwürsbildung. Ohne Begleitung schwerster Cystitis ist jedes Ulcus auf
Tuberkulose dringend verdächtig.

Im Anfang, den man allerdings nur selten beobachtet, hat das Geschwür Ähnlichkeit mit einer Pustel, deren dicker Eiter eingetrocknet ist. Man sieht einen schneeweißen, leicht prominenten Pfropf, und um ihn herum einen roten Hof verbreiteter Capillaren. Solcher Stellen finden sich 2 oder 3, mehrere oder auch nur eine einzige innerhalb der im übrigen annähernd normalen Blase. Später läßt die entzündliche Injektion nach, dafür erweitert sich die knopfförmige Nekrose ins Längliche oder Runde. Sie stößt sich zum Teil ab und es bleibt eine graue oder braune, leicht erhabene, oder auch leicht unterminierte ungleichmäßig gerandete Geschwürsfläche übrig. Ihre Farbe kann gleichmäßig grau speckig oder käsig sein. Sie kann aber auch ungleichmäßig rot und weiß gesprenkelt sein, wenn die eitrige Geschwürsfläche von schmalen Brücken entzündeter, aber noch nicht angedauter Schleimhaut durchquert ist, welche der peptischen Wirkung noch nicht zum Opfer fiel. Selten gräbt sich das Geschwür sehr tief in die Mucosa ein, im Gegenteil, die Mucosa strebt meistens etwas in die Höhe. Im fortgeschrittenen Stadium der Erkrankung wird das Geschwür von dicken, eitrigen Membranen überlagert, nach deren Abstoßung erst sein wahrer Charakter hervortritt.

Die Entstehung des tuberkulösen Geschwürs durch Zerfall von bullösem Ödem ist auf Seite 85 (Abb. 98 und 99) beschrieben.

Komplikationen bei Blasentuberkulose.

Die Blasentuberkulose gibt leicht Anlaß zu Blutaustritt innerhalb der Schleimhaut. Die Blutung erfolgt in Form kleiner, etwas verwachsener Stippchen von Stecknadelkopf- bis zu Erbsengröße, deren Gestalt man nicht recht ermitteln kann. Die Stippchen sind über der Blase verstreut und stehen in keinem direkten Zusammenhang mit der Ulceration. In der Umgebung des Ulcus können sich gröbere, flächenhafte Suffusionen entwickeln, die in frischem Zustand tiefrot, im älteren, verblassenden Zustand braunrot gefärbt sind. Die Verfärbung kann sich von der Geschwürsfläche auf die Umgebung ein Stück weit fortsetzen.

Die beschriebenen sehr charakteristischen Erscheinungen verwischen sich bei weiterem Fortschritt des Krankheitsprozesses. Die anhaltende Eiterproduktion erzeugt wie bei der chronischen Cystitis breite, derbe, der Geschwürsfläche aufliegende, festhaftende oder locker aufsitzende flatternde Membranen, welche die Orientierung und Erkennung des tuberkulösen Charakters erschweren. Fast immer gelingt es aber, allmählich die Membranen durch Spülung und Rivanolbehandlung langsam zu lösen und schließlich einen klaren, cystoskopischen Einblick zu gewinnen. Gleichzeitig hebt sich durch die Vorbehandlung die stark gesunkene Kapazität der Blase. Damit tritt eine wesentliche Erleichterung für die cystoskopische Besichtigung ein.

Noch verschwommener wird das Bild der Blasentuberkulose durch Hinzutreten einer eitrigen Mischinfektion.

Entzündliche Rötung und Schwellung, fibrinöse Ausschwitzung können im Verein mit der ursprünglichen tuberkulösen Infektion die erheblich verkleinerte Blase in ein einziges großes Geschwür verwandeln. In einem so vorgeschrittenen Stadium des Leidens ist die Erkenntnis sehr schwer. Das Auffinden der Ureterenmündungen inmitten der Geschwürsfläche ohne Chromocystoskopie ist unmöglich und selbst mit Chromocystoskopie oft noch sehr schwierig. Durch sanfte Vorbehandlung und mehrfache schonende kurze Untersuchung gelingt es aber gewöhnlich, sich vollkommen zu orientieren und die für einen operativen Eingriff notwendige diagnostische Grundlage zu gewinnen. Zweifellos gehört die vorgeschrittene und mischinfizierte Blasentuberkulose zu den schwierigsten cystoskopischen Problemen, nicht so sehr um die Art des Leidens herauszufinden, über welches der Erfahrene bald ins klare kommt, als vielmehr, um eine genaue Diagnose über die befallene Seite zu stellen. Erschwert wird die Untersuchung noch dadurch, daß die stark gereizte Schleimhaut bei Annäherung der warmen Cystoskoplampe leicht zu Blutungen neigt.

Das nichttuberkulöse Ulcus der Blase.

Wir haben bei der akuten Cystitis erwähnt, daß die Entzündung einen derartig heftigen Grad annehmen kann, daß es zur Zerstörung der Schleimhaut und zur Bildung von Ulcerationen in der Blase kommt. Diese durch akute Entzündung entstehenden Ulcera sind meistens von großen Fibrinplatten, welche sich langsam lösen, bedeckt und für gewöhnlich nicht vereinzelt, sondern vielfach in der Blase vorhanden. Demgegenüber gibt es zweifellos ein als Ulcus simplex bezeichnetes meistens solitäres Geschwür der Blase, welches weder auf dem Boden der akuten Cystitis, noch auf dem Boden einer Tuberkulose entstanden ist. Man findet in diesen Fällen eine chronisch entzündete, verdickte, sulzige, aber kaum gerötete Blasenschleimhaut und in derselben einen Substanzdefekt. Dieser Defekt ist scharf abgegrenzt, gezackt, von flächenhafter Ausdehnung und meistens im Scheitel der Blase oder nahe demselben gelegen. Es ist interessant, daß das Ulcus simplex vielfach auf künstliche, absichtliche während der Kriegszeit von den Kranken selbst erzeugte Infektion zurückzuführen ist. Es geschah bisweilen, daß Soldaten, welche sich dem Kriegsdienst entziehen wollten, mit Material, welches von erkrankten Soldaten stammte, die Blase absichtlich infizierten. Sie glaubten damit eine vorübergehende, aber genügend ernste Krankheit zu erzeugen. Diese künstliche Infektion der Blase führte nicht selten zu einer sehr hartnäckigen Geschwürsbildung, welche nach der Beendigung des Krieges bestehen blieb und allen Mitteln der Behandlung widerstand. Manchmal war es möglich, das Geschwür durch Thermokoagulation zur Heilung zu bringen. Sehr oft versagten aber alle gegen das Geschwür gerichteten konservativen Maßnahmen, so daß man sich schließlich genötigt sah, das Geschwür herauszuschneiden und den entstehenden Defekt wieder zu schließen. Dieser Entschluß wurde um so leichter gefaßt, als einerseits die Lage des Ulcus am Scheitel die Technik der Excision begünstigte, andererseits das Geschwür durch sein langes Bestehen und seine Unheilbarkeit die Kapazität der Blase und den Allgemeinzustand des Patienten äußerst ungünstig beeinflußte. Ich habe Fälle von Ulcus simplex auf der Basis der Selbstinfektion beobachtet, bei dem der Patient fast bis zum Skelet abgemagert und die Blase beinahe bis zur Fassungskraft eines Eierbechers gesunken war. Der Patient war durch zahlreiche urologische Hände gegangen, es war niemanden gelungen, eine andere Diagnose als Ulcus simplex zu stellen, besonders auf Grund der Tatsache, daß der Meerschweinchenversuch mit dem Gesamturin stets negativ ausfiel. Dagegen war es niemanden der zahlreichen Untersucher bei der minimalen Fassungskraft der Blase gelungen, die Ureteren zu sondieren. Mir ist es einmal geglückt, den Harn beider Nieren gesondert aufzufangen, jedoch ist leider durch ein besonderes Mißgeschick die genaue Untersuchung der getrennt aufgefangenen Urine vereitelt worden. Eine nochmalige Sondierung der Nieren war mir trotz mehrfacher Bemühungen nicht mehr möglich. Somit ist es verständlich, daß sowohl der Patient wie der Arzt sich leicht zur chirurgischen Behandlung des Ulcus simplex entschließt, da jede andere Maßnahme fehlschlägt. Natürlich wird der Eingriff unter der Voraussetzung durchgeführt, daß der Tierversuch mit dem Gesamturin negativ ausgefallen ist. Bei noch nicht stark geschrumpfter Blase unterscheidet sich das Ulcus simplex cystoskopisch kaum von einem typischen tuberkulösen Ulcus, wie man es im Beginn der Erkrankung beobachtet, denn es hat die Gestalt eines richtigen Substanzverlustes ohne Ausfüllung mit Fibrinmembranen. Gelegentlich finden sich in seiner Umgebung kleine Petechien ähnlich denen, wie wir sie bei der Tuberkulose beschrieben haben.

Oft ist das Ulcus simplex, wie namentlich PLESCHNER und amerikanische Autoren es beschreiben, sogar inkrustiert und hat zuweilen die Eigentümlichkeit, abzuheilen, um wieder an anderer Stelle und in anderer Form aufzutreten. Besonders häufig wird diese Erkrankungsform bei Frauen beobachtet.

Eine dritte Art des nichttuberkulösen Ulcus der Blase wird durch die moderne Radiumbehandlung des Gebärmutterkrebses hervorgerufen. Es ist ebenfalls meistens inkrustiert, hat wenig Neigung zur Heilung und schließt sich gewöhnlich erst dann, wenn man mehrfach mit der Curette die sich immer wieder bildenden Belege unter Leitung des Cystoskops abgeschabt hat. Die Diagnose des Radiumulcus ist gar nicht leicht. Gewöhnlich wird naturgemäß in Anbetracht der Vorgeschichte an ein Carcinomrezidiv mit Einbruch in die Blase gedacht. Ganz abgesehen davon, daß die gynäkologische Untersuchung den normalen Status und keinen Anhaltspunkt für den Rückfall der Geschwulst ergibt, ist für das Radiumulcus gerade die starke und hartnäckige Inkrustation charakteristisch. Wie wichtig die Erkennung des Radiumulcus ist, von dem wir drei Fälle beobachtet haben, zeigt die kurze Wiedergabe einer eigenen und einer fremden Krankengeschichte (FEDOROFF).

Die Beobachtungen lehren, daß man der Anamnese genau nachgehen und namentlich bei inkrustierten Substanzverlusten an ein Radiumulcus denken soll, da anderenfalls infolge falscher klinischer Einstellung verhängnisvolle ausgedehnte und brutale Maßnahmen

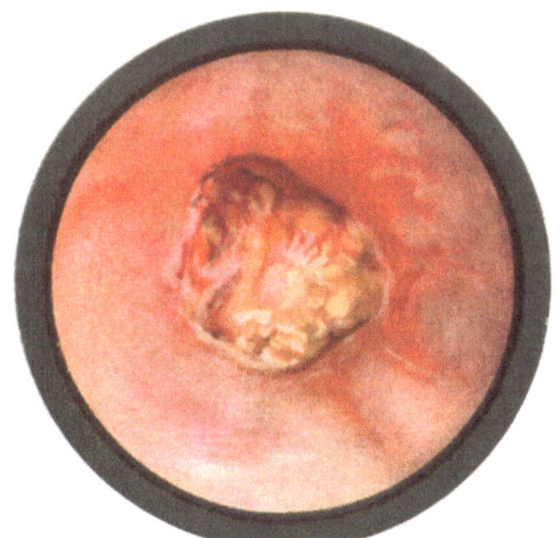

Abb. 80. Röntgenulcus der Blase nach Bestrahlung des Uterus.

bei einem Leiden ergriffen werden, welches durch einfache Curettage gewöhnlich abheilt.

Bei einem Fall von Strahlenschädigung der Blase, den wir zu beobachten Gelegenheit hatten, handelte es sich um ein Radiumulcus. Hier waren der erst 30jährigen Patientin wegen Carcinoma solidum der Portio uteri, das mikroskopisch an probeexzidiertem Material von Herrn Professor ROBERT MEYER mit Sicherheit festgestellt worden war, im April 1924 118 mg Radiumelement für 46 Stunden, im ganzen also annähernd 5500 mg Stunden Radiumelement intrauterin und vaginal verabreicht worden. Gynäkologisch trat bald eine bis heute andauernde Heilung ein, jedoch kam Patientin etwa $1^1/_2$ Jahre nach der Bestrahlung, in unsere Behandlung mit Klagen über cystitische Beschwerden.

Der Urin war sanguinolent, trübe, alkalisch und enthielt im Sediment massenhaft Erythrocyten und Leukocyten.

Cystoskopisch fand sich an der rechten Seiten- und Hinterwand der Blase eine unscharf gegen die Umgebung abgesetzte knollige Nekrose, stellenweise mit Inkrustationen bedeckt, schildförmig der in großer Ausdehnung entzündlich infizierten Blasenschleimhaut aufliegend. Die im ganzen als oberflächlich nekrotisierender Tumor imponierende Masse war von rundlicher Form, umgeben von bullösem Ödem und entsprach in ihrer Größe einem Fünfmarkstück.

Wir schwankten in der Diagnose zwischen schwerer, ulceröser Cystitis und Carcinom der Blase, stellten dann aber in der zweiten cystoskopischen Sitzung auf Grund unserer früheren Erfahrungen und unter Berücksichtigung der Anamnese die Diagnose auf „Radiumulcus" der Blase. Die Behandlung bestand zunächst lediglich in regelmäßigen Blasenspülungen mit Rivanol. Gelegentlich einer Konsultation machte uns Herr Geheimrat

Stoeckel den Vorschlag eines vorsichtigen Curettements der ulcerierenden und inkrustierenden Partien, ein Verfahren, das wir auch mit gutem Erfolg durchgeführt haben. Die Inkrustationen stießen sich ab; an Stelle der tumorartig ins Blasenlumen prominierenden Nekrosen trat eine gereinigte Geschwürsfläche zutage und die begleitende Cystitis klang ab. Die cystitischen Beschwerden sind jetzt wesentlich gebessert. Der Urin ist noch leicht trübe und enthält kein Blut mehr. Dieser und zwei weitere Fälle wurden aus meiner Abteilung veröffentlicht[1].

Fall von Fedoroff: Der Patient, ein Arzt, war zweimal wegen Blasentumors, der zunächst gutartig, im Rezidiv aber bösartig wurde, mit Sectio alta behandelt worden. Einige Zeit nach der zweiten Operation traten Hämaturien auf, und in diesem Stadium bekam Fedoroff den Patienten zum erstenmal zu Gesicht. Er fand cystoskopisch an der Hinterwand der Blase eine Ulceration mit allen wohl charakterisierten Zeichen des carcinomatösen Ulcus und beschloß Totalexstirpation der Blase. Die erste Phase der Operation, Einpflanzung der Ureteren in die vordere Bauchwand, wurde durchgeführt. Die zweite Operationsphase, Totalexstirpation der Blase, mußte wegen einer im Anschluß an die Ureterenverpflanzung auftretenden linksseitigen Pyelitis mit hohem Fieber um zwei Monate verschoben werden. Als Fedoroff dann nach Ablauf der Pyelitis in der Absicht der Totalexstirpation transperitoneal die Blase öffnete, fand er zu seinem größten Erstaunen auch nicht das geringste Zeichen von einem Ulcus, sondern eine völlig normale, nur etwas blasse Schleimhaut. Er schloß die Blase und Bauchwand wieder, der Patient genaß und Fedoroff konnte sich lange Zeit keine Erklärung für diese Spontanheilung eines krebsigen Geschwürs geben. Erst später erfuhr er dann, daß der Patient im Anschluß an die zweite Operation von der Blasenfistel aus mit Radium behandelt worden war, daß es sich also aller Wahrscheinlichkeit nach um ein Radiumulcus und nicht um ein carcinomatöses Geschwür gehandelt hat.

9. Hypertrophie der Blasenwand (Balkenblase).

Den Anblick der hypertrophischen Balkenblase haben wir bereits bei der gehirnartigen Cystitis und chronischen infizierten Retentionsblase erwähnt. Auf der Basis einer andauernden Behinderung der Urinpassage entwickelt sich eine Hypertrophie der Blasenmuskulatur, welche durch verstärkte Kraft den Urin über die verengte Stelle hinwegzupressen versucht. Die Erschwerung des Abflusses kann durch verschiedene Zustände, wie Harnröhrenstriktur, Prostatahypertrophie usw. verursacht werden oder auch, der eigentlich anatomisch-mechanischen Grundlage entbehrend, auf nervöser Basis zustande kommen (Tabes, Myelitis, spastische Spinalparalyse). Im ersten Stadium, in welchem noch die Blase durch vermehrten Muskeldruck das Hindernis zu überwinden trachtet, tritt die Hypertrophie cystoskopisch am vollkommensten hervor, während im zweiten Stadium, wo trotz vermehrter Arbeitsleistung die Blase sich nicht genügend entleeren kann und eine bedeutende Menge Restharn sich anhäuft, die Überdehnung der Blase und Auffaserung ihrer Wand sich stärker bemerkbar macht.

Die normale Blasenschleimhaut erscheint gleichmäßig glatt und zeigt nur ganz geringfügige Erhebungen im retrotrigonalen Teil des Blasenbodens und beim Übergang vom letzteren zur Hinterwand. Diese Erhebungen können sich bei vorgerücktem Alter namentlich in der männlichen Blase zu balkenartigen Vorsprüngen steigern und damit der gleich zu besprechenden pathologischen Muskelhypertrophie ähneln. Die Muskelbalken, welche der Blase ein eigenes Aussehen und eigenen Namen geben, entstehen als Folge der Arbeitshypertrophie zur Überwindung eines der Urinentleerung entgegenstehenden Hindernisses mechanischer oder spastischer Natur. Anfangs zeigt sich die Hypertrophie in Gestalt leicht vorspringender Leisten, welche vorzugsweise hinter den Ureteren und am unteren Teil der Blasenhinterwand auftreten. Sie sind im ersten Beginn halbrunde helle, dicht unter der normalen Schleimhaut gelegene Bänder, verlaufen zunächst einander parallel und gewöhnlich in der

---

[1] Zeiss: Z. Urol. 1927.

Längsrichtung des Organs. Die Schleimhaut selbst über ihnen ist normal, häufig sogar auffallend blaß und gefäßarm. Später nehmen die Bänder an Stärke und an Zahl zu, springen steil und schroff als scharfe Leisten in die Blase vor, auf dem Kamm weiß, an den abfallenden Seitenflächen durch

Balkenblase.

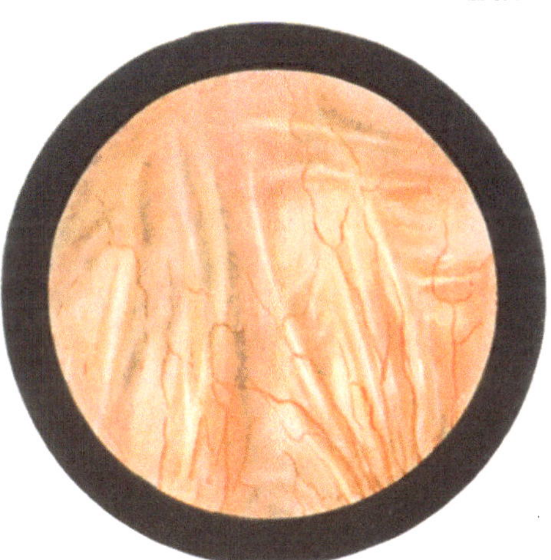

Abb. 81. Beginnende Balkenblase bei Tabes. Aufblätterung der verdünnten und überdehnten Muskulatur.

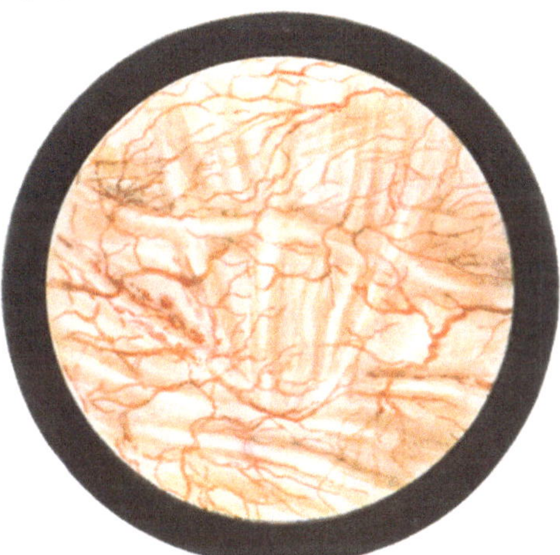

Abb. 82. Stärkere Entwicklung der Muskulatur und des Gefäßnetzes bei beginnender Prostatahypertrophie.

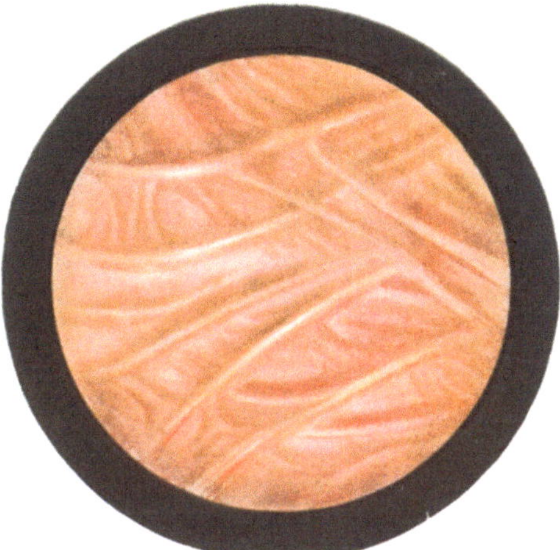

Abb. 83. Balkenblase mit entzündlicher Injektion der Blasenschleimhaut.

Beschattung dunkel. Gleichzeitig hypertrophiert auch die in querer Richtung verlaufende Muskelschicht, so daß ein Netzwerk sich kreuzender Balken entsteht, zwischen denen Einsenkungen liegen. Die eingefriedeten Räume sind je nach der Schnittrichtung der umgrenzenden Muskelbalken eckig, polygonal oder rund und je nach der Höhe der umgrenzenden beschattenden Balken dunkelrot bis schwarz. Wegen ihrer Tiefe bezeichnet man sie im letzteren Falle als *Pseudodivertikel*. Die Pseudodivertikel können so zahlreich sein, daß sie dicht nebeneinander liegen und der Blasenwand ein wabenartiges Aussehen geben. In diesem vorgeschrittenen Stadium verändert sich auch die Schleimhaut, selbst wenn sie, nicht von Infektion befallen, aseptisch bleibt. Sie wird gleichfalls hypertrophisch dicker, wechselt aus dem Weiß des ersten Stadiums

Balkenblase.

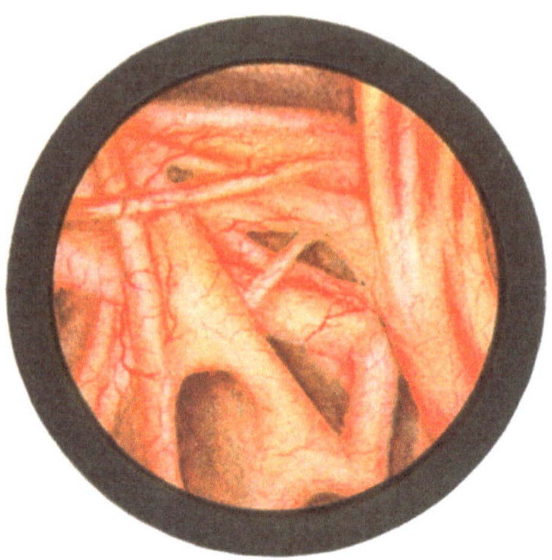

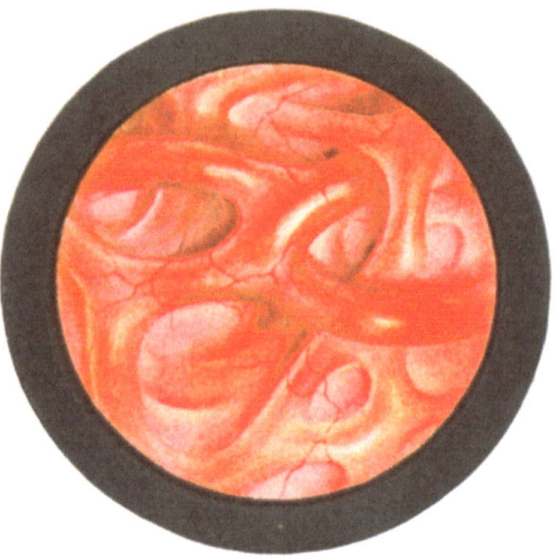

Abb. 84. Mächtige Muskelbalken. Die Einfriedigungen zwischen den Muskelbalken (erworbene oder Pseudodivertikel) werden überschattet und erscheinen dunkel.

Abb. 85. Flechtwerk aus hypertrophischen Muskelbalken. Entzündliche Injektion.

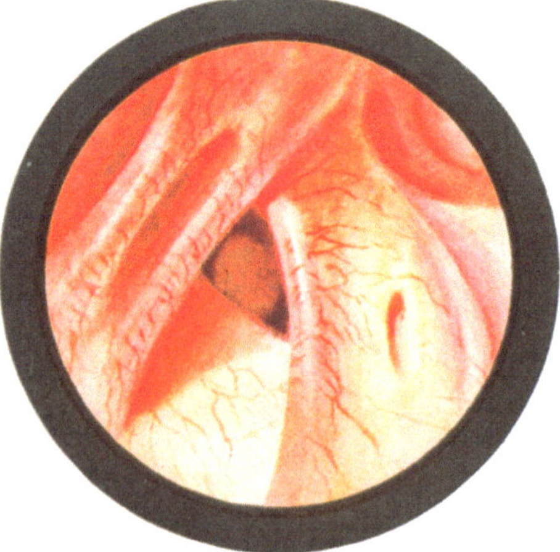

Abb. 86. Muskelbalken aus der Nähe betrachtet. In der linken Hälfte des Gesichtsfeldes eine Harnleitermündung.

in ein Graurot über und enthält stärkere Gefäße als früher. Tritt eine Cystitis hinzu, so entsteht das Bild der infizierten Retentionsblase mit allen ihren mannigfachen Erscheinungen, eitrigen Belägen und Klumpen, welche sich mit Vorliebe in den Vertiefungen zwischen den hypertrophierten Muskelbalken niederschlagen, mit Verdickung und Rauhigkeit der Schleimhaut, intensiver Röte, Verschwinden der Gefäßstruktur usw. Wenn kein mechanisches Hindernis als Ursache der Balkenblase auffindbar ist, muß man an Tabes denken, bei welcher die Muskelhypertrophie der Blase oft als Frühsymptom auftritt, ehe andere Anzeichen die Krankheit verdeutlichen. Hier in der Großstadt erweisen sich in jedem Jahr eine Anzahl falscher Prostatiker als Tabiker.

Da bei der Tabes die Überdehnung der Blase für den Patienten beschwerdelos verläuft und ihn nicht zu vermehrter Arbeitsleistung reizt, so zeigt das cystoskopische Bild im ersten, nicht infizierten Stadium nach meiner Ansicht weniger eine Hypertrophie, als eine Aufblätterung der Blasenmuskulatur mit außerordentlich feinen, dünnen, fast fadenartigen, sich kreuzenden Bündeln. Dementsprechend erscheinen die zwischenliegenden Partien als seichte Täler in leichter brauner Abtönung, aber nicht schwarz wie echte Divertikel.

Bei der echten Balkenblase kann sich ein Pseudodivertikel an das andere reihen. Die Orientierung ist in der Balkenblase insbesondere bezüglich der Uretermündungen sehr erschwert, welche einem Divertikel ähneln oder von einem vorspringenden Muskelbalken verdeckt sein können. Seltener zeigt sich die Balkenblase in Form eines Flechtwerks mit leicht geschwungenen, untereinander verschlungenen, rundlich verlaufenden Muskelfasern.

Die Balkenblase ist unverkennbar und mit anderen Zuständen nicht zu verwechseln. *Bei mangelhafter Füllung der Blase kann die normale Schleimhaut sich in eine an Balkenblase erinnernde Falte legen. Hier läßt sich durch ausreichende Füllung des Blasenhohlraums die normale Gestaltung ohne trabekuläre Leisten herstellen.* Die Erhebungen sind aber in diesem Falle keine scharfen Leisten, sondern mehr breite, flache Wülste. Außerdem erkennt man die mangelhafte Ausdehnung der Blase leicht an der engen Gestaltung des Blaseninnern, an der geringen Ureterendistanz und an der Nähe der Blasenwand bei jeder Stellung des Spiegels.

Bisweilen gelingt es, durch die einfache cystoskopische Untersuchung zu ermitteln, daß die Ursache der Muskelhypertrophien auf eine Tabes oder einen anderen myelitischen Prozeß zurückzuführen ist. SCHRAMM hat ein nach ihm benanntes am Sphincter ausgebildetes Phänomen beschrieben, welches bei positivem Befund als fast sicherer Beweis für eine zentrale Erkrankung des Nervensystems gelten kann. Das Fehlen des SCHRAMMschen Phänomens schließt aber eine zentrale medulläre Erkrankung nicht aus.

Das SCHRAMMsche Phänomen besteht darin, daß man mit dem normalkalibrigen Untersuchungscystoskop in der hinteren Harnröhre den Colliculus auffinden und daß ein rinnenartiger Spalt von der unteren Kontur des Sphincters ausgehend, ein Stück in die Urethra hinein vordringt (Colliculusphänomen, Rinnenphänomen). Wer einmal das SCHRAMMsche Phänomen beachtet und gesehen hat, wird seinen charakteristischen Anblick nicht mehr vergessen. Einer Schneebeere ähnlich ist der Colliculus mit seinen Ausführungsgängen hinter dem Sphincter in der Harnröhre sichtbar inmitten einer spitz zulaufenden, mit der Spitze nach vorn gerichteten Rinne. Zahlreiche Nachprüfungen haben ergeben, daß der positive Nachweis des SCHRAMMschen Phänomens mit Sicherheit das Bestehen oder den Beginn einer zentralen medullären Erkrankung beweist, obwohl sich bisweilen zunächst keine anderen Symptome für die Erkrankung des Rückenmarks oder Gehirns nachweisen lassen und erst später hervortreten.

Ich gebe kurz ein Beispiel für die Wichtigkeit des SCHRAMMschen Phänomens wieder: Ein Herr, bei welchem ein Blasenpapillom durch Thermokoagulation beseitigt wurde, findet sich zur angegebenen Zeit zur Nachuntersuchung ein. Die Nachuntersuchung ergibt, daß der Tumor restlos entfernt ist. Ich bemerke beim Herausziehen des Cystoskops rein zufällig am Sphincter das SCHRAMMsche Phänomen. Ich überweise den Patienten ohne weitere Untersuchung einem bekannten Neurologen. Sein Urteil lautet sofort: tabische Erkrankung mit allen dieser Erkrankung entsprechenden Mängeln der Sehnenreflexe.

10. Krankhafte Veränderung der Harnleitermündung. Pyurie und Hämaturie.

Das einseitige Fehlen einer Uretermündung ist ebenso selten wie der einseitige kongenitale Mangel einer Niere. Bevor man sich auf Grund der cystoskopischen Beobachtung zu der Annahme eines einseitigen Harnleitermangels entschließt, muß man alle Möglichkeiten zur Auffindung eines verborgenen Ureterostiums erschöpfen. Es ist notwendig, mit großer Sorgfalt nach den Harnleiterwülsten auszuspähen, die Flächen der Hügel genau zu betrachten und Stellen, die einer Harnleitermündung ähneln, mit der Harnleitersonde anzugehen zwecks Entscheidung, ob sie die Sonde aufnehmen oder nicht. Ferner wird man genau auf contractile Bewegungen der Blasenwand an den Stellen achten, an denen man der Lage nach den Harnleiter vermuten sollte, da die Harnleitermündung in dem Augenblick, wo sie von der Ureterperistaltik erfaßt und aufgesperrt wird, am besten sichtbar ist. Endlich wird man die Chromocystoskopie zur Nachforschung heranziehen, dem blauen Urinstoß folgen und bisweilen finden, daß, wenn die Harnleitermündung auch hinter einer Falte, einer Geschwulst oder einem entzündlichen Hügel unsichtbar verborgen ist, man doch aus dem sekretorischen Urinstoß auf ihre Existenz und die einer arbeitenden Niere schließen kann. Bei wirklichem Fehlen einer Niere mit dem dazu gehörigen Harnleiter oder angeborener Verkümmerung einer Niere mit Ureteraplasie fehlt nicht selten die entsprechende Hälfte des Trigonums, eine cystoskopische

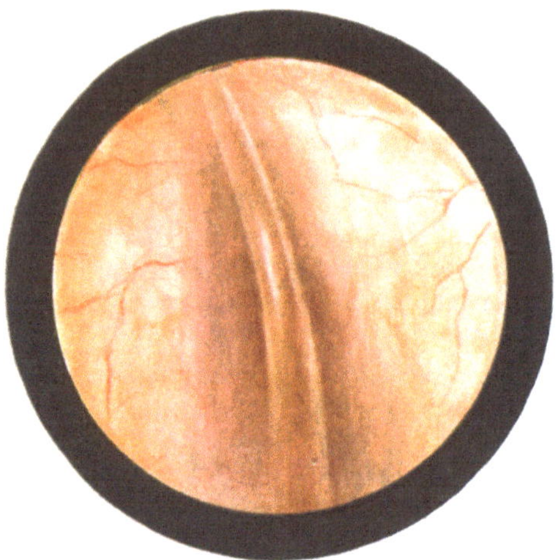

Abb. 87. Eigentümlich in die Blase vom Scheitel nach dem Blasenboden vorspringende scharfe Falte bei angeborenem Fehlen der linken Harnleiteröffnung. Die Falte ist in dem Teil ausgebildet, wo der linke Harnleiter zu suchen ist, aber fehlt.

Wahrnehmung, welche den Verdacht auf die oben beschriebene Mißbildung lenkt.

Viel häufiger als das Fehlen einer Harnleitermündung ist ihre Verdoppelung oder Vervielfachung. Zwei wohl ausgebildete Uretergrübchen können, nebeneinander gelegen, die Ausgänge eines völlig gedoppelten oder eines nur in seinem unteren Abschnitt gegabelten Harnleiters darstellen. Von dem doppelten Ostium wird blaugefärbter Urin ausgestoßen, und zwar gleichzeitig, wenn ein Harnleiter einen doppelten Ausgang besitzt, abwechselnd, bald durch das eine, bald durch das andere Ostium, wenn die Harnleiter in ganzer Länge gedoppelt sind und zu einem doppelten Nierenbecken gehören. Unter diesen Umständen kann die Sekretion aus den beiden Ostien zeitlich ganz verschieden in Intervallen von 20 und 30 Sekunden erfolgen. Im übrigen lassen sich diese anatomischen Variationen durch Röntgenaufnahme bei eingeführtem Wismutkatheter und Pyelographie sicherstellen. Wenn aus dem einen Ostium gar keine Sekretion erfolgt, so müssen wir annehmen, daß es obliteriert und nur als Grübchen angedeutet, aber keine echte Harnleitermündung ist, wie ihre benachbarte Schwesteröffnung (s. Abb. 46), es sei denn, daß der zugehörige

Harnleiter und Nierenabschnitt durch Krankheit zerstört ist. Die doppelten Harnleitermündungen können nebeneinander oder weit voneinander getrennt liegen, so daß die eine an der normalen Stelle des Trigonums sich in die Blase öffnet, die andere z. B. dicht am Sphincter oder auch vor dem Sphincter in die Urethra sich öffnet. An tatsächlichen und echten Harnleitermündungen sind auf einer Seite drei und mehr beobachtet worden, ein allerdings überaus seltenes Ereignis.

Häufiger, obwohl immer noch selten, ist die angeborene Verengerung eines oder beider Ureterostien. Die Folge dieser Stenose ist, daß der Urin sich in dem Harnleiter unmittelbar vor der Blasenmündung staut und den unteren Teil

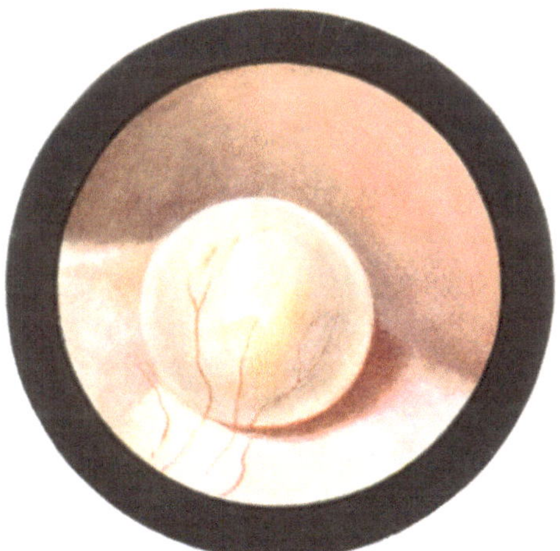 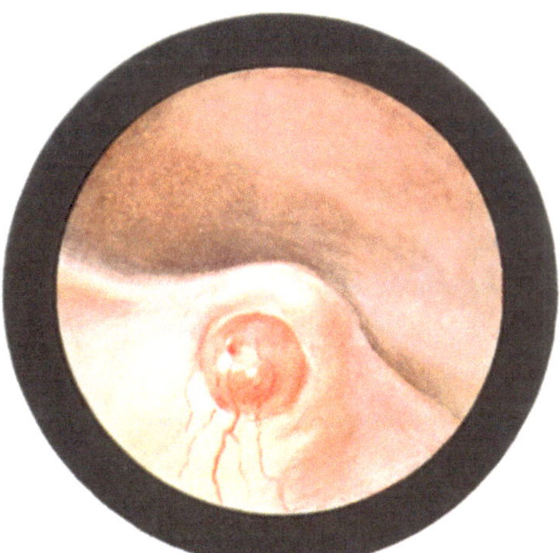

Abb. 88 [1]. Cystischer Prolaps des Harnleiters. Im Augenblick der Ureterkontraktion und des austretenden Urinstrahls wird die Schleimhaut nach Art einer Schusterkugel vorgewölbt. Auf der Kugel ist die kleine Uretermündung sichtbar.

Abb. 89. Dieselbe Harnleitermündung in Ruhestellung. Der ganze Prolaps ist in die stark erweiterte Harnleiteröffnung zurückgesunken. Man sieht in das rote Schleimhautrohr hinein.

des Harnleiters cystenartig ausweitet. Oder es kann unter dem Druck des gestauten Harnes zu einem Vorfall der Schleimhaut kommen, welche sich während der Ureterkontraktion wie eine Schusterkugel oder eine Schweinsblase glasig, rund und leicht bläulich schimmernd, aus der Uretermündung vorwölbt. Der Urin tritt aus einem kleinen Schlitz, welchen die Kugel aufweist, in dünnem Strahl unsichtbar heraus. Nach der Kontraktion und der Urinentleerung fällt die Schleimhaut in das Ureterrohr wieder zurück und bleibt dort wie ein zusammengefallener Sack liegen. Diese blasenartige Ausstülpung aus dem Ureterostium findet sich nur in weit vorgeschrittenen Fällen. Im ersten Beginn ist nur eine beträchtliche, sackartige Erweiterung des intramuralen Ureterabschnittes während der Ureterkontraktion nachweisbar. Zu einem kugelartigen Schleimhautvorfall kommt es im Anfangsstadium nicht. Da die Ursache der cystischen Erweiterung, die zu kleine Ureteröffnung, für das Auge wie für die Thermokoagulationssonde des Cystoskopikers gut erreichbar ist, so genügt zur Beseitigung dieses nicht selten doppelseitigen und für die Existenz der Nieren infolge der Rückstauung von Urin höchst bedrohlichen Leidens eine Spaltung des Harnleitermundes. Sobald der Urin sich ungehindert aus dem

---

[1] Ich verdanke die Beobachtung dieses ungewöhnlich charakteristischen Falles Herrn Dr. FELIX JACOBI.

erweiterten Harnleiter entleeren kann, wird der Schleimhautsack nicht mehr vorgetrieben. Damit ist auch die Gefahr des Rückschlages in das Nierenbecken und die Nierenkelche und der Druckatrophie und Infektion ausgeschaltet.

Am häufigsten greifen Infektionen aus dem Blasenhohlraum durch direkten Kontakt auf die Harnleitermündung über. Sowohl bei akuter wie bei chronischer

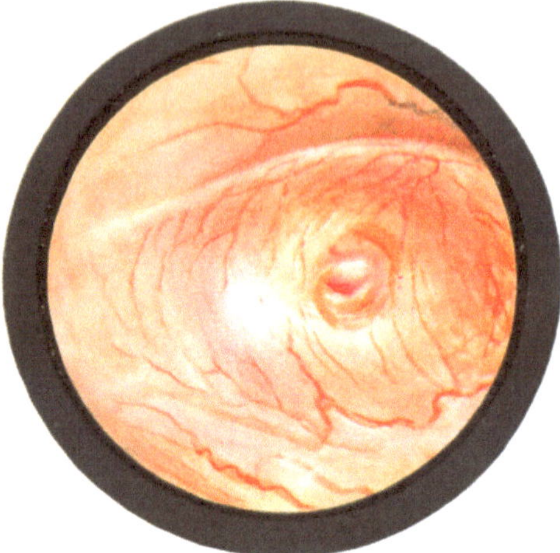

Abb. 90. Beginnender Prolaps einer Uretermündung.

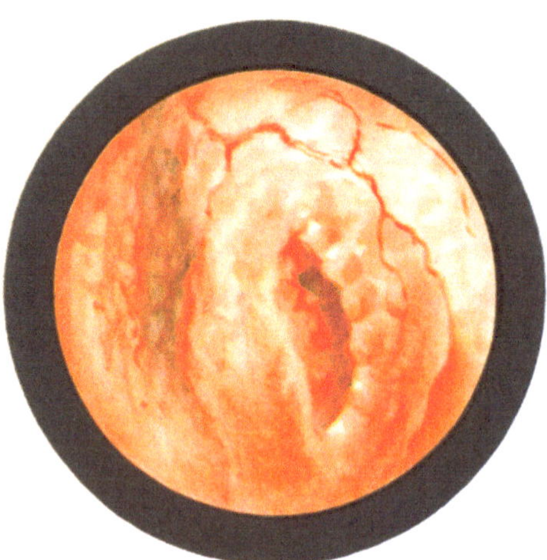

Abb. 91. Lange bestehende chronische Cystitis und Pyelitis. Der Ureter steht klaffend auf und zeigt sein rötliches Schleimhautrohr. Die Wand des Rohrs ist starr und infiltriert.

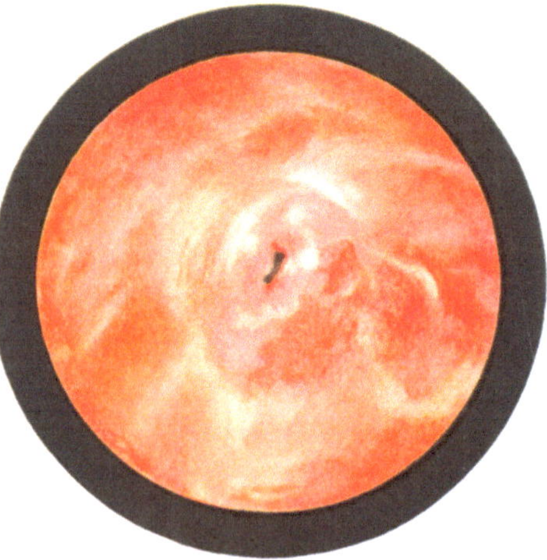

Abb. 92. Subakute Cystitis. Die Ureteröffnung selbst ist nicht verändert.

Cystitis sieht man häufig die Schleimhaut in der Umgebung der Harnleitermündung entzündet, gerötet, geschwollen oder eitrig belegt. Wenn man bei der Kontraktion des Harnleiters unter diesen Verhältnissen in das Ureterrohr hineinblickt, so fällt dem Beobachter die intensive Röte der Harnleitermucosa auf. Trotzdem ist ein Aufsteigen des infektiösen Prozesses in das Ureterrohr und in das Nierenbecken sehr selten, weil die Urinsekretion der Ansiedlung von Bakterien herausschwemmend entgegenwirkt. Erst wenn die Harnleitermündung längere Zeit durch entzündliche Prozesse verschwollen und verengt ist, wenn die Aktion des Ureters sich nicht regelmäßig abwickeln kann und

Uretermündungen.

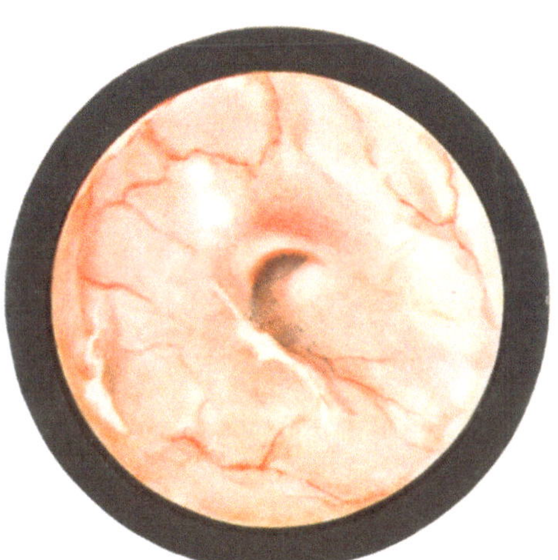

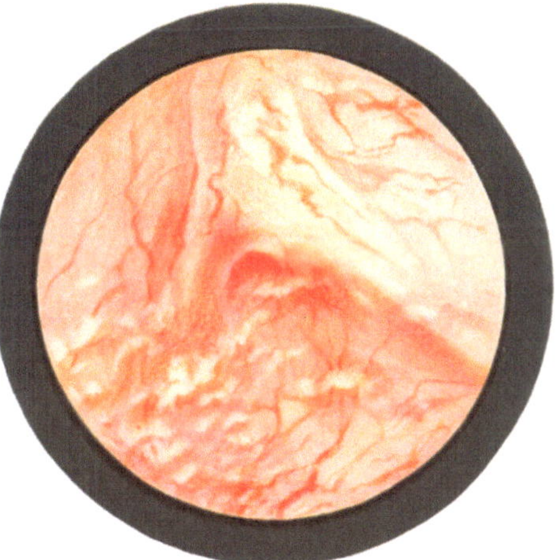

Abb. 93. Leichte Rötung einer Uretermündung bei akuter eitriger Cystitis.

Abb. 94. Fibrinöse Flocken in der Nähe einer Uretermündung.

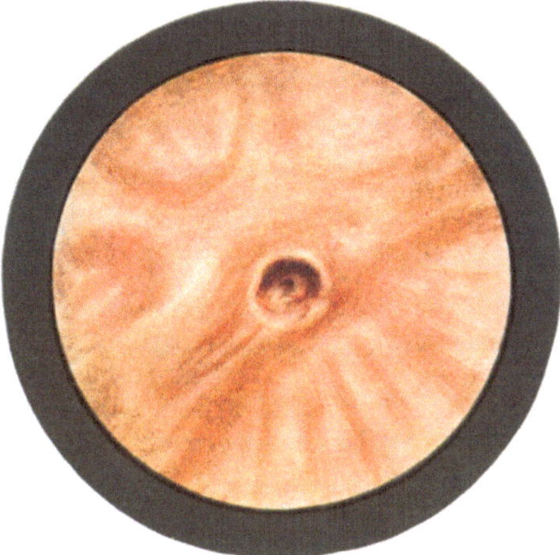

Abb. 95. Scharf ausgestanzte Uretermündung. Man sieht, daß dicht oberhalb dieser breiten Mündung das Ureterrohr nur ein kleines punktförmiges Lumen hat. Die Uretermündung gehörte zu einer Hydronephrose, welche exstirpiert wurde.

durch die Schwellung erschwert wird, wenn es zur Stauung des Urins im Harnleiter und Nierenbecken kommt, wird der Auftrieb der Infektion in die Niere begünstigt. Ebenso können langwierige, Jahre und Jahrzehnte anhaltende cystitische Prozesse sklerosierend auf die Harnleitermündung übergreifen und der Infektion die Tür zum Aufstieg in die Niere öffnen. Wir finden alsdann den Harnleiter weit geöffnet mit auseinanderstehenden Lefzen, welche sich

6*

auch in der Ruhepause nicht zusammenlegen, dick gewulstet und leicht gebuckelt sind, wie die Schleimhaut der chronischen Cystitis. In dem offenen Harnleiterrachen erblickt man ebenfalls eine braunrote, verdickte Schleimhaut (s. Abb. 91). Oder die Harnleitermündung erscheint selbst im Ruhezustand wie der Eingang zu einem erworbenen Divertikel, d. h. tiefschwarz. Da sich solche Erkrankungen des Harnleiterendes auf der Basis einer Cystitis mit Vorliebe in den Retentionsblasen von Tabikern, Strikturkranken oder Prostatikern entwickeln, in denen die Bildung erworbener Divertikel sehr häufig ist, so ist es vielfach unter den zahlreichen Öffnungen, welche das Auge des Cystoskopikers im Blasengrunde vorfindet, zunächst unmöglich, die stark erweiterte Harnleitermündung herauszufinden. Solange sie durch den Entzündungsprozeß

Uretermündungen.

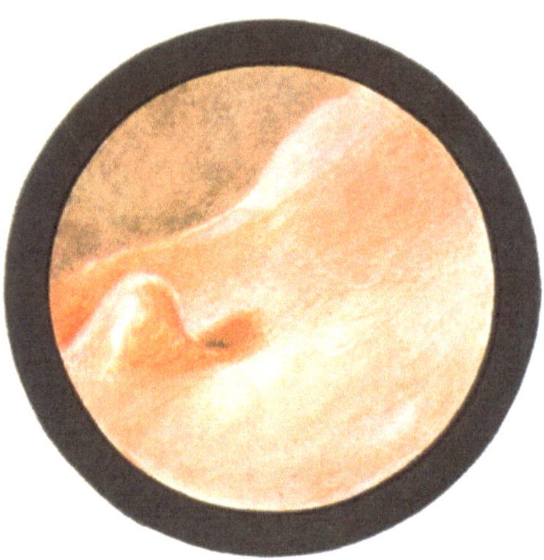

Abb. 96. Pyramidenähnliche Auftreibung neben der Uretermündung.

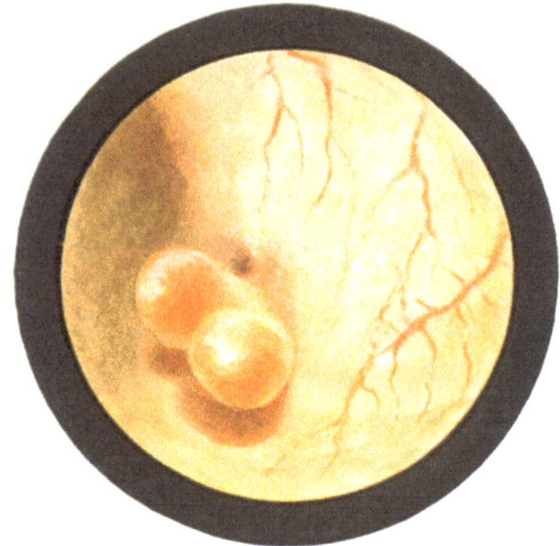

Abb. 97. Bohnenähnliches, polypöses Gebilde unterhalb der Uretermündung. Beide Neubildungen (in Abb. 96 u. 97) sind entzündlicher Natur und dem bullösen Ödem verwandt.

noch nicht erstarrt, sondern bewegungsfähig und contractil geblieben ist, wird ihre Auffindung gelegentlich der Uretertätigkeit für ein geübtes Auge möglich sein. Ist sie aber bereits zu einem klaffenden, unbeweglichen, harten Spalt erstarrt, von zahlreichen Divertikeln umgeben, von chronischen Entzündungsprozessen um- und überlagert, von vorspringenden Muskelbündeln verdeckt, so kann ihre Auffindung sehr schwierig und ohne Färbung des Urins durch Indigcarmin unmöglich sein. Einmal aufgefunden, ist ihr Aussehen sehr charakteristisch und sehr lehrreich und ein Wegweiser für andere gleich schwierige Fälle. Wer wiederholt derartige Fälle gesehen hat, dem wird die Beobachtung durch zunehmende Erfahrung und die Auffindung der Harnleiter, welche anfangs für unmöglich gehalten wird, leichter erscheinen. Man gewöhnt sich daran, unter den vielen zunächst anscheinend gleichmäßigen und gleichförmigen Vertiefungen die Harnleitermündung an einer Spur von Kontraktion, an einem leicht dunkelroten Schimmer des inneren Schleimhautrohrs, an den Flüssigkeitsschleifen des ausströmenden Urins ausfindig zu machen.

Seltener greifen akute infektiöse Erkrankungen der Niere auf die Harnleitermündung über. Es ist ganz auffällig, wie großen, jahrelang bestehenden

Pyonephrosen ganz normale zarte Harnleitermündungen ohne erhebliche Gefäßinjektion entsprechen können. Dagegen habe ich wiederholt bei der akuten

Blasen- und Harnleitertuberkulose.

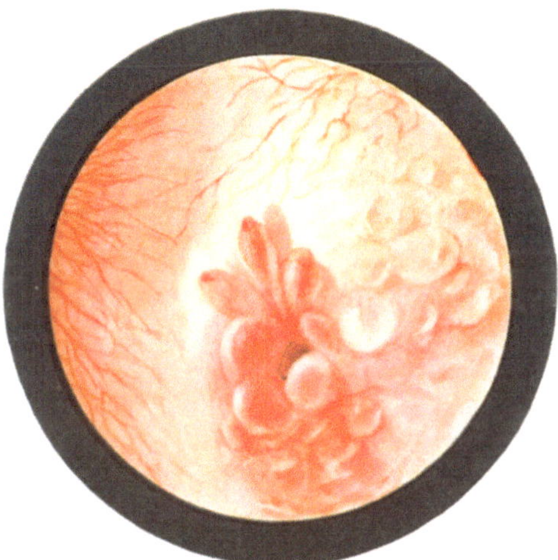

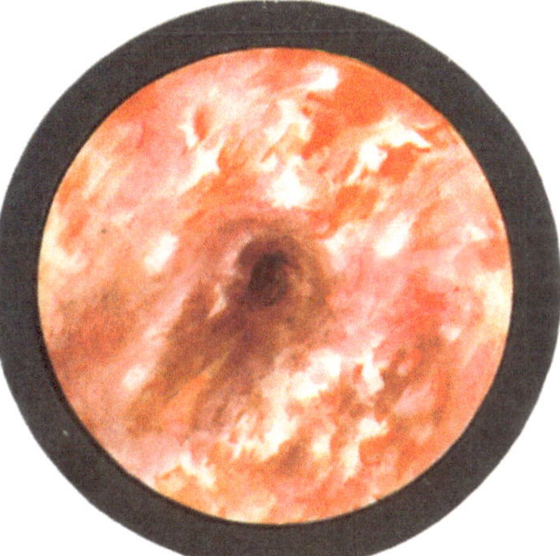

Abb. 98. Bullöses Ödem ganz isoliert um eine
Harnleitermündung bei beginnender Nierentuberkulose. Differentialdiagnostisch kommt nur ein dicht
oberhalb der Blase im Harnleiter eingeklemmter
Stein in Betracht.

Abb. 99. Tuberkulöser, lochartiger Harnleiter
mit blutdurchtränkter Schleimhaut in der
Umgebung und eitrigen Belägen.

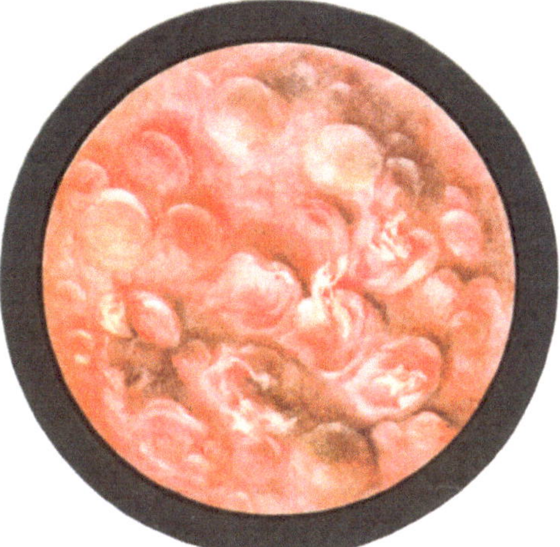

Abb. 100. Zerfall des bullösen Ödems bei Tuberkulose. Die vordere Wand der bullösen Kugeln ist
zerplatzt. Die Fetzen, vermischt mit eitrigem Sekret, hängen aus dem durch das Abplatzen der vorderen Wand nunmehr napfförmigen Gebilde heraus. Im weiteren Verlaufe entwickelt sich an Stelle
der ursprünglichen Blase ein regelrechtes Geschwür. In Abb. 98 und 100 sind alle Stadien, die gut
erhaltenen Blasen, die eiternden Näpfe und die fertige Geschwürsfläche sichtbar.

Pyelitis eine frische, entzündliche Injektion des zugehörigen Ureterostiums
gesehen.

Ganz anders oder vielmehr geradezu umgekehrt liegen die Verhältnisse
bei der Tuberkulose der Niere. Hier kann bei beginnender geringfügiger

Herderkrankung im Parenchym oder in den Kelchen bereits eine ausgesprochene ulceröse Veränderung der Harnleitermündung bestehen. Das herabrinnende, tuberkulös-eitrige Sekret haftet offenbar lange und konzentriert in der Gegend des Ureterostiums und ruft dort Schleimhautzerstörungen, Entzündung, miliare Tuberkel oder Blutung hervor. Am häufigsten zeigt sich die Tuberkulose des Ureterostiums als kraterförmige Erweiterung. Das Ostium verliert seine runde oder längliche Form, wird zackig, starr und dauerhaft klaffend. Der Ureterwulst verschwindet und die Uretermündung zieht sich, wie wenn von der Niere aus rückwärts an ihr gezogen würde, hinter das Niveau der Blase trichterartig zurück (s. Abb. 72 und 73). Dazu kommen noch die bereits beschriebenen für Tuberkulose charakteristischen Schleimhautveränderungen einzeln oder in ihrer Gesamtheit. Wer häufiger eine vorgeschrittene tuberkulöse Erkrankung

Blasen- und Harnleitertuberkulose.

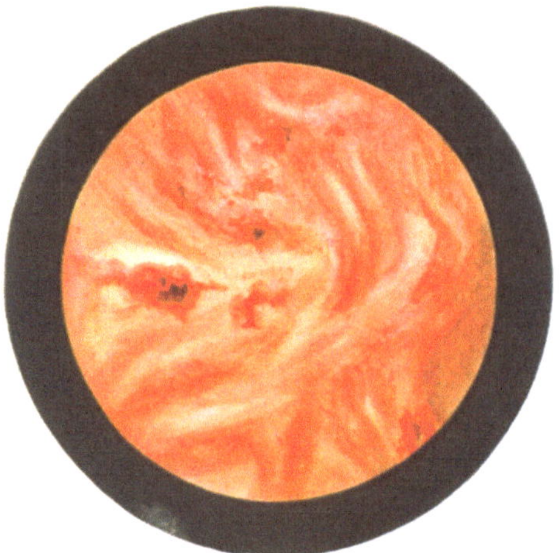

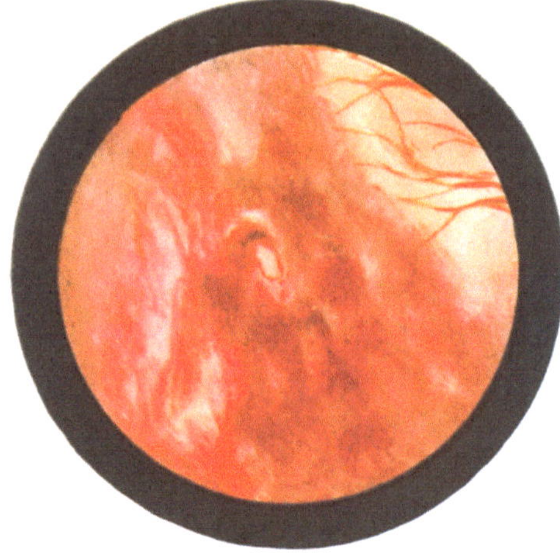

Abb. 101. In Heilung begriffene tuberkulöse Blasenschleimhaut mit beginnender Narbenbildung (links und im Zentrum) und kleinen Schleimhautblutungen.

Abb. 102. Die in Abb. 99 abgebildete Harnleitermündung 4 Monate nach Entfernung der tuberkulösen Niere. Die Harnleitermündung nimmt ihre normale Form an. Die hämorrhagische Verfärbung schwindet. Die normale Gefäßinjektion stellt sich langsam ein.

des Ureterostiums gesehen hat, wird beim ersten Anblick keinen Zweifel über die Art der Erkrankung hegen. Schwieriger ist es schon, die tuberkulöse Erkrankung zu erkennen, wenn sie in atypischer Form auftritt. So zeigt sie sich bisweilen einzig und allein in einem umschriebenen bullösen Ödem des Ureterendes. Aber gerade diese eigentümliche Lokalisation des bullösen Ödems, dessen Ansiedlung sich auf den kleinen Raum einer Ureterenmündung und deren Umgebung beschränkt, muß den Beobachter stutzig machen. Wenn man Gelegenheit hat, einen solchen beginnenden Fall fortlaufend weiter zu beobachten, so klärt sich die Krankheit durch die Veränderung des cystoskopischen Bildes in den nächsten Monaten auf. Die Blasen des bullösen Ödems platzen auf, ihre Vorderwand fällt ab, und es erscheint an Stelle der einzelnen Blase ein rundes oder ovales, napfartiges Ulcus, an dessen eitrigen Rändern noch die Fetzen der zerfallenen Vorderwand haften. Neben völlig intakten, durchsichtigen Ödemblasen kann, wie wenn sich Mottenfraß in ein Tuch eingenistet hat, ein derartiges Ulcus neben dem anderen liegen, welche sämtlich aus geplatzten und geschwürig zerfallenen Ödembläschen hervorgegangen sind. Dazu gesellt sich noch die samt-artige, sehr charakteristische Veränderung der Schleimhaut. So ulceriert all-mählich die Harnleitermündung mit ihrer Umgebung.

Pathologische Uretermündungen.

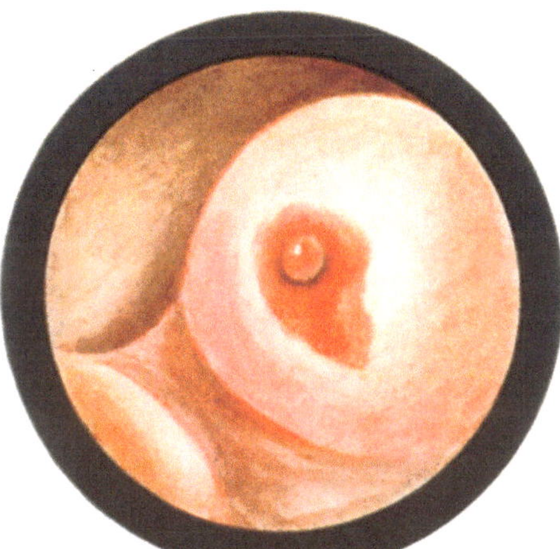

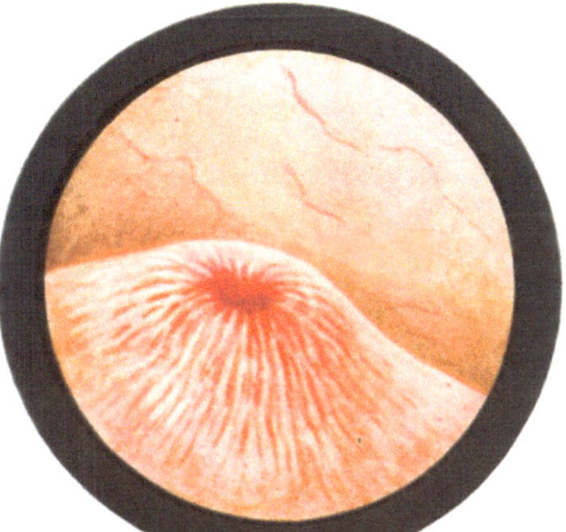

Abb. 103. Im intramuralen Teil des Harnleiters ist röntgenologisch ein Stein nachweisbar. Der Ureter ist ballonartig aufgebläht infolge trau-matisch entzündlicher Wirkung. Die glasig ge-quollene Schleimhaut ist wie eine Perle prolabiert.

Abb. 104. Durch Thermokoagulation veränderte Uretermündung, um welche ein Blasenpapillom gesessen hat. Die Schleimhaut ist durch Furchen, deren Entstehung auf narbige Veränderung zurück-zuführen ist, durchzogen. Die Narbenkontraktion der äußeren Schleimhaut sperrt die Harnleiter-mündung leicht auf. Gefäße sind auf dem narbigen Ureter nicht mehr sichtbar.

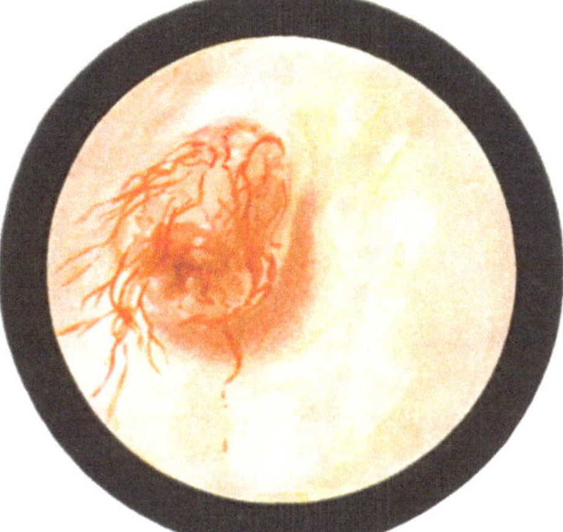

Abb. 105. Durch Thermokoagulation eines Blasenpapilloms veränderte Uretermündung. Hier haben sich genau die umgekehrten Folgen eingestellt wie in Abb. 104. Die Uretermündung springt mamillenartig in die Blase vor und ist von einem abnorm entwickelten Gefäßsystem durchzogen.

Seltener äußert sich die tuberkulöse Erkrankung des Harnleiterostiums als miliare Aussaat rings um eine im übrigen wenig veränderte Öffnung.

Ein ähnliches umschriebenes bullöses Ödem des Harnleiters und seiner Umgebung kann auch durch einen im unteren Harnleiterende eingeklemmten

Stein verursacht werden. Selten ist er so gelegen, daß er mit der Spitze in das Blasenlumen hineinragt und gesichtet werden kann. Häufiger steckt er noch im intramuralen Teil und verursacht hauptsächlich durch den traumatischen Reiz und die Zirkulationsstörung das eigentümlich lokalisierte bullöse Ödem. Hier kann man differentialdiagnostisch gegenüber einer beginnenden Tuberkulose im Zweifel sein, wird aber mehr zur Annahme eines Steines dadurch hingelenkt, daß die Entzündungserscheinungen viel lebhafter und akuter bei der Steineinklemmung sind, als bei der beginnenden Tuberkulose. Im übrigen ist die bullöse Entartung des Ureterendes bei der Tuberkulose ungewöhnlich, so daß der Wahrscheinlichkeit nach der eingeklemmte Stein im Zweifelsfalle mehr als Ursache in Betracht kommt. Ein Symptom kann sofort die Steinklemmung unverkennbar machen: der entzündliche Vorfall der Ureterschleimhaut (s. Abb. 103). Ihn findet man bei der Steineinklemmung häufig, bei der Tuberkulose nie. Im übrigen wird die Röntgenaufnahme jeden diagnostischen Zweifel beseitigen können, während der Ureterenkatheterismus unter diesen Umständen gewöhnlich versagt, da sowohl der eingeklemmte Stein wie die

Hämaturie.

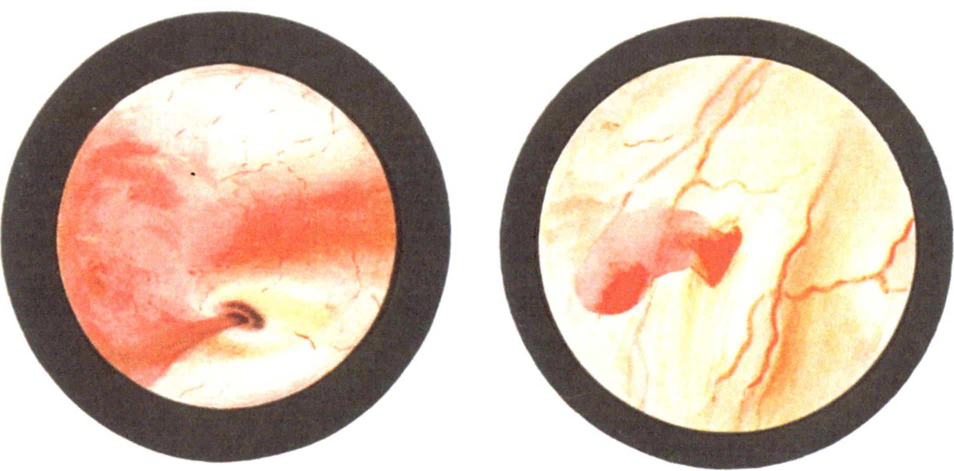

Abb. 106.   Abb. 107.

Abb. 106 und 107. In beiden Bildern ist die Hämaturie wegen der starken Blutbeimischung deutlich sichtbar. Wenn der Urin leicht rosa verfärbt ist, hebt der Blutgehalt sich von dem rötlichen Hintergrund matt ab und ist nur für den erfahrenen Beobachter so lange erkennbar, als der Blaseninhalt noch nicht rötlich gefärbt ist. In Abb. 106 sieht man, wie der Blutstrahl gegen die Blasenwand prallt und von ihr zurückgeworfen im Hintergrund noch einmal durch das Gesichtsfeld zieht.

Schwellung auf tuberkulöser Basis der Einführung eines Katheters Widerstand entgegenbringen.

So selten primäre Geschwülste am unteren Teil des Harnleiters ihren Sitz haben, so oft wird die Harnleitermündung sekundär durch wachsende Blasen- oder Genitalgeschwülste in Mitleidenschaft gezogen. Die Papillome sprießen mit Vorliebe in der Harnleitergegend auf und umwachsen die Mündung (siehe Abb. 135), welche verdeckt, nur durch den gefärbten Urinstrahl, wenn er mitten aus der Papillommasse herausspritzt, der Lage nach erkenntlich, aber selbst nicht gesichtet wird. Noch häufiger wird der Harnleiter vom Carcinom der Blase an seinem vesicalen Ende umwachsen und verdeckt.

Die Beseitigung von Papillomen, welche der Schleimhaut des Harnleiterwulstes aufsitzen, hinterläßt bisweilen deutliche und sehr verschieden geformte

Spuren in der Wand des Harnleiters, bisweilen geht die Entfernung spurlos an der Schleimhaut vorüber. Weshalb diese offenbar auf narbige Degeneration zurückzuführenden Veränderungen einmal sich einstellen und das andere Mal

Pyurie der Niere.

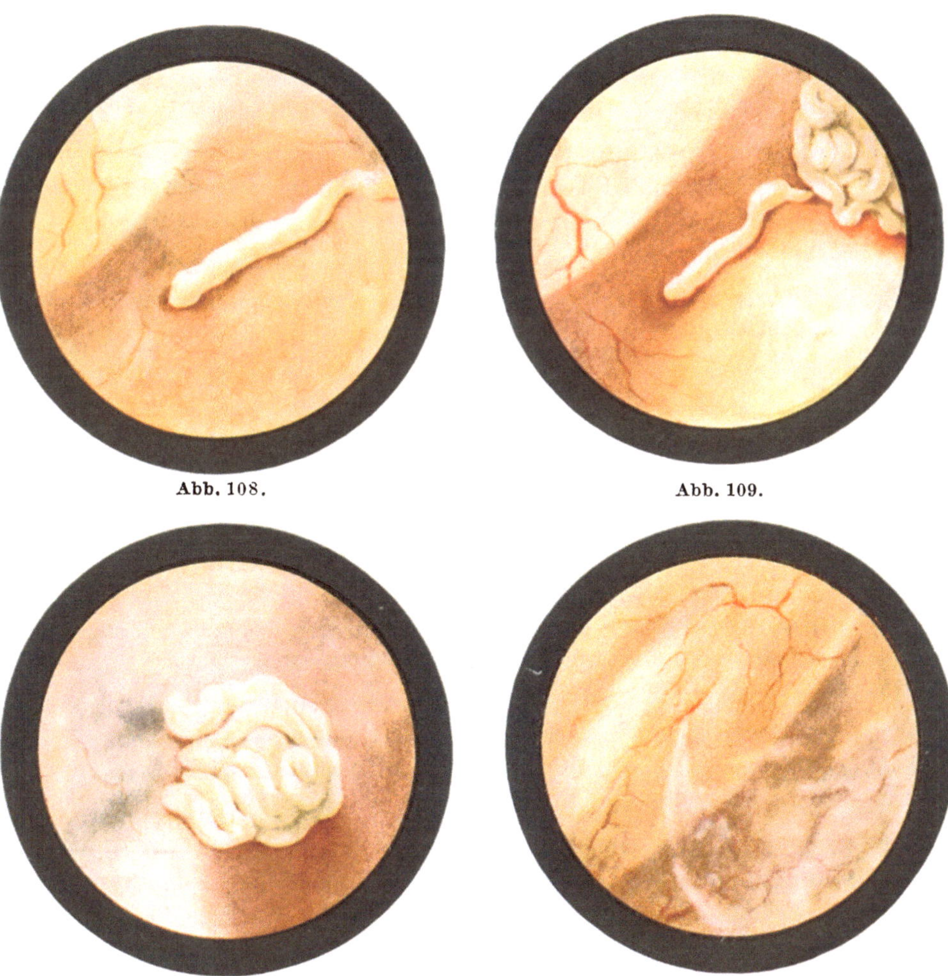

Abb. 108.

Abb. 109.

Abb. 110.

Abb. 111.

Abb. 108—110. Dicker Pyonephroseneiter zahnpastenartig aus dem Ureter herausquellend. Wenn man während der Cystoskopie den Assistenten veranlaßt, die Geschwulst abzutasten, läßt sich das Zahnpastenphänomen künstlich erzeugen. Dabei stört es die Beobachtung nicht, weil der dickflüssige ölige Eiter sich nicht mit der Blasenflüssigkeit vermischt. Der Eiter sammelt sich in Kringeln an, welche nach Art der Makkaroni in der Blase liegen bleiben (Abb. 109 u. 110).

Abb. 111. Dünnflüssiger, dickere Fetzen enthaltender Eiter. Wenn der Eiter aus der Harnleiteröffnung ausgestoßen wird, hat man den Eindruck, wie wenn der Wind auf der Straße Staub und Papierfetzen vor sich her weht.

ausbleiben, ist ebensowenig zu ermitteln wie die Ursache, weshalb Hautwunden nach chirurgischen Operationen sich das eine Mal glatt und zart gestalten, ein anderes Mal keloidartig wuchern. So geht auch an der Schleimhaut der Blase die Beseitigung eines Tumors durch Thermokoagulation häufig ohne

Spuren vorüber, so daß der Uneingeweihte den früheren Sitz der Geschwulst nicht herausfinden kann. Andererseits können die narbigen Veränderungen nach Tumorbeseitigung sich deutlich in einer auffälligen gefäßlosen Blässe und strichartigen Riffelung der Schleimhaut äußern, die einen ähnlichen Eindruck macht, wie wenn man mit einem Rechen über weißen Sand fährt (s. Abb. 104). Umgekehrt kann ein gänzlich verändertes Bild auftreten. Der Harnleiterwulst ist von auffällig erweiterten Gefäßen bedeckt, offenbar Ektasien, welche sich an der Schleimhaut durch einen roten Schimmer bemerkbar machen (s. Abb. 105).

Der Urin, welcher normalerweise aus dem Ureterostium austritt, ist an und für sich unsichtbar und nur an der Erschütterung erkenntlich, welche die Bewegung des Austrittes der Blasenflüssigkeit mitteilt. Viel mehr (s. S. 54) ist über die Sekretion des normalen Urins nicht zu sagen, weil man weder die Menge, noch die Stoßkraft des ungefärbten Urins wegen Mangels an Kontrastwirkung gegenüber der Blasenflüssigkeit beurteilen kann. Man sieht nur, wie in der Blasenflüssigkeit durch die Erschütterung farblose Schleifen entstehen. Durch pathologische Beimischung von Eiter und Blut tritt die milchig oder rot gefärbte Flüssigkeit deutlich hervor. Man erkennt, wie der abnorm gefärbte Strahl heraustritt, wie er in der Blasenflüssigkeit sich verteilt, über den Blasenboden hinzieht und dort zerstäubt. Die Blutbeimischung kann dem Urin einen zarten Rosaschimmer geben, der sich nur schwach von dem rötlichen Untergrund der Blasenschleimhaut abhebt. Bei starker Blutung aber färbt sich der Urin kontrastreich und intensiv wie rote Tinte. Durch die Beimischung wird die Schwungkraft, Richtung und Verteilung des Urinstoßes deutlich sichtbar. Seltener sieht man, daß eine dünne Blutflocke aus dem Ureterlumen heraushängt und bei jedem Urinstoß, wie ein Segel im Winde zur Seite geschleudert, hin- und herflattert.

Über die Entleerung des dicken, wurstförmigen, pyonephrotischen Eiters und die Möglichkeit, diese Entleerung während der cystoskopischen Beobachtung zu provozieren, haben wir bereits gesprochen. Schwieriger ist der dünnflüssige Eiter zu erkennen. Ganz leichte Trübungen sind überhaupt mit dem Cystoskop nicht wahrnehmbar und nur durch Auffangen mit dem Ureterkatheter nachzuweisen. Leicht milchiger Urin hebt sich, wenn die Blase klar gespült ist, von dem durchsichtigen Medium deutlich ab. Am besten sind eitrige Fetzen, welche im Urin suspendiert sind, für das Auge des Cystoskopikers zu erkennen. Ein solcher, mit festen Partikeln beladener Urinstoß bietet in der Blase dem Beschauer ein ganz eigenartiges Bild (s. Abb. 111). Man hat den Eindruck, als ob der Sturm, über die trockene Straße fegend, Lumpen und Schmutz vor sich herweht. Dabei kann man aber sehr gut erkennen, daß in dem Urinstoß Fetzen enthalten sind und aus dem Harnleiter in die Blase getragen werden, im Gegensatz zu den Flocken, welche der Urinstoß beim Anprall gegen den entzündeten Blasenboden, wo die Eiterflocken haften, aufwirbelt.

11. Angeborene Blasendivertikel.

Das angeborene Blasendivertikel (Pseudodivertikel s. S. 79) unterscheidet sich vom erworbenen Divertikel:

1. Durch seine Lage. Es findet sich am häufigsten, entwicklungsgeschichtlichen Gesetzen folgend, neben und seitlich von den Ureteröffnungen, seltener am Blasenscheitel, wo sich erworbene Divertikel so gut wie nie finden, als Rest oder Andeutung des Ligamentum umbilicale; noch seltener hinter dem Ligamentum intraureterium (BLUM).

2. Durch das Fehlen von hypertrophischen Muskelbalken. Nur wenn die Ursache des Divertikels, z. B. ein kongenitales Hindernis, wie eine angeborene Stenose der Urethra, während des Lebens unverändert fortbesteht, können sich zu einem echten Divertikel Muskelhypertrophie und durch die Muskelhyper-

Angeborene Blasendivertikel.

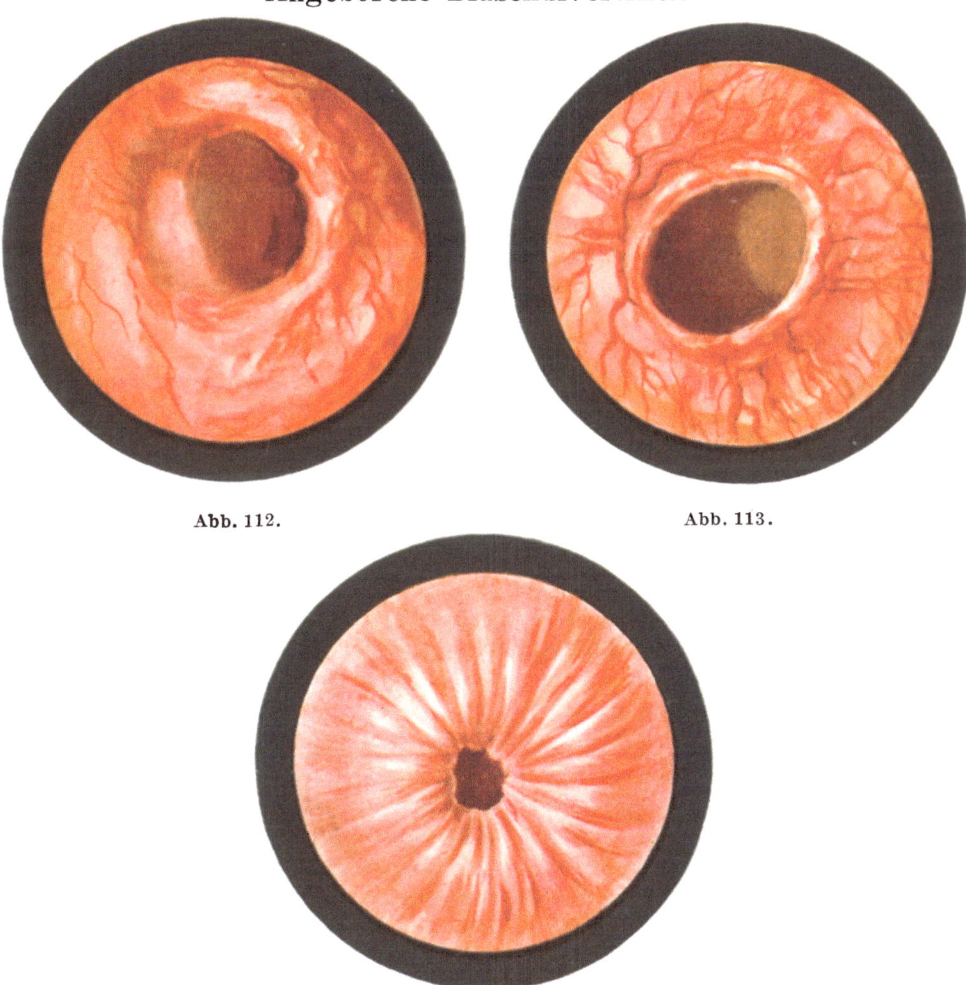

Abb. 112.   Abb. 113.

Abb. 114.

Abb. 112—114. Aus dem äußeren Anblick des bei angeborenen Divertikeln meist rundlichen Eingangs läßt sich kein Rückschluß auf die Größe des Divertikels ziehen, da die Aussackung sich seitlich oder nach hinten entwickeln kann. Für die Beurteilung der Größe des Divertikelsackes ist das Röntgenbild maßgebend (s. Abb. 234, 235, 236). In Abb. 114 hat sich die Blasenwand um die Divertikelöffnung contractil gefaltet. Daher erscheint die Öffnung klein und unregelmäßig.

trophie wieder erworbene Divertikel hinzugesellen. Beide Gebilde, angeborene und erworbene Divertikel, bestehen dann nebeneinander. In der Regel findet sich aber in der Umgebung des echten Divertikels keine Muskelhypertrophie.

3. Durch sein isoliertes Auftreten; nur selten kommen zwei oder mehr angeborene Divertikel in einer Blase vor.

Cystoskopisch zeigt sich das angeborene Divertikel als rundes oder ovales Loch, meistens nahe und seitlich von einem der Ureterenostien als einzelner Hohlraum ohne begleitende Balkenbildung. Die Öffnung kann klein sein, ist aber gewöhnlich an Umfang größer als die Öffnung erworbener Divertikel. Bisweilen ist sie schief gestellt. Deshalb kann man an dem einen Teil des Randes den Grund des Sackes in rötlichem Schimmer oberflächlich liegen sehen. Am anderen Teile des Randes kann der Sack steil in die Tiefe fallen und eine tiefschwarze Farbe annehmen. Der Sack kann klein und so unbedeutend sein, daß er eines Tages als Nebenbefund zufällig auftaucht und während des Lebens nie Erscheinungen macht. Er kann sehr groß, ja größer als die eigentliche Blase werden und einen oder beide Harnleiter enthalten. Die Größe des Divertikels läßt sich durch Einführung eines in Zentimeter eingeteilten Ureterkatheters ungefähr abmessen. Die Röntgenaufnahme der mit Umbrenal (KAHLBAUM) gefüllten Blase (Cystographie) gibt über die Form und Größe des Divertikels nur dann hinreichenden Aufschluß, wenn man durch entsprechende Lagerung des Patienten dafür sorgt, daß der Divertikelschatten sich nicht mit dem Blasenschatten deckt. Die richtige Lage kann nur durch Ausprobieren in jedem einzelnen Falle ermittelt werden.

Die röntgenologische Kontrolle ist zur Ergänzung des cystoskopischen Befundes von Wichtigkeit, da die größeren Blasendivertikel an der Mündung in die Blase über eine Art von Sphincter verfügen können, durch welchen sie ihren Eingang zusammenziehen und verschließen können. Deshalb können sie im Stadium der Kontraktion, wo man nichts als eine Faltenbildung der Blasenwand sieht, leicht der Beobachtung entgehen. Im Stadium der Öffnung sind sie nicht zu verkennen und können wie in einem Falle BÜRGERs und MARIONs als Inhalt eine Geschwulst oder einen Stein aufweisen.

12. Fremdkörper in der Blase.

Fremdkörper können in der Blase entstehen (Stein) oder künstlich eingeführt werden, sei es durch Verletzungen (Geschoßsplitter, Knochensequester, Seidenfäden, welche bei der Operation in die Blasenhöhle eindringen oder später einwandern), sei es durch den Patienten selbst, im letzteren Falle meist bei Kindern aus Spielerei, bei Erwachsenen, um einen abnormen erotischen Reiz zu befriedigen. Allerdings ist der häufigste von der eigenen Hand des Patienten eingebrachte Fremdkörper der abgebrochene Katheter, welcher dem durch die jahrelange Gewöhnung immer sorgloser werdenden Prostatiker in der Blase in Stücke zerbricht. Ferner sind namentlich in der weiblichen Blase Haarnadeln, Kerzen, Bleistifte, Wachsstöcke, Strohhalme, Platinösen usw. gesichtet worden. Abb. 117 zeigt ein Stück Niveacreme in der Blase eines Studenten, welcher damit angeblich einem abnormen Juckreiz in der Urethra abhelfen wollte. Es wurde durch Waschungen mit verdünntem Benzin entfernt, was um so leichter gelang, als die Niveacreme infolge ihres leichten spezifischen Gewichtes auf der Blasenflüssigkeit im Blasenscheitel schwamm und sich dort mit dem eingebrachten Benzin, welches ebenfalls leichter als die Blasenflüssigkeit in den Blasenscheitel aufstieg, mischte.

Das Hauptkontingent der Fremdkörper stellen die Steine. Sie sind sehr leicht zu erkennen. Differentialdiagnostisch kommen höchstens bei der Cystoskopie inkrustierte Geschwülste in Betracht, welche aber gewöhnlich ihren wahren Charakter an irgend einer Stelle ihrer Oberfläche zum Durchbruch kommen lassen und außerdem nicht die allseitig runde Form, sondern einen breiten Zusammenhang, wie ein dicker Pilz, mit der Blasenwand haben. Dementsprechend ist der Schatten, den ein Stein oder ein inkrustierter Tumor auf die Blasenwand wirft, cystoskopisch gewöhnlich ganz verschieden. Ist die Entscheidung trotzdem schwierig, so wird man mit einem Ureterkatheter das Rätsel lösen. Der Katheter bohrt sich leicht in die Geschwulst ein und

Fremdkörper in der Blase.

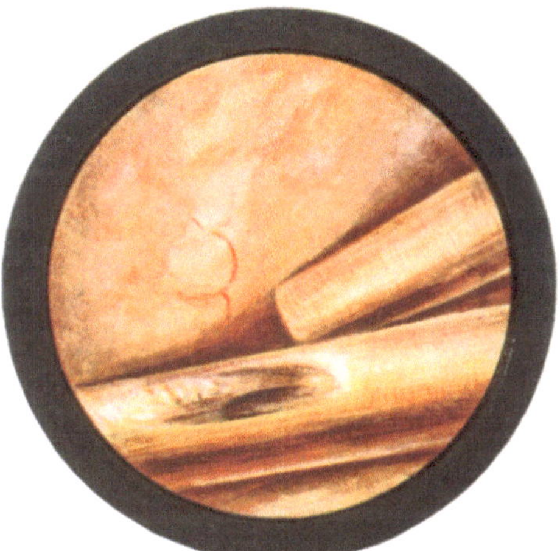

Abb. 115. Abgebrochene Katheterstücke.

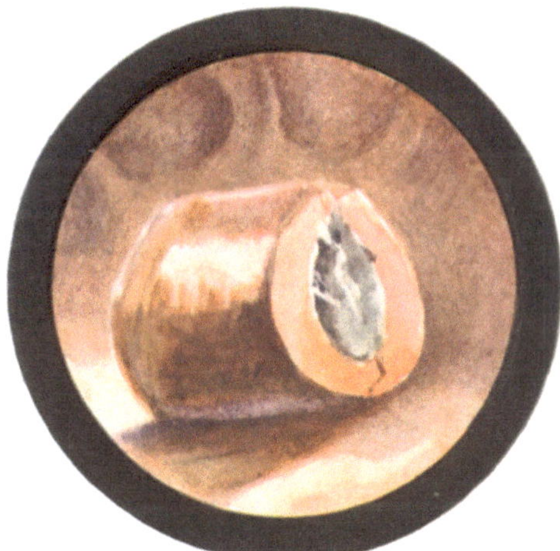

Abb. 116. Ein kleines Stück Drainrohr, dessen Öffnung mit eitrigem Schleim gefüllt ist.

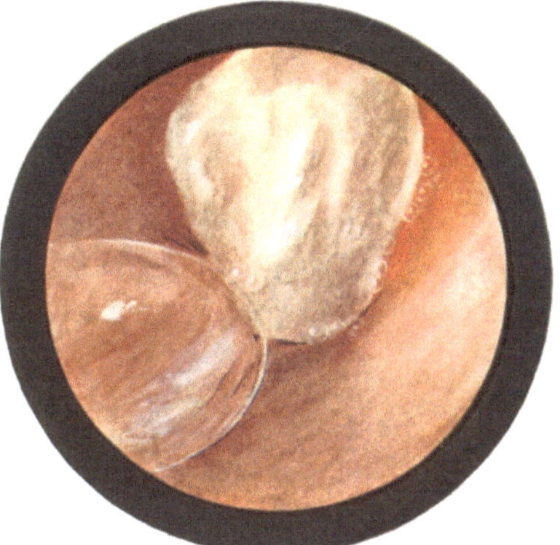

Abb. 117. Niveacreme im Blasenscheitel oberhalb der Luftblase.

erzeugt Blutungen, während er sich gegen den Stein gerichtet umbiegt oder den Stein, wenn er klein ist, verschiebt. Nur in einem Falle kann sich ein Stein der Beobachtung entziehen, nämlich wenn er in einem Divertikel liegt. In allen übrigen Fällen ist aber das Cystoskop gegenüber dem Blasenstein das souveräne Erkennungsmittel und der Steinsonde bei weitem vorzuziehen; denn diese kann, ohne den Stein zu berühren, blind in der Blase herumfahren und umgekehrt, an sandartigen Konkretionen oder inkrustierten Geschwülsten

anstoßend, das Steingefühl hervorrufen. Besonders leicht entgehen die hinter
dem Prostatahügel liegenden Konkremente der Berührung mit der Metall-
sonde, während sie einem geübten Cystoskopiker, welcher durch starkes Senken
des Okulars den Raum hinter der Prostata gut ableuchtet, sich nicht entziehen
können. Will man deshalb ein Metallinstrument zur Untersuchung auf Stein

Steine in der Blase.

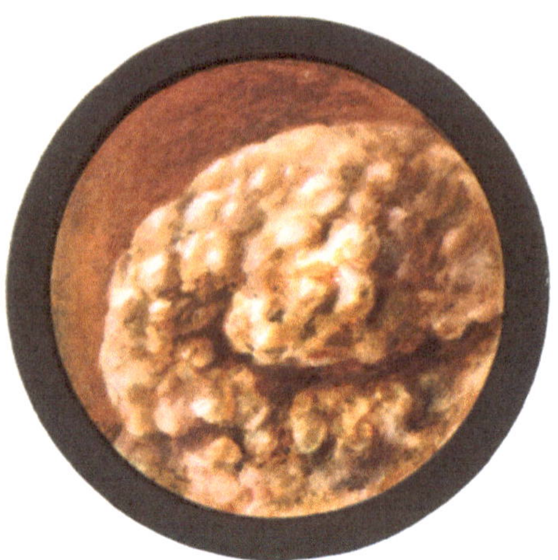

Abb. 118. Zerklüfteter Oxalatstein.

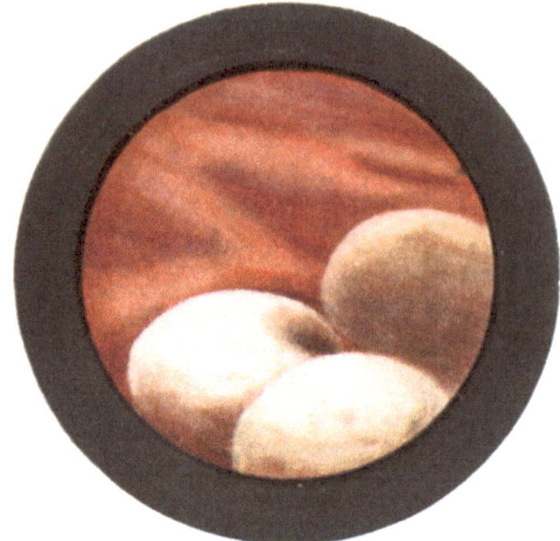

Abb. 119. Phosphatsteine in stark
entzündeter Blase.

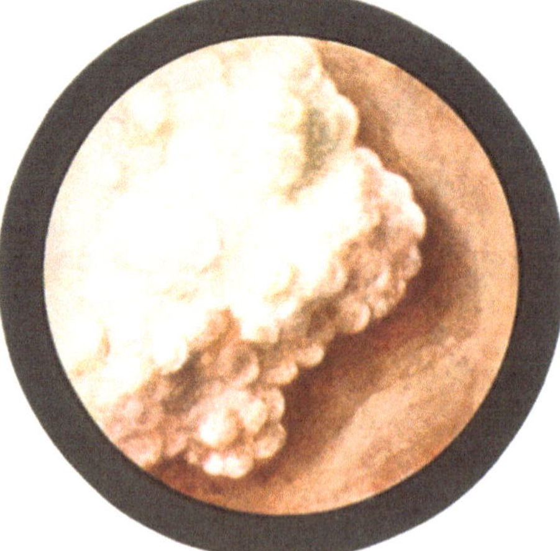

Abb. 120. Uratstein mit weißem
Phosphatmantel.

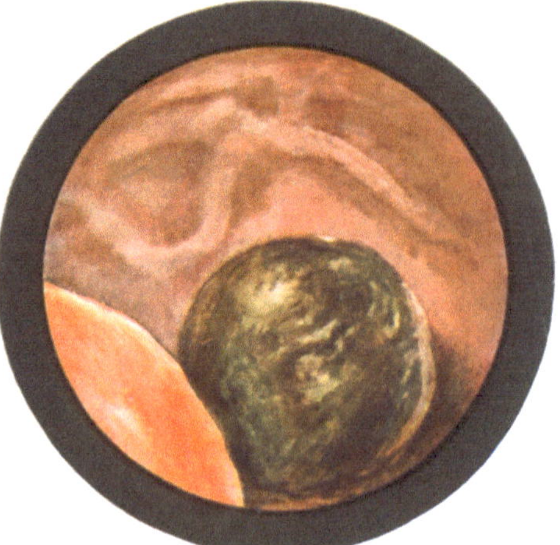

Abb. 121. Runder Stein hinter der
vergrößerten Prostata.

in die Blase einführen, so soll es heutzutage unbedingt das Cystoskop sein.
Es sei denn, daß die Blase nicht gefüllt und nicht besichtigt werden kann. Der
cystoskopischen Untersuchung kann man auf jeden Fall eine Röntgenuntersuchung vorausschicken, weil alle größeren Blasensteine einen intensiven und
der Form nach unverkennbaren Schatten auf die Platte werfen und dadurch
auch die in einem Divertikel liegenden, dem Auge des Cystoskopikers sich
versteckenden Konkremente ermittelt werden. Gleichzeitig ist das Röntgenbild

eine Kontrolle für die Größe des Konkrements, dessen Beurteilung auf Grund der cystoskopischen Erscheinung schwierig und ohne Anwendung eines Meßapparates nur dem Erfahrenen möglich ist. Um die cystoskopische Übertreibung der Größe in Abzug zu bringen, muß man das Konkrement aus einer Entfernung von etwa 3 cm betrachten, in welcher die Größenverhältnisse den normalen ungefähr gleichkommen. Nach den S. 22 besprochenen Gesetzen ist es aber klar, daß man einen größeren Stein nicht in allen seinen Teilen aus der gewünschten Entfernung besichtigen kann. Zur Beurteilung der Größe muß man hier den Versuch machen, ob es möglich ist, den Stein cystoskopisch in einem Gesichtsfeld ganz zu übersehen, oder ob man ihn nur abschnittsweise in mehreren Gesichtsfeldern mustern kann. Ganz große Steine, welche gewöhnlich die Kapazität der Blase herabsetzen, verbieten durch ihr Volumen die

Steine in der Blase.

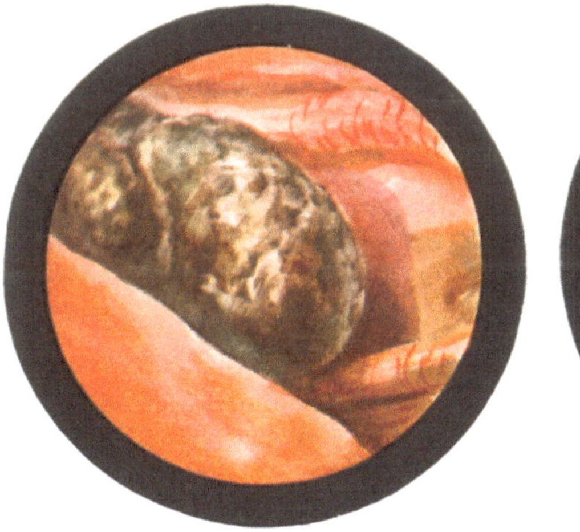

Abb. 122. 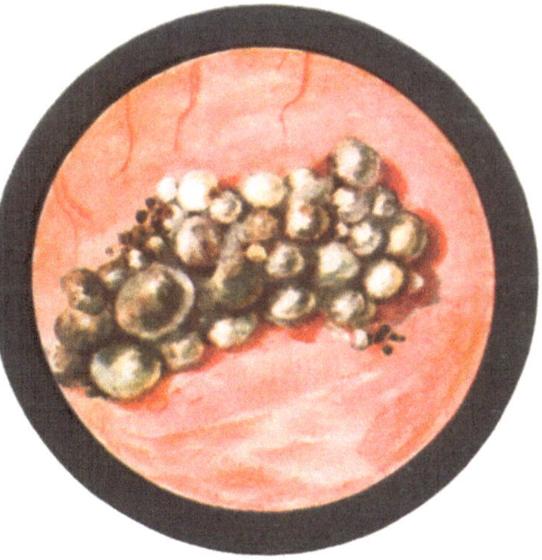   Abb. 123.

Abb. 122. Länglicher Stein hinter der vergrößerten Prostata.
Abb. 123. Ein Konglomerat von kleinen Steinen. Die Steinchen sind im Durchschnitt erbsengroß, zum Teil etwas größer, viele bedeutend kleiner. Sie ließen sich sämtlich mittels der Lithotriptorpumpe, welche an den Cystoskopschaft nach Herausziehen der Optik angeschlossen wurde, ansaugen und entfernen.

Besichtigung aus den gewünschten Entfernungen; ebenso mittlere Steine, wenn sie nahe dem Blaseneingang liegen. Für kleinere Steine läßt sich stets der erforderliche cystoskopische Abstand und damit eine ungefähre Schätzung der Größe erreichen.

Viel wichtiger als die Feststellung der Größe ist die Ermittlung der Struktur, d. h. der chemischen Zusammensetzung, da von ihr bis zu einem gewissen Grade die Art der einzuschlagenden Therapie noch stärker abhängig ist als von dem Volumen. Große Phosphate lassen sich oft spielend mit dem Lithotriptor zertrümmern, während kleine Oxalate durch ihre Härte schwierig zu zerkleinern sind und dabei in so harte spitze Stücke zerfallen, daß man von ihnen jedes einzelne wieder sorgfältig zerkleinern muß, wenn nicht bei der Aspiration der Steinsplitter Schwierigkeiten entstehen sollen, und man eine Einklemmung in der hinteren Harnröhre vermeiden will.

Für die Ermittlung der Struktur ist das Cystoskop von großer Bedeutung. Man muß bei der cystoskopischen Besichtigung des Steines auf folgende Punkte besonders achten:

1. Auf die Form. Phosphatsteine sind gewöhnlich eiförmige glatte Gebilde. Uratsteine sind rundlich und an der Oberfläche leicht gekörnt, Oxalatsteine oberflächlich grob gehöckert.

2. Auf die Farbe. Phosphatsteine sind weiß, schneeweiß oder gelblichweiß. Urate braun bis dunkel, ähnlich die Oxalate.

Nach diesen Gesichtspunkten ist es nicht schwer, cystoskopisch eine Aussage über die ungefähre Struktur des Steines zu machen. Allerdings muß man dabei einige Einschränkungen erwähnen. Ein Stein kann z. B. einen Kern von Harnsäure und einen Mantel von phosphorsaurem Kalk haben, dementsprechend ist er weiß von Aussehen, aber doch gekörnt, oder gebuckelt, wenn der Kern aus oxalsaurem Kalk besteht. Durch medikamentöse Einflüsse, z. B. Argentum nitricum, färben sich die Konkremente dunkel und verlieren dadurch ein charakteristisches Kennzeichen.

13. Prostatahypertrophie.

Eine cystoskopische Untersuchung ist bei Prostatahypertrophie nur dann notwendig, wenn es sich um die Frage eines operativen Eingriffes oder die Möglichkeit einer Komplikation, wie Stein, maligne Degeneration usw. handelt. Grundlos wird man eine Prostatahypertrophie nicht cystoskopieren, da infolge des bestehenden Residualharns die Gefahr einer Infektion größer ist als bei jeder anderen Cystoskopie, und aus demselben Grunde die eingetretene Infektion viel schwerer verläuft und sich schwerer beseitigen läßt als in einer Blase ohne Restharn. Für die Nachbehandlung muß man sich darüber klar sein, daß durch den traumatischen Reiz oder eine Infektion die stark verengte Harnröhre gänzlich zuschwellen und ein absolutes Hindernis für die Urinentleerung werden kann, und daß bei einer Infektion der Prostata leicht ein Vorstoß in die Hoden und Nebenhoden eintritt. Deshalb ist ärztliche Kontrolle, Bettruhe und Suspensorium nach der Untersuchung erforderlich.

Die Einführung des Cystoskops macht gewöhnlich keine Schwierigkeiten, wenn man daran denkt, daß die prostatische Harnröhre meist erheblich verlängert ist und daß das Instrument nach dem Eintritt in die Pars membranacea noch stärker als gewöhnlich gesenkt werden muß, damit es sich über die Prostata hinweg in die Blase hebelt. Gerade bei dieser Endbewegung muß das Instrument ganz sanft langsam und allmählich, um jede Läsion, Quetschung und Blutung der Schleimhaut zu vermeiden, geführt werden. Bei dieser Gelegenheit möchte ich nochmals daran erinnern, daß man durch starkes Anziehen der Harnröhre ein Herausgleiten des Instruments aus der Pars membranacea während der starken Senkung vermeiden muß. Nur ausnahmsweise kommt man mit dem gewöhnlichen Untersuchungscystoskop nicht zum Ziel und benötigt das POSNERsche Modell, bei dem die Optik in einen Mercierkatheter eingefügt ist, oder das um mehrere Zentimeter längere Prostatacystoskop. Bei Benutzung des POSNERschen Modells kann es vorkommen, daß der Mercierkatheter anstandslos in die Blase hineingleitet, daß aber der Versuch, in diesen Katheter eine Optik einzuführen, welche eigens für diese Zwecke gebaut ist, mißlingt. Das längere Prostatacystoskop kommt namentlich für die Fälle in Frage, in denen durch das röhrenförmige Vorspringen der Prostata in die Blase die Harnröhre erheblich verlängert ist. Mehr als der Instrumentenwechsel hilft in schwierigen Fällen ein Fingerdruck vom Rectum aus in der Richtung von unten nach oben auf den Schnabel des in der hinteren Harnröhre haftenden Instrumentes. Schließlich gibt es Fälle, in denen die Einführung des Cystoskops auf keine Weise gelingt. Hier kann man suprapubisch mittels eines geraden Troikarts und eines geraden Cystoskops (s. S. 16 u. 18) die Blase besichtigen. Wenn man auf den Blasenboden in dieser Weise von oben herabsieht, so erhält man eine interessante Übersicht über den ganzen Sphincter, welche man bei

Prostatahypertrophie.

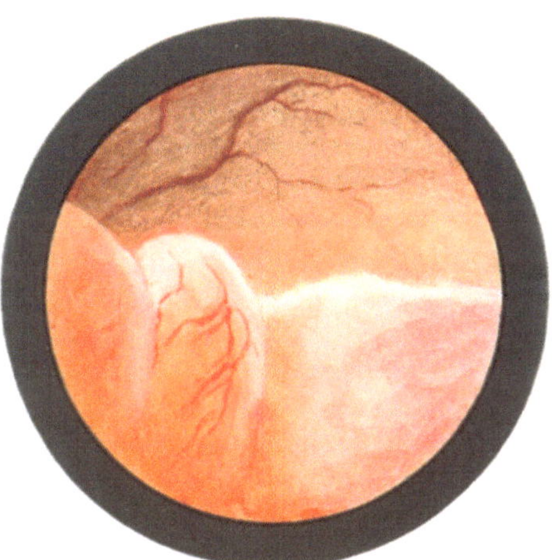

Abb. 124. Auftreibung des basalen Sphincters durch die wachsende Prostata. In der rechten Hälfte des Gesichtsfeldes ein stark vorspringender Myomknoten.

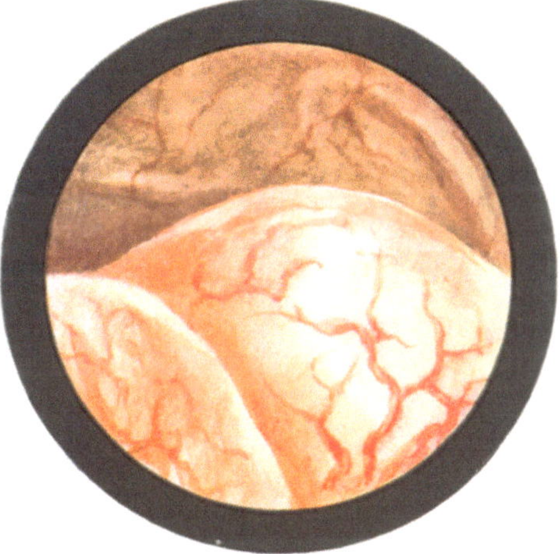

Abb. 125. Mittellappen und rechter Seitenlappen, welcher noch zum Teil kulissenartig in das Gesichtsfeld ragt. Der Mittellappen liegt, wie gewöhnlich etwas hinter dem Seitenlappen.

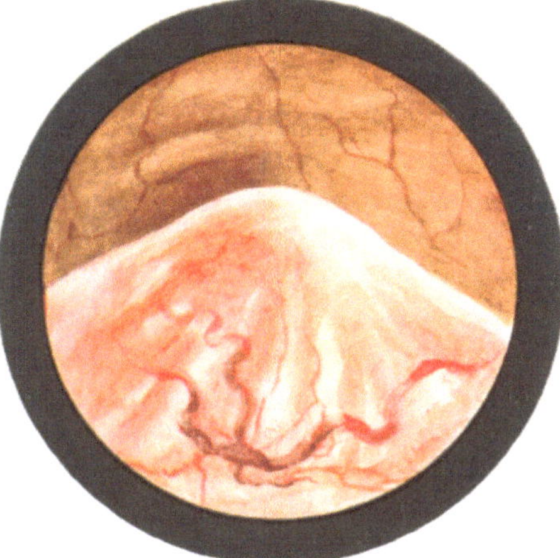

Abb. 126. Mittellappen. Da die Blase aseptisch geblieben ist und die Gefäßzeichnung sich durch Entzündung nicht verwischt hat, sieht man in Abb. 125 u. 126 die Entwicklung bedeutender Gefäßstämme.

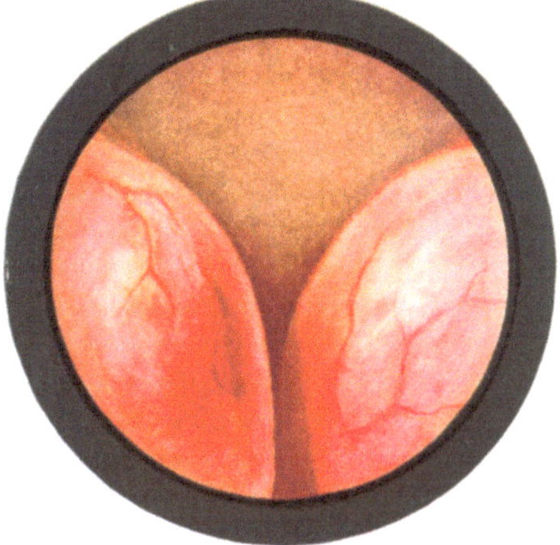

Abb. 127. Beide Seitenlappen stark vergrößert springen kugelig in die Blase vor. Es besteht Cystitis mit entzündlicher Injektion der Prostata.

regulärer Besichtigung nur durch das retrograde Cystoskop erhalten kann. Der Sphincter erinnert bei diesem Anblick an ein Blasendivertikel, dessen Eingangspforte sich kontrahiert hat. Da wir den Sphincter aus großer Entfernung durch ein Loch in der vorderen Blasenwand betrachten, zeigt sich in dem großen Gesichtsfeld das ganze Trigonum einschließlich der Ureterenmündungen, deren

Funktion man gut beobachten und die man auch, wenn es wünschenswert ist, auf diesem Wege sondieren kann. Man sieht alsdann, wie an der Hypertrophie der gesamten Blasenwand auch die Harnleiterwülste beteiligt sind und als röhrenförmige Gebilde in die Blase vorspringen. Bei isolierter Entwicklung eines Mittellappens kann die Prostata, von oben betrachtet, wie ein Knopf in die Blase hineinragen. Diese Modellierung ist besonders ausdrucksvoll, wenn die Balkenbildung noch nicht übermäßig stark entwickelt ist und noch nicht zur Entstehung von Pseudodivertikeln geführt hat.

Die Blase des Prostatikers ist infolge dauernd ungenügender Entleerung meistens überdehnt. Der Restharn, welchen selbst die durch Arbeit hypertrophische Muskulatur nicht mehr auszupressen vermag, wächst ständig und kann von 100 ccm bis auf mehrere Liter ansteigen. Derartig überdehnte Blasen

Prostatahypertrophie.

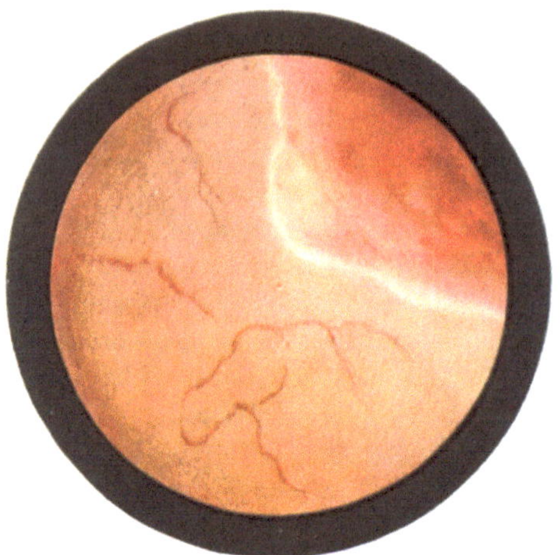

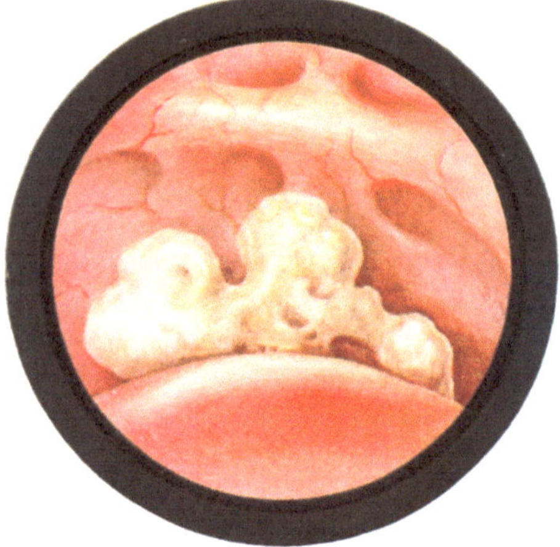

Abb. 128. Am oberen Teil des Sphincters eine stark in die Blase vorspringende prostatische Auftreibung. Entzündliche Gefäßinjektion. Der Sphincter erscheint rot, weil die Lampe sich offenbar in seiner nächsten Nähe befindet und ihn diaphanisch durchleuchtet.

Abb. 129. Oberer Rand des Mittellappens. Darüber eingedickter, kalkiger Eiter, Balkenblase.

dürfen niemals vollständig entleert werden, weil sie gänzlich entspannt stark hyperämisch zur Ursache von Blutungen werden und damit die Cystoskopie vereiteln. Sie müssen stets ein gewisses Quantum Flüssigkeit zur Aufrechterhaltung des natürlichen Tonus enthalten. Deshalb muß man bei der Spülung der Blase des Prostatikers immer bedacht sein, daß sie nicht völlig leerläuft, gewissermaßen mit dem Überschuß über den normalen Inhalt von 200 ccm den Urin auswaschen und die Blasenwand, wenn sie eitrig verunreinigt ist, abspülen. Der Überdehnung entsprechend muß die Blase des Prostatikers über das normale Maß hinaus mit Flüssigkeit gefüllt werden, damit sie sich nicht in Falten legt und der tiefe, hinter der Prostata gelegene Recessus durch starke Anspannung des Blasenbodens ausgeglichen, der Besichtigung zugänglich wird. Füllungen von 500—800 ccm sind bei überdehnter prostatischer Blase ohne weiteres möglich. Nach Beendigung der Cystoskopie muß ein Teil der Blasenflüssigkeit zurückgelassen werden, ebenfalls um die schädlichen Folgen einer gänzlichen Entleerung der Blase zu verhindern.

Nach der Einführung des Instrumentes wendet der Beobachter seine Aufmerksamkeit vor allem der Sphinctergegend zu und beginnt ihre Besichtigung am basalen Teil mit nach unten gerichtetem Knopf. Zunächst fällt es auf, daß die sonst glatte, scharfrandig in die Blase vorspringende rosige Sphincterfalte rund, plump und buckelig geworden ist und zuweilen mit transparenten,

Balkenblase bei Prostatahypertrophie.

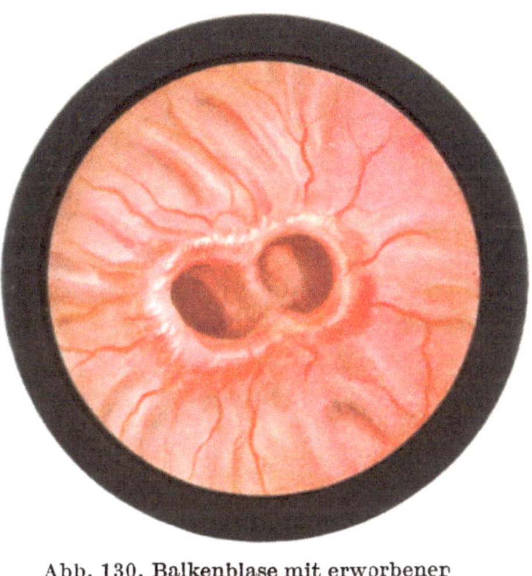

Abb. 130. Balkenblase mit erworbenen Divertikeln.

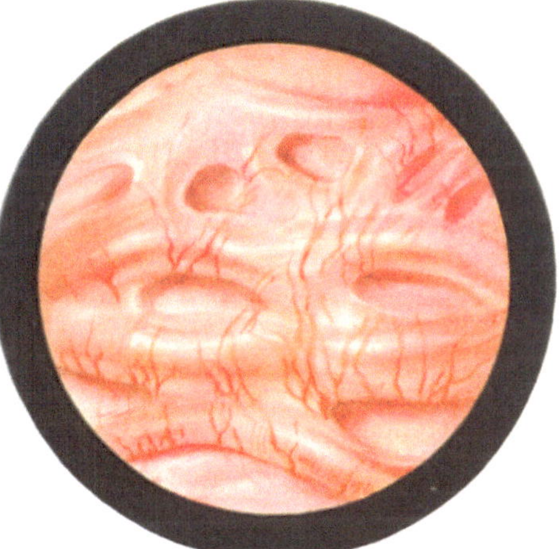

Abb. 131. Mäßige Balkenblase ohne entzündliche Reizung.

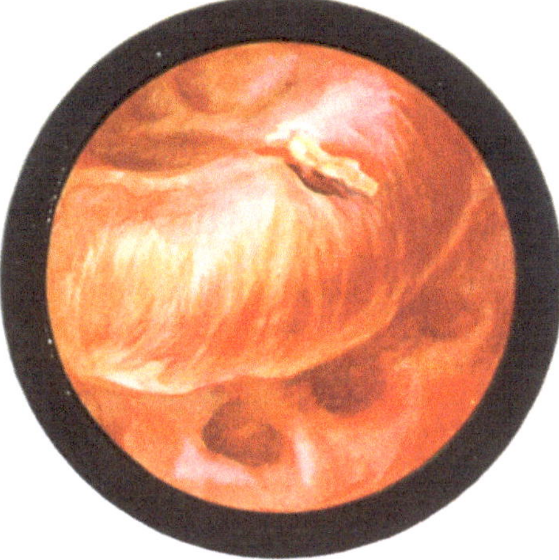

Abb. 132. Starke Balkenblase mit erworbenen Divertikeln und mächtiger Hypertrophie der Ureterenleiste.

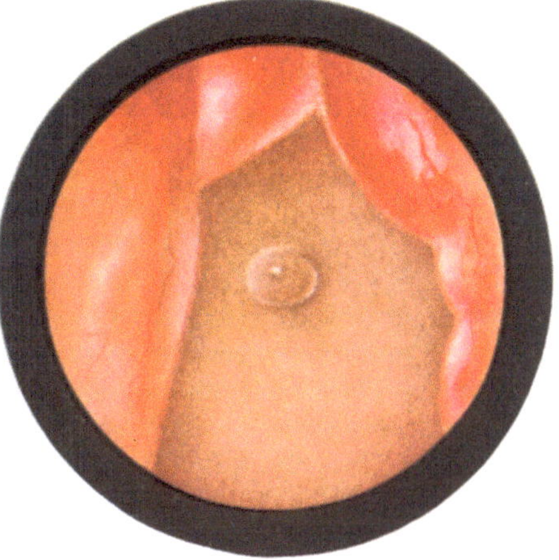

Abb. 133. Entzündliche Auftreibung der Prostata und des Sphincters, dessen oberer Teil sichtbar ist. Im Hintergrund die Luftblase.

den Gebilden der Cystitis cystica ähnelnden Erhebungen besetzt ist. Die Buckel können sich im Zuge des Sphincter als leichte Hügel absetzen oder, scharf an der Basis des Sphincters vorspringend, sich polypenartig gestielt entwickeln. Seltener handelt es sich bei diesen unregelmäßigen Vorsprüngen am Sphincter um kleine, solide, nicht transparente Tochtermyome, Abkömmlinge des prostatischen Haupttumors. Häufiger sind sie, ihrer Natur nach dem bullösen

Ödem verwandt, durch Lymphstauung hervorgerufen, oft von auffällig polypenähnlicher Form. Diese Garnierung des Sphincterrandes mit größeren oder kleineren Buckeln kommt bei der Mehrzahl der Prostatahypertrophien vor. Aber sie ist kein absolut sicheres Erkennungsmittel, da sie auch bei entzündlichen in der Sphinctergegend sich abspielenden Prozessen, wie z. B. bei der Prostatitis, vorkommt und dann die bereits erwähnten Pseudopolypen zeitigt, welche die Liebhaber des Urethroskops zu örtlicher Behandlung unter Leitung des Auges reizen. Wichtiger als dieses unbestimmte Symptom der Buckelung und charakteristisch für den prostatischen Sphincter ist das Verschwinden des normalerweise zarten, leicht durchscheinenden scharfen Randes und seine Umwandlung in eine dicke, runde, plumpe, weißgelbe Falte. Besonders kennzeichnend für Prostatahypertrophie ist auch die Wahrnehmung, daß der Sphincter nicht wie in normalen Fällen leicht konkav eingebuchtet ist, sondern konvex gegen das Harnröhrenlumen vorspringt. Der Umschlag in das Konvexe zeigt sich namentlich an den Seitenteilen der Prostata, welche tumorartig anschwellen und die normalerweise runde Lichtung bedeutend einengen. Dadurch entsteht die sogenannte torförmige Öffnung, eine für Prostatahypertrophie sehr charakteristische und unverkennbare Gestaltung des Sphincters. Je nachdem die Lappen sich dicht aneinanderlegen oder weit auseinanderstehen, wird das Prostatator eng oder weit. Allerdings ist diese Umgestaltung nur bei vorgeschrittenen Formen der Prostatahypertrophie zu finden. Im Anfang ist die Prostatahypertrophie, wenn wir unsere Betrachtungen zusammenfassen wollen, an folgenden Eigenschaften des Sphincters zu erkennen: 1. durch den Umschlag der Farbe des Sphincters, aus dem zarten durchsichtigen Rot in ein dickes undurchsichtiges Gelb, 2. aus dem Mangel an Transparenz, 3. durch die starke Verbreiterung und Verdickung des Sphincterrandes, 4. durch die konvexe Form des Sphincterrandes.

Wenn die wachsende Prostata den Sphincter an beiden Seiten türflügelartig einengt, ist die Diagnose nicht mehr zu verfehlen. Besonders charakteristisch ist das Bild, wenn im Hintergrund des Prostatators noch ein dritter halbkugeliger oder pyramidenähnlicher Tumor, der Mittellappen, zum Vorschein kommt. Er hebt sich wie eine Kulisse rückwärts in der torförmigen Öffnung ab. Er kann aber auch isoliert ohne eine Vergrößerung der Seitenlappen bestehen und zu einem Verschluß des Blaseneinganges und einer schweren Beeinträchtigung der Harnentleerung führen, oder er kann, mit den Seitenlappen innig verwachsen, ein omegaförmiges Ganzes bilden. Es ist oft nicht leicht, über den Mittellappen hinweg auf den hinter ihm liegenden Blasenboden zu sehen und die Ureterenöffnungen ausfindig zu machen, namentlich wenn zahlreiche Pseudodivertikel und Muskelbalken die Erkennung des Ureterostiums erschweren. Bisweilen verschmelzen Mitten- und Seitenlappen zu einem Ganzen, an welchem eine Lappung gewöhnlich noch nachweisbar ist.

In markanten Fällen, wenn Seiten- oder Mittellappen, oder beide in die Blase stark vorspringen, ist die cystoskopische Erkennung der Prostatahypertrophie leicht. Aber man findet auch bei Patienten mit ausgesprochenen prostatischen Symptomen cystoskopisch gelegentlich keine besonders auffälligen Erkennungszeichen, wohl einen plumpen, dicken Sphincter, aber keinen eigentlichen Seiten- oder Mittellappen, und doch kann die nachfolgende Operation große derbe Myomknoten zutage fördern. Noch lange Zeit nach der Operation, und zwar einer vollständigen Enukleation der Prostataknoten, ist noch die Prostata cystoskopisch in ihrer ursprünglichen Gestalt und Form sichtbar, so daß leicht der Eindruck entstehen kann, als ob die Operation unvollständig durchgeführt und ein Teil der Prostatamyome zurückgeblieben wäre. Dieser Eindruck wird dadurch hervorgerufen, daß die Schleimhaut, welche die Myomknoten bedeckt hat, lange Zeit in ihrer ursprünglichen gelappten Form bestehen bleibt, obwohl der Kern, welcher in der Schleimhaut gesteckt hat, nämlich die enukleierten Prostatamyomknoten, entfernt ist. Die entkernte Schleimhauthülse hält sich lange Zeit, oft jahrelang, und kann in einem unerfahreren Beobachter die falsche Vorstellung erwecken, daß entweder ein Rezidiv eingetreten oder die Enukleation der Knoten unvollständig erfolgt ist.

14. Malakoplakie der Blase.

Eine seltene, erst in neuester Zeit entdeckte Krankheit ist die Malakoplakie der Harnblase (v. HANSEMANN). Sie ist histologisch gut charakterisiert durch eine Anhäufung von großen, an der Oberfläche runden, in der Tiefe gegeneinander abgeplatteten Zellen, zwischen denen Gruppen von spindelig geformten Zellen eingestreut sind. Besonders charakterisiert sind die Zellen durch Einlagerungen von Erythrocytengröße und kleineren Gebilden, welche, konzentrisch geschichtet, homogen sind und die Eisenreaktion geben. Die Erkrankung wird von einigen Autoren mit Leukoplakie, von anderen mit Tuberkulose in Zusammenhang gebracht, ist aber wahrscheinlich von beiden unabhängig. Der Befund, welcher zuerst bei Sektionen an der Leiche erhoben wurde, ist sehr charakteristisch. Ich gebe ein Protokoll WALDSCHMIDTs hier wieder:

In der Blase finden sich etwa 30 gelbliche, flächenhafte, teils rundliche, teils mehr ovale Gebilde von Stecknadelkopfgröße bis Markstückgröße, zum Teil isoliert, zum Teil zusammenstoßend. Sie sind über die Blasenschleimhaut erhaben, regellos über die Blasenwand verteilt und besonders an der Rückwand zu größeren Flächen angehäuft. Diese Stellen haben einen weichen, teils lappigen tumorartigen Bau. Alle sitzen breit auf und zeigen meist überhängenden Rand. Einige zeigen kleine Hämorrhagien und einen hämorrhagischen Hof. Die größeren zeigen im Zentrum eine mehr oder weniger tiefe Dellung, die einen Gewebszerfall andeutet.

Die Schleimhaut der Blase ist im übrigen glatt, zart graurosa. Das Epithel ist außerhalb der Plaques erhalten. Die größeren Plaques zeigen in der Mitte eine dellenartige Vertiefung. Die Muskelschicht der Blase ist nicht verdickt. Die größeren Plaques überragen die Schleimhaut und zeigen oberhalb derselben eine kugelige Verbreiterung, wodurch ein Überhängen der Ränder entsteht.

Klinisch und cystoskopisch ist die Krankheit weniger gut charakterisiert. Gewöhnlich ist man zuerst zweifelhaft, ob nicht eine Papillomatose der Blase vorliegt. Dementsprechend kann die Behandlung zunächst einen falschen Weg einschlagen, wie in einem Falle, den ich beobachtet habe:

Bei einer 73jährigen Russin war von Tuberkulose nichts nachweisbar. Die Blase war stark geschrumpft und faßte nur 90 ccm. Die Harnentleerung erfolgte dementsprechend tagsüber stündlich, in der Nacht $1^1/_2$—2stündlich. Der Harn war trübe und enthielt eine Spur Eiweiß und zahlreiche Leukocyten. Bei der Cystoskopie fanden sich in der chronisch entzündeten Blase oberhalb beider Ureteren und nahe dem Blasenscheitel etwa 10 gelbe, solide, leicht rauhe, stecknadelkopf- bis über linsengroße Geschwülste. Die größeren haben die Form eines elektrischen Klingelknopfes. Sie wurden anfangs von anderer Seite für Papillome gehalten und mit Thermokoagulation behandelt. Eine längere Beobachtung sprach gegen die Tumornatur. Die Geschwülste wuchsen nicht und vermehrten sich nicht, was sie hätten tun müssen, wenn es sich um eine echte disseminierte Papillomatose gehandelt hätte. Sie waren außerdem von einem roten, entzündlichen Hof umgeben. Andeutungen von Leukoplakie oder Tuberkulose fehlten. Auch war die als charakteristisch beschriebene nabelartige Einschnürung auf der Höhe der Geschwulst nicht nachweisbar, offenbar weil sämtliche Geschwülste wenig umfangreich und noch nicht zerfallen waren. Ein Versuch, durch Probeexcision ein kleines Stück zur mikroskopischen Untersuchung zu erlangen, schlug fehl. Dennoch zweifle ich kaum, daß die Geschwülstchen auf der Basis der Malakoplakie entstanden waren, denn differentialdiagnostisch kam nur eine Papillomatose maligner Natur in Betracht. Diese hätte aber während der 8 monatlichen genauen cystoskopischen Kontrolle Änderungen in der Gestalt und auch in der Zahl der Knötchen erfahren müssen. Dazu kommt noch, daß eine echte Papillomatose von so geringem Umfang nicht die starke Cystitis und deutliche Injektion rings um die Geschwülstchen gezeitigt hätte. Die Blase war stark geschrumpft und löste heftige cystitische Beschwerden aus. Die vielfach abgeänderte Behandlungsmethode schlug auf keine Art gut an.

Daß die Malakoplakie auch verschwinden kann, ersehen wir aus folgendem Beispiel:

Fall 2. Patientin *L. K.*, *1¹/₄ Jahr* alt, wurde am 14. 4. 1926, vom Kinderasyl des Waisenhauses Berlin (Prof. L. MEYER) in die urologische Abteilung der chirurgischen Universitätsklinik Berlin zur Untersuchung geschickt. Seit halbem Jahr schwere Pyurie mit dauerndem Fieber. Die vor einiger Zeit ausgeführte Röntgenaufnahme war negativ ausgefallen.

Cystoskopie (unter Äthernarkose): Typische Malakoplakie der Blase. Auf der etwas entzündeten Schleimhaut zerstreut ovale und runde, gelbe Erhabenheiten mit einer zentralen, dellenartigen Vertiefung. An der linken Seite zwei Ureterostien sichtbar. Rechts ein Ureter. Anschließend wird rechtsseitige Pyelographie ausgeführt: Normales Becken, Niere tiefstehend.

Das Kind bleibt in Behandlung im Kinderasyl des Waisenhauses; das Befinden bleibt unverändert.

Am 16. 8. 1926. *Cystoskopie* in der urologischen Abteilung. Blasenbefund bedeutend gebessert. Von den Plaques der Malakoplakie sind nur noch einige zu sehen, blaß, anscheinend sind die Veränderungen im Abklingen begriffen.

Pyelographie links (2 Ureterenkatheter): Das Bild zeigte zwei getrennt verlaufende Ureteren und zwei Nierenbecken. Das obere liegt in Höhe des ersten und zweiten Lendenwirbels und scheint nicht erweitert zu sein. Die Konturen sind scharf. Unteres Nierenbecken zwischen 2. und 4. Lendenwirbel gelegen, leicht erweitert. Die einzelnen Kelche ebenfalls leicht dilatiert. Der dem unteren Nierenbecken entsprechende Ureter ist stark erweitert und atonisch. Der dem oberen Nierenbecken entsprechende Ureter normal, verläuft S-förmig hinter dem erweiterten Ureter zur Blase. Er kreuzt den unteren Harnleiter einmal, dicht vor der Blase.

Präoperative Diagnose: Linksseitige Doppelniere mit infizierter Hydronephrose der unteren Hälfte.

Die Operation wurde empfohlen, verzögerte sich aber aus äußeren Gründen.

Operation 23. 11. 1926 (Prof. E. JOSEPH). Äthernarkose. Linksseitiger Flankenschnitt. Isolierung der großen Niere. Aufsuchung und Durchtrennung der beiden Ureteren. Unterbindung des Gefäßstieles. Exstirpation des mißgebildeten Organes. Gazestreifen ins Nierenlager. Schichtnaht.

Postoperativer Verlauf ungestört. Wunde per primam geheilt. Urin klar, eiweißfrei. Allgemeinzustand gut. 12 Tage nach der Operation ins Kinderasyl des Waisenhauses zurückgelegt.

15. Blasengeschwülste.

Leichte Blutungen aus dem Tumor stören die cystoskopische Untersuchung nicht, da es trotz der Blutungen meist gelingt, die Blase klar zu spülen. Bei schwerer Blutung soll man gar keinen Versuch machen, zu cystoskopieren, sondern lieber die auf S. 13 angegebenen Maßregeln treffen. Man wird bei Geduld und zweckmäßiger Vorbereitung fast immer eine annähernd blutfreie Periode erleben, in der die Cystoskopie möglich ist. Ich habe unter annähernd 200 Blasentumoren einen einzigen Fall gesehen, wo man nicht abwarten konnte. Bei dem 80 jährigen Mann war die Blase durch dicke Koagula bis zum Nabel aufgebläht und so verstopft, daß sich nur tropfenweise abwechselnd schwarzroter Urin und dicke Gerinnsel entleerten. Bei der lebensgefährlichen Anämie blieb nichts anderes als die Sectio alta übrig, durch die nach Entleerung einer Unmenge jauchiger dicker Gerinnsel zwei kirschgroße Papillome mit dem Thermokauter entfernt wurden. Eine derartig dringliche Situation ist aber eine Ausnahme. In den allermeisten Fällen führen konservative Maßnahmen zur Abnahme der Hämorrhagie und zur Möglichkeit cystoskopischer Untersuchung.

Im allgemeinen verträgt das Blasenpapillom cystoskopische Untersuchung und sogar eine leichte Berührung mit dem Instrument, ohne zu bluten, während man umgekehrt für die spontan entstehenden Blutungen an dem Papillom keinen offensichtlichen Grund findet. Jedoch ist auch in der blutfreien Zeit die Quelle der Hämorrhagie häufig an den Gerinnseln kenntlich, welche als bräunliche oder schwarze Beläge dem Tumor aufsitzen. Durch geeignete Maßnahmen, wie z. B. den hochgespannten Strom der Thermokoagulation, welche man gegen diese Stellen hinlenkt, läßt sich die Quelle der Blutung verstopfen. Ist das einmal geglückt, so wird gewöhnlich im weiteren Verlauf der Operateur nicht mehr durch spontane Blutungen in der Beobachtung und Behandlung der Geschwulst gestört. Auch bei starker Blutung läßt sich die Besichtigung mit Cystoskopen nach dem Typ MAC CARTHY erzwingen.

Ebenso große Schwierigkeiten kann die putride oder sogar jauchige Cystitis bereiten, welche sich auf großen, fauligen Tumoren einnistet, da die Fassungskraft der Blase sowohl durch den gewaltigen Tumor wie die Entzündung erheblich herabgesetzt ist und die Spülflüssigkeit sich immer wieder durch blutigen Eiter trübt. Aber auch hier pflegt eine längere Vorbereitung mit 2—3 mal täglich wiederholter Blasenspülung einen günstigen Wandel und die Möglichkeit zu schaffen, die Blase hinreichend zu füllen und zu besichtigen. Im übrigen läßt sich die Diagnose auf Tumor, falls eine Cystoskopie nicht zustande kommen kann, durch die mikroskopische Untersuchung abgängiger Zotten stellen, an denen man noch den Tumorcharakter erkennen kann. Oder man kann den Abgang von Zotten nach folgender Methode künstlich herbeiführen, ein Verfahren, welches einen gewissen Ersatz für die Cystoskopie in den Fällen leistet, wo die Blase nicht besichtigt werden kann:

Man führt einen Katheter zur Blasenspülung ein und füllt die Blase mit Wasser. Das Wasser läuft häufig nicht ordentlich zurück und man vermutet deshalb, daß das Auge des Katheters durch ein Gerinnsel verstopft ist. Um es fortzuspülen, injiziert man von neuem Spülwasser. Auch dieses Spülwasser läuft nicht zurück, oder wenigstens nur zum kleinsten Teil, weshalb sich mit jeder neuen Quantität die Blase stärker und stärker füllt, ohne daß es auf diese Weise zu einer ordentlichen Klärung kommt. Wenn man jetzt mit einer Spritze an dem Katheter saugt, erhält man öfters durch die Aspiration zusammen mit etwas Wasser einige Zotten zur mikroskopischen Untersuchung, welche unter der Saugwirkung der Spritze in das Katheterauge hineingezogen und von dem Haupttumor abgerissen wurden. Die von BORN empfohlene und von PRAETORIUS nachgeprüfte Behandlungsmethode der Aspiration mit der Saugpumpe, wie man sie bei der Lithotripsie gebraucht, muß in den Fällen, welche sich cystoskopisch nicht aufklären lassen, auch einen diagnostischen Wert besitzen, da sie Zotten größeren Umfangs abreißt und nach außen befördert. In diesem diagnostischen Sinne ist sie bereits von THOMPSON und NITZE ausgenützt worden. Endlich hat das Röntgenbild für die Diagnose der Blasentumoren eine erhebliche Bedeutung und gibt darüber hinaus sogar eine Vorstellung über die Möglichkeit einer operativen Entfernung (s. Abb. 237).

Die gewöhnliche Einteilung der Geschwülste in gutartige und bösartige stößt bei den Blasengeschwülsten auf Schwierigkeiten, weil die Geschwülste von gutartigem Charakter, wenn sie ihn auch Jahre hindurch bewahren, häufiger, als es sonst bei gutartigen Geschwülsten üblich ist, schließlich in bösartige umschlagen können. Dieser Wechsel kann auch nach Beseitigung der primären Geschwulst eintreten, wenn die Geschwulst rückfällig wird. Dabei nimmt selten gleich das erste Rezidiv maligne Eigenschaften an. Häufiger tritt immer wieder und wieder ein Rezidiv von offensichtlich gutartiger Natur auf, bis es schließlich einmal bösartig umschlägt. Eine Erklärung für den Artwechsel gibt vielleicht die anatomische Tatsache, daß sich an der Implantationsstelle gutartiger Geschwülste im Blasenboden vielfach atypische, an Carcinom erinnernde Epithelwucherungen finden, von denen wahrscheinlich die Umwandlung in das Bösartige ausgeht. Andererseits müssen diese Epithelwucherungen

Blasenpapillome.

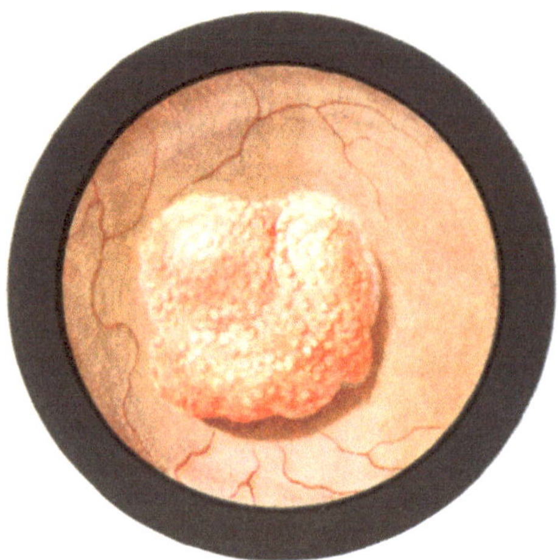

Abb. 134. Flaches Papillom. An dem Schlagschatten erkennt man, daß der Tumor gestielt ist.

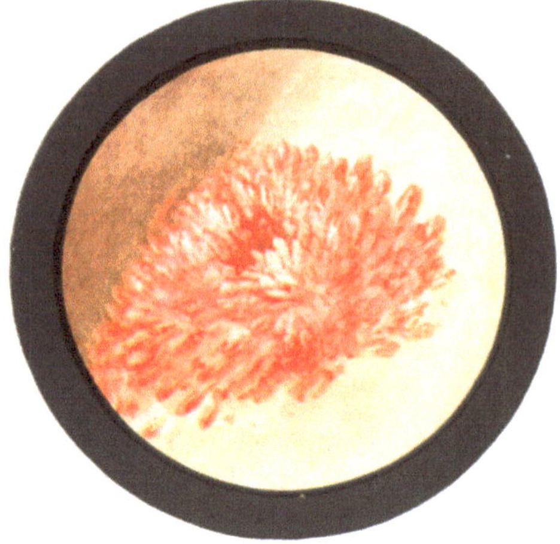

Abb. 135. Rasenförmiges breitaufsitzendes Blasenpapillom rings um eine Harnleitermündung. Rezidiv nach 7 jährigem Intervall am Orte der früheren Geschwulstbildung.

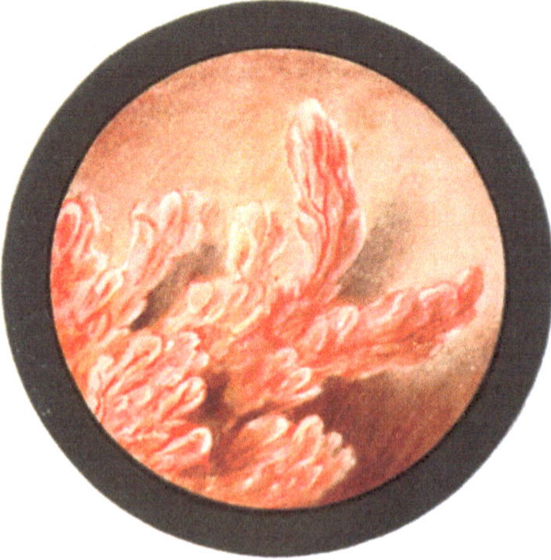

Abb. 136. Algenförmiger Ausläufer eines großen Blasenpapilloms bei Betrachtung aus der Nähe. Man sieht deutlich die Gefäßbäumchen der gefiederten Geschwulst.

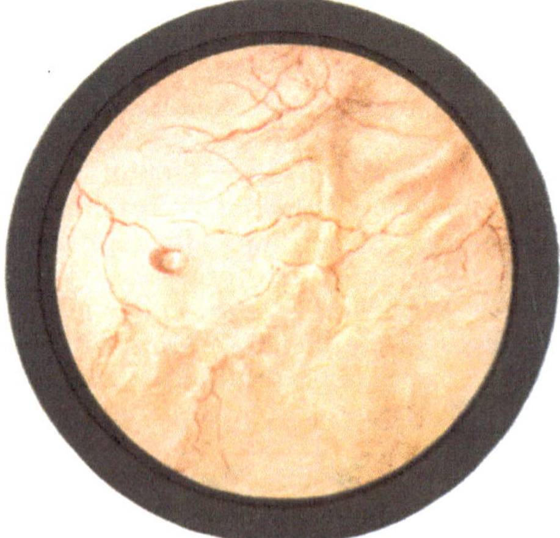

Abb. 137. Kleines Papillomrezidiv neben der Narbe eines durch Thermokoagulation beseitigten Papilloms.

nicht unbedingt zum Carcinom führen, wie durch die Thermokoagulation bewiesen wird. Denn diese für ein Carcinom keineswegs radikale Behandlungsmethode führt häufig zu einer endgültigen Beseitigung der papillomatösen Geschwulst. Trotzdem müssen wir bei der Therapie mit der Möglichkeit des Artwechsels der Blasengeschwülste rechnen. Für die cystoskopische Betrachtung aber wollen wir, um keine Verwirrung zu stiften, die Möglichkeit der malignen Degeneration zunächst vernachlässigen und die einwandfrei gutartigen und andererseits die einwandfrei bösartigen Geschwülste beschreiben.

Die gutartigen Geschwülste der Blase werden nach ihrer äußeren Erscheinung als Papillome bezeichnet. Sie haben einen mehr oder weniger langen, mehr oder weniger dicken Stiel. Auf diesem sitzt eine Krone mit zahlreichen Zweigen, an denen überall kleine Geschwulstzotten hängen. Wenn der Stiel lang, die Krone klein und der Zottenbehang schwächlich ist, tritt der papillomatöse Charakter deutlich hervor. Er kann sich sogar dem polypösen Typus nähern, der völlig erreicht wird, wenn an Stelle des Zottenbehanges und der Zottenkrone eine kolbenartige Verdickung tritt. Bei reichlichem Behang hat der lange Stiel der Geschwulst Ähnlichkeit mit einem Tannenzapfen. Ist dagegen der Stiel kurz, die Krone groß, der Behang mit Zotten reichlich, so geht bei

Blasenpapillome.

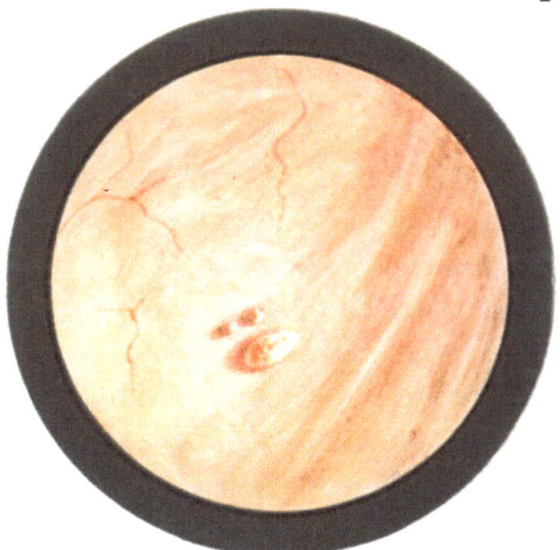

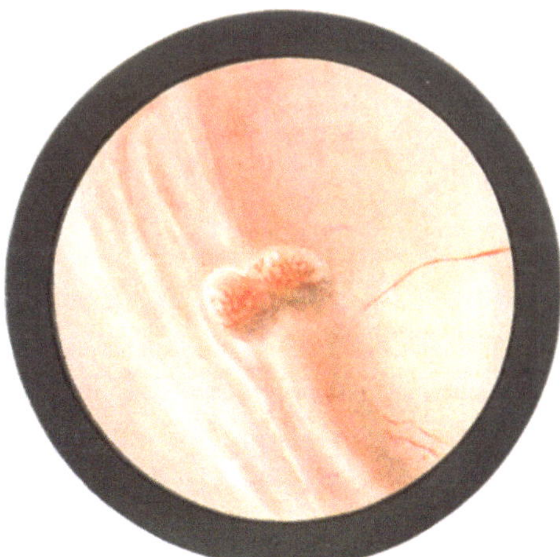

Abb. 138. Drei kleine Tochterpapillome. Nur sehr genaue Besichtigung verhindert, daß derartige winzige Papillome wie in Abb. 137 und 138 nicht übersehen werden.

Abb. 139. Raupenähnliches Papillom auf der Harnleiterleiste dicht oberhalb der Harnleitermündung.

der cystoskopischen Betrachtung zunächst der papillomatöse Charakter verloren, weil von den überhängenden, bis auf den Blasenboden reichenden Zotten der Geschwulststiel gänzlich verdeckt wird. Der Unerfahrene hat dann zunächst den Eindruck, daß ein breitbasiger, runder oder ovaler, schwammiger ungestielter Tumor vorliegt. Wenn man aber mit dem Ureterkatheter einen Teil der Zotten leicht anhebt, oder besser, den Tumor durch den Ureterkatheter mit einem kräftigen Wasserstrahl anspritzt, verdeutlicht sich, indem die Zotten sich an dieser Stelle vom Blasenboden in die Höhe wirbeln, die baumartige Struktur der Geschwulst. Bisweilen läßt sich die ganze Geschwulst durch Anstoßen mit dem Ureterkatheter nach der Seite biegen, um wieder in ihre ursprüngliche Lage zurückzuschnellen, sobald der Druck des Ureterkatheters aufhört, ein Symptom, das eine breitbasige ungestielte Geschwulst nicht geben kann. Auch die Form des Schattens, den die Geschwulst auf den Blasenboden wirft, ist für den baumartigen Aufbau sehr charakteristisch. Der Stiel selbst ist nur ganz ausnahmsweise bei echter polypöser Gestalt sichtbar.

Der Behang des Geschwulstbäumchens kann ein recht verschiedenes Aussehen haben.

Zunächst ist die Farbe durchaus nicht einheitlich. Sie kann fast schneeweiß und sehr zart sein, schneeweiß namentlich dann, wenn eine erhebliche allgemeine Anämie durch wiederholten Blutverlust entstanden ist, sie kann markig, weiß, mit einem Stich in das Gelbe, oder rosa, rötlichweiß und schließlich fleischfarben

Bullöses Ödem und verwandte Schwellungen der Schleimhaut.

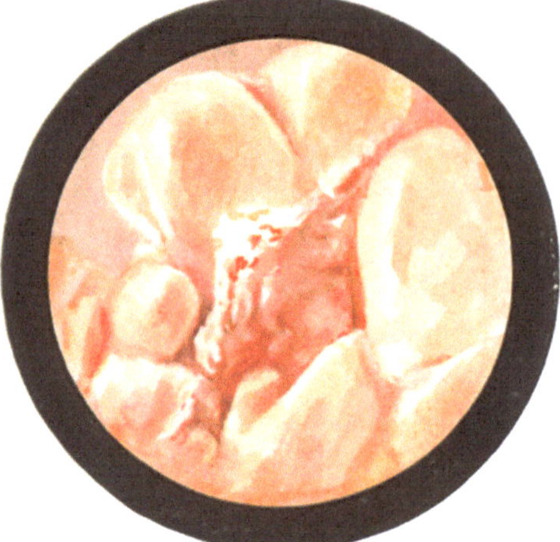

Abb. 140. Bullöses Ödem rings um einen von der Vagina nach der Blase zu durchgebrochenen Carcinomknoten. Der rötliche, solide fleischähnliche Knoten liegt inmitten eines Kranzes großer, gelbrötlicher blasiger Gebilde.

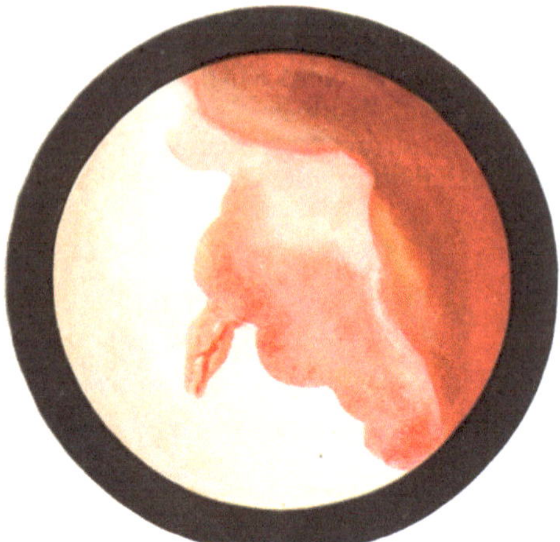

Abb. 141. Hinter dem stark entzündeten, dunkelroten und unregelmäßigen Sphincter eine entzündlich polypöse Auftreibung. Das Cystoskop befindet sich noch zum Teil im Sphincter und durchleuchtet die Sphincterfalte.

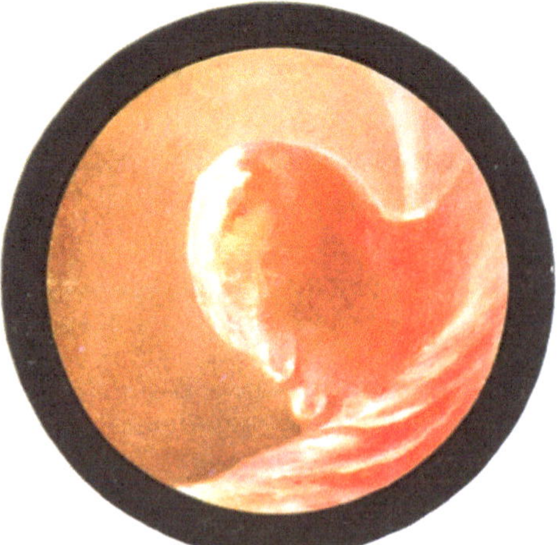

Abb. 142. Entzündliche polypöse Ausstülpung am Sphincter.

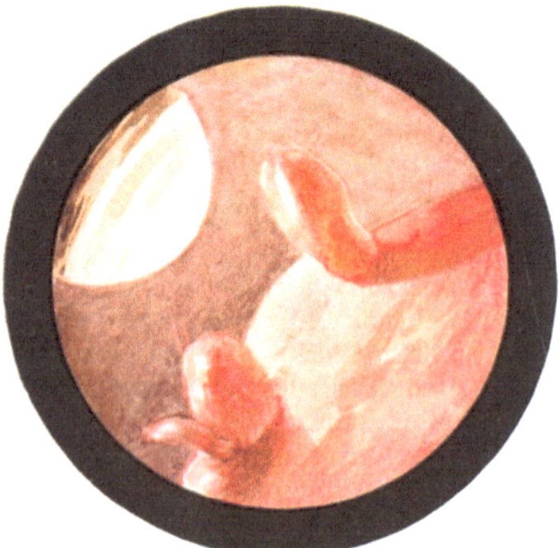

Abb. 143. Entzündlich polypöse Erhebungen in der hinteren Harnröhre mit dem *Urethroskop* gesehen.

sein. Dazu können noch als Akzidenz aus zersetztem Blutfarbstoff oder von medikamentöser Behandlung, wie Kollargol, herrührend, braune, braunrote, dunkle bis tiefschwarze Farbentöne hinzukommen.

Nicht minder verschieden als die Färbung ist die Gestalt und Anordnung der Zotten. Häufig sind sie so angeordnet, daß die einzelnen Teile der Geschwulst ein gefiedertes, farnkrautartiges Aussehen haben. Die einzelnen Zotten, welche an dem Stiel wie kleine Fähnchen an einem Fahnenstock hängen, sind durch schmale Zwischenräume voneinander getrennt. Die Geschwulstäste sind federleicht und werden von jedem Flüssigkeitswirbel, welcher sich ihnen in der Blase künstlich durch Irrigation oder, wenn sie nahe dem Ureter liegen, durch den

Maligne Geschwülste.

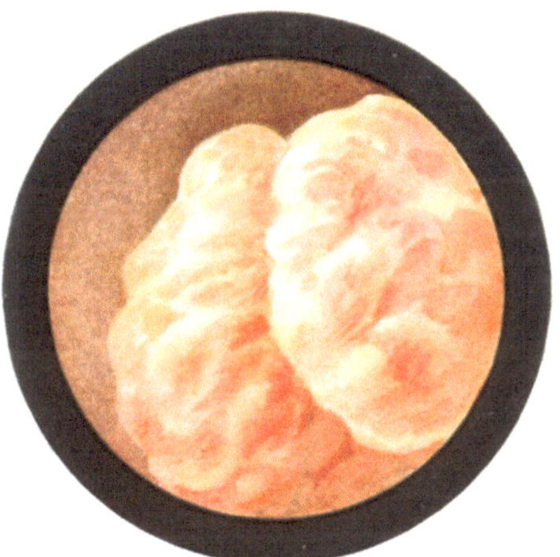

Abb. 144. Doppelhöckeriger maligner Tumor.

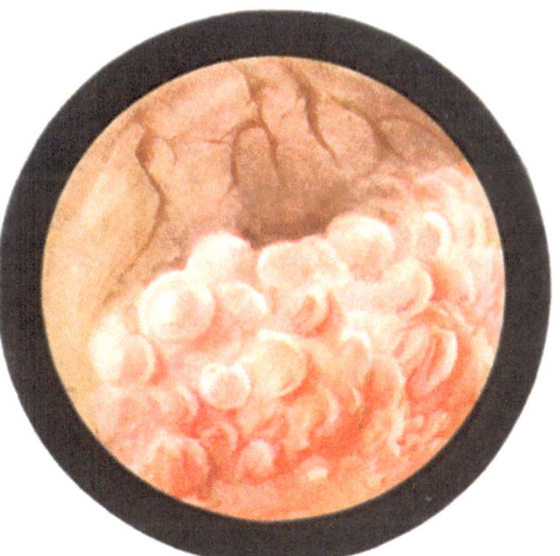

Abb. 145. Papillöses Carcinom.

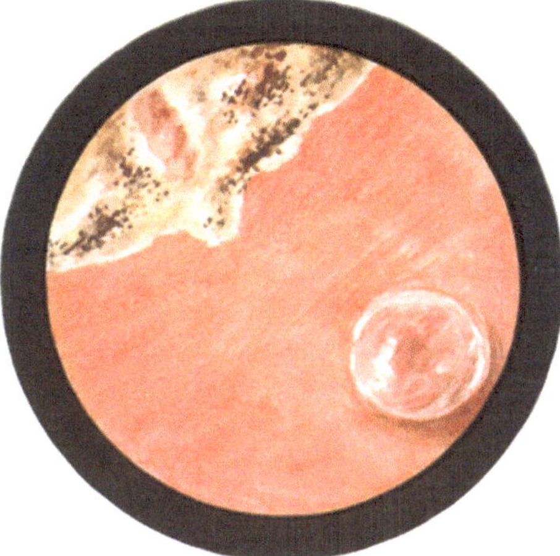

Abb. 146. Die Spitze eines malignen Tumors im Blasenscheitel. Der Tumor ulceriert und zeigt uns an einer Stelle seinen fleischigen Charakter. Die Pigmentierung rührt von Kollargolinstillationen her. Schräg unterhalb des Tumors die Luftblase.

Urinstoß aus dem Ureterostium mitteilt, wie schlanke Grashalme im Winde hin- und herbewegt. Ein anderes Bild entsteht, wenn die Zotten sehr fein sind und sehr dicht aneinander liegen. Man hat alsdann den Eindruck eines moosähnlichen oder schwammartigen Gebildes. Oft liegen mehrere Geschwulstbäumchen dicht beieinander und bilden zusammen ein blumenkohlartiges, an der Oberfläche gebuckeltes Gebilde, dessen Vorsprünge durch die zusammenstoßenden Geschwulstkronen der einzelnen Bäumchen zustande kommen. In

anderen Fällen, namentlich bei Geschwulstrezidiven, sprießt grasartig eine feine
Zotte neben der anderen ohne den Zusammenhang eines verbindenden Stammes
auf und erzeugt einen flachen, zarten Geschwulstrasen. Ebenso unbestimmt
wie die Form und Farbe ist die Größe der Geschwulst. Sie kann winzig klein, an
Größe einem Sagokorn, einem Stecknadelkopf oder einer Erbse gleichkommen.
Besonders die Rezidive nach der Entfernung der Geschwulst, entstanden an
ihrem ursprünglichen Sitz oder an anderen Stellen der Blase, haben oft eine mini-
male Größe und entgehen leicht einer nicht sorgfältig die ganze Blasenhöhle
kontrollierenden Untersuchung. Ebenso greift eine größere Geschwulst, wenn sie
Neigung zur Dissemination hat, über die Blase in Gestalt kleiner, weit voneinander abliegender Knötchen um sich. Man kann bei der Kleinheit der Gebilde
zunächst zweifelhaft sein, ob hier tatsächlich Geschwulstkeime oder nur kleine,

Maligne Geschwülste.

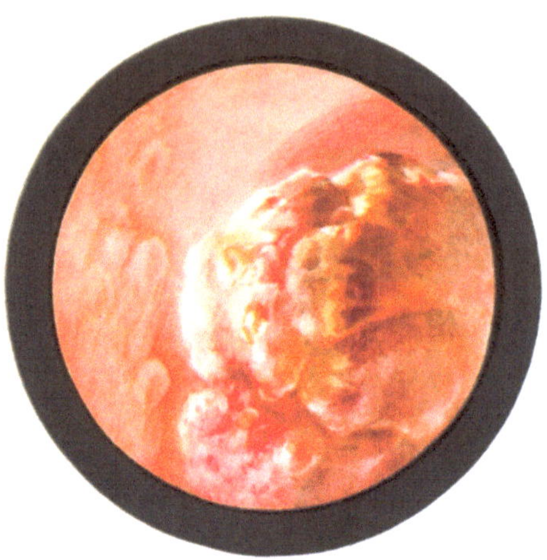

Abb. 147. Maligner Tumor dicht am Sphincter.
An der Blasenhinterwand kleine
Tochtergeschwülste.

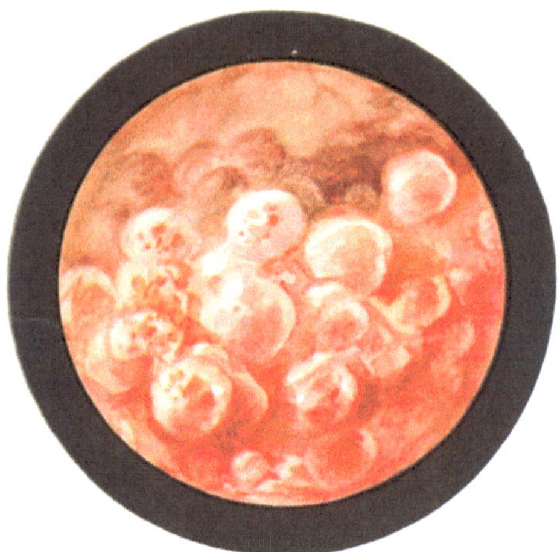

Abb. 148. Papilläres Carcinom.

locker der Blasenwand aufsitzende Fibringerinnsel vorliegen. Geht man aber
mit dem Cystoskop nahe an die fraglichen Gebilde heran und erblickt sie in
starker Vergrößerung, so tritt der wahre Charakter der Geschwulst als solides
kleines Knötchen deutlich hervor. Wenn selbst bei Betrachtung aus der Nähe
noch Zweifel bestehen, wird man durch erneute Auswaschung der Blase, welche
die Fibrinablagerung von der Wand fortfegt oder an andere Stellen verlagert,
über die wahre Natur des Gebildes ins klare kommen.

Die Geschwülste sind bisweilen so klein, daß wir ihre Sichtung nur der
vergrößernden Wirkung des Cystoskops verdanken. Mit dem bloßen Auge
betrachtet, zumal in der durch Sectio alta eröffneten kontrahierten, gefalteten
und nicht so hell erleuchteten Blase, wären sie sicher unauffindbar.

Demgegenüber stehen auf der anderen Seite die ganz großen Geschwülste,
welche schon durch ihr Volumen eine Verengerung des Blasenraumes, wie
erwähnt, erzeugen und dadurch die Besichtigung erschweren. Wenn sie am
Sphincter sitzen oder auf diesen übergreifen, kann bei der Einführung des Cystoskops eine Blutung entstehen oder das Prisma von aufliegenden Zotten bedeckt
und undurchsichtig werden, wenn man nicht den von NITZE empfohlenen

Kunstgriff anwendet, durch Irrigation aus dem Ureterkatheter während der Cystoskopie die Zotten fortzuspülen und den Ausblick durch das Prisma auf diese
Weise freizumachen. Bleibt der Sphincter von der Geschwulstbildung verschont und ist keine bedeutende Cystitis vorhanden, die durch Schrumpfung

Maligne Blasentumoren.

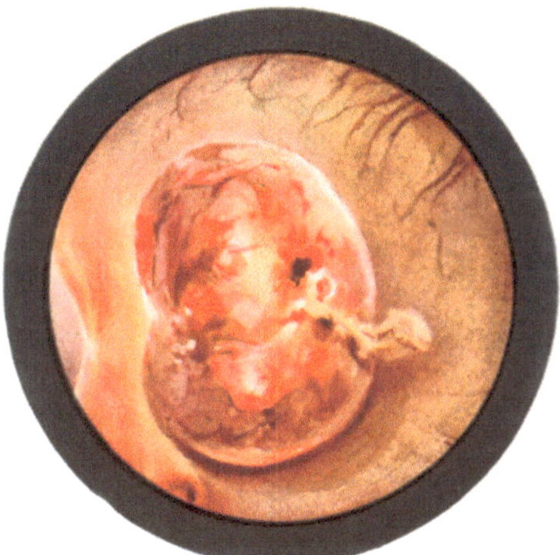

Abb. 149. Maligner pilzförmiger Tumor. An
der Oberfläche Fibrinfäden und eine kleine
Petechie.

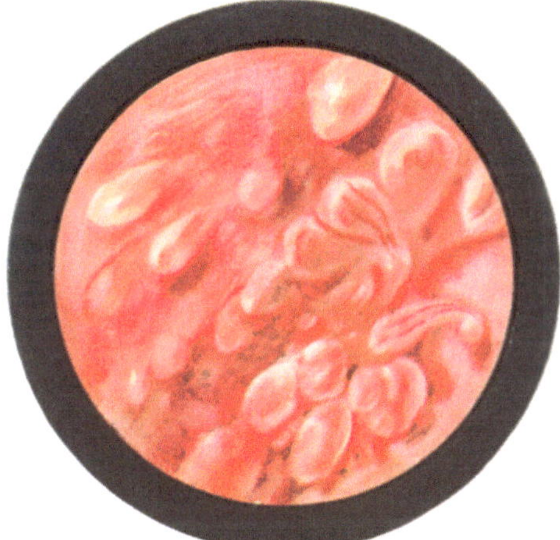

Abb. 150. Papillomatöse Aussaat bei diffuser
Papillomatose der Blase. Die Blase ist stark
entzündet. Betrachtung aus der Nähe.

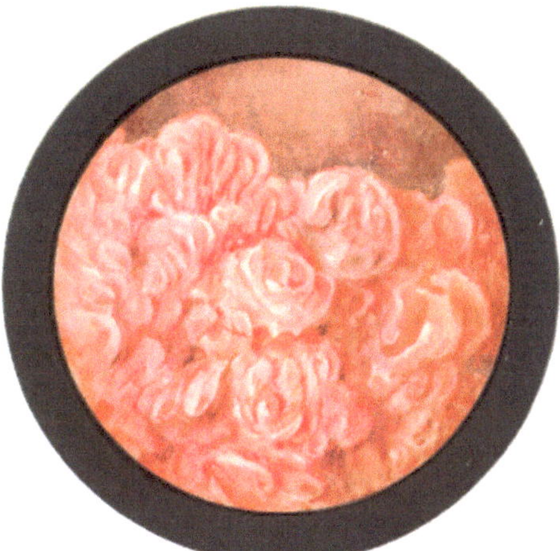

Abb. 151. Blumenstraußartiger, maligner Blasentumor.

der Blase die Cystoskopie erschwert, dann hat die Besichtigung des Tumors
und die Abschätzung seiner Größe keine Schwierigkeiten, selbst wenn die Geschwulst einen sehr großen Umfang hat.

Zwischen diesen beiden extremen Erscheinungen, den übergroßen und über-
kleinen Gebilden, finden sich alle Stadien von Übergangsgrößen.

Die Geschwülste sitzen mit Vorliebe in der Uretergegend direkt am Ureterostium auf dem Ureterwulst, oder in seiner Nähe auf der Ureterenleiste, oder

etwas nach vorn von hier. Nächst dieser Gegend wird der Sphincter und seine
Umgebung bevorzugt. Die übrigen Teile der Blase sind primär jedenfalls seltener
befallen. Sekundär kann sich die Geschwulst natürlich überall ansiedeln und

Maligne Geschwülste der Blase.

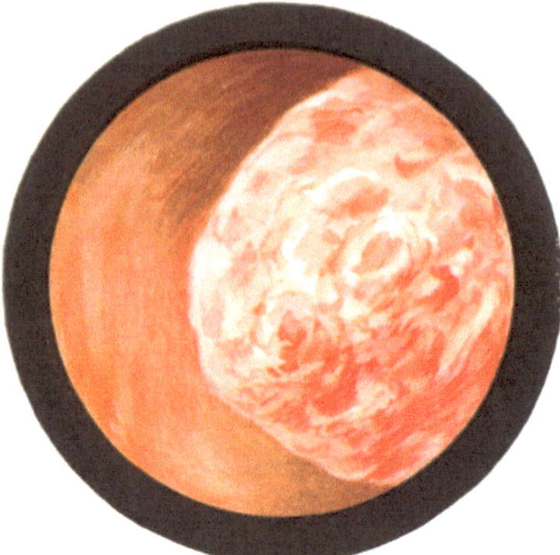

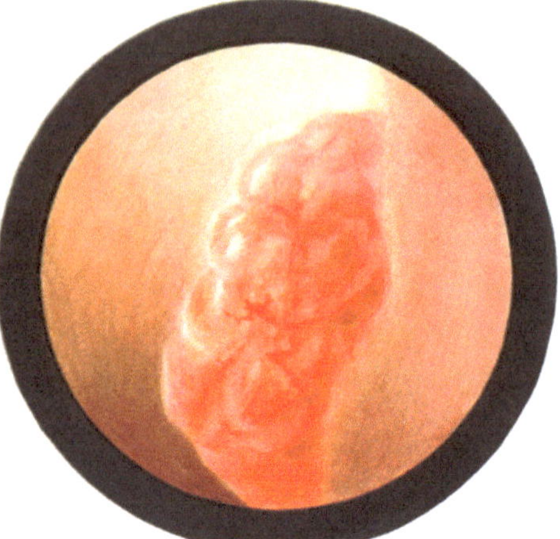

Abb. 152. Mächtiger solider Tumor mit
beginnender Ulceration und fibrinöser
Ausschwitzung.

Abb. 153. Maligner höckeriger solider Tumor
dicht hinter dem Sphincter und zum Teil von
ihm verdeckt.

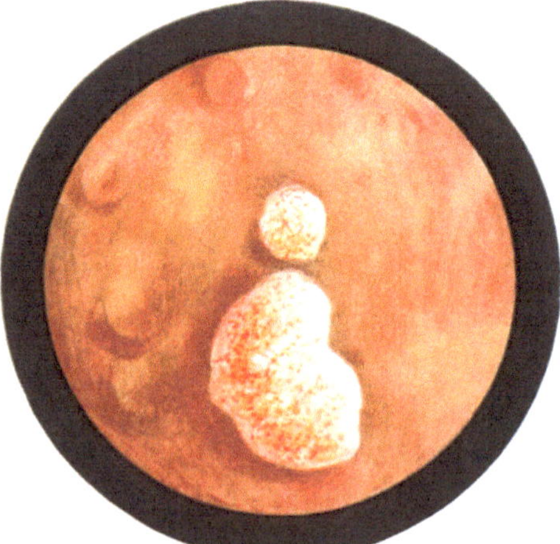

Abb. 154. Im Vordergrund zwei markige Geschwulstknoten. Im Hintergrund bei starker entzündlicher Veränderung der Blasenwand ein Geschwulstbeet in der rechten Hälfte des Gesichtsfeldes.
Die das Geschwulstbeet bildenden Knoten sitzen im Schatten der hinteren Blasenwand und erscheinen
deshalb dunkler.

schließlich zu einer fast lückenlosen Austapezierung der Blasenwand in Ge-
stalt einer allgemeinen Papillomatose führen. Wenn man eine Blase auf ein
Geschwulstrezidiv prüft, so soll man die ganze Höhle sorgfältig ableuchten und
namentlich nicht den Blasenscheitel vergessen, wo der Tumor sich gern in einer
Narbe ansiedelt, welche die zur Entfernung des primären Tumors vorgenommene
Sectio alta hinterläßt.

Zu den gutartigen Geschwülsten sind ferner ein Teil der flachen Geschwulstrasen zu rechnen, sofern die Zotten zart und fein und nicht jenes gleich zu beschreibende, für Malignität charakteristische Aussehen haben. Diese Geschwulstrasen sind selten primäre Tumoren, sondern meistens Rezidive in loco eines früher intravesical abgetragenen Tumors oder Abkömmlinge eines Nierenbeckenpapilloms, die Ureteröffnung umrahmend oder auch büschelartig aus ihr hervorquellend. In Abb. 135 ist ein solcher kleiner Geschwulstrasen abgebildet. Der Patient, dem er angehört, trat im Jahre 1913 mit einem sehr großen Blasentumor in unsere Behandlung. Der Tumor wurde intravesical in mehreren Sitzungen endgültig beseitigt. Der Patient machte den ganzen Krieg bei einem Sturmtrupp durch, wurde am Kniegelenk schwer verwundet und wieder hergestellt und blieb, was den Blasentumor anbetrifft, 7 Jahre ohne Rezidiv. Im Februar 1921 kam

Papillomatöse Geschwülste.

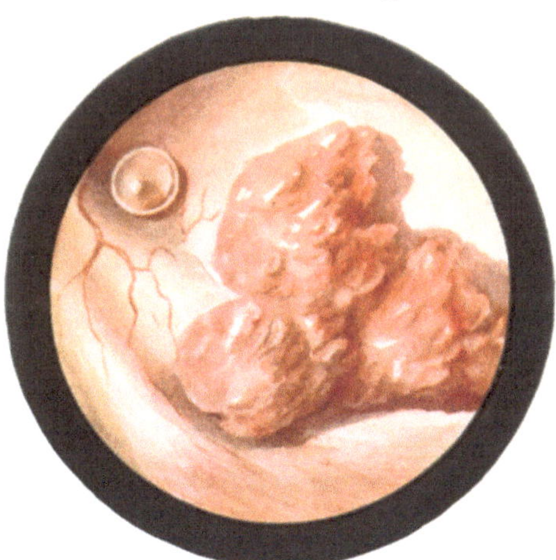

Abb. 155. Papillomrezidiv nach Sectio alta im Blasenscheitel. Der Tumor ist ziemlich fleischig und kompakt, deshalb verdächtig auf Malignität. Es gelang jedoch, ihn durch Thermokoagulation zu zerstören. Seit dieser Zeit sind 9 Monate vergangen, ohne daß sich ein Rezidiv eingestellt hat. Neben dem Tumor die kleine Luftblase.

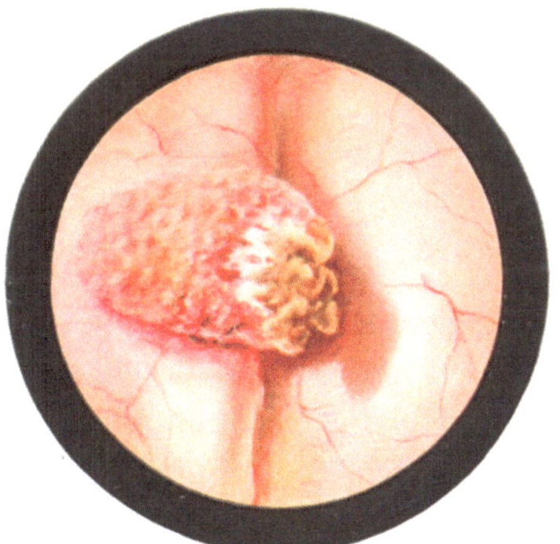

Abb. 156. Blasenpapillom in und um die linke Uretermündung. Ein kleiner Teil der Geschwulst ist an der Oberfläche gelb nekrotisch. Die Geschwulst hat die Form eines Tannenzapfens. Dem Patienten wurde 1914 die linke Niere wegen Papillom des Nierenbeckens entfernt. Im Jahre 1920 stellte er sich mit dem abgebildeten Papillom in der Gegend des linken Harnleiters vor.

er zur Kontrolle seines Leidens zu uns und zeigte nach siebenjährigem Intervall einen pfennigstückgroßen, gleichmäßig die linke Uretermündung umrahmenden flachen Geschwulstrasen, der mit seinen weißgelben, kurzen Zotten einem Stoppelfeld glich. Wir haben diesen kleinen Rasen durch Thermokoagulation verschorft.

Sobald diese flachen Rasen aber multipel auftreten, rasch größer werden und einen derben, kurzen Zottenbestand zeigen, ist ihre Gutartigkeit nicht mehr zweifelsfrei.

Die Zeichen der Malignität äußern sich überhaupt weniger in einzelnen, besonders auffälligen Merkmalen, als in der Vielheit von der Norm abweichender Eigenschaften, so z. B. in der großen Anzahl der Geschwülste, in dem breitbasigen, infiltrierenden Wachstum, in der markigen, großknolligen, durchaus soliden Struktur der Zotten, in der Neigung zur Nekrose und Ulceration, in dem Übergreifen auf Teile der Blasenwand, die gewöhnlich verschont bleiben. Dem Geübten wird zweifellos die eine oder andere Abnormität auffallen. Besonders das flache, infiltrierende markige Wachstum, das Übergreifen auf große Flächen der Blasenwand ist in dem Steckbrief der Bösartigkeit erwähnenswert.

Immerhin gibt es zwischen guten und bösen Übergangsformen, über welche sich auch der Geübte kein sicheres Urteil zutraut, und die er nach einem auf

Papillomatöse Geschwülste.

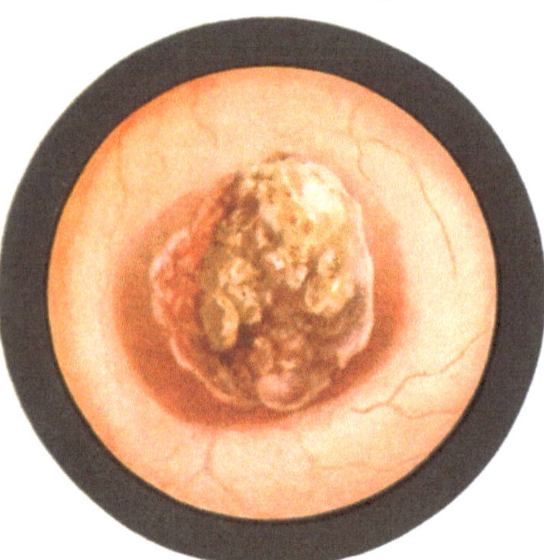

Abb. 157. Blasenpapillom mit Nekrose an der Oberfläche.

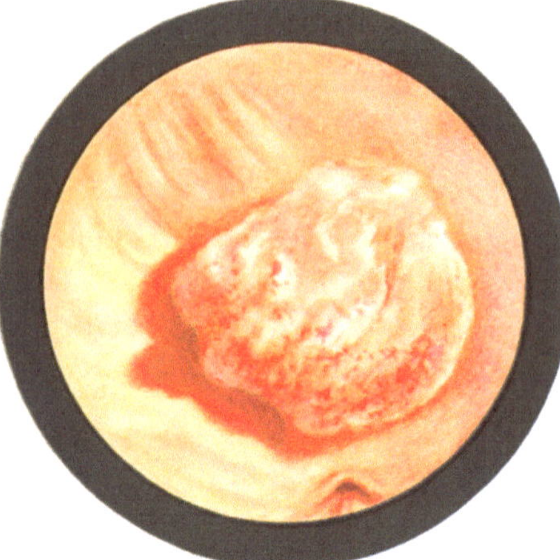

Abb. 158. Blasenpapillom oberhalb der Harnleitermündung.

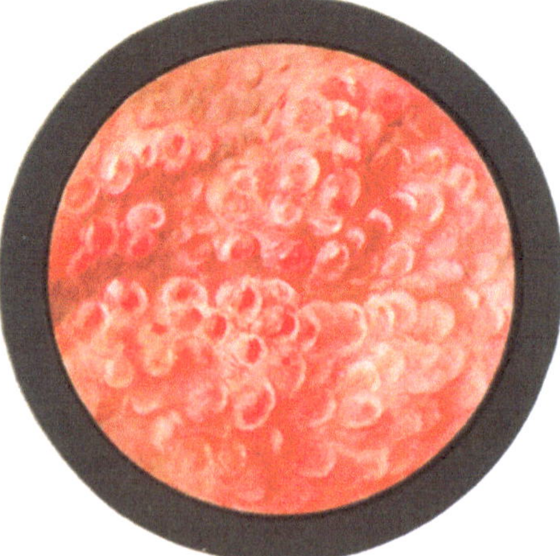

Abb. 159. Diffuse Papillomatose der Blase. Man erkennt an der Furche noch den ursprünglichen Aufbau aus einzelnen Geschwülsten, welche durch ihr Wachstum zusammengestoßen sind.

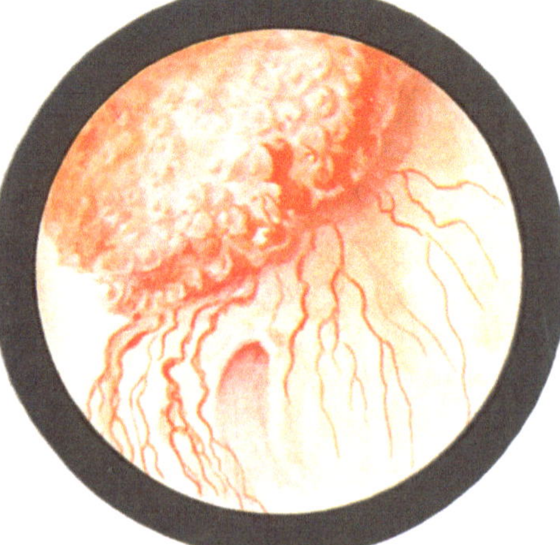

Abb. 160. Großes flaches Papillom oberhalb der Uretermündung. Starke Gefäßentwicklung am Fuße der Geschwulst.

Erfahrung beruhenden Instinkt einer der Gruppen zuzurechnen sich berechtigt fühlt. Daß hierbei Irrtümer unterlaufen können und der Wunsch nach einer Probeincision zwecks mikroskopischer Untersuchung auftaucht, ist nicht zu bezweifeln. Leider bietet auch die Probeexcision, wie wir bei der intravesicalen Behandlung der Blasentumoren noch zeigen werden, selten die Möglichkeit sicherer Aufklärung. Und so bleibt doch schließlich nichts anderes als die

subjektive Schätzung auf Grund des cystoskopischen Befundes und der Erfahrung
übrig.

Die Verhältnisse werden dadurch noch verworrener, daß auch gutartige
Geschwülste infolge einer Cystitis ihr Äußeres ändern können. Die zarten
Zotten verdicken sich durch Schwellung und bekommen ein mehr fleischiges
Aussehen. Andererseits kann die Entzündung bösartige Geschwülste mit
einem Schleier von Fibrin so überziehen, und mit Kalksalzen so inkrustieren,
daß ihr maligner Charakter verdeckt und der Beobachter an eine schwere Cystitis
glauben kann. Gerade hier bei der carcinomatösen Cystitis kann die Probeexcision im Zweifelsfall von Nutzen sein, weil das bösartige Gewebe oberflächlich liegt und von der Zange gefaßt werden kann. Wir führen kurz als Beispiel
folgenden Fall an:

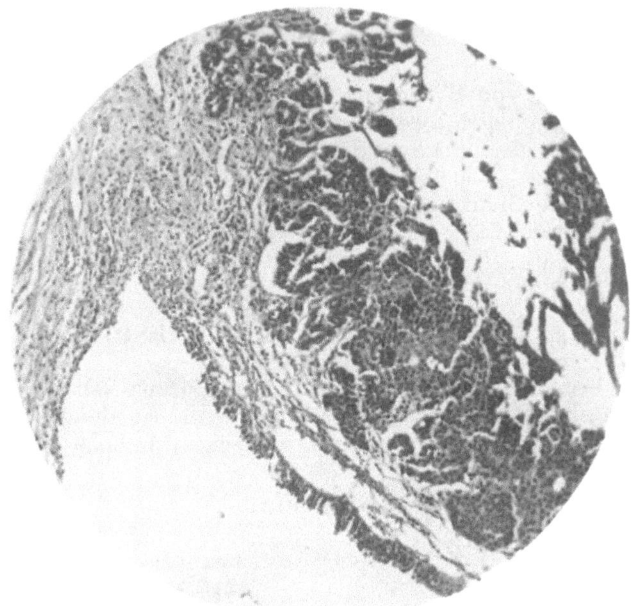

Abb. 161. Probeexcision durch das Operationscystoskop bei subakuter Cystitis mit Verdacht auf
Tumorbildung ergibt echtes Carcinom.

Frau A. E., 60 Jahre alt, seit 14 Tagen häufige Miktionen. Nachts alle halbe Stunde.
Schmerzen beim Wasserlassen, Kreuzschmerzen. Urin trübe, sauer, Eiweiß, Eiter. Cystoskopie: starke akute Cystitis am Trigonum und an den Blasenseitenwänden. Starke Faltenbildung und Wulstung. Die Hinterwand der Blase ist vorgewölbt, auf der linken Seite
derselben ist ein kleines fleischiges Gebilde zu sehen, rechts an der Hinterwand ein kleiner
Knoten. Fibrinbelege an den Ureteren. Zunächst Blasenspülungen. 13. 1. 26 Probeexcision eines auf Tumor verdächtigen Stückes an der linken Hinterwand. Histologische
Untersuchung Carcinoma vesicae (s. Abb. 161).

Im allgemeinen kann man folgende Symptome als sichere Beweise für Malignität ansehen:

1. Breitbasiger Aufbau ohne Stielbildung.
2. Markige solide Struktur der Zotten.
3. Austapezierung großer Abschnitte der Blasenwand.
4. Zerfall und Ulceration.

Nicht papillomatöse maligne Geschwülste sind ohne weiteres an ihrer markigen, derben Struktur kenntlich. An seltenen Geschwülsten wäre noch das
in der Form einer Weinbeere auftretende, aus zahlreichen zierlichen Blasen

sich zusammensetzende Sarkom der Blase zu erwähnen (Nitze), welches meist
im kindlichen Alter auftritt. Ferner kann das nicht weniger seltene Myom
(Marion), einem atypisch sitzenden Prostatalappen ähnelnd, den Eindruck eines
malignen Tumors erwecken, zumal, da es durch seinen Druck die Schleimhaut
allmählich verdünnt und Ulceration erzeugt.

Schwierig kann die Unterscheidung zwischen Papillom und bullösem Ödem
werden, auf das wir auf S. 59 ff. ausführlich eingegangen sind. Dort sind sämtliche
Eigenschaften und Merkmale zur differentialdiagnostischen Entscheidung angegeben. Hier sei noch ein Mittel hinzugefügt. Um beide ihrem Wesen nach
mit Sicherheit voneinander zu trennen, führt man eine Thermokoagulationssonde gegen das fragliche Gebilde und läßt den Strom wirken. Das bullöse Ödem
verliert durch den Anstich seine Flüssigkeit und fällt wie eine zerquetschte
Weintraube sofort zusammen. Der papillomatöse Tumor wird unter derselben
Einwirkung des elektrischen Stromes weiß und nekrotisch, behält aber seine
Gestalt.

Die Verwechslung von Tumoren mit Blutgerinnsel ist nur bei oberflächlicher Betrachtung möglich, wenn man die für Gerinnsel charakteristische
Verfärbung und die gleichmäßige Strukturlosigkeit ihres Aufbaues nicht genügend berücksichtigt. Bei wiederholter Besichtigung wechselt das Gerinnsel
seine Lage und seine Struktur und Farbe, indem es zerfällt, ausgelaugt wird
und Fetzen abspaltet.

16. Bilharzia der Blase.

Scheinbare Geschwulstbildung zeigt die in Europa seltene Infektion mit
Bilharzia. Wenn reine Bilharziatumoren vorliegen, ist die Erkrankung nicht
zu verkennen. Die Geschwülste haben eine eigentümliche Farbe, bräunlich

Bilharzia.

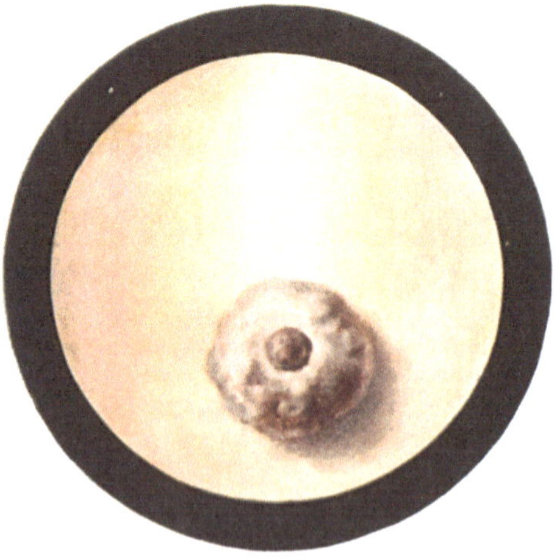

Abb. 162. Bilharziatumor in Champignonform.

dunkel bis violett und eine höchst merkwürdige Form, welche die Franzosen
sehr treffend mit einem Champignon verglichen haben. Den Tumoren können
Gebilde von der Form und Farbe einer Walderdbeere oder eines Hahnenkammes

aufsitzen, zusammengesetzt aus Granulationsgewebe, welches durch die Decke des Pseudotumors durchstößt. Schließlich werden die Bilharziageschwülste durch die sie begleitenden, in der Blasenwand abgelagerten Wurmeier gekennzeichnet, reiskornähnliche, glänzende, solide, in Haufen innerhalb der Mucosa eingelagerte Körperchen. Ich habe einen an Bilharzia leidenden Ägypter cystoskopiert und die beigefügten Bilder beobachtet. Sie sind auf den ersten Blick

Bilharzia.

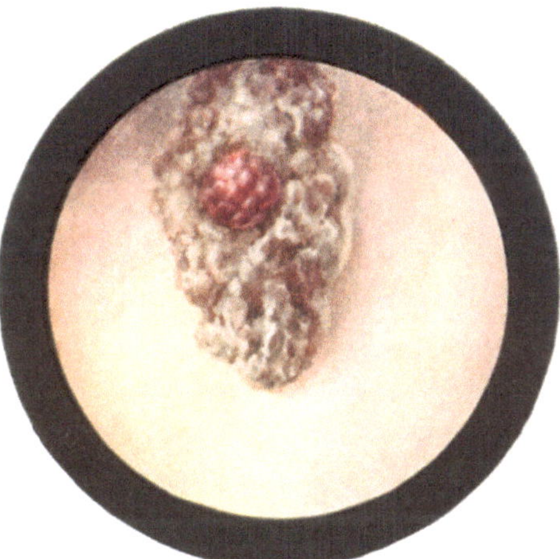

Abb. 163. Länglicher Bilharziatumor mit erdbeerförmigem Gebilde, welches aus Granulationsmasse besteht.

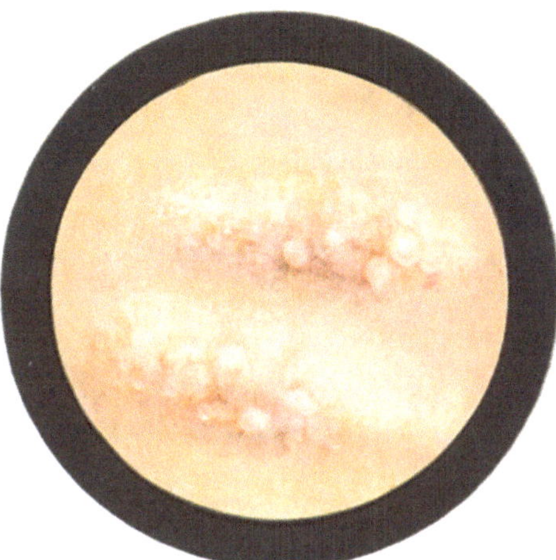

Abb. 164. Bilharziaeier aus nächster Nähe betrachtet und deshalb stark vergrößert. Varicen der Blase.

zu identifizieren und können selbst von demjenigen, welcher die Krankheit niemals vorher gesehen hat und nur aus Beschreibungen kennt, nicht verwechselt werden. Schwierig mag die Erkennung und Deutung dann sein, wenn unter der Reizwirkung der Bilharzia eine echte Papillomatose oder Carcinomatose hinzutritt und sich mit den Erscheinungen der Bilharzia vermischt. Auch Inkrustationen und Steinbildung können das Krankheitsbild der Bilharzia komplizieren und verwischen. Auffällig ist die Schmerzhaftigkeit der bilharziakranken Blasenschleimhaut, selbst wenn die Krankheit schwach entwickelt ist.

17. Varicen der Blase.

Stark erweiterte Venen finden sich in der männlichen wie in der weiblichen Blase bei vorgerücktem Alter, besonders in der Sphinctergegend. Prostatiker und Frauen mit Enteroptose zeigen cystoskopisch nicht selten bläulich geschlängelte, stark gefüllte Venennetze.

Varicen der Blase.

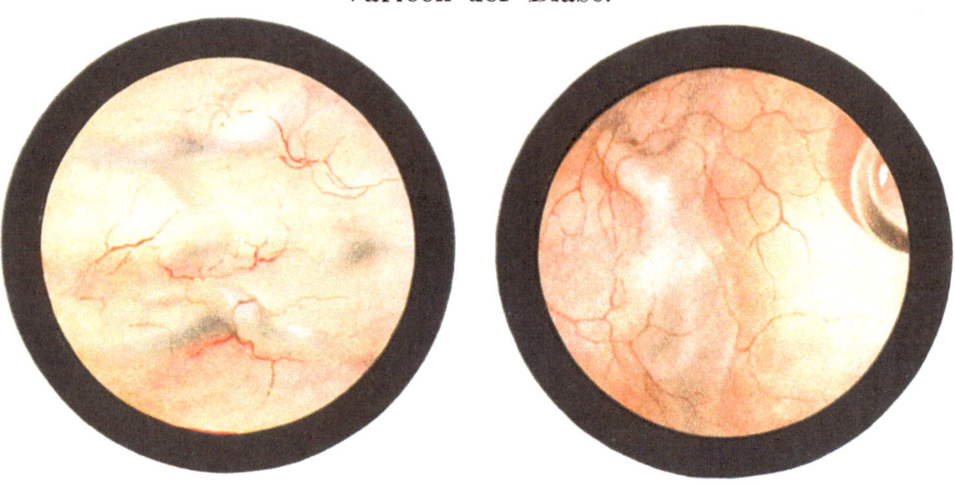

Abb. 165.   Abb. 166.
Abb. 165 und 166. Varicen der Blase. In Abb. 166 nahe dem Blasenscheitel.

Echte Varicen in Gestalt von größeren Venenknoten sind bei älteren Personen ein nicht ganz seltener cystoskopischer Nebenbefund. Aber nur ganz ausnahmsweise werden sie zur Quelle von Blutungen. Jedenfalls darf man sie nur dann als Urheber einer Hämaturie betrachten, wenn es cystoskopisch gelingt, die Blutung aus den Varicen nachzuweisen.

18. Purpura der Blase.

Die meisten Blutungen (s. Abb. 50 u. 52) in die Blasenschleimhaut entstehen auf der Basis der Cystitis durch Platzen von Capillaren, welche durch den entzündlichen Afflux überfüllt sind. Dadurch kommen in der Mucosa sternförmige, gezackte flächenhafte Hämorrhagien zustande. Seltener kommen Blutungen in Form punktförmiger Stippchen vor. Ihr Auftreten muß immer den Beobachter stutzig machen und ihn zur Nachforschung veranlassen, ob nicht Zeichen von Tuberkulose in der Blase wahrnehmbar sind. Für die echte Purpura ist die idiopathische Blutung charakteristisch, da jegliches, auf eine Entzündung hinweisendes Symptom in der Blase fehlt. Im Gegenteil, die Blasenschleimhaut sieht oft infolge eines schwach entwickelten und schwach gefüllten Gefäßnetzes blaß und blutarm aus. In dieser Umgebung heben sich die Blutflecke besonders scharf ab und nehmen, wenn sie älter werden, einen leicht bläulichen Ton an. Im ganzen ist die Purpura, die idiopathische Hämorrhagie, selten. Ich habe sie zweimal bei Kindern gesehen, bei denen auch andere Anzeichen hämorrhagischer Diathese in Gestalt von Zahnfleischblutungen bestanden. Durch Gemüsekost, Kalk und Gelatinefütterung gingen die Blutungen ohne jede örtliche Behandlung zurück, ein Beweis, daß sie tatsächlich idiopathisch waren. Im übrigen unterschied sich die Hämorrhagie äußerlich, d. h. cystoskopisch, abgesehen von der mangelhaften Injektion des Gefäßnetzes, durchaus nicht von der entzündlichen, cystitischen Hämorrhagie. Ein Bild konnte ich nicht anfertigen lassen, da die Kinder nicht stillhielten.

19. Blasenfistel.

Die Blase kann von erkrankten Nachbarorganen in Mitleidenschaft gezogen werden und die Beteiligung des Organs cystoskopisch zum Ausdruck kommen.

Blasenfistel.

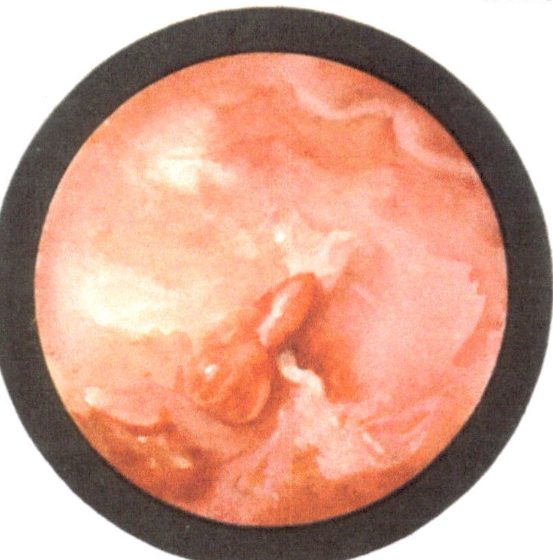

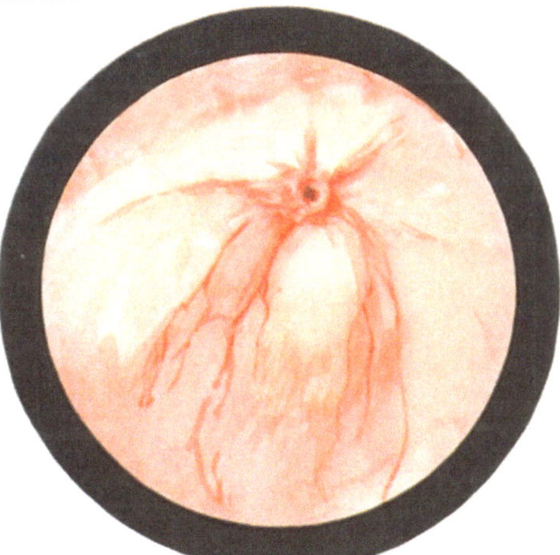

Abb. 167. Fistel bei Carcinoma recti. Rings um die Fistel bullöses Ödem. Aus der Fistel hängt ein dicker Eiterfaden heraus. Carcinomgewebe ist nicht sichtbar.

Abb. 168. Blasenfistel nach Sectio alta. Um die Fistelöffnung entsprechend der Narbenkontraktion ein Gefäßnetz von spinnenähnlicher Form.

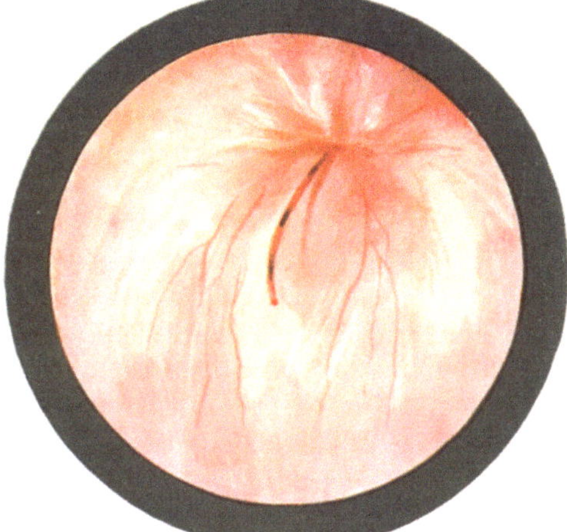

Abb. 169. Dieselbe Fistel, in welche von der Bauchdecke aus ein gestreifter Ureterkatheter eingeführt wurde.

Am bekanntesten ist der Einbruch appendicitischer Abscesse, Psoasabscesse, vereiterter oder tuberkulöser Tuben unter reichlicher Entleerung ihres putriden oder tuberkulösen Inhalts in die Blase. Auch maligne Tumoren können aus der Nachbarschaft, dem Rectum, dem Uterus, der Vagina in die Blase vorstoßen. Durch traumatische Einwirkung (Geburt, Operation, Verletzung) können zwischen der Blase und den Nachbarorganen abnorme Verbindungen entstehen.

Die Durchbruchsstellen von Abscessen und Tumoren sind oft schwer nachweisbar, weil sie selbst klein oder sogar minimal von entzündlichen Veränderungen überlagert und verdeckt werden. Am leichtesten ist noch die Kommunikation mit einem Absceß zu beweisen, indem während der Cystoskopie nach Spülung der Blase und Einstellung der verdächtigen Fistelgegend durch Druck auf die Abceßgeschwulst Eiter in die Blase massiert und sein Austritt aus der Fistelöffnung beobachtet wird. Voraussetzung für die Möglichkeit dieser Beobachtung ist allerdings, daß die Einbruchsstelle des Abscesses für die cystoskopische Besichtigung einigermaßen günstig liegt, was nicht immer der Fall ist. Denn mit Vorliebe erfolgt der Durchbruch hinter der Ureterenleiste, am Übergang zwischen Blasenboden und Hinterwand oder durch den unteren Teil der Hinterwand. Nur bei sehr dichter Annäherung des Cystoskops läßt sich dann die Perforationsstelle auffinden. Die Annäherung hat aber wieder den Nachteil mangelhafter Beleuchtung und eines unklaren Bildes. Deshalb ist eine einwandfreie Aussage, ob eine Perforation besteht oder nicht, vom Standpunkte des Cystoskopikers bisweilen nicht möglich. Aufgefunden liegt die Fistel inmitten chronisch entzündeter, schwer veränderter Blasenwand, welche entweder gleichmäßig verdickt, gefaltet und hyperämisch aussieht, oder von bullösem Ödem geschwellt wird. Die Fistelöffnung ist nur dann gut zu erkennen, wenn sie breit ist. Ähnlich wie die Divertikelöffnung liegt sie alsdann als schwarzes Loch vor uns; nur ist der Eingang gewöhnlich von unregelmäßig gezackter Form, während der Eingang zum Divertikel gleichmäßig rund ist. Die durch Tumor verursachten Perforationen zeigen häufiger als die traumatisch entstandenen im weiten Umfang rings um die Perforationsstelle bullöses Ödem, als Ausdruck der durch die breite Adhäsion mit der Blasenwand verursachten Zirkulationsstörung. Seltener ist die infiltrierende Tumormasse (s. S. 106, Abb. 140) selbst cystoskopisch nachweisbar, weil sie meist von Entzündungsprodukten überlagert ist. Gelingt es, den Austritt von Eiter, Kot, Muskelfasern oder künstlich gefärbter, in den Darm eingelassener Flüssigkeit aus der Öffnung nachzuweisen, so ist damit der Beweis geliefert, daß man wirklich die Perforationsstelle aufgefunden und cystoskopisch gesichtet hat. In günstigen Fällen ist sogar die Einführung eines Ureterkatheters in den Fistelgang möglich (s. Abb. 169).

20. Syphilis der Blase.

Die syphilitischen Erkrankungen der Harnblase, welche dem Pathologisch-Anatomen schon lange bekannt waren (MORGAGNI, VIRCHOW), ist erst spät (1900, MATZENAUER) Gegenstand cystoskopischer Untersuchung geworden. Seitdem haben sich die Veröffentlichungen über cystoskopische Befunde bei Blasensyphilis gehäuft.

Aus ihnen geht hervor, daß die Blasensyphilis in den allerverschiedensten Formen auftreten kann, eine Vielgestaltigkeit, die wir an dem Krankheitsbild der Lues gewohnt sind. Deshalb wird es auch kaum je möglich sein, aus dem cystoskopischen Befund heraus die Diagnose auf Syphilis der Blase zu stellen. Immer wird die Erkenntnis der Krankheit in hohem Grade von der Anamnese, dem Versagen der gewöhnlichen Therapie und dem Erfolge antiluetischer Behandlung, der Beobachtung luetischer Erscheinungen an anderen Körperstellen abhängig sein. Immerhin ist die Seltsamkeit des cystoskopischen Befundes für alle Fälle ein Grund mehr, an syphilitische Erkrankung zu denken.

Wir müssen drei Formen syphilitischer Erkrankung unterscheiden: 1. die sehr seltene sogenannte *frühzeitige maligne Form* der Syphilis. Von einem harten Schanker aus setzt sich der syphilitische Prozeß, Harnröhre, Prostata und Blase in Gestalt tiefrandiger Geschwüre zerfressend, unaufhaltsam fort und führt entweder durch Perforation der Blase oder durch Aufzehrung der Körperkräfte rasch zum Tode (RICORD). Diese überaus maligne Form ist glücklicherweise sehr selten, in der letzten Zeit wohl infolge der Fortschritte der antiluetischen Behandlung kaum noch aufgetaucht und jedenfalls niemals cystoskopisch untersucht worden.

2. Während des luetischen *Sekundärstadiums* kann auch die Blasenschleimhaut erkranken. Heftiger Harndrang, eitrig trüber Urin und Hämaturie geben Veranlassung zur cystoskopischen Untersuchung. Bei derselben findet man die Blasenschleimhaut leicht gerötet und geschwollen, von länglichen oder runden, oberflächlichen Schleimhautgeschwüren besetzt. Der Grund der Geschwüre ist weiß, ihre Umgebung stark injiziert. Sie gleichen in ihrem Aussehen den syphilitischen Plaques der Mundschleimhaut. Auch diese Affektion ist selten.

3. Die häufigste syphilitische Erkrankung der Blase ist das *Gumma*. Es tritt entweder geschwulstartig in Gestalt eines Pseudotumors, bisweilen einem Papillom ähnelnd auf oder die Blasenschleimhaut in gleichmäßiger entzündlicher Hyperplasie wulstend und ihr ein parkettartiges, oder besser gesagt, hirnartiges Aussehen gebend. Oder das Gumma tritt auf als echtes Ulcus mit tiefgreifendem Substanzverlust und dem für Lues charakteristisch scharf abgesetzten Rand. Der Defekt kann auffällig trichterförmig vertieft sein und deshalb cystoskopisch ähnlich wie ein Divertikel völlig abgedunkelt erscheinen.

Klinisch ist für die luetische Erkrankung die ausgesprochene Neigung zur Hämaturie bemerkenswert. Die Blutung erfolgt oft als erstes Symptom, eher als der entzündliche Reiz, plötzlich, heftig und veranlaßt den Patienten zur ärztlichen Beratung. Klinisch ist ferner bemerkenswert, daß diese Erkrankungen auf antiluetische Maßnahmen, Salvarsan und Quecksilberkuren fast ohne jede örtliche Blasenbehandlung abheilen, während sie auf alle anderen Mittel nicht reagieren.

Unter den metasyphilitischen Erkrankungen, welche einen cystoskopischen Ausdruck finden, ist die Tabes der Blase zu erwähnen, ein in Großstädten häufiges Frühsymptom der Erkrankung. Beinahe in jedem Monat können wir einen falschen Prostatiker als Tabiker, dessen Nervensystem erst geringgradig in Mitleidenschaft gezogen ist, entlarven. Cystoskopisch findet die Erkrankung ihren Ausdruck in einer an Balkenblase (s. S. 77, Abb. 81) erinnernden, aber auffällig fein gegliederten Auffaserung der Blasenmuskulatur, die besonders an den Längsbündeln hervortritt. Sie kommt offenbar durch die Überfüllung der Blase und die Unfähigkeit des schwachen Detrusors, den Inhalt auszupressen, und somit als Resultat der Muskelüberdehnung zustande. Seltener scheint ein Sphincterspasmus vorzuliegen. Dementsprechend sind alle auf Sphincterdehnung hinzielenden Maßnahmen bisweilen nutzlos, dagegen die Anregung der Detrusortätigkeit durch Faradisation, Ergotin- und Strychnininjektion wenigstens von mäßigem Erfolg. Die Detrusorschwäche kann in vernachlässigten Fällen bei den unempfindlichen Kranken, denen die Überfüllung der Blase nicht zum Bewußtsein kommt, so weit gehen, daß der Harn literweise in der Blase zurückbleibt und durch Anlegung einer Fistel einer weiteren Überdehnung der Blase und dem Aufstieg des Urins retrograd in das Nierenbecken vorgebeugt werden muß (über das SCHRAMMsche Phänomen s. S. 79).

21. Cystoskopisches Bild bei Veränderungen der Gestalt der Harnblase.

Die Gestalt der Harnblase ist, abgesehen von dem Füllungsgrad und abgesehen von eigener Erkrankung, in hohem Grade durch die Gestaltung der Nachbarorgane beeinflußbar. Besonders ist es der Uterus, der sich durch Verschiebung aus der natürlichen Lage in die Blase hineindrängen und kugelige Erhebungen der Blasenwand erzeugen kann. Von ihm wird die Blase vorzugsweise an zwei Stellen, am Vertex und an der Hinterwand der Blase nahe dem Blasenboden eingebuckelt. An letzterer Stelle äußert sich die Vorbuchtung der Blasenwand gelegentlich in einem großen, halbkugeligen, glatten Tumor, der infolge der Beschattung eine leicht rötliche Farbe hat. Man sieht aber auf den ersten Blick, daß die Schleimhaut selbst unverändert und die kugelige

Pseudotumor.

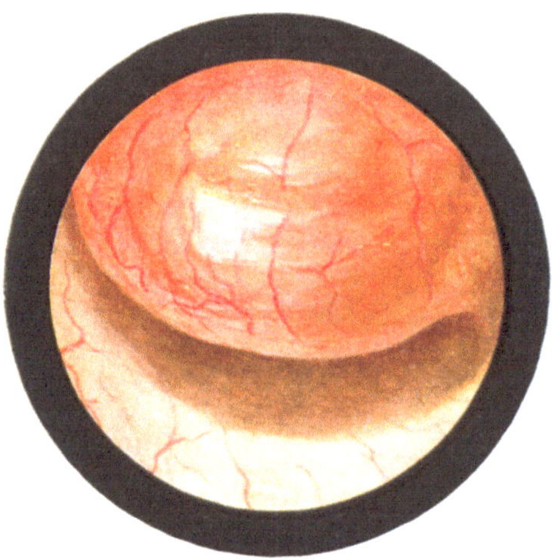

Abb. 170. Vorwölbung der hinteren Blasenwand durch den Uterus. Unterhalb der Vorwölbung ein Schlagschatten. Die Vorwölbung selbst erscheint rötlich und dunkler, weil sie einen Teil des Lampenlichtes durch ihre Kugelgestalt abblendet.

Prominenz von außen in die Blase hineingetragen ist. Ein dem Tumor entsprechender sichelförmiger Schlagschatten findet sich unterhalb der Vorwölbung auf der darunterliegenden Blasenwand.

Nahe dem Vertex und hinter demselben kann die Blase giebelartig vom Uterus eingedrückt werden. Der Vertex hat dann nicht die normale Gestalt einer schwach gewölbten Kuppel, sondern die Form einer flachen Tasche, in welche das Licht der Cystoskoplampe schwer eindringen kann und die deshalb dunkel erscheint. Die Luftblase bleibt gewöhnlich unterhalb dieser Tasche stehen.

Auch Ascites kann die Blase zusammendrücken und ihr eine Form geben, welche derjenigen ähnelt, die das Organ in Miktionsstellung einnimmt, indem der Querdurchmesser bedeutend größer wird als der Höhendurchmesser.

Endlich kann der Blasenboden, durch Senkung des Genitalapparates in Mitleidenschaft gezogen, nach unten vorfallen. Cystoskopisch findet dieser Vorfall des Blasenbodens seinen Ausdruck darin, daß der Recessus, welcher normalerweise als sanfte Ausbuchtung hinter der Ureterenleiste liegt, sich beträchtlich vertieft und vergrößert. In den Recessus werden sehr oft die Ureteren und der vor ihnen liegende Teil des Blasenbodens hineingezogen, so daß die Beobachtung und Einstellung der Ureterenmündungen bedeutend erschwert wird. Man kann dieser Verlagerung entgegenwirken durch Reposition des Prolapses, straffe Tamponade der Scheide und starke Füllung der Blase. Dadurch gleicht sich die Cystocele zum Teil aus und die Ureterenöffnungen

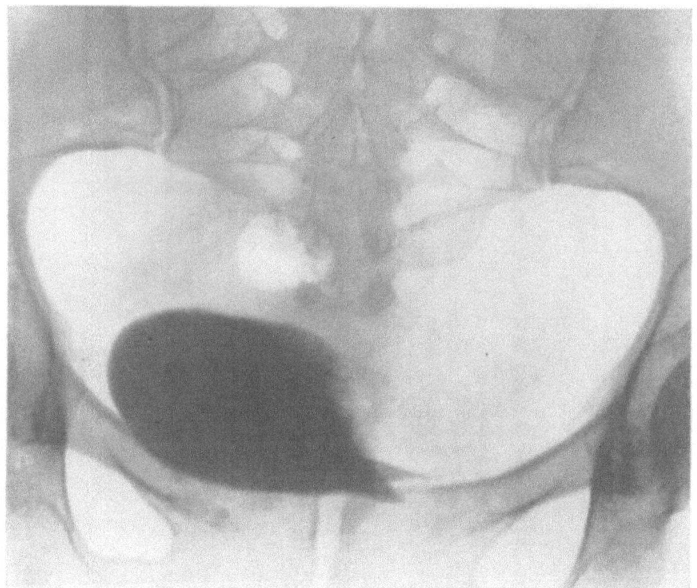

Abb. 171. Verschiebung des gesamten Blasenkörpers nach rechts durch perimetritisches Exsudat. (Aus E. JOSEPH: Harnorgane im Röntgenbild. Leipzig: Georg Thieme.)

nähern sich wieder der Normalstellung, in welcher sie gut beobachtet, funktionell geprüft oder katheterisiert werden können. Besonders für die Chromocystoskopie ist der Ausgleich der Cystocele notwendig (s. S. 141). Bisweilen wird die Blase in toto verlagert, zum Beispiel durch ein perimetritisches Exsudat, eine Lageverschiebung, welche durch die Cystoradiographie besser nachgewiesen wird, als durch die Cystoskopie, weil die erstere den ganzen Umriß der Blase und die Verschiebung der Kontur des Organs aus der ihm zustehenden Mittellinie in seitliche Bezirke, je nach der Druckrichtung des Exsudates nachweist (s. Abb. 171).

22. Ureterenkatheterismus und funktionelle Nierendiagnostik.

Zur Aufnahme eines dünnen Katheters ist in das Cystoskop ein Kanal eingelassen, dessen Boden bei den modernen Instrumenten von der auswechselbaren Optik gebildet ist. Der Kanal endigt vor dem Okular in eine mit einer Kautschukscheibe versehene, den Ureterkatheter wasserdicht umfassende Verschraubung. Am anderen Ende dicht hinter dem Prisma bleibt der Kanal offen, um dem Ureterkatheter einen Austritt aus dem Instrument in die Blase zu gewähren. Unter der Austrittsstelle ist im Cystoskopschaft ein von ALBARRAN erfundener Hebel einmontiert. Der Hebel ist zur Aufnahme des Ureterkatheters leicht ausgehöhlt und liegt in dem Metallschaft flach eingepaßt, derart, daß er kein Hindernis für die Einführung des Cystoskops bildet. Andererseits ist dem Untersucher durch einen an dem Hebel wirkenden und über eine Schraube, welche am Okularende angebracht ist, geführten Draht eine Handhabe gegeben, den Hebel und damit den in ihm liegenden Ureterkatheter nach Belieben mehr

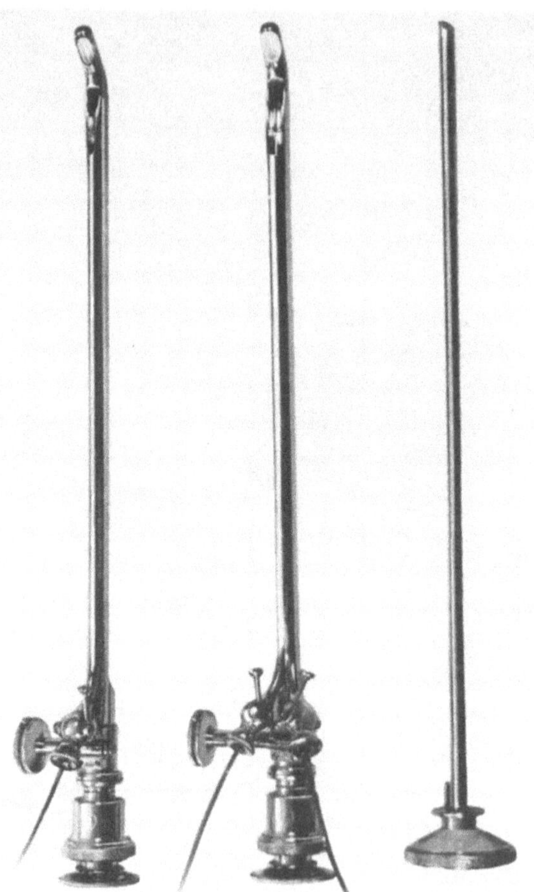

Abb. 172. Normalkalibriges ein- und doppelläufiges Ureterencystoskop mit auswechselbarer Optik.

oder weniger steil aufzurichten, oder durch die entgegengesetzte Schraubenbewegung wieder abwärts in das Niveau der Cystoskopachse zurückzubiegen. Die Schraube, durch welche die Aufrichtung oder Senkung des Hebels erfolgt, ist mit einem Orientierungsknopf versehen, an dessen Stellung der Untersucher die Lage des Hebels ermessen und erkennen kann, ob der Hebel flach in Ruhestellung in der Cystoskopebene oder zungenförmig in die Höhe steht. Wenn man das Cystoskop entfernen will, muß man darauf achten, daß der Hebel flach zurückgestellt ist, was an dem knopfförmigen Wegweiser leicht zu erkennen ist. Für den doppelten Ureterenkatheterismus ist der Kanal zur Aufnahme zweier Ureterkatheter verbreitert und läuft auch in zwei Dichtungen für je

einen Ureterkatheter aus. Ebenso ist der Hebel zur Aufnahme beider Katheter
etwa verbreitert und in der Mitte durch einen kleinen Metallkamm in je eine
Rinne für je einen Katheter geteilt. Dementsprechend ist das ganze Instrument
an Kaliber stärker, im übrigen aber dem einkatheterigen Modell völlig gleich.

Die Ureterenkatheter sind etwa 70—75 cm lang, dünne Katheter aus Seidengespinst, durch farbige Ringe (Zebrakatheter) in Abschnitte von je 1 cm Länge

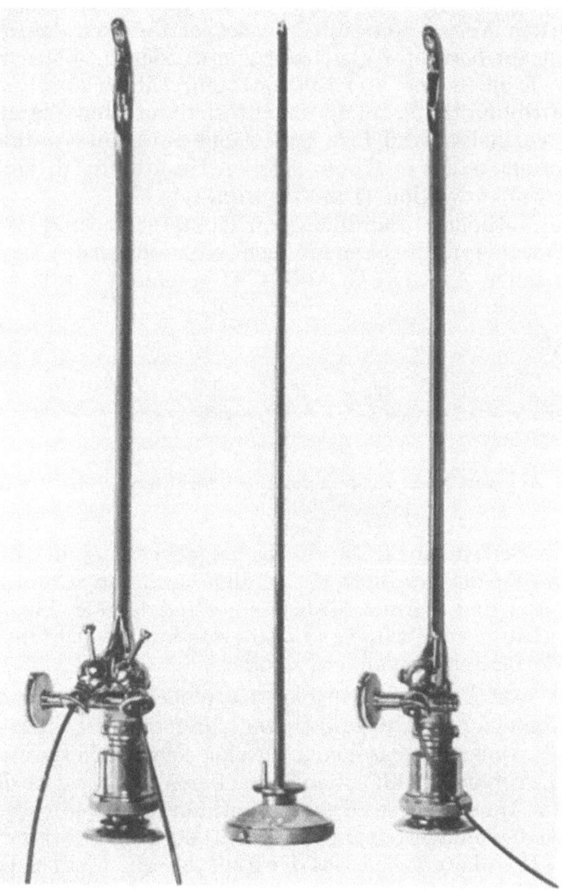

Abb. 173. Schmalkalibriges ein- und doppelläufiges Ureterencystoskop mit auswechselbarer Optik.

eingeteilt, an denen man während der Cystoskopie abzählen kann, wie weit das
Katheterrohr in den Harnleiter eindringt. Die Katheter sind mit einem dünnen
Metallmandrin versehen. Dadurch gewinnen sie an Festigkeit und sind leichter
in den Ureter einzuführen. Anderseits ist das Herausziehen des Mandrins bei
hoch in das Nierenbecken eingeführtem Katheter oft nicht ohne größere Gewalt
möglich und deshalb für den Patienten unangenehm. Ich ziehe die Einführung
ohne Mandrin vor, wenn der Katheter nicht so abgenutzt und schlapp ist, daß
er sich bei jedem Anstoß an ein Hindernis umbiegt. Ferner ist der Mandrin ein
Hindernis für die Sterilisation. Wir haben früher die Ureterkatheter in dem
von KUTTNER angegebenen und von LAUTENSCHLÄGER hergestellten Sterilisator

keimfrei gemacht. Wir haben den Kuttnerschen Apparat verlassen und wenden augenblicklich mehrere Methoden nebeneinander an.

Die eine Methode besteht darin, den Ureterkatheter in einem seiner Länge entsprechenden Fischkocher, angefüllt mit 10%iger Ammonium-Sulfatlösung, 10 Minuten hindurch zu kochen, den Katheter herauszunehmen, die Flüssigkeit abtropfen zu lassen und ihn in ein steriles Handtuch einzuwickeln, welches von einem zweiten sterilen Handtuch nach einiger Zeit umwickelt wird, nachdem der Katheter die wenigen Wassertropfen an die Oberfläche gebracht und in das erste Handtuch abgegeben hat. Selbstverständlich kann man mit dieser Methode eine Anzahl Katheter gleichzeitig sterilisieren, sofern man beim Sterilisieren selbst, sowie nach der Sterilisation beim Einwickeln in die Handtücher dafür sorgt, daß die Katheter nicht feucht sich mit den Wandungen berühren, auf diese Weise verkleben und ihre Oberfläche rauh und unbrauchbar machen. Die Katheter können statt in einem sterilen Handtuch, in einer sterilen Fließpapiertüte aufbewahrt werden (Freudenberg)[1].

Zwei weitere Methoden stammen von Rosenburg und von Viethen. Sie sind jüngeren Datums und scheinen sich einzubürgern. Die Sterilisation in dem Rosenburgschen Apparat (s. Abb. 174) geschieht durch zwei Glasbehälter,

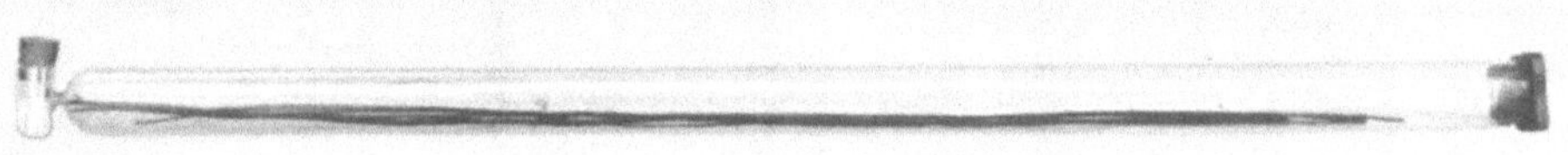

Abb. 174. Apparat nach Rosenburg zur Sterilisierung der Ureterkatheter.

welche zu beiden Seiten eines Glasrohres angebracht sind. In den einen Glasbehälter werden Formalintabletten, in den anderen Chlorcalcium-Krystalle gebracht. Der aus den Formalintabletten aufsteigende Formalindampf wird von dem Chlorcalcium aufgesaugt, so daß ein ständiges Durchströmen des Glasbehälters von Formalindämpfen stattfindet.

Der Apparat von Viethen verfolgt hauptsächlich den Zweck, durch Formalin keimfrei gemachte Ureterkatheter längere Zeit steril aufzubewahren und ermöglicht es, unter aseptischen Kautelen den Katheter aus dem Kasten zu entnehmen. Der Apparat stellt einen viereckigen Glaskasten dar, der von oben geöffnet wird. Im Innern dieses Kastens befinden sich einige vernickelte Blechtrommeln, die in Gabellagern ruhen, so daß sie sich leicht herausnehmen und reinigen lassen. Im oberen Teil des Kastens ist ein kleiner Behälter zur Aufnahme von Formalintabletten angebracht. Die chemisch sterilisierten Katheter werden durch kleine sterile Gummimuffen zusammengeknüpft und als fortlaufendes Katheterband auf die einzelnen Trommeln gewickelt. An der Vorderseite des Kastens ist für jede Trommel eine mit einem Deckel versehene Sperrvorrichtung angebracht, wo die Spitze des Katheters leicht fixiert wird. Zum Gebrauch wird der sterile Katheter mit der Pinzette gefaßt und von der Trommel direkt in das Cystoskop eingeführt. Danach wird er von dem nachfolgenden Katheter durch Auseinanderziehen der Gummimuffe getrennt. Auf diese Weise gelingt es uns, eine beliebige Zahl von Kathetern lange Zeit steril aufzubewahren.

---

[1] Nach meiner Erfahrung ist der Verbrauch von Ureterkathetern bei Anwendung der Formalindesinfektion ungleich größer, als beim Auskochen mit Ammoniumsulfat, da die Katheter ihren glatten Mantel verlieren und rauh werden.

Das Ureterencystoskop wird in der gewöhnlichen Art, wie die einfachen Cystoskope, mechanisch und chemisch sterilisiert unter besonderer Berücksichtigung
des Hebels und seiner Nischen. Der für den Ureterkatheter bestimmte Kanal
wird nach Einführung der Optik noch mit 5%iger Carbolsäure durchgespritzt,
die Dichtungen werden abgenommen, ausgekocht und mit sterilen Händen

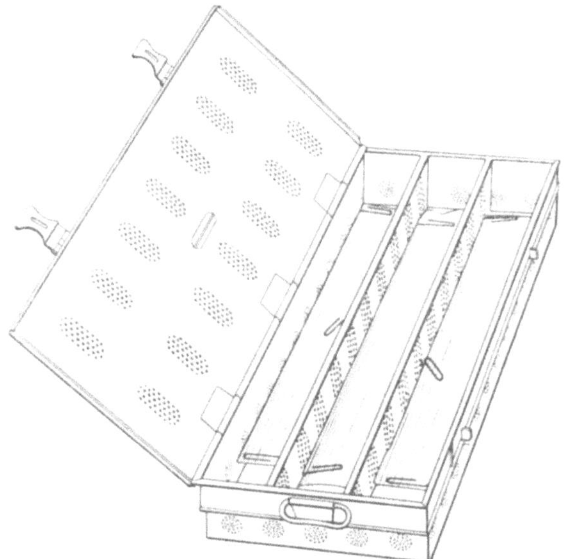

Abb. 175. Sterilisierung der Ureterkatheter in Fließpapiertüten
(FREUDENBERG-LAUTENSCHLÄGER).

aufgeschraubt. Der Katheter selbst wird entweder durch die mit einem Gummihandschuh bekleidete Hand oder mit einer anatomischen Pinzette aus dem
Sterilisator entnommen, mit der Spitze in steriles Öl getaucht — Glycerin

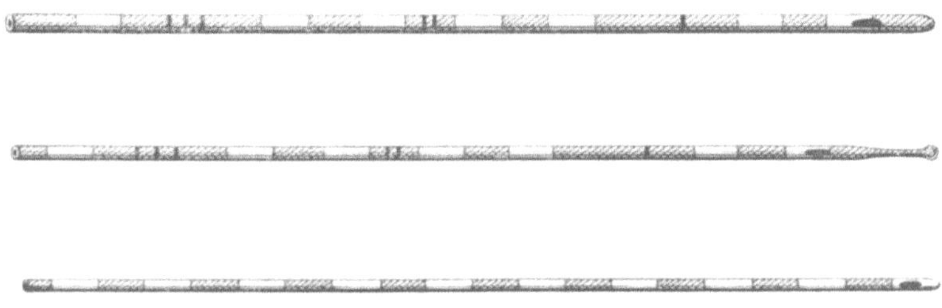

Abb. 176. Ureterenkathete mit verschiedenr zulaufender Spitze.

ist hier nicht brauchbar, weil es durch die Vermischung mit Wasser ausge-
schwemmt wird und den Katheter nicht genügend geschmeidig erhält — und in
das Cystoskop, d. h. in dessen Dichtung, eingeschoben. Zur Vorsicht kann der
Katheter in eine sterile Leinwandhülle eingefaßt sein. Ich halte es immer
noch für das Einfachste, wenn außer der nötigen Sauberkeit, das Ende des
Ureterkatheters von einem Gehilfen mit einer sterilen Pinzette gefaßt und
gleichzeitig verhindert wird, den Katheter an der Umgebung bakteriell zu

verunreinigen. Es sind Uretercystoskope gebaut worden mit auskochbarer Optik und auskochbarem Schaft (s. S. 37).

Das Blasenende des Katheters kann mit einer oder mehreren Öffnungen versehen sein. Es kann abgeschrägt, rund oder olivenartig geformt sein. Zur Sondierung und zur Erkennung von im Wege liegenden Steinen oder strikturierender Hindernisse ist die olivenförmige Spitze am geeignetsten. Die übrigen Formen eignen sich mehr zum Auffangen des Urins, zur Waschung und Füllung des Nierenbeckens. Vor dem Gebrauch wird der Ureterkatheter durch Ausspritzen mit steriler Kochsalzlösung auf seine Durchgängigkeit geprüft. Die Flüssigkeit muß in flottem Strahl aus dem Katheterauge herausfließen. Tropfenförmige Folge ist ungenügend und deutet auf eine teilweise Verstopfung des Katheterrohrs. Nach dem Gebrauch wird der Ureterkatheter gesäubert, durchgespritzt und zum Trocknen aufgehängt, wobei man durch Anbringung von Gewichten oder durch Spannrahmen dafür sorgt, daß der Katheter gestreckt bleibt und seine Elastizität behält. Nachdem er getrocknet ist, wird der geölte Mandrin wieder in den Katheter eingeführt und der so vorbereitete Katheter in ein Handtuch eingeschlagen, in welchem er bis zur nächsten Sterilisation liegen bleibt.

Die Einführung des Uretercystoskops hat bei genügender Weite der Harnröhre keine Schwierigkeit. Im übrigen hat man mit der Vervollkommnung des optischen Systems sehr dünne, aber trotz ihres schwachen Kalibers lichtstarke Instrumente mit allerdings etwas kleinem, aber für den Geübten ausreichendem Gesichtsfeld gebaut. Ich besitze ein einläufiges Ureterencystoskop für Erwachsene von 18 Charrière Stärke. Kindercystoskope sind so kleinkalibrig gebaut worden, daß man zweijährige Knaben damit katheterisieren kann. Natürlich ist bei den dünnen Cystoskopen auch der zur Aufnahme des Ureterenkatheters bestimmte Kanal besonders fein und nur für Katheter von 4 Charrière Stärke durchgängig. Die Zahl der Modelle von Uretercystoskopen ist sehr groß (BRENNER, NITZE, CASPER usw.). Die modernen Instrumente haben jedenfalls sämtlich den die Technik des Katheterismus sehr erleichternden ALBARRANschen Hebel und unterscheiden sich voneinander nur durch unwesentliche konstruktive Modifikation. Ich gebrauche das abgebildete Instrument. Jetzt wird vielfach der ALBARRANsche Hebel statt solide, stark gefenstert hergestellt, so daß der Hebel nicht mehr das Gesichtsfeld verdeckt, sondern den Blick durch ihn in das Blaseninnere ermöglicht. Auch Cystoskope ohne Hebel, wie sie früher von CASPER als erste brauchbare Methode angegeben worden sind, wurden mit verkürztem Schnabel neuerdings von O. A. SCHWARZ und HAEBLER empfohlen.

Um die Ureteren zu katheterisieren, sind eine Reihe von Ratschlägen und technischen Vorschriften veröffentlicht worden. Mir erscheint es am wichtigsten, vor allen Dingen folgende Regel innezuhalten:

Man mache niemals den Versuch, den Ureter zu katheterisiren, bevor nicht seine Öffnung, ganz groß eingestellt, einen beträchtlichen Teil des Gesichtsfeldes einnimmt. Wenn man sich aus der Entfernung über die Harnleiteröffnung gut informiert hat, muß man zunächst ihre Einstellung aus nächster Nähe betreiben und kann an den Harnleiter sogar so dicht herangehen, daß die Deutlichkeit des Bildes darunter etwas leidet. Eine derartig nahe eingestellte Öffnung wird leicht von dem austretenden Katheter getroffen, weil derselbe fast unmittelbar gegen die Mündung stößt. Versucht man dagegen eine kleine Ureteröffnung, d. h. aus beträchtlicher Entfernung zu katheterisieren, so ist es immer ein glücklicher Zufall, wenn der Ureterkatheter die Harnleitermündung trifft. Meistens stößt er bei dem Versuch, das Ziel zu erreichen, irgendwo in der Umgebung der Harnleitermündung gegen die Blasenwand. Die Aussicht, die Ureteröffnung auf diese Weise zu treffen, ist, um einen banalen Vergleich zu gebrauchen, ebenso groß, wie wenn man aus mehreren Metern Entfernung mit der Pistole auf ein Kartenblatt schießt. Steht man dagegen mit der Pistole so dicht vor dem Kartenblatt, daß die Mündung der Waffe beinahe das Blatt erreicht, so kann man das Ziel unmöglich verfehlen. Das große Einstellen der Uretermündungen ist deshalb meiner Ansicht nach das A und O des Ureterenkatheterismus, ich möchte sagen, der Ureterenkatheterismus selbst; denn die kleine Manipulation, welche dann noch für die Einführung des Katheters notwendig ist, geht spielend leicht vor sich, besonders wenn man sich bemüht, die Uretermündung nicht nur groß, sondern auch so einzustellen, daß man von vorn in das Schleimhautrohr direkt hineinsieht. Die für den Eintritt des Katheters günstige nahe Einstellung des Ureterostiums wird durch eine doppelte Bewegung des Cystoskops erreicht. Sobald die Ureteröffnung aus der Entfernung gesichtet ist, muß das Okularende des Cystoskops dem Oberschenkel der entgegengesetzten Seite, also bei beabsichtigter Katheterisierung des linken Harnleiters, dem Oberschenkel der rechten Seite genähert werden, ohne im übrigen die Stellung des Cystoskopschaftes im Sinne des Uhrzeigers zu verändern. Der Knopf des Cystoskops bleibt also entweder auf 5 Uhr oder auf 7 Uhr, je nachdem der linke oder rechte Harnleiter katheterisiert werden soll, unverrückt stehen. Gleichzeitig wird der Cystoskopschaft leicht angehoben, indem der Untersucher sich etwas von seinem Sitze erhebt. Nach richtiger Ausführung dieser beiden Bewegungen, Annäherung an den entgegengesetzten Oberschenkel und Erhebung des Okulars, verwandelt sich die aus der Entfernung gesichtete und deshalb kleine Uretermündung in einen breiten, einen großen Teil des Gesichtsfeldes einnehmenden Spalt. Beide Lefzen treten deutlich hervor. Man sieht in das rötlich schimmernde Schleimhautrohr hinein. Am günstigsten ist die Einstellung, wenn man geradeswegs auf der Höhe des Ureterhügels das Ureterlumen vor sich hat, weniger günstig, wenn man es im Profil erblickt, so daß eine der Seitenflächen des Ureterhügels, gewöhnlich die innere, seltener die äußere, in ganzer Ausdehnung erscheint, während die andere Seitenfläche mehr oder weniger verschwunden ist. Man muß alsdann

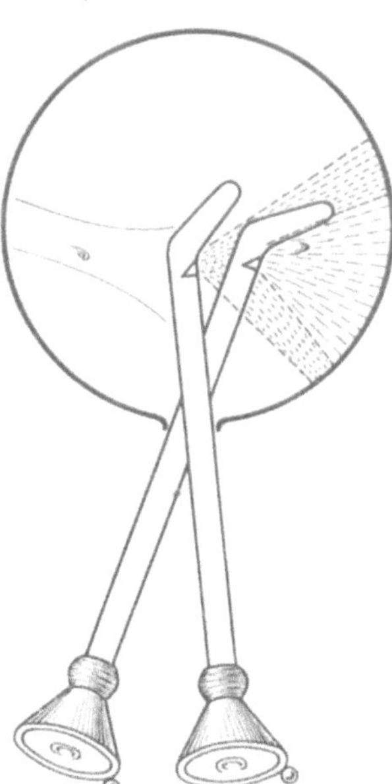

Abb. 177. Bewegung des Cystoskops, um die Ureterenmündung aus nächster Nähe zu sichten und groß einzustellen.

durch eine leichte Bewegung des Cystoskops die Einstellung von vorn zu betreiben und zu erreichen suchen.

Was nunmehr zu tun noch übrig bleibt, ist ganz leicht. Man schiebt den Ureterkatheter zwei Ringe vor. Vorgeschoben und dem Prisma in allernächster Nähe vorgelagert, verdeckt der Ureterkatheter als schwarzer oder rötlicher Streifen, je nach der Farbe des Ringes, welche gerade im Gesichtsfeld liegt, einen großen Teil der cystoskopischen Aussicht. Wenn man den Katheter jetzt durch Drehung des Hebels steil in die Höhe stellt, wird das Gesichtsfeld wieder frei und man erkennt gleichzeitig, daß die Katheterspitze ganz nahe vor dem Uretereingang steht. Gewöhnlich braucht man jetzt den Katheter selbst gar nicht mehr zu bewegen, sondern kann seine Spitze durch eine leichte Bewegung mit dem ganzen Cystoskop in die Ureteröffnung einführen. Nur wenn die Einstellung der Ureteröffnung nicht ganz nahe und nicht ganz von vorn gelungen ist, läßt sich die Katheterspitze besser durch Vorschieben des Katheters selbst von der Seite her in das Ureterostium drängen. Sobald sie dort Fuß gefaßt hat, wird der Ureterkatheter je nach dem Zweck, welchen die Untersuchung verfolgt, entsprechend in die Höhe geschoben. Um in das Nierenbecken einzudringen, ist im Durchschnitt eine Einführung von 26 cm erforderlich. Die Anatomen geben zwar die Harnleiterlänge auf etwa 30 cm an. Es scheint aber, daß der Ureter im urologischen Sinne kürzer ist, sei es, daß er in der Leiche durch den Verlust der lebendigen Elastizität nach der Herausnahme sich gedehnt hat, oder daß er sich über dem Katheter wie über einem Mandrin in leichte Falten legt und dadurch von seiner Länge verliert. Will man nur den Urin zur getrennten Untersuchung gewinnen, so genügt oft schon ein Vordringen von 10 cm, um aus dem Katheter ein lebhaftes Abtropfen zu erreichen, welches sich gewöhnlich in einem bestimmten Rhythmus vollzieht. Auf 6—10 Tropfen folgt eine kurze Pause, nach welcher wieder 6—10 Tropfen erscheinen. Wahrscheinlich entsteht dieser Rhythmus durch die Kontraktion des Nierenbeckens und die Harnleiterperistaltik. Bei erweitertem oder hydronephrotischem Nierenbecken, oder bisweilen auch bei normalem Nierenbecken infolge des polyurisch wirkenden Reizes, welcher von dem Ureterkatheter ausgeht, läuft die Flüssigkeit ununterbrochen im Strom ab, unter Umständen sogar im Strahl, der deutlich unter einem gewissen Druck steht, und füllt in kurzer Zeit ein ganzes Reagensglas. Wenn nach der Einführung bei längerem Abwarten kein Urin geliefert wird, versucht man zunächst durch Vor- und Zurückschieben des Ureterkatheters den Ablauf des Urins herbeizuführen, in der Annahme, daß sich vielleicht eine Schleimhautfalte in das Katheterauge gedrängt hat. Führt auch diese Maßnahme nicht zur Urinentleerung, so spritzt man den Ureterkatheter mit heißer Kochsalzlösung durch, um die Niere zur Sekretion anzuregen und gleichzeitig eine etwaige Verstopfung des Katheterfensters durch einen Schleimpfropf oder ein Fibringerinnsel zu beseitigen. Bisweilen hat der Reiz des Ureterkatheters statt einer polyurischen eine anurische Wirkung, welcher die Spülung des Nierenbeckens mit heißer Kochsalzlösung entgegenwirkt.

An Schwierigkeiten können sich beim Ureterenkatheterismus einstellen:

1. Daß die Uretersonde seitlich aus dem Gesichtsfeld trotz richtiger Aufstellung des ALBARRANschen Hebels herausgleitet. Meistens ist die Vorbereitung des Instrumentes alsdann mangelhaft. Zur Verbesserung ihrer Stellung genügt gewöhnlich eine leichte drehende Bewegung außen kurz vor ihrem Eintritt in den Sondenkanal in entsprechend umgekehrt korrigierender Richtung.

2. Daß der Ureterkatheter, aufgehalten durch eine Schleimhautfalte, stockt. Mit Gewalt läßt sich das Hindernis nicht überwinden. Brüske Handhabung führt nur zu einer Verletzung der Harnleiterschleimhaut, zur Blutung, Verstopfung des Harnleiters und des Katheters mit Gerinnseln, zur traumatischen Kolik. Man versuche durch sanftes Zurückziehen und Wiedervorschieben den Widerstand zu überwinden. Auch durch Einspritzung von physiologischer Kochsalzlösung läßt sich das Hindernis gegen die Wand drücken und überwinden.

Der Ureterkatheter kann zu folgenden Zwecken benutzt werden:

1. Um den Harn jeder Niere getrennt zur mikroskopischen, chemischen und bakteriologischen Untersuchung aufzufangen.

2. Zur funktionellen Nierendiagnostik. Um die Leistungsfähigkeit jeder Niere und ihren Anteil an der gesamten Sekretion zu bestimmen.

3. Zu röntgenographischen Zwecken. Hier werden am besten schattengebende, mit Wismut imprägnierte Ureterkatheter verwandt. Da ich die Erfahrung gemacht habe, daß in der Nachkriegszeit die Imprägnierung der Katheter nicht selten fabrikatorisch ungenügend ist, empfehle ich, durch vorherige Röntgenaufnahme die Katheter zu prüfen, am einfachsten und billigsten, wenn man den Katheter nebenbei auf eine Röntgenplatte legt, welche zu einer anderweitigen Aufnahme verwandt wird. Der schattengebende Katheter verdeutlicht

wie ein Metallstreifen den Verlauf des Harnleiters, seine Abknickung und
Verdrehung und läßt auch die Beziehung zu solchen Schattenrissen hervortreten, welche auf Harnleiterstein verdächtig sind. Durch den Katheter können
schattengebende Substanzen in das Nierenbecken eingespritzt werden, dessen
Umriß und Lage auf der Röntgenplatte zum Ausdruck kommt (Pyelographie).

4. Zu therapeutischen Zwecken (Nierenbeckenspülung, Instillation von
Medikamenten in das Nierenbecken). Wir bevorzugen zu therapeutischen
Zwecken bei Nierenbeckenspülungen die von amerikanischen Autoren zu diesem
Zweck eigens konstruierte stempellose Glasspritze[1], welche an ihrem offenen
Ende einen Gummiballon trägt (s. Abb. 178). Diese Spritze paßt auf jeden
Ureterkatheter durch ihren eigentümlich geformten Konus und zwingt zu behut-
samer, sanfter Füllung des Nierenbeckens, da man mit dem Druck auf den Ballon
nur ganz langsam Tropfen für Tropfen von der Flüssigkeit in das Nierenbecken
einbringen kann. Wer die Spritze nicht zur Verfügung hat,
kann mit einer gewöhnlichen Rekordspritze, deren Kanüle
dem Lumen des Ureterkatheters entspricht, arbeiten, jedoch
möchte ich, namentlich dem Anfänger, vorschlagen, niemals eine
Spritze zu gebrauchen, welche mehr als 5 ccm faßt. Erst wenn
der Untersucher sich durch Hin- und Hersaugen mittels Ureterkatheter und Spritze überzeugt hat, daß die Kapazität des Nierenbeckens 5 ccm überschreitet, indem er z. B. durch Zurücksaugen
zwei bis dreimal so viel füllen kann, ist es erlaubt, auf Grund dieser
Eichung größere Flüssigkeitsmengen in das Nierenbecken einzubringen, eine Vorsicht, die besonders bei der Pyelographie
für den Anfänger eine Rolle spielt, von der man auch Gebrauch
machen sollte, wenn es sich um die Einspritzung stark differenter
Medikamente, wie Höllenstein, Kollargol usw. handelt.

ad 1. Da wir gewöhnlich den Ureterkatheter zur Vermeidung
einer traumatischen Wirkung nicht gern länger als 20 Minuten
liegen lassen, stehen uns im Durchschnitt nur kleine Urinmengen
für Untersuchungszwecke zur Verfügung. Erfahrene Untersucher sind aber, wie mir die Zusammenarbeit mit Dr. KLOP-
STOCK[2] gezeigt hat, imstande, durch richtige Anordnung der
einzelnen Untersuchungsmethoden mit 10 ccm Urin sämtliche
diagnostischen Wünsche zu erfüllen. Soll z. B. der Gefrier-

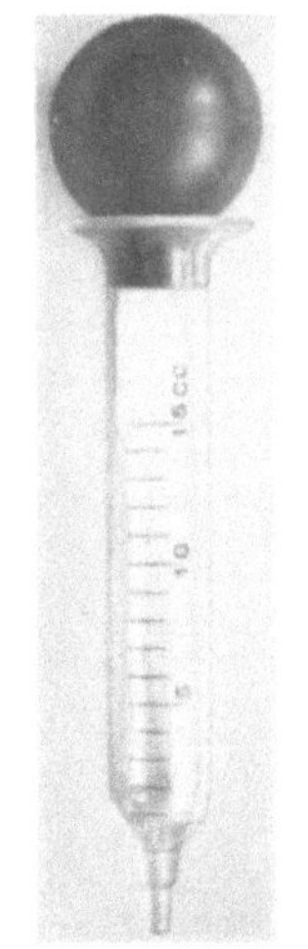

Abb. 178. Glas-
spritze zur Nieren-
beckenspülung und
Füllung bei der
Pyelographie.

punkt des Urins bestimmt werden, so wird man diese Untersuchung nach dem Vorgehen von KLOPSTOCK zuerst vornehmen, da sie keinen
Verlust an Urinmenge nach sich zieht. Der aufgetaute Urin ist an Volumen
ebenso groß, wie zu Beginn der Untersuchung, und kann von neuem zu anderen
Zwecken verwandt werden. Eiweiß- und Zuckerproben lassen sich, wenn
man mit sehr schmalen Glasröhrchen arbeitet, schon an der Hand kleinster
Mengen quantitativ durchführen.

Bevor man auf diese Substanzen den Urin prüft, wird die Flüssigkeit sedi-
mentiert und das Sediment im gefärbten und ungefärbten Präparat untersucht.
Rote Blutkörperchen in vereinzelter Zahl pflegen stets vorhanden zu sein, ein
Beweis, daß selbst bei glatter Einführung des Ureterkatheters die Schleimhaut
nicht ganz ohne Trauma davonkommt. In einem nicht unerheblichen Prozentsatz der Fälle verleiht eine stärkere Beimischung von Blut dem aufgefangenen
Urin einen leichten Stich ins Rote.

---

[1] In Deutschland hergestellt von der Firma Geyer-Berlin, Hessischestr. 8.

[2] KLOPSTOCK-KOWARSKY: Practicum der Untersuchungsmethoden. Berlin: Urban
und Schwarzenberg 1927.

Finden sich im Urin zahlreiche Leukocyten, so müssen bei echter pyogener Infektion von Rechts wegen auch die dazugehörigen Eiterbakterien (Stäbchen, Kokken, Colibacillen) nachweisbar sein. Eiter, welcher keine pyogenen Bakterien enthält, ist auf Tuberkulose verdächtig. Der Verdacht wird beinahe zur Gewißheit, wenn sich nicht nur in dem kleinen Kreis mikroskopischer Präparate keine Eiterbakterien befinden, was immerhin mehr oder weniger Zufall sein kann, sondern auch das eitrige Urinsediment, auf der Agarplatte kultiviert, keine Aussaat von Mikroben entwickelt, obwohl ausnahmsweise auch nicht tuberkulöse Pyonephrosen mit sterilem Inhalt vorkommen. Auch Tuberkelbacillen können im Harn mikroskopisch durch die üblichen Färbemethoden (am besten nach ZIEHL-NEELSEN, Differenzierung mit $10^0/_0$iger Salpetersäure) nachweisbar sein. Doch ist mit Rücksicht auf die Ähnlichkeit mit Smegmabacillen, welche

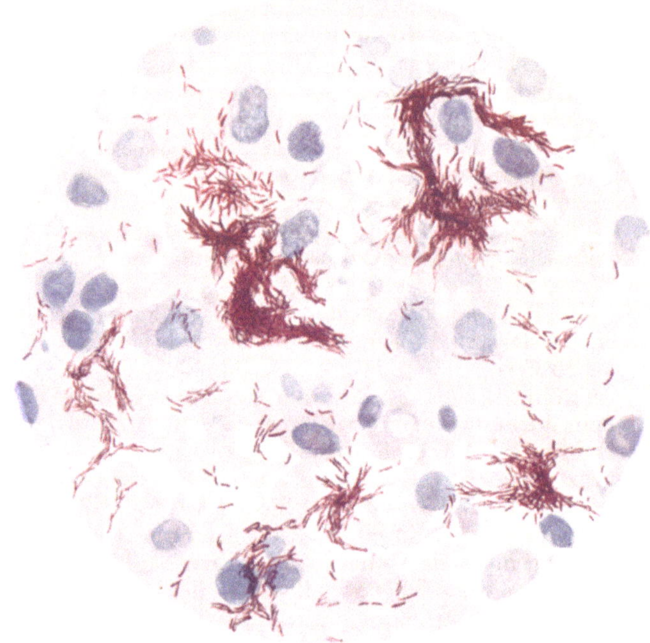

Abb. 179. Urinsediment mit massenhaft Tuberkelbacillen.

dieselbe Gestalt und dieselbe Festigkeit gegen Säure besitzen, große Vorsicht in der Beurteilung am Platze. Selbstverständlich wird der streng aseptisch durchgeführte Ureterenkatheterismus die Möglichkeit einer Beimischung von Smegmabacillen sehr erschweren. Trotzdem sind vereinzelte spärliche, tuberkelbacillenähnliche Gebilde noch nicht mit Sicherheit als Tuberkelbacillen anzusprechen. Ihre Tuberkulosenatur wird schon vielmehr wahrscheinlich, wenn die Bacillen S-förmig in Gruppen- oder in Zopfform zusammenliegen (s. Abb 179). Die Antiforminmethode kann ihren Nachweis namentlich in Fällen von Mischinfektion erheblich erleichtern, indem der dicke klumpige Eiter und die begleitenden Bakterien durch Antiformin, ein Gemisch von Natrium hypochlorosum und Alkalihydrat, aufgelöst werden, so daß nur die Tuberkelbacillen, welche dem Antiformin widerstehen, übrig bleiben. Es empfiehlt sich auch die Anwendung der Antiforminmethode als Vorakt des Tierversuches zum Nachweis von Tuberkelbacillen in dem Falle anzuwenden, wenn eine reichliche pyogene Bakterienflora die Tuberkelbacillen oder die fraglichen Tuberkelbacillen begleitet, weil der nicht mit Antiformin behandelte Urin injiziert das Tier an Sepsis vor Ablauf des Tuberkuloseversuches leicht zugrunde richtet. Ich stütze mich auch hier wieder bei dieser Empfehlung auf die hervorragende Erfahrung KLOPSTOCKS.

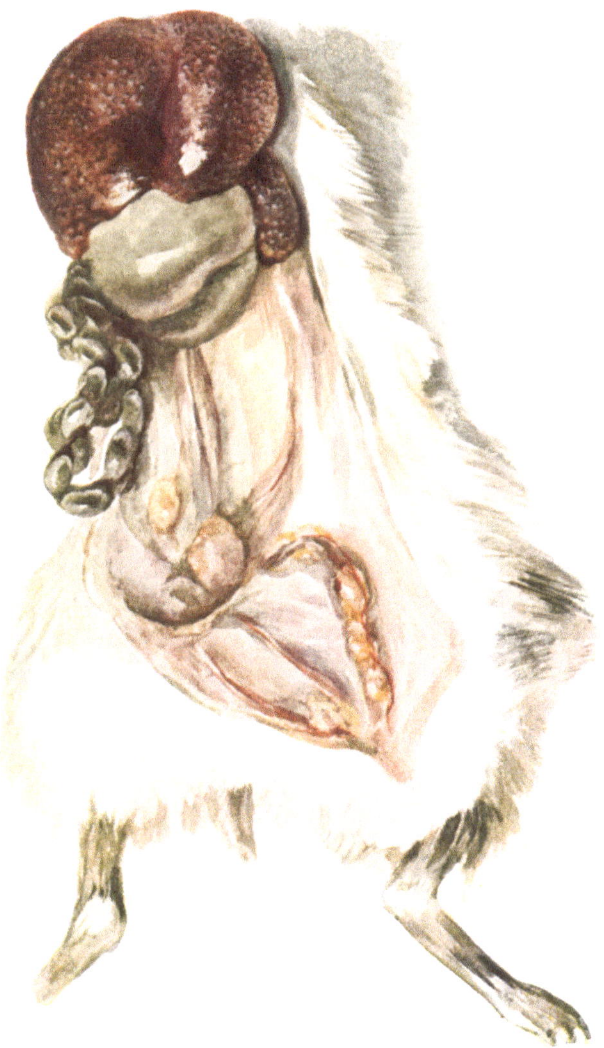

Abb. 180. Autopsie eines Meerschweinchens, welches in der linken Kniefalte mit dem Sediment von tuberkelbacillenhaltigem Urin infiziert wurde. An der Impfstelle verkäster Eiter. Drüsenketteninfektion aufsteigend bis zu den großen Gefäßen.

Der sicherste und völlig einwandfreie Nachweis von Tuberkelbacillen bleibt der Meerschweinchenversuch. Man spritzt mittels einer kleinen Rekordspritze $^{1}/_{2}$ ccm steril aufgefangenen Urinsediments, welches durch steriles Zentrifugieren des Ureterkatheterharns gewonnen ist, unter die linke Kniefalte, nachdem man sich vorher durch Methylenblau- und Gramfärbung überzeugt hat,

9*

ob das Sediment Eiterbakterien enthält. Bei Gegenwart zahlreicher Eiterbakterien wird man zunächst die Antiforminmethode anwenden und auf jeden Fall die Quetschung der zugehörigen Leistendrüsen oberhalb der Injektionsstelle unterlassen, da nach der Erfahrung KLOPSTOCKS die gequetschten Drüsen als Filter für pyogene Bakterien unwirksam werden, die Eiterbakterien in die höheren Drüsenstationen durchlassen, wodurch das Tier an Sepsis zugrunde geht. Bei einigermaßen sterilem Harn werden nach dem Vorgange von BLOCH unmittelbar nach der Injektion die entsprechenden Leistendrüsen gequetscht.

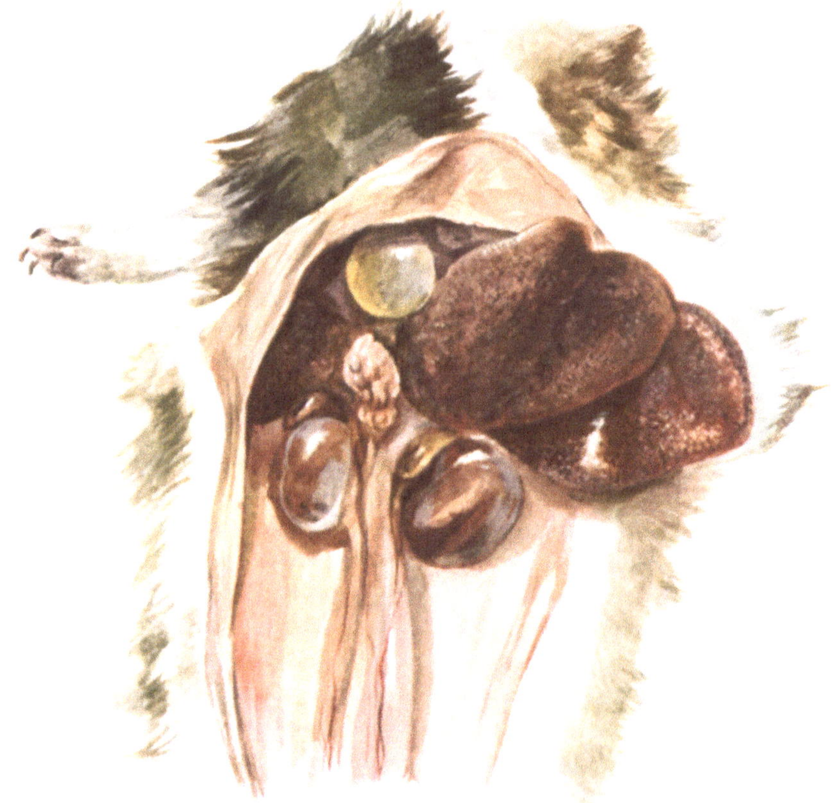

Abb. 181. Bauchsektion desselben Tieres. Leber hochgeschlagen. An der Porta hepatis verkäste Drüsen. Die Milz ist massenhaft von Knötchen durchsetzt.

Der aufsteigende Tuberkelbacillus infiziert die gequetschten Drüsen bereits wenige Wochen nach der Injektion und verwandelt sie in käsige unter der Haut fühlbare Knoten, von denen man einen exstirpieren, mikroskopisch untersuchen und zum Nachweis des Tuberkelbacillus benutzen kann, ohne den Gang des Tierversuches im übrigen aufzuhalten oder zu verändern. Von den Leistendrüsen aus setzt sich die Infektion in die iliacalen, lumbalen Drüsen, und bei linksseitiger Impfung, welche deshalb zu bevorzugen ist, in die Milz fort, um von da aus die Drüsen an der Porta hepatis zu infizieren und schließlich in die Bronchialdrüsen aufzusteigen. Der Nachweis der Drüsenketten-Infektion ist für die Sicherheit der Diagnose unentbehrlich. Gelingt er nicht und findet man etwa eine isolierte Mesenterialdrüsentuberkulose, so ist immer der Verdacht auf eine zufällige spontane Stallinfektion bei den für Tuberkulose empfindlichen Tieren gegeben. Deshalb soll man zur Kontrolle jedesmal zwei Tiere impfen und, wenn trotz der doppelten Impfung das Resultat zweifelhaft erscheint, den Tierversuch in Anbetracht der wichtigen therapeutischen Entscheidung, welche von seinem Ausfall abhängig ist, noch einmal wiederholen. *Ich bin absichtlich auf die Technik des Impfversuches so genau eingegangen, weil ich selbst in einem Falle, der offenbar nichts anderes war als eine zufällige Stallinfektion, beinahe zur Entfernung einer scheinbar tuberkulösen Niere veranlaßt worden wäre in der irrigen Annahme, daß die Peritonealtuberkulose, welche ohne die vermittelnde Drüsenkette aufgetreten war, eine Folge des Impfversuches sei. Endlich ist zu verlangen, daß in den erkrankten Drüsen und Organen Tuberkelbacillen nachweisbar sind, da durch Coccidien und ähnliche Prozesse eine Art Pseudotuberkulose beim Meerschweinchen erzeugt wird.*

Der mikroskopische Nachweis der Tuberkelbacillen im Urin gelingt nicht in allen Fällen. Auf der anderen Seite ist die Ausführung eines Tierversuches bei jedem tuberkuloseverdächtigen Fall aus rein äußeren Gründen oft unmöglich, z. B. weil es nicht möglich ist die Kosten des Tierversuches aufzubringen oder weil der Patient ungeduldig ist. Um so wertvoller erscheint eine neuerdings besonders von bakteriologischer Seite inaugurierte Methode des Tuberkelbacillennachweises mittels Kulturverfahren. Die Methode hat den großen Vorzug, daß sie einfach durchführbar ist, wenig Kosten verursacht und in verhältnismäßig kurzer Zeit zu einem Ergebnis führt. Das ursprünglich von LÖWENSTEIN angegebene Verfahren wurde von HOHN vereinfacht und findet gerade in dieser Form besondere Verbreitung. Zum Abtöten der Begleitbakterien wird der Urin der Einwirkung einer 10—12%igen Schwefelsäure (10 ccm auf 1—2 ccm Material) für 20 Minuten Dauer ausgesetzt; dabei wird das Gemisch kräftig geschüttelt, danach 5 Minuten lang zentrifugiert. Der ungewaschene Bodensatz wird auf 3 Eiröhrchen aufgestrichen. Als Nährboden gebraucht man den von HOHN abgeänderten LUBENAUschen Glycerin-Einährboden. Die Wachstumsgeschwindigkeit hängt in erheblichem Maße von der Art des Tuberkelbacillus ab. Die Dauer des Wachstums schwankt zwischen 12 und 22 Tage. Die Farbe der gewachsenen Kultur kann nach SONNENSCHEIN weiß, blaßgelb, hellbräunlich oder sogar mehr rötlich sein; die Kolonieform klein, kugelig erhaben oder mehr flächenhaft sich ausbreitend.

Wie die ausgedehnten und zahlreichen Untersuchungen von LÖWENSTEIN, HOHN und anderen gezeigt haben, muß das Kulturverfahren stets neben der mikroskopischen Untersuchung angewandt werden. Zahlreich sind die Fälle, bei denen im mikroskopischen Präparat keine Tuberkelbacillen sich vorfanden, die Kultur jedoch die Tuberkulose aufdeckte. Erwähnen müssen wir noch die allerdings sehr seltenen Fälle, bei denen der Tierversuch negativ ausfiel, die Kultur dagegen positiv war (SONNENSCHEIN). Die großen Vorzüge, die die Tuberkelbacillenzüchtung auszeichnen, werden diesem Verfahren als einer wertvollen Ergänzung unserer diagnostischen Hilfsmittel bei der Tuberkulose rasch Eingang in die Klinik verschaffen.

Funktionsprüfung der Nieren.

Die Methoden der Funktionsprüfung zerfallen in *zwei Gruppen. Die erste Gruppe sucht durch eine genaue chemisch-physikalische Analyse der durch den Ureterkatheter getrennt aufgefangenen Urine im Vergleichswege zwischen rechts und links ein Urteil über die Gesamtfunktion und über den Anteil jeder einzelnen Niere an derselben zu gewinnen.* Die getrennt aufgefangenen Harnmengen der linken und rechten Niere werden auf Stickstoff, Kochsalz, Harnstoff usw. untersucht. Gleichzeitig wird durch Prüfung des Blutes auf den Gehalt an harnfähigen Stoffen der Nachweis einer ausreichenden oder ungenügenden Reinigung der Blutbahn und damit der Suffizienz oder Insuffizienz der Nieren geführt.

Es erscheint uns aus räumlichen Gründen unmöglich, alle in den letzten Jahren besonders zahlreich vorgeschlagenen Methoden zur Prüfung der Nierenfunktion einzeln anzuführen, bzw. einer kritischen Würdigung zu unterziehen. Wir beschränken uns auf die Schilderung der am häufigsten zur Anwendung gelangenden Methoden, deren Wert und praktische Bedeutung wir auf Grund persönlicher Erfahrung beurteilen können.

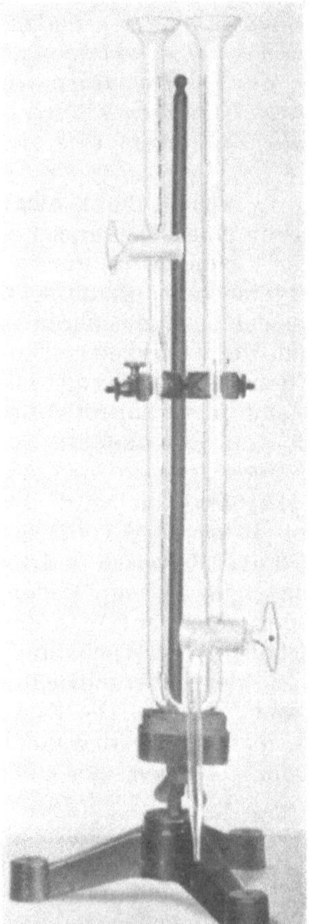

Die von KORANYI in die innere Medizin und von KÜMMELL in die Chirurgie eingeführte Gefrierpunktbestimmung des Blutes wird mit Hilfe des BECKMANNschen Apparates durchgeführt. Nach zahlreichen Untersuchungen beträgt der normale Gefrierpunkt des Blutes —0,56 bis —0,57. Sinkt der Gefrierpunkt auf — 0,6, so ist das ein Beweis dafür, daß das vorhandene Nierenparenchym nicht imstande ist, den Körper in ausreichender Weise von Harnschlacken zu befreien, und somit kann dieser Wert als Warnung gegen eine evtl. Entfernung der einen Niere gelten.

RUMPEL empfiehlt die Gefrierpunktbestimmung der getrennt aufgefangenen Urine zur Beurteilung der Nierenfunktion.

Eine der wichtigsten Aufgaben der Niere stellt die Ausscheidung der Eiweißabbauprodukte aus dem Körper dar. Die ungenügende Tätigkeit des Nierenfilters führt notgedrungen zur Retention dieser Produkte im Körper mit allen ihren bekannten Folgen der Azothemie. Der Stickstoff des Blutes setzt sich in erster Linie zusammen aus dem Harnstoff (80 %), ferner Kreatinin, Indican, Harnsäure und anderen Bestandteilen. Die Gesamtmenge der stickstoffhaltigen Stoffe im Blute wird als Reststickstoff bezeichnet (R. N). Bei doppelseitigen Nierenerkrankungen (Nephritis, Schrumpfniere, Cystenniere, Retentionsprozessen usw.) steigt der Stickstoffgehalt des Blutes und seine Bestimmung wird uns den ungefähren Grad der Nierninsuffizienz angeben. Wir verwenden zur Reststickstoffbestimmung in der letzten Zeit den von KOWARSKY konstruierten Apparat, der es ermöglicht, mit ganz geringen Blutmengen auszukommen. Als Normalwerte gelten die Zahlen zwischen 20—40 mg % pro Liter. Bei Nierenschädigungen pflegen diese Werte zu steigen, um im urämischen bzw. im präurämischen Stadium sehr hoch zu sein. Feiner als die Bestimmungen des Reststickstoffes ist die Feststellung des Harnstoffgehaltes im Blute, weil diese Bestimmung nach ROSENBERG den Vorzug hat, daß sie die Retention der Schlacken in größerem Maßstabe wiedergibt, da mit steigender Azothemie auch der prozentuale Anteil des Harnstoffs am gesamten Reststickstoff steigt. Wir führen die Harnstoffbestimmung im Blute mit dem Ureometer von KOWARSKY aus (Leitz, Berlin) (s. Abb. 182). Die Bestimmung

Abb. 182. Ureometer nach KOWARSKY. (Leitz, Berlin.)

läßt sich in kurzer Zeit sehr leicht ausführen und liefert genaue Ergebnisse. Die Technik der Bestimmung wird hier absichtlich nicht geschildert, weil die Beschreibung derselben jedem Apparat beiliegt und auch im Buch von KLOPSTOCK-KOWARSKY genau wiedergegeben ist.

Der Harnstoffgehalt schwankt ebenfalls unter normalen Verhältnissen zwischen 20—40 mg% pro Liter. Auch hier finden wir bei suburämischen und urämischen Patienten Maximalwerte, die oft 300—500 mg% erreichen können. Auf chirurgisch-urologischem Gebiete ist die Harnstoffbestimmung des Blutes von besonderer Bedeutung bei doppelseitigen Erkrankungen des Nierenparenchyms und bei den durch chronische Harnretention (Prostatahypertrophie usw.) bedingten Folgezuständen. Besonders bei der letzten Gruppe der Erkrankungen ist die genaue Feststellung der Nierentätigkeit mittels der verschiedenen Funktionsproben von besonderer Bedeutung für die Wahl der Behandlungsart, sowie für die Prognose des Leidens.

Beispiel I.
Patient K., 62 Jahre alt. Doppelseitig infizierte Steinniere. Urämische Symptome. In 24 Stunden werden 48 ccm Harn ausgeschieden. Harnstoff im Blut 320 mg%, AMBARDsche Konstante 3,1. In 24 Stunden werden anstatt 24 g Harnstoff 2,6 g ausgeschieden. Indigo-Ausscheidung fehlt.

Beispiel II.
Patient S., 70 Jahre alt, kommt mit Magenbeschwerden, suburämischen Erscheinungen in die Klinik. Harnverhaltung, Prostatahypertrophie. Urin fast klar, einige Leukocyten, Blutdruck 155/90, Harnstoff im Blut 360 mg%, AMBARDsche Konstante 0,79. Drei Tage nach der Aufnahme Exitus an Urämie.

Die Bestimmung des Harnstoffgehaltes im Urin wird von uns hauptsächlich durchgeführt zur Feststellung der AMBARDschen Konstante. Auch der Harnstoffgehalt des Urins läßt sich leicht mit dem Apparat von KOWARSKY berechnen.

AMBARD ist es gelungen, ein bestimmtes Verhältnis zwischen dem Harnstoffgehalt des Blutes und dem des Urins festzustellen und zahlenmäßig auszudrücken. Nach AMBARD ist der Harnstoffgehalt des Urins stets proportional dem Quadrat des Harnstoffgehaltes im Blut (dieses Verhältnis wird mit Konstante = K. bezeichnet). Die Konstante soll uns die Insuffizienz des Nierenfilters bzw. des Nierenparenchyms anzeigen. Die hauptsächlich von LEGUEU und seinen Schülern empfohlene Bestimmung der Konstante als Maßstab der Nierenfunktion wird von vielen Autoren angegriffen und ihr praktischer Wert stark angezweifelt.

Unsere Erfahrungen zeigen, daß der Konstante im Rahmen der Gesamtuntersuchung und im Verein mit anderen Nierenfunktionsprüfungen eine gewisse Bedeutung zukommt, indem sie uns bequeme zahlenmäßige Vergleichswerte in die Hand gibt, mit deren Hilfe wir uns eine Vorstellung der Besserung, bzw. Verschlechterung der Nierentätigkeit machen können. Oft zeigte uns die Konstante, trotz fast normalen Harnstoffgehaltes im Blut, in Übereinstimmung mit dem Ausfall der Wasser- und Konzentrationsprobe eine schlechte Nierentätigkeit an, und dieses Ergebnis stand im Einklang mit dem klinischen Bild, welches uns der Patient darbot. Die Konstante ist großen Schwankungen unterworfen und kann, hintereinander bei demselben Patienten ausgeführt, zuweilen verschiedene Ergebnisse liefern.

Technik. Bei nüchternen Patienten wird um 8 Uhr morgens die Blase entleert und bei Vorhandensein von Restharn ein Katheter liegen gelassen. Nach $1^1/_2$ Stunden wird der Urin bis auf den letzten Tropfen entnommen, die Menge gemessen und das spezifische Gewicht bestimmt. Um 8^{30} werden aus der Cubitalvene etwa 5—10 ccm Blut entnommen, dessen Gerinnung durch Zusatz von Natrium citricum verhindert wird. Der Harnstoffgehalt des Blutes und Urins wird mit dem Urometer von KOWARSKY bestimmt. Die Bestimmung der Konstante erfolgt nach der Formel $K = \dfrac{Ur}{\sqrt{\dfrac{D \times 70 \times \sqrt{c}}{p\,5}}}$, wobei Ur den Blutharnstoff bedeutet, D die in 24 Stunden ausgeschiedene Harnstoffmenge in Gramm, c die Harnstoffkonzentration des Harnes in Gramm pro Mille, p das Körpergewicht des Patienten in kg. Wir gebrauchen an Stelle der Logarithmen eine besondere von MARCHAND und MERLE[1] angegebene Tabelle, die den ganzen Ausrechnungsprozeß bedeutend erleichtert. Für normal gelten die Werte von 0,07—0,09; zwischen 0,09 und 0,01 ist die Konstante leicht erhöht, von 0,12—0,2 muß sie als gesteigert gelten und zeigt uns eine ernste Nierenschädigung an.

Beispiel. Patient W., 63 Jahre alt. Akute Retention, suburämische Symptome. Anlegung einer Blasenfistel. Harnstoff im Blut 40 mg %, AMBARDsche Konstante 0,15, Konzentration bis 1009, Verdünnung bis 1004.

Dieser Fall beweist die Notwendigkeit einer gleichzeitigen Ausführung verschiedener Funktionsproben, da sonst eine irrtümliche Vorstellung von dem Zustand des Nierengewebes hervorgerufen werden kann. Während bei diesem Kranken die Harnstoffmenge fast der Norm entspricht, zeigt uns die Konstante und besonders der Wasser- und Konzentrationsversuch in Übereinstimmung mit dem klinischen Bilde eindeutig die Nierenschädigung an und warnt vor der Ausführung eines größeren Eingriffes, den man auf Grund des Harnstoffgehaltes allein vielleicht unternommen hätte.

Als eine einfache und zuverlässige Methode erwies sich auch in der Chirurgie der Wasser- und Konzentrationsversuch (VOLLHARD-STRAUSS). Es gelingt uns, mittels dieser Methode ohne Zuhilfenahme komplizierter Laboratoriumseinrichtungen in einfachster Weise eine Vorstellung von der Leistungsfähigkeit beider Nieren und ihrer Reservekraft zu ermitteln. Der Wasser- und Konzentrationsversuch wird von uns folgendermaßen durchgeführt:

Um 8 Uhr morgens wird die Blase entleert, bzw. ein Katheter eingelegt und befestigt. Der nüchterne Patient trinkt im Laufe einer halben Stunde $1^1/_2$ Liter schwachen Tees. Nach jeder halben, bzw. jeder Stunde wird die Blase erneut entleert, bzw. der Katheter geöffnet, die jeweilige Urinmenge gemessen und das spezifische Gewicht bestimmt. Um 12 Uhr (nach 4 Stunden) ist der Verdünnungsversuch beendet. Danach halten wir den Patienten den ganzen Tag auf Trockenkost. Alle 4—5 Stunden wird wiederum die Harnmenge und das spezifische Gewicht bestimmt. Die letzte Harnportion wird am anderen Morgen um 8 Uhr entnommen und damit der Versuch beendet. Bei normaler Nierentätigkeit muß der Patient innerhalb der ersten 4 Stunden die ganze zugeführte Flüssig-·keitsmenge ausscheiden, wobei das spezifische Gewicht bis auf 1001—1003 sinken muß. Bei trockener Kost bekommen wir geringe Harnmengen von hohem spezifischen Gewicht (1028—1030). Der Verlauf eines normalen Versuches ist auf Tabelle 1 wiedergegeben. Daneben sind als Beispiel Werte verzeichnet, die bei einem Prostatiker mit Restharn gefunden wurden.

Bemerkt sei noch, daß bei Kranken mit hochgradiger Vergiftung des Organismus durch Harnschlacken (Prostatahypertrophie im dritten Stadium) die Ausführung des Konzentrationsversuches oft unterlassen werden muß, da die plötzliche Entziehung der Flüssigkeit den Ausbruch eines urämischen Anfalls zur Folge haben kann. In diesen Fällen ist aber das klinische Bild so eindeutig, daß auch ohne Funktionsproben eine grobe Schädigung der Nieren mit Sicherheit angenommen werden kann.

Der Wasser- und Konzentrationsversuch hat hauptsächlich einen praktischen Wert bei doppelseitigen Nierenerkrankungen und findet in unserem Sonderfach besonders Anwendung bei Patienten mit chronischer Harnretention oder doppelseitigen chronischen Nierenerkrankungen, wie z. B. doppelseitigen Infektionen, bei cystischer Nierendegeneretion, doppelseitiger Calculosis, vorgeschrittener Tuberkulose usw.

Fast bei sämtlichen Patienten mit Harnretention auf der Basis einer Prostatahypertrophie, Striktur usw. finden wir schon frühzeitig eine gestörte Nierentätigkeit, die sich in einer starken Poliurie, in der Ausscheidung von großen Harnmengen von niedrigem spezifischen Gewicht (1008—1010) anzeigt. Der

---

[1] Journ. d'urolog. 1926.

Wasser- und Konzentrationsversuch zeigt uns bei diesen Patienten, daß die
Anpassungsfähigkeit des Nierengewebes an erhöhte Anforderungen verloren
gegangen oder stark herabgesetzt ist. Die Niere verliert frühzeitig das Vermögen,
bei Flüssigkeitsentziehung den Harn zu konzentrieren, sowie bei stärkerer
Flüssigkeitszufuhr ihn zu verdünnen. In Fällen von schwerer Nierenschädigung
haben wir das bekannte Bild der Nierenstarre vor uns, bei dem trotz Belastung
das spezifische Gewicht fast unverändert bleibt.

Manche Autoren (WILDBOLZ) legen besonderen Wert auf die Feststellung
der Schwankungsbreiten zwischen dem niedrigsten und dem höchsten spezifischen Gewicht, welches wir bei der Wasser- und Konzentrationsprobe ermitteln,
während sie der Feststellung der Menge der ausgeschiedenen Flüssigkeit geringeren
Wert beimessen. Die Ausführung des Wasser- und Konzentrationsversuches
ist bei allen Patienten mit chronischer Harnretention dringend notwendig,

Tabelle 1.
Verlauf des Verdünnungs- und Konzentrationsversuches.

Zeit	Beim Nierengesunden		Bei einem Prostatiker mit 650 ccm Restharn	
	Urinmenge in ccm	Spezifisches Gewicht	Urinmenge in ccm	Spezifisches Gewicht
8 Uhr morgens	$1^1/_2$ l Tee 110	1018	Restharn 650	1011
$8^1/_2$,, ,,	330	1005	150	1007
9 ,, ,,	240	1003	180	1005
$9^1/_2$,, ,,	200	1002	110	1008
10 ,, ,,	140	1002	105	1008
$10^1/_2$,, ,,	195	1008	80	1010
11 ,, ,,	105	1012	110	1010
$11^1/_2$,, ,,	115	1012	95	1013
12 ,, ,,	95	1017	80	1013
	1420		900	
3 Uhr nachmittags	120	1021	200	1015
7 ,, ,,	100	1026	180	1016
8 ,, morgens	140	1028	230	1018

weil er auf einfache Weise uns ermöglicht, über den Grad der Nierenschädigung
eine Vorstellung zu gewinnen. Die wiederholte Ausführung gibt uns ein anschau-
liches Bild von der Wirkung der von uns angewandten Behandlungsmethoden
und wir sehen oft, wie parallel mit der Besserung des Allgemeinzustandes, Verschwinden der suburämischen Symptome auch die Funktion der Nieren sich
bessert.

Wir sind auf Grund der Ergebnisse namentlich in der Frage der Prostatektomie und ihrer Technik bedeutend gefördert worden. Wenn das Ergebnis
schlecht ist und die Tätigkeit des Nierengewebes als durchaus ungenügend
gelten muß, so legen wir zunächst in örtlicher Betäubung die suprapubische
Fistel an, sofern der Patient überhaupt irgend einem Eingriff gewachsen ist, um
erst nach Besserung der Nierentätigkeit den Radikaleingriff der Prostatektomie
auszuführen.

Wir sind absolute Gegner der „Reagensglasklinik" und kontrollieren unsere
durch die physikalischen Methoden erhaltenen Ergebnisse stets durch die klinischen Symptome, welche durch die erhebliche Einschränkung des Nierenstoff-
wechsels hervorgerufen werden (s. S. 6).

In neuerer Zeit ist noch eine Reihe von Funktionsprüfungen angegeben worden, wie z. B. die Säure-Alkali-Belastungsprobe von REHN, die HABERER-PREGLsche Methode, die Natrium-Thyosulfatprobe nach NYURI, Uraninprobe, Xanthoproteinprobe usw. Wir haben von diesen Proben bisher keinen Gebrauch gemacht, weil für uns nach Abschluß der Untersuchung mittels der bisher geschilderten Methoden kein Bedürfnis nach neuen Methoden sich einstellte. Ich glaube nicht, daß man mit *irgendeiner* Methode die Operabilität eines Falles rein meßbar wird ausrechnen können, da die ganze Lage von vielen Bedingungen abhängig ist, so z. B. verweise ich nur auf die Rückwirkung von weit vorgeschrittenen Nierenschädigungen auf Herz und Zirkulation.

Viel wichtiger als allzuviele Methodik wird immer eine klinische Beobachtung des allgemeinen Zustandes bleiben.

Im Gegensatz zu den funktionellen Methoden, welche durch eine genaue chemische oder physikalische Analyse die Funktion einer oder beider Nieren zu ermitteln suchen, stehen eine Reihe anderer Methoden, welche der Niere einen bestimmten, leicht nachweisbaren Stoff zur Verarbeitung übergeben und beobachten, wie die Niere den Stoff ausscheidet. Die Methoden ähneln in gewissem Sinne also dem Probefrühstück, mit welchem die Magenspezialisten die Funktion des Magens zu ermitteln versuchen. Als Nierenprobefrühstück sind eine Unmenge Stoffe gewählt worden, Jodkali, Milchzucker, Farbstoffe und das eine Sonderstellung einnehmende, von CASPER eingeführte Phloridzin, welches nach v. MEHRING einen renalen Diabetes hervorruft. Von allen diesen Methoden sind jedenfalls in Deutschland nach einer Rundfrage von OSWALD SCHWARZ (Wien) in der Hauptsache nur zwei übrig geblieben, welche wir hier besprechen wollen.

Wir führen hier außerdem eine Tabelle an, die von REHN im Jahre 1923 auf Grund einer Rundfrage an 33 Kliniken Deutschlands zusammengestellt wurde und die uns die Häufigkeit der Anwendung der verschiedensten Methoden zur Nierenfunktionsprüfung zeigt und die von OSWALD SCHWARZ ermittelten Zahlen zum größten Teil bestätigt.

Tabelle 2.   (Nach REHN.)

Von 33 Kliniken wenden an:

Methode	Stets	Gelegentlich
Chromocystoskopie intramuskulär, intravenös . . .	32	1
Phloridzinmethode	7	3
Harnstoffausscheidung	6	10
Phenolsulfophthalein	1	4
Bestimmung der Dichte aus dem elektrischen Leit- vermögen	1	0
Kryoskopie des Blutes	17	61
Kryoskopie des Harnes.	9	3
Reststickstoff des Blutes	11	12
Indicanbestimmung im Blute	1	1
Wasser- und Konzentrationsversuch	17	8

a) Die Phloridzinmethode (CASPER).

Gesunde Nieren scheiden 20—30 Minuten nach subcutaner Injektion von 1 ccm 1%iger Phloridzinlösung zuckerhaltigen Urin aus. Das Nierenparenchym wird unter der Einwirkung des Phloridzins für den Blutzucker durchlässig (v. MEHRING, Phloridzindiabetes). Es ist deshalb der Schluß berechtigt, daß eine Niere, welche unter dem Einfluß des Phloridzins reichlich Zucker ausscheidet, reichlich sezernierendes Parenchym besitzt, und daß umgekehrt eine Niere, welche trotz Phloridzin wenig oder gar keinen Zucker liefert, entsprechend vermindertes Parenchym besitzt. Bei der Beobachtung der Zuckerausscheidung soll weniger auf den zeitlichen Eintritt der Zuckerausscheidung, als auf die Menge des ausgeschiedenen Zuckers Wert gelegt werden.

b) Die Indigocarmin-Methode (VOELCKER und JOSEPH).

Der Gedanke, durch Einspritzung von Farbstoffen den Urin zu färben und den Grad der Färbung als Grundlage zur Abschätzung der Nierenfunktion zu benutzen, war naheliegend. Ebenso war es naheliegend, das von der Malariatherapie her bekannte Methylenblau, welches gelegentlich den Harn intensiv blau färbt, für nierendiagnostische Zwecke zu benutzen. R. KUTNER war der erste, welcher das Methylenblau in diesem Sinne anwandte. Aber das Methylenblau ist für nierendiagnostische Zwecke ungeeignet. Es wird leicht vom Körper zerspalten und als Leukoprodukt im Urin abgesetzt, welches sich allerdings durch Zusatz von Essigsäure in die farbige Muttersubstanz zurückverwandeln läßt. Aber selbst unter Berücksichtigung des durch Ansäuerung wiedergewonnenen Anteiles verläuft die Ausscheidung so unregelmäßig und sprunghaft, daß weder der Zeitpunkt des Übertrittes in den Harn, noch die Menge des im Urin enthaltenen Farbstoffs als Maßstab für die Leistung der Niere gelten kann. Erst durch die Einführung des Indigocarmins (1903, VOELCKER-JOSEPH) kam die Farbstoffprüfung für die funktionelle Nierendiagnostik als Chromocystoskopie in Aufnahme.

Die Chromocystoskopie ist die einzige Methode, welche ohne Anwendung der Ureterenkatheter nur durch die Beobachtung und den Vergleich der aus den Ureteren austretenden Farbstoffwolken mittels des Cystoskops eine Abschätzung der Nierenfunktion gestattet. Die Ausscheidung des Indigocarmins wurde schon von RUDOLF HEIDENHAIN in seinen klassischen Arbeiten über die Physiologie der Nierensekretion analog der Harnsäure befunden. Vor dem Methylenblau hat es den Vorteil großer Zuverlässigkeit. Die Ausscheidung beginnt bei normalen Nieren ganz gesetzmäßig nach etwa 6—8 Minuten, erreicht nach etwa 15 Minuten ihren Höhepunkt, hält ungefähr 5—10 Minuten in dieser konzentrierten Form an, um sich in weiteren 15 Minuten allmählich abzuschwächen. Im ganzen wird etwa $^1/_{16}$—$^1/_{14}$ der injizierten Menge durch den Harn ausgeschieden, der bei weitem größte Anteil also vom Körper abgebaut. Gröbere chirurgische Erkrankungen der Niere setzen die Farbstoffausscheidung bedeutend herab oder heben sie ganz auf. Technisch wird die Methode folgendermaßen ausgeführt:

Der Patient soll einen halben Tag vor der Untersuchung keine Flüssigkeit zu sich nehmen; höchstens wird ihm ein Schluck Milch gestattet. Wasser, diuretisch wirkende Getränke, wie Kaffee oder Tee, Bier usw. sind verboten. Feste Nahrung ist erlaubt, soweit sie nicht zum Durst reizt. Je weniger Urin sezerniert wird, desto konzentrierter wird die Farbe ausgeschieden, desto leichter ist der gefärbte Harnstrahl zu beobachten. Je reichlicher die Niere Urin liefert, desto verdünnter kommt die Farbe zum Vorschein. Wenn die Ureteraktion z. B. einen Strahl von 2 ccm ausstößt, so wird derselbe viel dunkler gefärbt sein und besser beobachtet werden können, als wenn die gleiche Farbstoffmenge in 4—6 ccm Urin ausgeschieden wird. Aus diesem Grunde ist die Durstvorbereitung zu empfehlen.

Das Indigocarmin wird von den Firmen Brückner, Lampe & Co. und von der Firma Merck in Tablettenform hergestellt. Jede Tablette enthält Carminum coeruleum 0,08 und Kochsalz 0,1. Die Tablette wird in 20 ccm Wasser aufgekocht, wobei darauf zu achten ist, daß die Farbe sich vollständig löst und keine bröckeligen Reste zurückbleiben. Die auf Körpertemperatur abgekühlte

Lösung wird intraglutäal eingespritzt. Die Einspritzung muß zeitlich so gelegt werden, daß man spätestens 5 Minuten darauf mit der Cystoskopie beginnen kann. Ist der Urin klar und die Einführung des Cystoskops leicht, so wird man erst die Farbe einspritzen und dann das Spülcystoskop in die Blase einführen. Bis die Blase entleert, mit Wasser gefüllt, besichtigt und die Ureterenmündung eingestellt ist, können die ersten schwachen Farbstoffwolken erscheinen. Ist der Urin trübe, so wird man zuerst das Spülcystoskop einführen und die Farbe erst dann einspritzen, wenn der Blaseninhalt sich annähernd geklärt hat. Namentlich bei engen, geschrumpften Blasen ist es notwendig, die ersten Farbstoffwolken abzufassen. Versäumt man sie, so nimmt die rasch gebläute Blasenflüssigkeit dem gefärbten Urinstoß die Kontrastwirkung, weil blau in blau ausströmt. Eine ähnliche Störung durch einen blauen Hintergrund kann bei Verziehungen der Blase entstehen. Dort münden die Harnleiter am Rande eines Sackes, der sich schwer ableuchten läßt. Ein paar versäumte Urinstöße füllen den Raum mit blauer Flüssigkeit und benehmen die Kontrastwirkung für die folgenden Sekretionen. Durch starke Füllung der Blase und Tamponade der Scheide — es handelt sich stets um Frauen — und rechtzeitige Beobachtung läßt sich die Ausscheidung des Farbstoffes zuweilen noch erkennen.

Das Indigocarmin wird von uns nach dem Vorschlag von PFLAUMER jetzt nur noch intravenös eingespritzt, weil es viel bessere und schnellere Ergebnisse liefert. Eine andere Methode wird nur dann ausgeübt, wenn die intravenöse Injektion nicht gelingt. Da sie jedoch meistens gelingt, ist auch die früher geübte Vorbereitung des Patienten zur Chromocystoskopie durch vorangehenden halben Dursttag überflüssig geworden.

Bei intravenöser Einspritzung genügt eine Menge von 5 ccm der angegebenen Lösung.

Die Farbe pflegt normalerweise 4—5 Minuten nach der Einspritzung im Harn zu erscheinen und den Urinstrahl der einzelnen Nieren intensiv blau zu verfärben.

Die Methode hat den großen Vorteil, daß sie als Chromocystoskopie ohne Ureterenkatheterismus nur durch die Beobachtung der aus den Ureterenmündungen ausgestoßenen Farbstoffwolken einen Rückschluß auf die funktionelle Leistung jeder Niere gestattet. Durch die Färbung des Urins kann man ohne den störenden oder reizenden Einfluß des Ureterkatheters das physiologische Spiel der beiden Ureteren verfolgen und an der Stärke des Harnstrahles, an seiner mehr oder weniger intensiven Färbung die Beteiligung jeder einzelnen Niere an der sekretorischen Leistung, wenn auch nicht zahlenmäßig, so doch ungefähr ermessen. Unentbehrlich ist die Methode insbesondere für die Fälle, in denen die Ureterenöffnungen durch pathologische Prozesse verdeckt, nicht auffindbar oder nicht zu sondieren sind.

Um einwandfreie Resultate zu erzielen, nimmt man die Beobachtung am besten in folgender Weise vor:

Man stellt sich zunächst die Harnleitermündung der gesunden Seite ein und wartet, bis die erste Farbstoffwolke auftritt. Man läßt diesen Zeitpunkt notieren und beobachtet die nächsten 4—6 Urinstöße, bis eine dunkelblaue Färbung auf der gesunden Seite eingetreten ist. Die Pausen zwischen den einzelnen Stößen werden vermerkt. Nun wendet man sich zur vermutlich kranken Seite und beobachtet den zweiten Harnleiter. Der Anfänger muß ihn genau einstellen und die vorüberziehenden blauen Schwaden, welche, von dem gesunden Harnleiter ausgestoßen, an die entgegengesetzte Blasenwand prallend und wieder zurückflutend auf ihrem Hin- und Herwege als blaue Schleier vor dem kranken Harnleiter vorbeiziehen, nicht für eine Sekretion des kranken Harnleiters halten, welchen er gerade beobachtet.

Eine direkte gleichzeitige Beobachtung beider Harnleitermündungen ist nur bei abnorm kurzem Ligamentum intrauretericum, welches von dem cystoskopischen Bild als Ganzes erfaßt wird, ausnahmsweise möglich.

Die einzelnen Farbstoffwolken folgen in verschiedenen Zeitabständen. Die Pausen schwanken im Durchschnitt zwischen 10 und 40 Sekunden, jedoch kommen normalerweise bedeutend längere Pausen von 1—2 Minuten gelegentlich vor. Deshalb ist als Minimum eine durchgehende Beobachtung eines Ureterostiums von 4 Minuten zu verlangen, bevor man sich dafür entscheidet, daß die Niere augenblicklich an der Sekretion des Farbstoffes nicht beteiligt ist. Besonders beweisend für das einseitige Fehlen der Farbstoffsekretion ist die Beobachtung, daß in diesen 4 Minuten zahlreiche Farbstoffschwaden, welche aus der anderen Harnleitermündung stammen, an dem „toten" Ureterostium vorüberziehen. Aber selbst bei einwandfreiem Mangel an einseitiger Farbstoffproduktion darf man daraus noch keinen Rückschluß auf Entartung oder Zerstörung des zugehörigen Nierenparenchyms ziehen. Ein Abflußhindernis im Harnleiter, z. B. ein den Harnleiter bis auf einen schmalen Spalt sperrender Stein, kann die ständige Sekretion eines ganz dünnen Strahles zulassen, welcher kraftlos in die Blase rieselt und durch seine geringe Flüssigkeitssäule und durch den Mangel an Stoßkraft der Beobachtung entgeht. Nur ein geübtes Auge, das ganz im Beginn der Untersuchung bei ungefärbter Blasenflüssigkeit die Harnleitermündung scharf beobachtet, wird den feinen, kraftlosen, in die Blase fallenden Harnstrahl bei scharfer Einstellung entdecken. Dieselbe Niere kann nach Ausstoßung des Steines sich wieder an der Ausscheidung beteiligen. Ebenso kann durch Pyelonephritis das Parenchym zur Farbstoffsekretion zeitlich untauglich werden und nach Schwund der Infektion wieder an der Ausscheidung teilnehmen. Blutgerinnsel im Harnleiter, den Harnleiter umwachsende Geschwülste täuschen durch Stenosierung in ähnlicher Weise renale Untätigkeit vor. Die Tatsache fehlender einseitiger Farbstoffsekretion muß deshalb erst klinisch gewertet werden unter Berücksichtigung des Umstandes, daß die Funktion der Niere je nach der Beschaffenheit des Organs wechselt.

Auch·aus rein technischen und örtlichen Gründen kann die Farbstoffwolke sich der Beobachtung entziehen, z. B. infolge von Cystocele, bei Prostatahypertrophie usw. Entscheidend dafür, ob wirkliche Sekretionshemmung oder nur ein Beobachtungshindernis vorliegt, ist die Färbung der nach einer halben Stunde abgelassenen Blasenflüssigkeit, welche gewöhnlich wie das Kupfersulfat der Laboratorien aussieht. Wenn die Blasenflüssigkeit gebläut ist, aber aus beiden Ureteren die Farbstoffausscheidung während der Cystoskopie nicht wahrgenommen wurde, so liegt sicher irgend ein Beobachtungsfehler vor.

Gewöhnlich bietet aber die Beobachtung der Farbstoffausscheidung nicht die geringste Schwierigkeit. Das positive Phänomen ist ein Beweis, daß auf der betreffenden Seite eine Niere mit ausreichendem Parenchym vorhanden und fähig ist, die Gesamtsekretion des Körpers nach Entfernung der anderen Niere zu übernehmen. In dieser Beziehung, d. h. im positiven Sinne ist die Funktionsprüfung durchaus entscheidend und absolut zuverlässig. In der ganzen Literatur ist noch niemals ein Fall beobachtet worden, in welchem eine Niere bei guter Farbstoffsekretion nach Exstirpation der anderen Seite versagt hätte.

Ein Beweis, daß diese Niere völlig gesund ist, wird durch die Ausscheidung der Farbe noch nicht geliefert. Es ist lediglich dadurch ihre Fähigkeit erwiesen, die gesamten sekretorischen Ansprüche des Körpers zu befriedigen.

Bei jeder Kontraktion zieht sich der Ureterwulst etwas nach rückwärts, wie wenn er einen Anlauf nehmen wollte, reckt sich dann in die Blase hinein nach oben und innen, öffnet seine Mündung, so daß man einen Abschnitt der roten, samtartigen Schleimhaut übersehen kann, stößt eine Wolke mit kräftigem Ruck heraus, schließt seine Mündung wieder und zieht sich in seine alte Stellung zurück. Die Kraft des Stoßes trägt die blaue Wolke ein Stück in die Blasenflüssigkeit hinein und jagt häufig ihre letzten Ausläufer als blaue Schleier vor der zweiten Harnleiteröffnung vorbei.

Die Farbstoffwolke kann kurz, knapp und stark hervorstoßen, während 1—2 Sekunden, sie kann sich auch über 3—4 Sekunden als feiner dünner Strahl hinziehen. Bei langen Zwischenräumen zwischen den einzelnen Stößen gleicht der Strahl durch Stärke und Menge gewöhnlich die Seltenheit seiner Erscheinung aus.

Die Indigocarminprobe kann zur Feststellung einer doppelseitigen Nierenschädigung auch ohne Cystoskopie Verwendung finden, indem wir den Gehalt des Harns an Farbstoff in gewissen Zeitabständen colorimetrisch feststellen. Es werden von der üblichen Indigocarminlösung 5 ccm intravenös, bzw. 20 ccm intramuskulär eingespritzt und der Patient aufgefordert, alle 15 Minuten Urin zu lassen. Beim Bestehen einer Retention wird für die Zeit der Untersuchung ein Katheter in die Blase eingeführt. Normalerweise ist der Harn nach 10 bis 20 Minuten tiefblau gefärbt und in der ersten Stunde werden 20—25 % der eingespritzten Farbstoffmenge ausgeschieden (VOELCKER, JOSEPH, JANKE) (s. Kurve). Bei doppelseitigen Nierenerkrankungen oder Prostatikern mit Retention bleibt

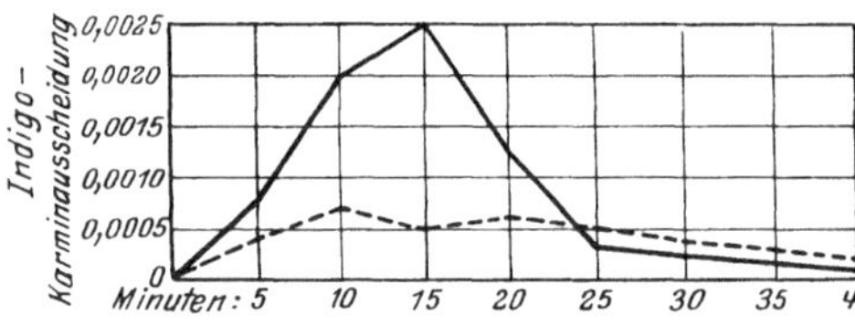

Abb. 183. Indigocarminausscheidung.
—— beim Gesunden.
- - - beim Prostatiker.
(Nach JANKE.)

der Urin in der ersten Portion schwach gefärbt, zeigt eine bessere Färbung erst in der letzten viertel bis halben Stunde, ja die Farbe kann gänzlich im Harn fehlen. In der letzten Zeit führen wir die colorimetrische Bestimmung des Indigocarmingehaltes mit dem Apparat von AUTENRIETH aus, dem ein spezieller zur Indigobestimmung geeichter Keil beigegeben ist. Mittels einer besonderen Tabelle läßt sich der Prozentgehalt an Indigocarmin leicht feststellen (PERLMANN).

Nachdem einmal die doppelseitige Nierenschädigung als hochgradig durch diese einfachen Methoden erwiesen ist, können wir bei dem schlechten Zustand der Patienten vielfach auf komplizierte und die mangelhafte Vitalität des Patienten schädigende Methoden verzichten, wie z. B. auf doppelseitige Pyelographien bei vorgeschrittener Steinniere. Wir wissen, daß unter diesen Umständen höchstens eine kurze konservative Operation nach genügender Vorbereitung und Aufpeitschung des Nierenrestes durch Euphyllin per rectum und Traubenzucker intravenös vorgenommen werden kann. Diese Operation kann bestehen z. B. in einer einfachen, in örtlicher Betäubung vorzunehmenden Pyelotomie, in einer Nephrotomie oder einer Cystostomie, je nach Lage des Falles.

c) Statt des Indigcarmins haben amerikanische Autoren (ROWNTREE und GERAGHTY) Phenolsulfophthalein subcutan eingespritzt, welches bei Zusatz von einigen Tropfen Sodalösung dem Urin eine leuchtend rote Farbe gibt. Chromocystoskopisch ist das Phenolsulfophthalein nicht verwendbar, weil die Farbe erst in alkalischer Lösung hervortritt und selbst, wenn man durch Alkalisierung der Blasenflüssigkeit die Färbung hervorriefe, sich von der leuchtend roten Schleimhaut im Hintergrund nur schwach abheben würde. Die Methode ist nur in Verbindung mit dem doppelseitigen Ureterenkatheterismus durch colorimetrische Bestimmung des beiderseitigen Harns für die Beurteilung der

Nierenfunktion zu verwerten. Beim Phenolsulfophthalein legen die Autoren besonderen Wert auf die colorimetrische Bestimmung der Gesamtmenge des ausgeschiedenen Farbstoffes in den ersten zwei Stunden. Normalerweise werden etwa 60—80 % der eingespritzten Menge ausgeschieden, jedoch hängen diese Werte von der chemischen Beschaffenheit des angewandten Präparates ab. Bei doppelseitigen Nierenerkrankungen, sowie Retentionsprozessen ist die Farbstoffausscheidung mangelhaft oder sie kann auch vollkommen fehlen.

23. Schwäche und Stärke der funktionellen Nierendiagnostik.

Die funktionelle Nierendiagnostik hat zweifellos der Nierenchirurgie eine außerordentliche Anregung gebracht. Sie hat die Chirurgen veranlaßt, vor jeder Nierenoperation über das auf beide Nieren verteilte sekretorische Budget nachzudenken und herauszufinden, inwieweit jedes Einzelorgan an der sekretorischen Arbeit beteiligt ist; um es grob schematisch auszudrücken, ob z. B. die linke Niere sehr viel leistet und mit $+ +$ bezeichnet werden kann, weil sie kompensatorisch hypertrophiert ist, ob sie normal funktioniert ($+$), ob sie gleich 0 ist (Hydronephrose), oder ob sie im Haushalt mit — einzusetzen ist, z. B. als eine Pyonephrose, welche keine sekretorische Arbeit leistet, sondern im Gegenteil durch Abscheidung toxischer Produkte die andere Niere schädigt.

Die funktionelle Diagnostik hat ferner nach Methoden zur Ermittlung des Gesamtwertes der sekretorischen Nierentätigkeit gesucht. Wenn die Nieren als Unbekannte mit X und Y bezeichnet werden, kam es darauf an, $X + Y$ als Ganzes einer Summe namentlich in den Fällen zu berechnen, wo eine schwere Erkrankung beider Nieren zu vermuten und die Erkenntnis wünschenswert war, ob das gesamte Parenchym überhaupt noch irgendwelchen Eingriff vertragen und nicht schon durch die Narkose, die Abkühlung des Körpers, die Luxation der Niere usw. erliegen würde. Das ideale Ziel der funktionellen Nierendiagnostik war, sowohl für den sekretorischen Gesamtwert, wie dessen Verteilung auf die einzelnen Organe einen zahlenmäßigen Ausdruck zu finden. Dieses Ziel erstrebte die funktionelle Nierendiagnostik, indem sie den Gefrierpunkt des Blutes feststellte und die durch den Ureterenkatheter getrennt aufgefangenen Urine auf ihren Kochsalzgehalt, ihren Stickstoffgehalt, ihren Zuckergehalt nach künstlichem Phloridzindiabetes und schließlich auf die Menge aller gelösten Moleküle wiederum durch Gefrierpunktsbestimmung untersuchte. Aber selbst diese komplizierten Maßnahmen, welche viel Zeit und Geduld erforderten, haben ihr Ziel, rechnerisch den Funktionswert einer Niere, die Grenze für die Operabilität oder der Hoffnungslosigkeit einer chirurgischen Nierenerkrankung herauszufinden, nicht erreicht. Maß und Zahl lassen sich nun einmal für so komplizierte Verhältnisse, wie die renale sekretorische Kraft nicht festsetzen. Das ist meiner Ansicht nach der Hauptgrund, daß an der Mehrzahl der chirurgischen Kliniken, welche Nierenchirurgie treiben, die komplizierten Methoden in der letzten Zeit in den Hintergrund getreten sind. So sind niedrige Werte für die sekretorische Leistung des Nierenparenchyms, ermittelt durch die Gefrierpunktsbestimmung des Blutes, ganz gewiß ein sehr bedenkliches Zeichen und mahnen, operative Eingriffe nur mit äußerster Vorsicht vorzunehmen, die Nierenfunktion, wenn möglich, vorher aufzubessern, z. B. bei Prostatahypertrophie durch suprasymphysäre Drainage, den Eingriff so kurz wie möglich zu gestalten, durch Vermeidung von Narkose und Verwendung von Lokalanästhesie abzuschwächen und sich auf konservative Operation,

Pyelotomie, Nephrotomie usw., wenn angängig, zu beschränken. Aber selbst ein ganz niedriger sekretorischer Wert ist kein absoluter Gegengrund gegen einen chirurgischen Eingriff überhaupt und, wenn es sein muß, gegen eine Nephrektomie. Man wird sich vielleicht aus früherer Zeit des chirurgischen Bestrebens erinnern, in einem niedrigen Hämoglobingehalt des Blutes eine Kontraindikation gegen einen chirurgischen Eingriff zu erblicken und ihn beispielsweise bei einem Hämoglobingehalt von $20^0/_0$, wenn es sich um eine größere Operation handelt, abzulehnen. Wenigstens war im Anfang dieses Jahrhunderts, wie ich mich aus meiner Assistentenzeit an der Heidelberger Klinik bei CZERNY erinnere, diese Anschauung so lange Mode, bis man, durch glücklich ausgeführte Operation bekehrt, herausgefunden hatte, daß man auf diese Weise neben aussichtslosen Fällen auch lebensrettende Eingriffe ablehnte. Ebenso liegt die Sache bei niedrigen sekretorischen Werten infolge Erkrankung beider Nieren. Klinische Erfahrung und die ärztliche Abschätzung der Körperkräfte spielen hier eine größere Rolle, als der Versuch, zahlenmäßig das lebendige Nierenparenchym zu berechnen. Ich möchte hierfür ein Beispiel geben:

Ein Kollege im Alter von 55 Jahren leidet an einer großen intermittierenden Pyonephrose. Die Diagnose ist schon rein klinisch ohne cystoskopische Untersuchung zu stellen. Der Tumor in der linken Flanke schwillt zuweilen bedeutend an, während der Urin leidlich klar bleibt. Später fällt der Tumor zusammen und der Urin wird stark eiterhaltig. Es besteht außerdem Tabes, Morphinismus und luetische Aortitis. Die cystoskopische Untersuchung ergibt, daß die linke Niere einen mit zahlreichen Eiterfetzen vermischten Urin absondert. Die Funktionsprüfung zeigt, daß beide Nieren so gut wie gar keine Farbe liefern. Auf der rechten Seite erscheint nach 40 Minuten ein schwacher grünlicher Schimmer. Um ganz sicher zu gehen, wird der doppelseitige Ureterenkatheterismus ausgeführt. Er liefert auf der linken Seite einen dick eitrigen Harn, auf der rechten Seite einen Harn, der zahlreiche Eiterkörperchen, Bakterien und reichlich Eiweiß enthält. Von der eingespritzten Farbe ist in dem Harn der linken Niere gar nichts, im Harn der rechten Niere kaum eine Spur enthalten. Die Diagnose lautete dementsprechend: Linksseitige Pyonephrose, schwere rechtsseitige Pyelonephritis mit schwerer Funktionsstörung.

Da aber der Patient unoperiert in kurzer Zeit zugrunde gehen würde, wird beschlossen, die linke Niere trotz der offensichtlich schlechten Funktion der rechten Niere und trotz der schweren organischen Allgemeinerkrankung in Narkose zu exstirpieren. Die Heilung erfolgte ganz glatt, insbesondere ohne jedes Zeichen von Urämie.

VOELCKER hat den umgekehrten Fall beobachtet und veröffentlicht:

Eine Frau mit vorgeschrittenem Uteruscarcinom scheidet auf beiden Seiten so gut wie gar keinen Farbstoff aus. Sie geht im Anschluß an eine im Ätherrausch ausgeführte Ätzung des Carcinoms an Anurie zugrunde. Die Sektion ergibt, daß die eine Niere kongenital atrophisch, die andere durch carcinomatöse Umwachsung des Harnleiters hydronephrotisch geworden ist.

Leider haben wir bis jetzt kein Mittel, um durch funktionelle Prüfung zu beurteilen, daß in dem einen Fall (VOELCKER) ein geringfügiger extrarenaler Eingriff die sekretorische Kraft gänzlich vernichtet und im anderen Fall (JOSEPH) ein großer schwerer Eingriff, welcher mit Verlust von Nierenparenchym einhergeht, in Narkose trotz schwerer Erkrankung der zweiten Niere und schwerer allgemeiner Erkrankung anstandslos vertragen wird.

Als VOELCKER und ich im Jahre 1903 die Chromocystoskopie der funktionellen Diagnostik hinzufügten, war unser Ziel wesentlich bescheidener. Wir dachten nicht an ziffernmäßige Feststellung der sekretorischen Leistung jeder Niere, wir dachten an eine ungefähre Schätzung der einseitigen sekretorischen Leistung durch den Vergleich der Farbstoffausscheidung aus den Ureteren während der Cystoskopie. Die einfache und ein weniger hohes Ziel anstrebende Methode, aufgebaut auf den klassischen Untersuchungen HEIDENHAINs, ist heute, wie man aus der Zahl der Veröffentlichungen ersehen kann, noch immer eine viel geübte und überall verbreitete Methode. Nicht zum wenigsten hat sie ihre Verbreitung der Einfachheit der technischen Ausführung zu verdanken. Selbstverständlich hat die Methode ihre Grenzen. Sie ist für manche

Erkrankungen, z. B. bei den infektiösen, einschließlich der Tuberkulose, ein sehr feiner Indicator; für andere Erkrankungen, wie die Tumoren und Lageverschiebungen der Niere unvollkommen.

Und damit komme ich auf die Schwäche und Stärke jeder funktionellen Nierendiagnostik. *Eine Niere kann sich im allgemeinen nur dann funktionell als minderwertig erweisen, wenn ein erheblicher Teil des Parenchyms erkrankt ist, oder ein kleiner Herd durch Verbreitung toxischer Produkte das übrige Parenchym in seiner Arbeit* schwächt. Wo diese Bedingungen nicht zutreffen, findet die Störung keinen funktionellen Ausdruck, weil unsere Methoden sämtlich nicht fein genug arbeiten und nur gröbere Differenzen wiedergeben. Ich möchte zunächst für die Schwäche der funktionellen Nierendiagnostik zwei Beispiele erwähnen: Erstens die Lageverschiebung der Niere. Man findet z. B. eine tiefstehende Niere. Die Beschwerden, welche der Patient äußert, sind nach der Art der Ausstrahlung und dem Palpationsbefund zweifellos auf die Lageverschiebung zurückzuführen. Der Ureterenkatheterismus liefert einen normalen Harn, die Funktionsprüfung einen normalen gegenüber der anderen Seite unverminderten Wert. Und doch ist diese Niere anatomisch krank und bedarf der Fixation, wenn sie nicht in hydronephrotische Entartung verfallen und gänzlich verloren sein soll. Den Beweis für die bedrohte Lage des Organs liefert die Pyelographie, eine in diesen Fällen unentbehrliche, die ganze anatomische Situation auf einen Blick durch den Nachweis der Beckenerweiterung, der Kelchstauung, des zu langen Harnleiters, der Drehung des Harnleiters (s. S. 167) klärende Untersuchungsmethode; in unserem besonderen Falle der funktionellen Diagnostik durchaus überlegen, weil die Funktion, wenn wir die Niere nicht gerade während einer Drehkolik untersuchen, nicht so nennneswert herabgesetzt ist, daß die geringfügige Verminderung mit unseren heutigen funktionellen Methoden nachweisbar wäre.

Noch verhängnisvoller wäre es, wenn wir uns auf den Ausfall der Funktionsprüfung bei Nierentumoren, insbesondere bei Hypernephromen verlassen würden. Die Hypernephrome, meist vom oberen Nierenpol, seltener von der Konvexität der Niere entspringend, können sich durch Wachstum in die Zwerchfellkuppe zu großen Tumoren entwickeln, welche sich der Palpation zum größten Teil entziehen und auch das Nierenparenchym zunächst nicht beeinflussen, da der kleine, im oberen Pol der Niere liegende Geschwulstzapfen der sekretorischen Leistung keinen nachweisbaren Abbruch tut. Die Niere wird etwas tiefer und gewöhnlich etwas nach außen gedrängt; ihre abnorme Lage ist durch die Palpation nachzuweisen, wenn es sich nicht um besonders dickbäuchige Patienten handelt, im übrigen aber ist das Organ in seiner Arbeitskraft nicht geschädigt. Deshalb weist die tiefstehende, aber fest am Tumor haftende Niere einen normalen Urin und einen normalen, gegenüber der anderen Seite nicht herabgesetzten Funktionswert auf. Erst viel später, meist für die Operation zu spät, wenn die Niere vom Tumor allseitig umklammert ist, oder die Geschwulst in Kelche und Becken einbricht, mischen sich pathologische Bestandteile dem Urin bei und sinkt die funktionelle Leistung herab. In diesem Stadium ist der Tumor oft inoperabel durch Verwachsung mit der Nachbarschaft, Einbruch in die Gefäße und Drüsenmetastasen. Es kommt demnach alles darauf an, wenigstens in der Mehrzahl der Fälle, die Geschwulst im ersten Stadium bei normalem Urin und ungeschwächter Funktion zu erkennen. Auch hier springt wieder die Pyelographie durch Ermittlung der Lageverschiebung in die Lücke, welche die funktionelle Diagnostik hinterläßt. Sie zeigt deutlich die Verschiebung des Organs. In einem Falle wurde der untere Pol so gehoben, daß er mit dem oberen Pol in einer Horizontalebene, und die Nierenachse annähernd parallel der letzten Rippe lag, ohne daß die Funktion der Niere gelitten hatte oder in dem Urin der kranken Seite eine Veränderung aufgetreten war. In diesem Falle lag allerdings kein Hypernephrom, sondern retroperitoneale Drüsenmetastasen vor, welche von einem Hodensarkom ausgingen. Die Hypernephrome erkennt man frühzeitig an dem ungewöhnlichen Harnleiterverlauf, indem der Tumor den oberen adrenalen Teil des Ureters bogenförmig nach abwärts drängt. Die Höhe des Bogens liegt nahe der Wirbelsäule. Die Sehne des Bogens entspricht etwa einer Linie, welche man von der letzten Rippe zur Sakroiliakalverbindung ziehen würde. An dieser röntgenologisch nachweisbaren Verlagerung des Ureters im Verein mit dem Resultat der klinischen Untersuchung sind die Hypernephrome häufig schon im Beginn zu erkennen, wenn noch der größte Teil der Geschwulst in der Zwerchfellkuppe versteckt liegt, der Urin normal und die Funktion nicht verändert ist. Auch hier tritt wiederum, wie bei der Lageverschiebung der Wanderniere, die Ermittlung der anatomischen Lage gegenüber der Ermittlung des funktionellen Wertes durchaus in den Vordergrund.

Es wäre aber ganz falsch, wenn man wegen dieser Schwäche die funktionelle Nierendiagnostik über Bord werfen wollte. Sie bewährt sich in der Masse der alltäglichen weniger komplizierten Fälle ganz außerordentlich und ist überdies, wenn man nicht Wert darauf legt, Maß und Zahl als diagnostische Unterlage zu gewinnen, zumal in der Form der Chromocystoskopie, überaus einfach und nicht zeitraubend. Von großem Wert ist der Nachweis einer positiven guten Farbstoffsekretion auf einer Seite. Damit ist jedenfalls der Beweis geliefert, daß diese Niere imstande sein wird, die sekretorische Arbeit allein zu bestreiten.

Besonders schätze ich die funktionelle Nierendiagnostik bei der Nierentuberkulose. Hier macht sich die bereits erwähnte Tatsache geltend, daß ein kleiner infektiöser Herd durch Verbreitung toxischer Produkte die Gesamtleistung des Organes beeinflussen und die Funktion erheblich herabsetzen kann.

Ein Umstand ist meiner Ansicht nach in der funktionellen chirurgischen Nierendiagnostik bisher so gut wie unberücksichtigt geblieben, dessen Einfluß auf den Ablauf der Funktion noch studiert werden muß. Es ist nicht zweifelhaft, daß die Funktion einer Niere zum Teil von Verhältnissen abhängig ist, die nicht im direkten Zusammenhang mit dem renalen Parenchym stehen. So wird z. B. der Ablauf der chirurgischen Funktionsprüfung bei normalen Nieren durch Fieber wesentlich beschleunigt. Allgemeine Anämie, Schwitzen, Durchfälle, mangelhafte Herztätigkeit, Narkose u. a. wirken auf die Funktion der Niere teils verlangsamend, teils beschleunigend. Wir sind mit dem Studium der Einflüsse beschäftigt, welche, außerhalb des renalen Parenchyms gelegen, den Ablauf der chirurgischen Funktionsprüfung beeinträchtigen.

Wie eine Sammelforschung auf Grund einer Rundfrage gezeigt hat, sind von allen funktionellen Methoden nur zwei im wesentlichen gegenwärtig praktisch in Gebrauch, die Chromocystoskopie und die Phloridzinmethode (SCHWARZ).

24. Gang der funktionellen Untersuchung
und Wertung ihrer Ergebnisse.

Der Gang der chirurgischen Nierenuntersuchung verläuft bei uns folgendermaßen:

Nachdem alle einfachen klinischen Untersuchungsmittel erschöpft sind und wir uns ein ungefähres Bild von der Erkrankung gemacht haben, wird der

Patient chromocystoskopiert und im Vergleichswege die Nierenfunktion an der Farbstoffausscheidung bemessen. Schon diese einfache Prüfung gibt in vielen Fällen die nötige Aufklärung. Sie zeigt z. B., ob ein cystischer Tumor als Hydronephrose anzusprechen ist, oder ob er von einem anderen Organ seinen Ursprung nimmt. Im ersten Falle wird die Farbstoffausscheidung fehlen, im zweiten Falle sich normal entwickeln. Ähnlich wird bei einem unbestimmbaren kolikartigen Schmerz durch Chromocystoskopie während des Anfalls die Niere als Ursache der Kolik ermittelt oder ausgeschaltet.

Für eine Reihe von anderen Fällen ist nach den klinischen Symptomen und dem einfachen cystoskopischen Befund sowohl der renale Ursprung wie die Art der Krankheit durchaus klar. Man weiß auf Grund des Palpationsbefundes, durch Beobachtung der einseitigen Pyurie, daß eine Pyonephrose vorliegt, oder erkennt an der Ulceration der Harnleitermündung, daß diese Pyonephrose tuberkulöser Natur ist. Hier wird für die Operation nichts anderes als der Nachweis einer zweiten ausreichend funktionierenden Niere verlangt, welchen die Chromocystoskopie leicht und sicher erbringen kann.

Wenn die Verhältnisse nicht so einfach liegen, wenn die Farbstoffausscheidung gar keine oder nicht sichere, geringfügige Differenzen aufweist, und andererseits der Verdacht auf ein renales Leiden bestehen bleibt, so führen wir auf der vermutlich kranken Seite den Ureterenkatheterismus aus und suchen durch genaue Untersuchung des so gewonnenen Urins unsere Erkenntnis zu fördern. Doppelseitig katheterisieren wir nur in ganz unklaren Fällen, entweder wenn der schlechte Ablauf der Funktionsprüfung in Gestalt einer beiderseitigen mangelhaften Farbstoffausscheidung auf ein doppelseitiges Leiden hinweist, oder wenn weder Cystoskopie noch Chromocystoskopie einen Anhalt für die Seite der Erkrankung geben und doch nach den klinischen Symptomen der Verdacht eines renalen Herdes besteht.

Wenn auch der Ureterenkatheterismus nicht genügend aufklärt, so fügen wir besonders bei einzelnen Gruppen von Erkrankungen die Pyelographie hinzu, deren anatomische Aufklärung uns diagnostisch vielfach den besten Einblick in das Wesen der Erkrankung gibt.

Ein sehr feines Reagens ist die Funktionsprüfung für alle infektiösen Leiden der Niere, da schon kleine Herde durch toxische Wirkung das Nierenparenchym in seiner Leistung erheblich schädigen. So kann schon eine Pyelitis und Pyelonephritis einen erheblichen Ausfall der Farbstoffproduktion auf der befallenen Seite nach sich ziehen.

Hervorragende Dienste leistet die einfache Cystoskopie bei der Nierentuberkulose. Sie erspart uns häufig durch die Sichtung sehr charakteristischer Veränderungen den umständlichen Tierversuch. Tuberkulöse Erkrankung wird mit Sicherheit bewiesen durch die charakteristischen, oft mit Petechien umgebenen Geschwüre, die fibrinösen Beläge, die samtartige Form der Cystitis, die allerdings nicht häufigen miliaren Tuberkel, durch die Starre des Ureterostiums, das Verschwinden des Ureterhügels und die Umwandlung in sein Gegenteil, ein renalwärts zurückgelagertes Ulcus. Auch der Sitz der Erkrankung wird sehr häufig und zweifellos festgestellt, indem die betreffende Uretermündung und der sie umgebende Teil der Blase heftig ergriffen ist, während die übrige Schleimhaut im wesentlichen freibleibt. Häufig ist der Blasenscheitel erkrankt, weil die geschrumpfte Blase, welche eine größere Ansammlung des eitrigen Urins nicht verträgt, sich krampfhaft taschenartig zusammenlegt, so daß Blasenboden und Blasendecke einander berühren und durch Kontakt die Infektion übermittelt wird. Angesichts dieses Befundes kann die Chromocystoskopie durch den Nachweis des Funktionsausfalls auf einer Seite und der funktionellen

Tüchtigkeit auf der anderen Seite den diagnostischen Einblick so ausreichend erweitern, daß jede andere Maßnahme überflüssig wird. Wir haben ganze Serien von Nierentuberkulose operiert, ohne den uns unsympathischen Katheterismus der vermutlich gesunden Seite auszuführen.

Einige Autoren stehen bei der Nierentuberkulose auf dem Standpunkt, daß einzig und allein der mit dem getrennten Urin ausgeführte Tierversuch für die Frage der Operation maßgebend ist. Das trifft nach meiner Ansicht offenbar nicht zu. Schon ISRAEL hat Fälle veröffentlicht, aus denen hervorging, daß der Nachweis von Tuberkelbacillen in der zweiten Niere eine scheinbare Erkrankung des Organs vortäuschte, indem wahrscheinlich die Tuberkelbacillen beim Einführen des Ureterenkatheters aus der geschwürigen Blase in den gesunden Harnleiter und in die gesunde Niere verschleppt wurden. Man könnte auch daran denken, namentlich auf Grund der positiven Versuchsresultate, welche LÜDKE und KIELLEUTHNER durch Verimpfung von Phthisikerurin auf Meerschweinchen erhalten haben, daß die Tuberkelbacillen von der erkrankten Niere in den Kreislauf geworfen, durch die gesunde Niere nach Art einer Bakteriurie ausgeschieden werden, ohne daß die zweite Niere dabei erkrankte. Daß die zweite Niere tatsächlich, trotz des positiven Impfausfalls, nicht erkrankt war, ging in ISRAELs und meinen Fällen daraus hervor, daß nach Exstirpation der schwerkranken anderen Seite die Tuberkelbacillen dauernd aus dem Urin allmählich verschwanden. Man hätte demnach eine lebensrettende Operation in der falschen Annahme einer doppelseitigen Erkrankung auf Grund des Tierversuches beinahe verweigert.

Hier leistet die funktionelle Nierendiagnostik mehr als die anatomische bzw. bakteriologische Untersuchung. Wenn die eine Niere chromcystoskopisch normal funktioniert, so nehmen wir die kranke Seite heraus, gleichgültig, ob das Schwesterorgan Tuberkelbacillen liefert oder nicht. Gleichzeitig vermeiden wir den Ureterenkatheterismus der zurückzulassenden Seite als überflüssig und irreführend und vermeiden damit eine für jeden hygienisch denkenden Arzt peinliche Manipulation, da niemand es als gleichgültig erklären kann, wenn man künstlich Tuberkelbacillen aus der Blase in die gesunde Niere importiert. Eine kleine Schleimhautverletzung dürfte genügen, um eine langsame und schleichend auf dem Lymphwege sich entwickelnde, nach jahrelanger Frist erkennbare Infektion der Niere eintreten zu lassen, für deren Entstehung der Zusammenhang mit dem Ureterenkatherismus sich bereits verwischt hat. Die früher übliche Anschauung, daß eine Infektion der Tuberkelbacillen durch den Ureterenkatheter deshalb nicht zustande kommt, weil der abwärts rinnende Urin die Bacillen ausschwemmt, kann gegenüber der Erkenntnis, welche uns die Arbeiten BAUEREISENs, STÖCKLs und WILDBOLZs gebracht haben, nämlich, daß die tuberkulöse Infektion der zweiten Niere, durch einen Schleimhautdefekt eindringend, auf dem Lymphwege aufsteigt, nicht mehr bestehen. Wir begrüßen es deshalb, daß wir gerade bei der Nierentuberkulose in der einfachen Funktionsprüfung ein so feines Reagens für die Gesundheit oder Krankheit der zweiten Niere haben.

Auch gegenüber der doppelseitigen Nierentuberkulose verhilft uns die einfache Funktionsprüfung zur nötigen Aufklärung und zum richtigen Entschluß, ob ein konservatives oder operatives Vorgehen am Platze ist. Das letztere kommt hier nur in Frage, wenn die eine Seite pyonephrotisch erkrankt ist und die andere Seite sich erst im Beginn des Leidens befindet, wenn wir also auf der einen Seite sich große dicke Eitermassen ohne farbige Beimischung entleeren sehen, während die andere Seite zwar nicht so reichlich und prompt wie eine normale Niere arbeitet, aber doch genügend Farbstoff liefert, um, vom toxischen Einfluß der anderen Seite durch Nephrektomie befreit, die gesamte sekretorische

Arbeit zu übernehmen. Ich habe bei dieser Indikationsstellung sieche Patienten aufblühen und noch jahrelang in relativem Wohlbefinden ihrem Beruf nachgehen sehen, bis die Erkrankung der zweiten Niere allmählich fortschreitend zum Tode führte. Die Exstirpation der Niere kommt nicht in Frage, wenn beide Organe, was übrigens selten ist, gleichmäßig erkrankt sind und keine abnorm starke Pyurie besteht, welche stets ein Zeichen ausgedehnter kavernöser Einschmelzung ist. In diesen Fällen ohne erhebliche Pyurie habe ich von der Sonnentherapie außerordentlich günstigen Einfluß auch auf die Blasenbeschwerden gesehen.

Aus dieser Erörterung geht hervor, daß nur ein ganz genauer Einblick in das Wesen, die Schwere und Ausbreitung der Erkrankung bei der Nierentuberkulose den Arzt auf den richtigen Weg zur Therapie weisen kann. Und doch ist der Einblick nicht schwer zu gewinnen, oft schon durch die klinische Untersuchung, die Cystoskopie und Chromocystoskopie, welche die Funktionstüchtigkeit auf der einen Seite, Funktionsschwäche oder Ausfall auf der anderen Seite nachweist. Die Pyurie ist entweder durch einfache cystoskopische Beobachtung des eitrigen Harnstrahls oder durch den Ureterenkatheterismus auf der mangelhaft funktionierenden Seite nachweisbar, gegen den absolut nichts einzuwenden ist, und der im Zweifelsfalle durch den bakteriologischen Nachweis mittels des Tierversuchs den notwendigen sicheren Rückhalt für einen chirurgischen Eingriff gibt. Der doppelseitige Ureterenkatheterismus kommt nur in den seltenen Fällen, wo die Erkrankung im allerersten Beginn steht, in Frage, wenn die Funktion noch nicht wesentlich gestört, das Ureterostium und die Blase noch nicht ergriffen ist. Unter diesen Umständen ist der Ureterenkatheterismus auch als harmlos anzusehen, da in Ermangelung von Blasengeschwüren kaum eine Gelegenheit bestehen dürfte, die Bacillen in das gesunde Nierenbecken zu verschleppen. Wieweit man selbst in sehr schwierigen Fällen durch eine genaue Beobachtung der funktionellen Leistung kommen kann, dürfte durch nachfolgendes Protokoll bewiesen werden.

W., Student, 23 Jahre.

Cystoskopie: Die Blase faßt nur etwa 80 ccm und ist schwer klar zu spülen; es gelingt aber schließlich die Besichtigung gut und man sieht, daß ihr Inneres vollkommen bedeckt ist mit Geschwüren und Eiterflocken, so daß kaum eine Stelle außer nahe dem Blasenscheitel mit annähernd normaler Schleimhaut zu finden ist. Von den Ureteren ist der rechte auffallend groß und nach der Niere zu zurückgegangen, stark erweitert und kraterförmig, an der Medialseite etwas ausgefranst. Der linke liegt auf einer guten Vorwölbung, steht etwas offen; im übrigen scheint die Schleimhaut in seiner Umgebung weniger verändert zu sein als auf der rechten Seite. Man sieht deutlich, wie sich aus dem rechten Ureter rieselnd fast ununterbrochen trübe Massen entleeren. Der linke Harnleiter fängt bereits 7 Minuten nach der Injektion Farbstoff zu sezernieren an. Der Strahl ist entsprechend dem Durste kurz und spärlich, aber prompt. Kein Nachsickern. Die linke Uretermündung bleibt etwas offen stehen und schließt sich nicht vollkommen. Der Strahl wird in der nächsten Zeit etwas dunkler, jedoch erreicht er nicht die ganz normale Bläue. Dafür ist er aber sehr lange Zeit, noch über eine halbe Stunde nach der Einspritzung zu beobachten. Dementsprechend ist die abgelassene Blasenflüssigkeit der ersten halben Stunde nur schwach blau, der Urin nach einer Stunde und nach $1^1/_2$ Stunde gut blau gefärbt. Dieser Befund wird in zweimaliger Sitzung erhoben; dabei wird noch weiterhin festgestellt, daß die rechte Niere außer Eiter keinen Farbstoff produziert, obwohl es bei oberflächlicher Betrachtung den Anschein haben könnte, als ob auch diese Niere noch Farbe liefert. Das Phänomen wird dadurch vorgetäuscht, daß der linke Harnleiter sehr bald einen blauen See am Blasengrund bildet, welcher infolge der schwachen Fassungskraft der Blase bis an den rechten Harnleiter heranreicht und von dem ausgestoßenen Eiter des rechten Harnleiters erschüttert wird. Bei nicht ganz genauer Beobachtung könnte man an eine sickernde blaue Sekretion der rechten Niere glauben.

Bei diesem Patienten hatte man in einer auswärtigen Universitätsklinik mittels des doppelseitigen Ureterenkatheterismus auf beiden Seiten Tuberkelbacillen nachgewiesen und einen operativen Eingriff wegen der Doppelseitigkeit des Leidens abgewiesen. Ich nahm ebenfalls doppelseitige Nierentuberkulose an, hielt jedoch die Exstirpation der käsigpyonephrotischen Seite zur Entlastung der anderen Niere, welche erst im Beginn einer tuberkulösen Erkrankung stand und abgeschwächt, aber immer noch leidlich funktionierte, für wünschenswert. Der Patient hat den Eingriff fast 7 Jahre überlebt und sich mehrere Jahre so wohl gefühlt, daß er sein Examen beendigte und seinem Beruf als Gymnasiallehrer nachging.

Vor einiger Zeit habe ich wiederum bei einer bakteriologisch durch Ureterenkatheterismus nachgewiesenen doppelseitigen Nierentuberkulose die schwer pyonephrotische Seite entfernt. Auch hier haben sich die Körperkräfte wie die Blasenkapazität bedeutend gehoben.

Ich rate aber nur dann bei doppelseitiger Nierentuberkulose zu der Exstirpation, wenn die eine Seite ausgesprochen pyonephrotisch und die andere Seite auf Grund einer leidlichen Farbstoffproduktion als beginnend tuberkulös anzusehen ist. Alle anderen Fälle sollten der ausgezeichnet wirkenden Heliotherapie zugeführt werden.

Daß der doppelseitige Ureterenkatheterismus bei Nierentuberkulose irreführen kann, geht aus folgender Beobachtung hervor:

Der 27jährige G. kam 1912 in eine Lungenheilstätte wegen Lungenspitzenkatarrhs. 1913 wurde er nochmals dort aufgenommen und als gebessert entlassen. 1916 war er 20 Wochen hindurch krank an Lungenspitzenkatarrh mit blutigem Auswurf. Weihnachten 1916 wurde Nieren- und Hodentuberkulose festgestellt und G. wiederum in eine Heilstätte geschickt. Seit etwa 4 Wochen leidet der Patient an stärkeren Nachtschweißen, häufigem Harndrang und Schmerzen in beiden Nierengegenden, besonders aber links.

Befund: 22. 5. 1917: Großer, blasser Mann, schlechter Ernährungszustand, rechtsseitige Hodentuberkulose, rechte Lunge stark geschrumpft, über der rechten Spitze vollkommene Dämpfung, scharfes In- und Exspirium, keine Rasselgeräusche, untere hintere Grenze schlecht verschieblich. Der trübe Urin enthält reichlich Eiter und Eiweiß, Tuberkelbacillen werden im Gesamturin nicht gefunden. Cystoskopie: Blasenkapazität normal, rechter Ureter normal, linker entzündet und kraterförmig, in der Umgebung bullöses Ödem. Funktionsprüfung: rechts nach 8 Minuten gut blau, links keine Funktion (Chromocystoskopie). Doppelseitiger Ureterenkatheterismus: rechter Urin enthält Eiweiß in Spuren, viel Leukocyten, Epithelien und einige granulierte Cylinder sowie rote Blutkörperchen, linker Urin enthält reichlich Eiweiß, Leukocyten und Erythrocyten. Mit dem Urin der rechten und linken Niere wird ein Tierversuch angestellt. Derselbe fällt auf beiden Seiten positiv aus. Trotzdem wird am 5. 3. 1918 in Narkose die linke Niere exstirpiert. Eine Nachuntersuchung im Jahre 1920 ergibt, daß G. sich wohl befindet, keinerlei Blasenbeschwerden und an Gewicht zugenommen hat. Die Cystoskopie zeigt eine normale Blase, in der keine Spur von Tuberkulose mehr nachweisbar ist. Mit dem Ureterenkatheter wird aus der rechten Niere Harn entnommen. Der Harn ist klar, frei von Eiweiß und Formelementen und von Tuberkelbacillen, wie die erfolglose Impfung auf Meerschweinchen beweist.

Während die Funktionsprüfung für alle infektiösen Erkrankungen der Niere ein sehr feines Reagens ist, bleibt ihre Leistung bei der Lageverschiebung und angeborenen Dystopie der Niere weit hinter der anatomischen Veränderung zurück und kommt als funktionelle Schwäche oder als Funktionsausfall erst dann zum Ausdruck, wenn die Niere entartet oder hydronephrotisch zugrunde gegangen ist. *Hier leistet die topographisch-anatomische Methode der Pyelographie* im Beginn der Erkrankung *ungleich mehr.*

Steine beeinflussen die Funktion der Niere, selbst wenn sie aseptisch bleibt. Namentlich die kleinen Nierenbeckensteine schwächen die Funktion der Niere durch den Fremdkörperreiz, welcher durch die Bewegung im Nierenbecken hervorgerufen wird. Größere Steine, Korallensteine mit Ausguß der Nierenkelche können die Funktion gänzlich aufheben. Von den Tumoren beeinflussen die Hypernephrome, wie bereits erwähnt, erst spät die Funktion der Niere. Dagegen setzen diejenigen Geschwülste, welche im Nierenfleisch oder Nierenbecken sich ansiedeln, frühzeitig Blutungen veranlassen, in Kelche und Nierenbecken einbrechen, den Funktionswert des Organs erheblich herab.

Pyo- und Hydronephrose bedingen einen vollständigen Funktionsausfall.

25. Technik der Pyelographie.

Die Pyelographie (VOELCKER und v. LICHTENBERG), die röntgenographische Darstellung des Nierenbeckens nach Anfüllung mit schattengebender Substanz, konnte sich in Deutschland lange Zeit nicht einbürgern. Erst nachdem ausländische Autoren (BRAASCH und seine Schüler u. a.) über eine größere Anzahl von Pyelographien berichtet und die bedeutenden diagnostischen Aufschlüsse, welche man mit dieser Methode erreichen kann, betont hatten, ist das Verfahren in Deutschland bekannter geworden. Seiner Verbreitung stand anfangs die nicht ganz unberechtigte Furcht vor Unfällen, vor Schädigung der Niere oder Schädigung des ganzen Organismus im Wege. Tatsächlich haben sich bei der Pyelographie eine ganze Reihe schwerer und schwerster, sogar tödlicher Unfälle ereignet, welche genügend Veranlassung wären, diese Untersuchungsmethode aus der chirurgischen Diagnostik zu verbannen, wenn sie nicht sämtlich zu vermeiden und bei richtiger Technik die Pyelographie, namentlich bei Verwendung der Halogenkontrastmittel, eine absolut harmlose Methode wäre. Wenn man die Statistiken über Pyelographie im Hinblick auf die Unfälle näher einsieht, so ist es sehr auffällig, daß diejenigen Autoren, welche auf dem Gebiete größere Erfahrungen haben, von ernsteren Unfällen verschont blieben. So hat BRAASCH aus der MAYOschen Klinik über mehrere tausend Pyelographien berichtet, ohne daß ein ernsterer Unfall eintrat. Jetzt haben zahlreiche Kliniker Tausende von Pyelographien ausgeführt, ohne daß Zwischenfälle passiert sind. Französische Autoren (LEGUEU, MARION) haben gleichfalls von der Pyelographie reichlichen Gebrauch gemacht, ohne daß es zu nennenswerten Zwischenfällen kam. Ich selbst habe mehrere tausend Pyelographien bei allen möglichen chirurgischen Erkrankungen und auch bei normalen Nieren anfertigen lassen oder selbst angefertigt, ohne nennenswerte Unannehmlichkeiten für die Patienten. In $95^0/_0$ der Fälle traten überhaupt keine erheblichen Beschwerden auf, in $3^0/_0$ ein unangenehmes spannendes Gefühl in der Nierengegend, welches sich nach einigen Stunden ohne therapeutische Beeinflussung legte. In $2^0/_0$ der Fälle traten stärkere Koliken auf, wie man sie aber auch gelegentlich nach Ausführung des Ureterenkatheterismus oder der Nierenbeckenspülung beobachtet. Zum allergrößten Teil wurden die Untersuchungen ambulant durchgeführt, da in der Klinik gewöhnlich kein Platz vorhanden ist, um Fälle zu rein diagnostischen Zwecken aufzunehmen und erst dann ein Bett zur Verfügung steht, wenn die Entscheidung bereits feststeht, daß ein operativer Eingriff notwendig ist. Die Patienten kamen und gingen in den meisten Fällen ohne jede Beschwerde. Mehrfach hatten sie nach der Untersuchung noch längere Eisenbahnfahrten zurückzulegen.

Es besteht unter allen Autoren aller Länder hinsichtlich der Pyelographie Übereinstimmung, daß die Methode die größte Bedeutung verdient und überall in unklaren Fällen anzuwenden ist, um diagnostische Einzelheiten zu entwickeln, welche nicht selten einen bedeutenden praktischen Wert besitzen, so z. B. bei der genauen Lokalisation von Steinen. Dadurch wird oft dem Operateur der richtige Weg gewiesen, sobald die Niere freigelegt und luxiert ist.

So müssen zunächst die sogenannten Unfälle, in denen das Nierenbecken derart stark gefüllt wurde, daß es schließlich platzte, durchaus einer brüsken Technik zur Last gelegt werden. Nehmen wir an, daß derselbe Autor eine Nierenbeckenspülung mit physiologischer Kochsalzlösung ausgeführt und das Becken so stark gefüllt hätte, bis eine Ruptur eintrat, so würde zum mindesten die Kochsalzlösung, aus dem geplatzten Nierenbecken in den retroperitonealen Raum austretend, eine schwere Phlegmone erzeugt haben, da die Nierenbecken, welche wir der pyelographischen Untersuchung unterziehen, sämtlich mehr oder weniger als infiziert gelten können. Die Unfälle, bei denen die Sektion eine Ruptur des Nierenbeckens nachwies, müssen als Unfälle ausscheiden. Niemals ist eine derartige Überfüllung des Nierenbeckens möglich, wenn der Untersucher auf die Schmerzempfindung des Patienten Rücksicht nimmt und nicht mit ungestümer Gewalt die Flüssigkeitsmenge in das Nierenbecken ein- preßt, wodurch es schließlich überdehnt wird und platzt.

Aber abgesehen von diesen „instrumentellen" Unfällen sind bei Verwendung von Kollargollösung auch Todesfälle an akuter Silbervergiftung ohne Ruptur des Nierenbeckens erfolgt. Die Haut verfärbte sich intensiv grau, es traten überall Blutungen ein und schließlich der Tod als Folge akuter Argyrie. Heut- zutage ist es uns klar geworden, wie diese Unfälle zustande kamen. Durch etwas zu starken Druck trat die Füllflüssigkeit den pyelovenösen Weg an, d. h. die Silberlösung gelangte durch die Kelchspitzen in die stark erweiterten Venen, welche die Kelchspitzen umgeben; von diesen Venen wanderte die Silberlösung durch die Vena renalis in die Blutbahn, gelangte in das Leberparenchym, wo sie in Depots liegen blieb, Nekrosen und schwerste Krankheitszustände mit nachfolgendem Tod erzeugte, was um so mehr zu verwundern war, als dieselbe Menge Silberlösung, in derselben Konzentration in die Armvenen eingespritzt, ohne weiteres vom Organismus vertragen wurde.

Harmloser als das Kollargol ist nach PRAETORIUS eine andere Silberlösung, Pyelon genannt.

Die Silbersubstanzen sind jetzt sämtlich aus dem Gebrauch verschwunden, seit von den eifrigsten Anhängern der Pyelographie, den amerikanischen Autoren, die Entdeckung gemacht wurde, daß die Halogene in hochprozentiger Lösung sehr guten Schatten im Röntgenbild geben. Im März 1918 empfahl KAMERON eine 25%ige Jodnatrium- oder Jodkaliumlösung. Im September desselben Jahres schlug WILD (zit. nach BRAASCH) den Gebrauch des Bromnatriums vor, während KAMERON nach einer genauen Prüfung doch das Jodnatrium als Mittel der Wahl vorschlug. Diese Halogene haben sich als einfache und leicht her- stellbare Lösungen überall als unschädlich erwiesen. Soviel mir bekannt ist, ist niemals mehr seit Verwendung der Halogene zur Pyelographie ein tödlicher Unfall veröffentlicht worden, der auf die toxische Wirkung dieser Mittel zurück- zuführen wäre.

RUBRITIUS empfahl später, unabhängig von den amerikanischen Autoren, Jodkalilösung, welche nach meinen Erfahrungen dem Brom-Natrium an Schatten- wirkung überlegen ist. Auf der Suche nach schattengebenden Substanzen fand *ich* als beste das Jodlithium. Es gibt in 25%iger Lösung einen geradezu metall- artigen Schatten, viel intensiver als alle bisher angewandten Substanzen. Dabei ist es, *körperwarm injiziert,* sowohl für das Nierenbecken wie für die Blase reizlos und bis zu einem gewissen Grade ein Desinfizienz, auf dessen Kraft die Er- fahrung zurückzuführen ist, daß wir mehrere Tausende von Pyelographien an unserer Klinik von verschiedener Hand ausführen ließen, ohne daß eine nennens- werte Infektion eintrat. Aus diesem Grunde sind wir sogar in letzter Zeit dazu übergegangen, bei subakuten Pyelitiden das Jodlithium in das Nieren- becken einzubringen. Die Substanz wird als wasserklare, leicht bräunliche oder weiße, sterile Lösung in Ampullen von etwa 12 ccm Inhalt in 25%iger Lösung von KAHLBAUM, unter dem Namen „Umbrenal" geliefert. Zur Ver- meidung von Zersetzung und Abspaltung freier Jodsäure muß die Lösung unter Wasserstoff hergestellt und abgefüllt werden.

Ebenso wichtig wie die Art des Füllmittels ist die technische Ausführung der Pyelographie. Der Patient wird angewiesen, am Nachmittage vor der Untersuchung den Darm durch Ricinusöl zu entleeren. Absolut notwendig ist diese purgierende Vorbereitung nicht. Ich habe mehrfach Pyelographien ohne sie ausgeführt, da das angefüllte Nierenbecken einen so intensiven Schatten gibt, daß die Deutung des Bildes durch Darminhalt usw. kaum gestört wird. Nur wo eine chronische Obstipation vorliegt, wie sie sich gerade bei den Zuständen der Enteroptose und Nephroptose gern einstellt, wo alte harte Kotmassen das Bild verdunkeln, ist eine energische Vorbereitung des Darmes geraten. In eiligen Fällen geht es aber bei guter Röntgen- und urologischer Technik auch ohne diese.

Bei der Ausführung des Ureterenkatheterismus verwende ich Wismutkatheter mit farbiger Ringeinteilung. *Von größter Bedeutung ist die Stärke des Katheters. Ein dicker Katheter füllt leicht den Ureter vollkommen aus und gewährt der Füllmasse bei Überfüllung des Nierenbeckens keine Gelegenheit zum Rückzug in die Blase, während ein dünner Katheter immer noch Raum übrig läßt, zwischen seiner Außenwand und der Innenwand des Harnleiters, um überschüssige Füllmasse in die Blase zurücktreten zu lassen. Normale Nieren fassen gewöhnlich 2 bis 6 ccm. Ich habe in das normale Nierenbecken 10 und 20 ccm eingespritzt, ohne Beschwerden zu verursachen, weil die Füllmasse sich neben dem dünnen Ureterkatheter in die Blase zurückbegeben kann. Ich verwende deshalb bei der Pyelographie niemals einen stärkeren Katheter als Nr. 5. Ich habe auch Fälle gesehen, wo selbst Nr. 5 noch zu stark war. Es handelte sich hier um Kinder oder um kleine grazile Personen. Während der Einführung des Ureterkatheters hatte man genau dasselbe gummiartige Widerstandsgefühl, wie wenn man bei einer Harnröhrenstriktur eine stärkere Nummer probiert und sie nur mit Mühe vorwärts bewegen kann. Gewöhnlich ist dann schon der Ureterkatheterismus für den Patienten schmerzhaft, ja in einzelnen Fällen verursacht unter diesen Bedingungen schon der bloße Ureterenkatheterismus einen traumatischen Reiz auf den engen Harnleiter. Wenn der Ureterkatheter sich leicht vorschieben läßt, wenn man deutlich erkennt, daß neben dem Katheter noch Raum genug vorhanden ist und die Möglichkeit gegeben ist, einen dickeren Katheter einzuführen, so hat man unbedingt den für Pyelographie richtigen Katheter erwählt. Der Katheter muß sich spielend und mühelos vorschieben lassen. Man darf nicht das Gefühl bei der Manipulation haben, daß der Ureterkatheter von der Wand des Harnleiters allseitig umdrängt nur mühsam in die Höhe gleitet. Der Katheterismus muß schmerzlos vor sich gehen und einen im wesentlichen blutfreien Urin liefern. Wenn die traumatische Wirkung des Ureterenkatheterismus dem Patienten bereits Schmerzen bringt oder blutigen Urin liefert, so nehme man von der Pyelographie Abstand, da durch die Füllung des Nierenbeckens die traumatische Wirkung noch gesteigert wird.*

Hat man etwa 25 Ringe weit bei einem Patienten von mittlerer Größe den Katheter eingeschoben, so kann man annehmen, daß das Nierenbecken erreicht ist, ein Ereignis, welches sich gewöhnlich kurze Zeit später durch ein lebhaftes Abtropfen von Urin anzeigt. Bisweilen ist es auffällig, daß der Katheter ohne jedes Hindernis viel weiter als 25 Ringe hineingleitet. Es lassen sich manchmal 30, 40 und mehr Ringe hineinschieben. In diesen Fällen liegt *meist* entweder ein sehr weiter Harnleiter oder ein erweitertes Nierenbecken vor, und es empfiehlt sich, zunächst eine Röntgenaufnahme ohne Einspritzung von Füllmasse anzufertigen, da durch die schattengebenden Windungen des Wismutkatheters die Erweiterung des Organs und die pathologische Lage genügend gekennzeichnet wird. Wenn in anderen Fällen der Ureterkatheter schon nach 8—10 Ringen stockt und durch keines der S. 128 angegebenen Mittel vorwärts zu bringen ist, so braucht man, vorausgesetzt, daß die zweite später zu erwähnende Hauptbedingung zutrifft, nämlich das Abtropfen eines unblutigen Urins, auf die Pyelographie nicht zu verzichten. Ich habe in solchen Fällen sehr gute Aufklärung durch gute pyelographische Bilder erhalten, obwohl es mir z. B. bei angeborener und erworbener Ureterstenose nicht gelang, den Katheter bis in das Nierenbecken einzuführen. Ebenso war es möglich, bei Harnleitersteinen, welche den Katheter nicht passieren ließen, die hydronephrotische Erweiterung des Nierenbeckens durch Pyelographie nachzuweisen.

Nachdem ein passender Katheter, an Kaliber bedeutend enger als das Ureterlumen, schmerzlos eingeführt, einen blutfreien Harn in der üblichen Tropfenfolge entleert, wird das Cystoskop vorsichtig herausgezogen, während der Katheter möglichst in seiner Lage bleibt. Es schadet aber durchaus nicht, wenn der etwa 20 cm hoch eingeführte Katheter bei dieser Gelegenheit ein Stück weit nach der Blase zu zurückgleitet. Ich habe selbst bei einer Einführung von 10 cm Höhe noch gute Bilder erhalten. Am besten wird die Pyelographie auf dem Untersuchungstisch ausgeführt, welcher zugleich auch Röntgentisch ist (s. Abb. 3). Man hat dann die große Annehmlichkeit, daß man bei jeder Stellung des Ureterkatheters, sei es, daß er nach 3, 5, 8 cm auf ein Hindernis stößt, eine Pyelographie ausführen kann und nicht zu befürchten braucht, daß der Katheter nach dem Herausziehen des Cystoskops aus dem Harnleiter herausgleitet. Wer einen solchen Tisch nicht besitzt, muß entweder den Patienten mit liegendem Cystoskop und liegendem Ureterkatheter in den Röntgenraum tragen und lagern lassen oder er muß das Cystoskop herausziehen und dabei den Katheter im Harnleiter liegen lassen.

Die Auswechslung des Cystoskops wird technisch in der Weise vollzogen, daß man, nachdem der ALBARRANsche Hebel in Ruhestellung gebracht ist, zunächst durch Herausziehen der Optik die Blase bis auf 100 ccm entleert. Dann wird die Optik wieder eingeführt und die Dichtung vom Katheterkanal abgeschraubt, ersteres, damit der Katheter beim Herausziehen sich nicht in den optischen Kanal verirrt, letzteres, damit er während der Auswechslung sich freier bewegen kann. Nunmehr wird das Cystoskop in der Weise herausgezogen, daß man das Instrument um dieselbe Strecke zurückzieht, um die gleichzeitig der Ureterkatheter blasenwärts vorgeschoben wird, so lange, bis die Gegend des ALBARRANschen Hebels im Orificium oder in der Vulva erscheint. Jetzt wird der Katheter von einem Assistenten mit einer Pinzette oder mit den Fingern erfaßt und festgehalten, während das Cystoskop vollständig entfernt wird. Daß der Katheter ungefähr in seiner ursprünglichen Lage geblieben ist, erkennt man an dem regelmäßigen Abtropfen des Urins aus dem Nierenbecken. Beim Manne wird das Auswechseln des Katheters durch Zusammendrängen der beweglichen Harnröhre erleichtert, da sich auf diese Weise der Weg verkürzt, den das Cystoskop zurückzulegen hat. Der Katheter wird mit einem Heftpflasterstreifen an dem Oberschenkel der betreffenden Seite befestigt. Der Patient steht vorsichtig vom Untersuchungstisch auf und geht — ich habe niemals von dieser Bewegung irgendeine Schädigung gesehen — in das Röntgenzimmer. Hier wird alles zur Aufnahme fertiggestellt, der Patient flach gelagert, durch einen Bauchgurt die Atmung ausgeschaltet und die Lampe gut postiert. Dem Patienten wird eingeprägt, daß er im Moment der Aufnahme den Atem anhalten muß. Bei weniger intelligenten Menschen müssen dazu Vorübungen angestellt werden. Meist werden Übersichtsaufnahmen angefertigt. Die früher übliche Methode, den Bauch des Patienten durch einen Gurt oder durch eine Kompressionsblende, welche der Lage der Nieren entspricht, zusammenzudrücken, ist mit der Verbesserung der Röntgentechnik und der Herstellung von Übersichtsaufnahmen, wobei auf einer großen

Platte beide Nieren und beide Harnleiter sichtbar sind, überflüssig geworden. Zunächst lasse ich stets eine einfache Aufnahme ohne Füllung des Nierenbeckens zu Vergleichszwecken machen. Hierauf wird bei gleicher Lage des Patienten eine zweite Platte untergeschoben, und die Aufnahme nach Füllung des Nierenbeckens noch einmal wiederholt. Der Patient wird vorher ausdrücklich angewiesen, sofort zu melden, sobald das geringste unangenehme Gefühl der Spannung oder des Unbehagens unter dem betreffenden Rippenbogen entsteht. Man darf sich aber andererseits von allzu ängstlichen Patienten nicht irreführen lassen, welche schon eine Sensation in der Blasengegend als Schmerz oder Störung melden, und muß die Patienten genau fragen, wo die unangenehme Sensation sich bemerkbar macht, und ob durch Hinzufügen kleinster Mengen — $^1/_2$ ccm — das unangenehme Gefühl bestehen bleibt oder sich verstärkt; andernfalls können sehr ängstliche Patienten uns zu einer völlig ungenügenden Füllung des Nierenbeckens verleiten. Gibt der Patient aber zuverlässig an, daß im Rücken ein Spannungsgefühl entsteht, so ist unbedingt die Füllung sofort abzubrechen. Gewöhnlich *aber kommt es überhaupt nicht zur Äußerung eines Schmerzes oder unangenehmen Gefühles von seiten des Patienten, weil wegen der Gelegenheit zum Rückfluß und der geringen eingespritzten Füllmenge gar keine Spannung im Nierenbecken eintritt.* Die Eichung des Nierenbeckens, welche von einigen Autoren vor Ausübung der Pyelographie geübt wird, ist deshalb bei Anwendung dünner Katheter nicht nötig, aber für Anfänger zu empfehlen. Man kann die Eichung mit demselben Katheter ausführen, welcher für die Pyelographie bestimmt ist. Maßgebend zur Beurteilung der Kapazität des Nierenbeckens ist nicht die Flüssigkeitsmenge, welche man einspritzt, da dieselbe neben dem Katheter in die Blase zurücklaufen kann, sondern die Flüssigkeitsmenge, welche man durch eine an den Ureterkatheter angebrachte Rekordspritze langsam zurücksaugt, sobald vorher die Blase entleert ist.

Nach diesen Vorbedingungen wird die Füllmasse, von der ich nochmals betone, daß sie gut *körperwarm* sein muß, unmittelbar vor der Aufnahme langsam mit einer Rekordspritze injiziert. Da in den allermeisten Fällen die Injektion vollkommen schmerzlos ist, muß man die Menge der Füllmasse ungefähr nach dem klinischen Bild berechnen, welches man sich von der Erkrankung gemacht hat, ob man eine Wanderniere, ein erweitertes Nierenbecken, eine Hydronephrose oder einen Tumor usw. vermutet. In normale oder annähernd normale Nieren mit normalem Nierenbecken und Kelchen braucht man höchstens 5 ccm einzuspritzen. Ich habe aber auch in völlig normale Nieren mit Absicht weit mehr als ihre Kapazität betrug, bis zu 20 ccm eingespritzt, im Vertrauen darauf, daß der Ureterkatheter den Rückfluß nach der Blase gestattet. Man findet die überschüssige, zurückgeflossene Füllmasse später deutlich auf dem Röntgenbild als Schatten in der Blase wieder. Wenn man dicke Katheter verwendet und unter hohem Druck rasch und ohne Rücksichtnahme auf das Schmerzgefühl des Patienten die Füllmasse einpreßt, so können Schmerzen und Koliken entstehen. Ich habe unter diesen Umständen wiederholt gesehen, daß danach eine Art von traumatischer Nierenschädigung entsteht, welche noch nach Tagen bluthaltigen Urin aus der Niere liefert und auch entsprechende Eiweißmengen.

Durchschnittlich werden 2—6 ccm, seltener 12—14 ccm, ganz ausnahmsweise 20 ccm und darüber eingespritzt; bisweilen nur ein Minimum, da manche normalen Nieren kein Nierenbecken, d. h. keinen eigentlichen Hohlraum besitzen. Sobald die Einspritzung erfolgt ist, wird die Aufnahme angefertigt. Unmittelbar nach derselben versuche ich mit der Spritze, welche ihre Verbindung mit dem Ureterkatheter behalten hat, einen Teil der Füllmasse aus dem Nierenbecken zurückzusaugen. Es gelingt nicht selten, die Hälfte oder ein Drittel der eingespritzten Menge auf demselben Wege wieder zu entfernen, auf welchem sie in das Nierenbecken gelangt ist. Eine Ausspülung des Nierenbeckens mit Kochsalzlösung, welche von anderer Seite im Anschluß an die Pyelographie geraten wurde, habe ich bisher niemals geübt. Sie käme wohl nur für die Fälle in Frage, in denen große Mengen Füllmasse in ein hydronephrotisches Becken mit ungünstigem Ausflußweg eingelassen wurde. Und auch hier ist es fraglich, ob nicht die Auswaschung nachträglich den traumatischen Reiz potenziert. Dagegen lege ich Wert darauf, den Ureterkatheter sofort herauszuziehen und den Patienten aufstehen zu lassen.

Auch die doppelseitige Pyelographie habe ich sehr oft ausgeführt. Ich habe keine Nachteile davon gesehen, außer, daß sie nicht sanft genug oder bei schwer nierenkranken Patienten angewandt wurde. So habe ich in einer anderen Klinik einen Exitus an Urämie beobachtet bei einem Patienten, bei welchem sich nachträglich bei der Autopsie herausstellte, daß er auf der einen Seite ein großes Hypernephrom, auf der anderen Seite eine nephrosklerotische Schrumpfniere hatte. Allerdings hätten manche klinischen Symptome, wie Erbrechen, dauernde Übelkeit auf den suburämischen Zustand hinweisen und eine doppelseitige Pyelographie verhindern können.

Ich fasse noch einmal als das Wichtigste der Technik folgende Punkte zusammen:

1. Die Verwendung dünner, den Ureter nicht ausfüllender Katheter.

2. Die Pyelographie wird nur dann ausgeführt, wenn der Ureterenkatheterismus *spielend* gelingt, der Katheter sich *mühelos* vorschieben läßt. Man soll ferner bei der Manipulation nicht das Gefühl haben, daß er von der Wand des Harnleiters allseitig festgehalten ist. Der Katheterismus darf keinen Schmerz verursachen.

3. Die Einspritzung kleiner, den vorliegenden Verhältnissen angepaßter Mengen angewärmter Füllmasse unter Berücksichtigung eines etwa auftretenden Schmerzgefühls.

Ich glaube, daß derjenige, welcher sich an diese Vorschriften hält, viel Freude und wenig oder gar keine Unannehmlichkeiten bei der Pyelographie erleben wird. Die über die Pyelographie angestellten Tierversuche halte ich für unmaßgeblich, da sie nicht unter Berücksichtigung der verlangten Bedingungen vorgenommen wurden. Die Anwendung von Narkotica, wie Morphium, vor der Pyelographie halte ich für ebenso gefährlich, wie wenn man sie zur Betäubung des appendicitischen Schmerzes verabfolgt.

Ich möchte noch hinzufügen, daß ich im Vertrauen auf die richtige Technik nicht davor zurückgeschreckt bin, selbst einnierige, sehr empfindliche Privatpatienten zu pyelographieren, sobald ich mir einen diagnostischen Vorteil und einen Aufschluß für die einzuschlagende Behandlung davon versprach.

26. Die Röntgenuntersuchung der Harnorgane[1].

a) Nachweis von Erkrankungen der Harnorgane durch das einfache Röntgenbild.

Im Röntgenbild sind die normalen Harnorgane mit Ausnahme der Nieren unsichtbar. Die Nieren geben bei nicht zu fetten und muskelstarken Individuen einen deutlichen Weichteilschatten. Zwischen den Konturen der Wirbelsäule, des Darmbeinkamms, nach außen von der sich nach unten verbreiternden Psoaskulisse, deren scharfer Schattenriß sich auf der Röntgenplatte deutlich abzeichnet und als Maßstab für die Güte der Aufnahme gelten kann, findet sich ein von der letzten Rippe durchquerter oft überraschend scharfer eiförmiger Weichteilschatten, dessen unterer Pol gut sichtbar ist. Von der Wirbelsäule trennt ihn gewöhnlich nur ein schmaler Spalt. Abgesehen von dem oberen Pol ist der übrige Nierenkörper ohne weitere Hilfsmittel bei guter Röntgentechnik scharf und plastisch sichtbar. Über das normale Maß vergrößert, kann sich der Nierenschatten, in den Raum zwischen letzter Rippe und Darmbeinkamm ausdehnend, der Beckenschaufel nähern, sie erreichen oder sich auch seitlich nach dem Rippenbogen zu stark verbreitert entwickeln. So werden wir bei normaler Struktur über die Existenz einer Niere, ihre Lage, die Größe oder das Fehlen des Organs meistens ohne Schwierigkeiten unterrichtet. Aber natürlich ist eine Aussage über die Qualität des Organs und seine Funktionen allein auf Grund der einfachen Röntgenaufnahme, der Tatsache eines normalen Schattenrisses, unmöglich. Auch eine tuberkulöse oder anderweitig erkrankte Niere kann im Röntgenbild normalen Schatten werfen.

Außer der Niere kann im Röntgenbild die uringefüllte Blase, gelegentlich unter Umständen auch die vergrößerte Prostata ohne weitere Hilfsmittel zur Darstellung gelangen.

Die heutige verbesserte Apparatur deckt fast sämtliche Nierensteine auf. Ein Teil der sogenannten strahlendurchlässigen Steine ist mit Hilfe von Kontrastfüllungen oder nach Ablauf der Kontrastfüllung durch Umrandung mit schattengebender Flüssigkeit nachweisbar (KÜMMELL). Ebenso sind die meisten Ureter- und Blasensteine, wie auch die selteneren Prostatakonkremente im Röntgenbild nachweisbar. Bei den Harnleitersteinen läßt sich der Sitz derselben auf den Zentimeter genau mittels Sondierung des Ureters durch schattengebenden Wismutkatheter, dem der Weg nach aufwärts durch den Stein versperrt wird, bestimmen.

Für die Blasensteine ist die Cystoskopie die bei weitem überlegenere Methode. Sie weist auch diejenigen gar nicht seltenen Blasensteine nach, welche für Röntgenstrahlen durchlässig sind. Umgekehrt kann die Röntgenuntersuchung die im Inneren eines Blasendivertikels oder hinter einer stark vergrößerten Prostata gelegenen Steine nachweisen, welche sich der cystoskopischen Untersuchung durch ihren Sitz im retroprostatischen Raum oder in der schwer zu übersehenden Divertikelhöhle entziehen (s. Divertikellampe S. 249).

Röntgenologisch nachweisbare Kalkablagerungen im Nierengewebe finden sich bei verkalkter Nierentuberkulose, bei inkrustierten epithelialen Neubil-

---

[1] Die Röntgenologie ist in diesem Buche nur in Form einer Übersicht wiedergegeben, da das Studium der Röntgenuntersuchung der Harnorgane und die Deutung der Bilder ein besonderes Buch verlangt (s. EUGEN JOSEPH: Die Harnorgane im Röntgenbild. Leipzig: Georg Thieme 1926).

dungen des Beckens, bei verkalkten Hypernephromen, bei verkalkten isolierten Nierencysten und Echinokokkusblasen. In der Blase können Tumoren und Ulcera inkrustieren und auf diese Weise Steinschatten vortäuschen. Selbstverständlich sind eine Anzahl von Fremdkörpern infolge ihrer Struktur in der

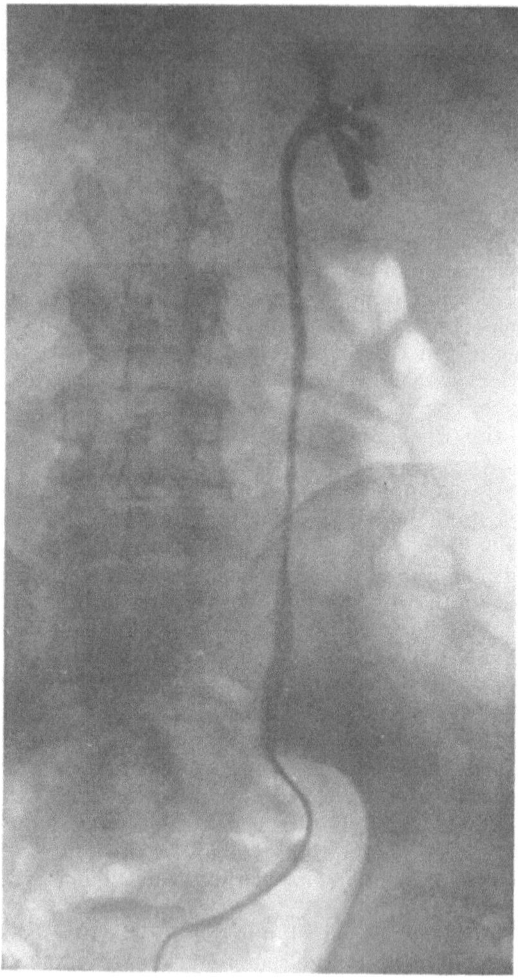

Abb. 184. Kleines normales Nierenbecken, von der schwach sichtbaren letzten Rippe in der Mitte gekreuzt. Reich verästelte, leicht kolbig endigende Kelche.

Blase durch Röntgenstrahlen nachweisbar, wie z. B. Haarnadeln, abgebrochene Katheterstücke, Platinösen usw.

Es würde zu weit führen, die differentialdiagnostische Abgrenzung der verschiedensten schattengebenden Gebilde, die durch ihren Sitz ein Konkrement in den Harnwegen vortäuschen können, hier zu schildern. Ich verweise nochmal auf die entsprechenden Abschnitte meines Buches: „Die Harnorgane im Röngenbild". (Leipzig: Georg Thieme 1926.)

b) Die Bedeutung der Pyelographie für die einzelnen Gruppen chirurgischer Nierenerkrankungen.

Die Beurteilung pathologischer Zustände hat eine genaue Kenntnis der Schattenform des normalen Nierenbeckens zur Grundlage.

Die Längsachse des normalen Nierenbeckens, als welche ich eine Verbindungslinie von der Spitze des oberen Kelches zur Spitze des unteren Kelches auffasse, verläuft, der anatomischen Lage des Nierenkörpers entsprechend, leicht schräg von oben innen nach unten außen. Ziemlich in der Mitte wird der Nierenbeckenschatten von der letzten Rippe geschnitten. Aber selbst wenn zwei Drittel des Nierenbeckenschattens unterhalb der letzten Rippe

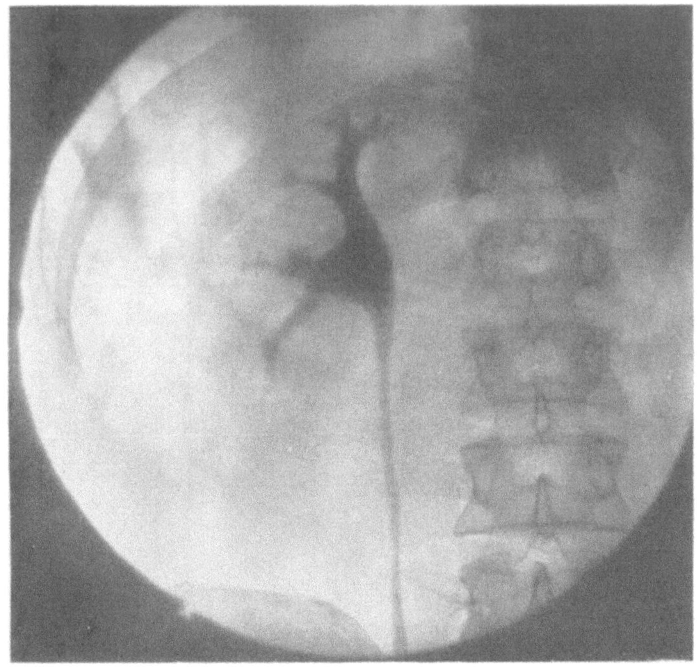

Abb. 185. Normales Nierenbecken, geräumiger als in 184. Die letzte Rippe schneidet den oberen Pol. Die Kelche sind in einen oberen und einen unteren mit zugehörigen Tochterkelchen geteilt.

liegen, kann man noch nicht von einem pathologischen Tiefstand reden, wenn nicht andere, später zu beschreibende Zeichen hinzukommen. Der Harnleiter, welcher, von einer leichten Krümmung im adrenalen Teil abgesehen, im wesentlichen parallel zur Längsachse des Körpers verläuft, stößt so gegen die Achse des Nierenbeckenschattens, daß lateralwärts ungefähr ein Winkel von 45⁰ und medialwärts ungefähr von 135⁰ entsteht. Von dem Nierenbecken aus erstrecken sich die Kelche mit ihren Verzweigungen bis in die Höhe der vorletzten und ausnahmsweise sogar der drittletzten Rippe. Ich habe bei einer ganz normalen Niere (s. Abb. 186) einen Ausläufer, vom oberen Kelch entspringend, die 10. Rippe erreichen sehen. Wenn man sich vorstellt, daß in der Spitze eines solchen lang ausgezogenen Kelchvorsprungs ein kleiner Stein entsteht, wird man ohne Pyelographie kaum an die Möglichkeit eines Nierensteines der abnormen Lage wegen denken. Die Gestalt der Kelche wechselt innerhalb der normalen Grenzen. Bisweilen sind die Kelche so wenig ausgebildet, daß das Nierenbecken die Form einer feinen Mondsichel annimmt und keine nennenswerten Verzweigungen von ihm abgehen. Bisweilen sind die Kelche umgekehrt sehr stark ausgebildet, weithin verästelt und mit Tochterzweigen versehen. Immer aber sind die normalen Kelche scharf begrenzt, meistens spitz und eckig, mitunter auch knopfförmig und rundlich, niemals verschwommen. Natürlich finden sich auch zahlreiche Varietäten; so kann das Nierenbecken in zwei oder

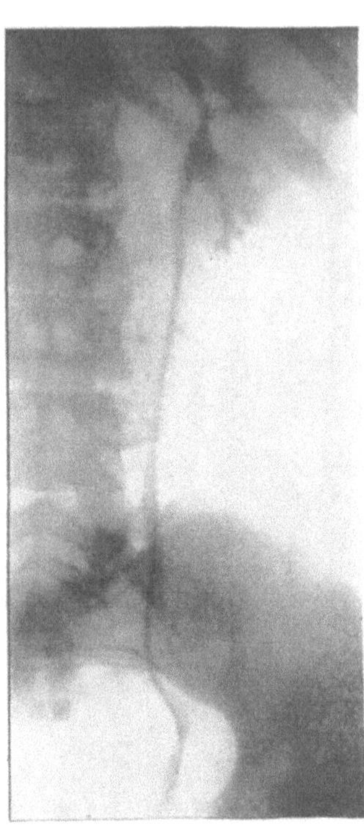

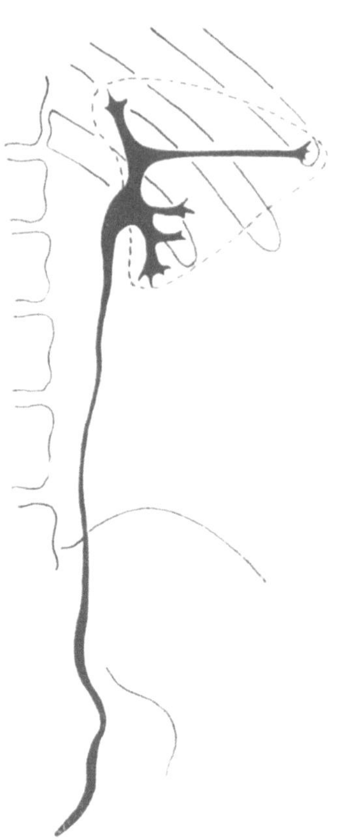

Abb. 186. Die letzte Rippe schneidet das Nierenbecken in der Mitte. Normale Verästelung der Kelche. Jedoch zweigt vom oberen Kelch ein abnorm langer Tochterkelch bis zur 10. Rippe ab. Vervollständigt man sich die Kelchspitzen umkreisend den Nierenkörper, so ergibt der Umriß eine mächtige, breit kuchenartige Form des Organs (s. Abb. 187)

Abb. 187. Skizze zu Abb. 186, die mutmaßliche Form der Niere durch Umkreisung der Kelchspitzen bestimmend.

Abb. 186 und 187 aus E. JOSEPH: Die Harnorgane im Röntgenbild. Leipzig: Georg Thieme.

drei durch eine Furche voneinander getrennte, tütenförmige Abschnitte zerfallen, von denen jeder einzelne wieder seine Kelche trägt; oder die Varietät kann sich zu einer richtigen Abnormität auswachsen und ein vollkommen doppeltes Nierenbecken und doppelte Kelche erzeugen. Die Norm ist, daß das Nierenbecken einen stark ausgebildeten oberen und einen stark ausgebildeten unteren Kelch trägt, welche ihrerseits Tochterkelche aufweisen. Zwischen beiden Orten können sich kleinere Kelche einfinden, oder es kann eine leichte Einschnürung das Nierenbecken an dieser Stelle einkerben. Auch die Weite des Nierenbeckens schwankt bei der normalen Niere nicht unbeträchtlich zwischen 2 und 6 ccm.

Diese innerhalb gewisser Grenzen noch normalen Schwankungen in der Form, Lage und Fassungskraft des Nierenbeckens können in jeder Beziehung in das Pathologische umschlagen und sehr charakteristische Bilder für die Erkrankung der Niere liefern.

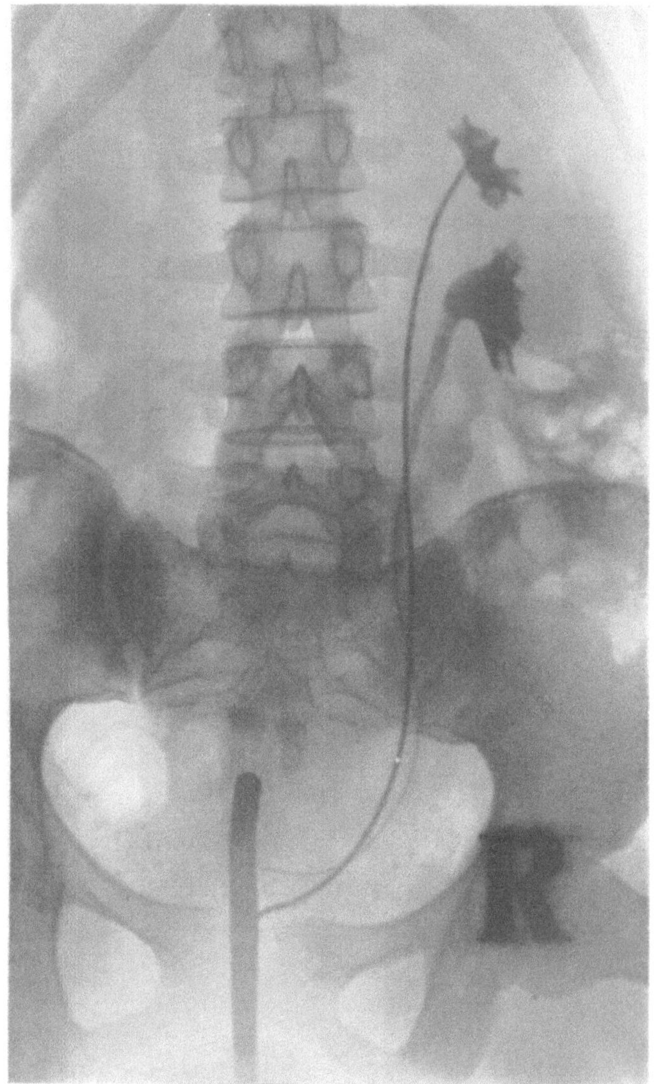

Abb. 188. Doppelniere mit Ureter duplex.

Grundlegend ist die Kontrastfüllung des Nierenbeckens für die Diagnose der Nierenmißbildungen am Lebenden, welche früher meistens nur während der Autopsie in vivo oder in mortuo entdeckt wurden, geworden. Eine Reihe nachfolgender Bilder zeigt ohne weiteres die Bedeutung der Pyelographie auf

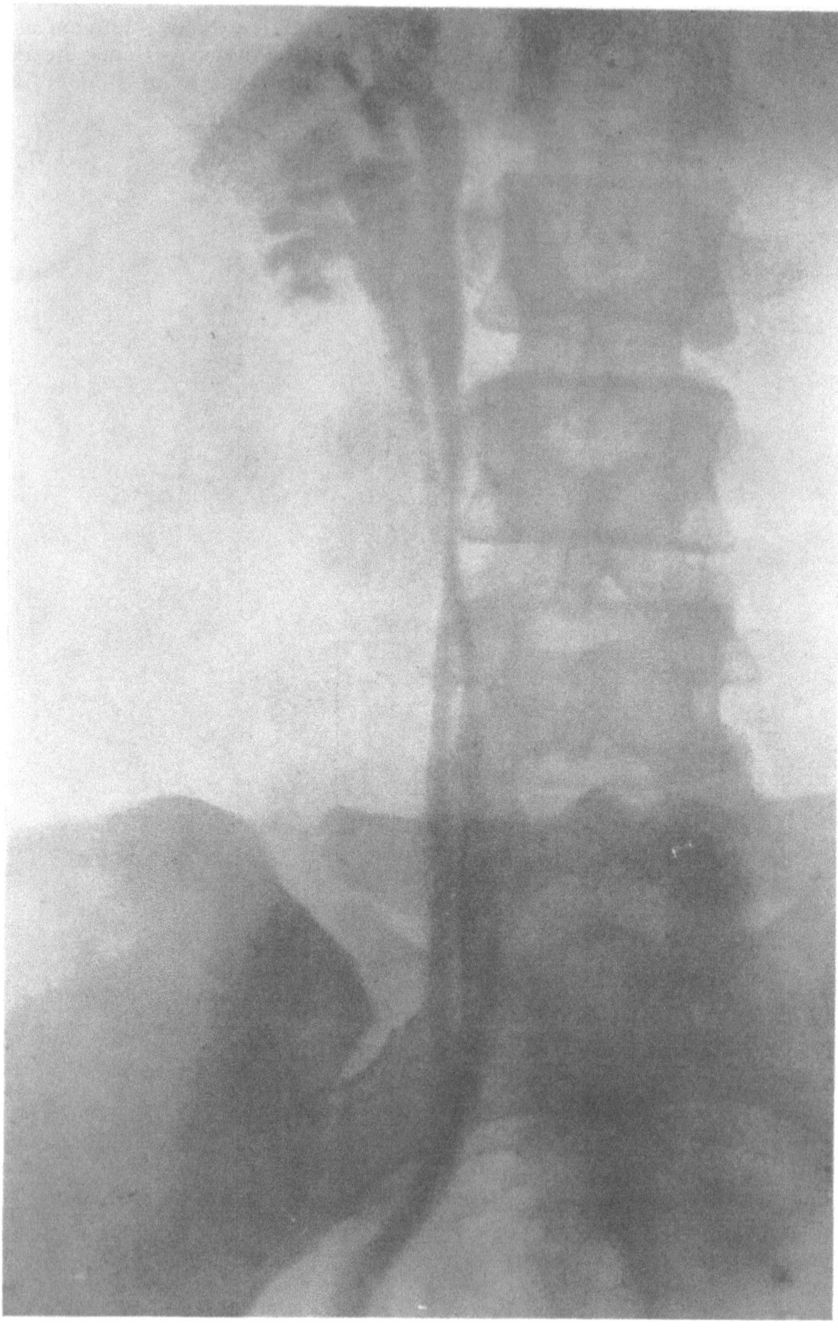

Abb. 189. Doppeltes Nierenbecken und doppelter Harnleiter. Beide Nierenbecken sind tütenförmig, das laterale Nierenbecken ist reich verzweigt. Anscheinend communicieren die Nierenbecken oben und in der Mitte. Der Harnleiter des äußeren Nierenbeckens kreuzt den Harnleiter des inneren Nierenbeckens am oberen Rand des 4. Lendenwirbels und verläuft von der Kreuzungsstelle an medialwärts von dem ursprünglich inneren Harnleiter. Im kleinen Becken scheint er letzteren nochmals zu kreuzen und sich wieder an die Außenseite des inneren Harnleiters zu begeben, um sich schließlich oberhalb der Blase mit ihm zu vereinigen. Cystoskopisch war nur eine Harnleitermündung sichtbar. Die Niere ist leicht gesenkt.

diesem Gebiete und liefert zugleich die Unterlagen für das operative Vorgehen, falls die Notwendigkeit dafür besteht (s. Abb. 188—194).

Das Nierenbecken verändert seine Lage, sobald das Organ in das *Wandern* gerät. In ausgesprochenen Fällen findet sich auf dem Röntgenbilde das Nieren-becken in ganz geringer Entfernung von der Darmbeinschaufel. In beginnenden Fällen erreicht der oberste Ausläufer des obersten Kelches die 12. Rippe. Die Senkung der Niere bringt häufig gleich-zeitig eine Deformation des Nieren-beckens mit sich, welche an und für sich noch nicht unbedingt eintreten muß; so können tiefstehende Nieren, welche gewandert, aber von dem Operateur fixiert, und zwar in ihrer tiefen Lage fixiert sind, weil der kurze Nierenstiel eine Verschiebung nach oben kaum ge-stattete, in ihrer abnormen Lage un-beweglich verharrend, ein normales, aber tiefstehendes Nierenbecken aufweisen.

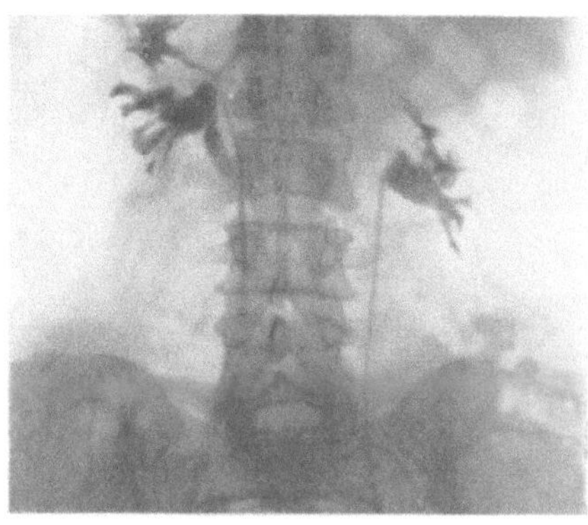

Abb. 190. Doppelniere mit Ureter fissus. Die Vereinigung der Ureteren liegt etwa in der Mitte der Harnleiterlänge.

Wenn die Niere aber nach abwärts sinkt und sich außer der Lageveränderung eine Abknickung des Beckens, eine Drehung des zu lang gewordenen Harn-

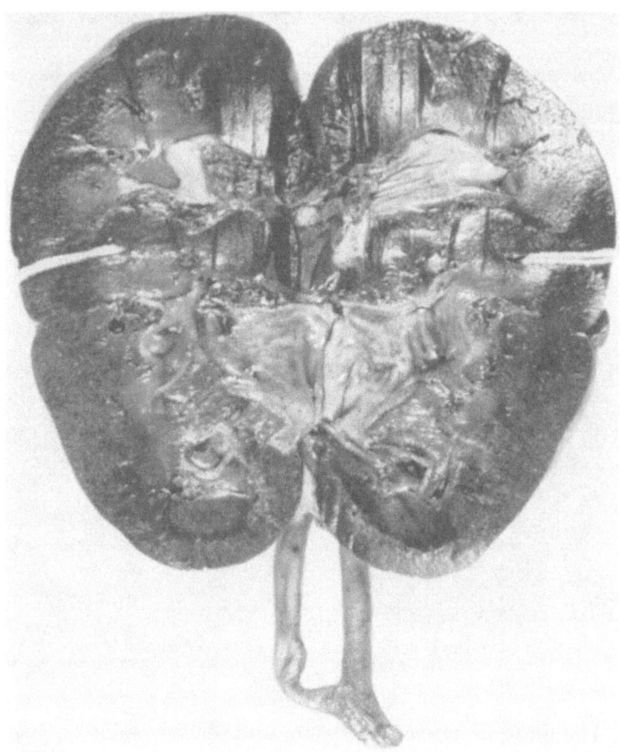

Abb. 191. Das zu dem nebenstehenden Röntgenbilde (Abb. 190) gehörige Operationspräparat. Im untersten Pol der Doppelniere eine kleine tuberkulöse Kaverne.

leiters einstellt, dann führt der behinderte Abfluß des Urins infolge Stauung zu einer Erweiterung des Nierenbeckens und zur Aushöhlung der Kelche. Die

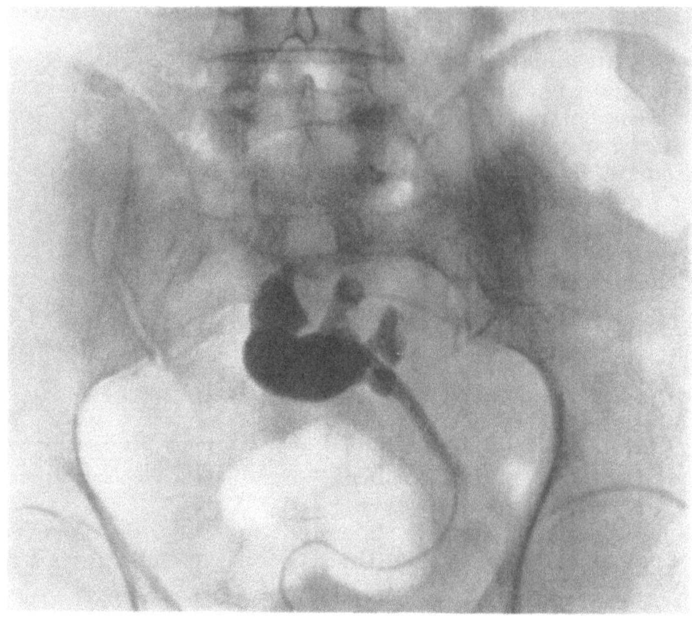

Abb. 192. Linksseitige Beckenniere, deren Gefäßversorgung von der Iliaca ausgeht. Die Niere wurde wegen Blutung und Grießbildung extraperitoneal entfernt und hatte eine pilzförmige Gestalt.

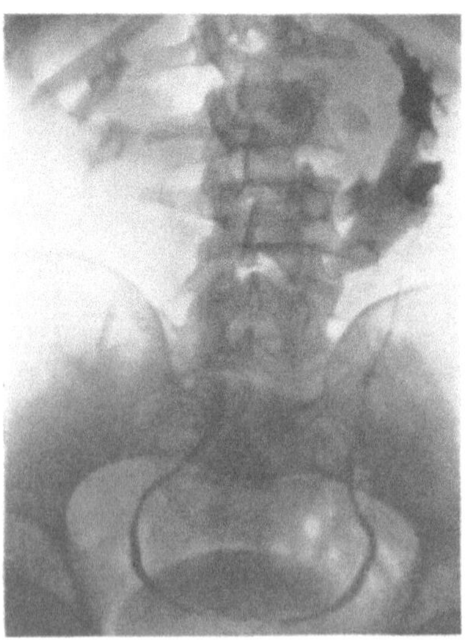

Abb. 193. Hufeisenniere. Die Ureteren verlaufen an der Außenseite. Die Ureterenachsen kreuzen sich caudalwärts.

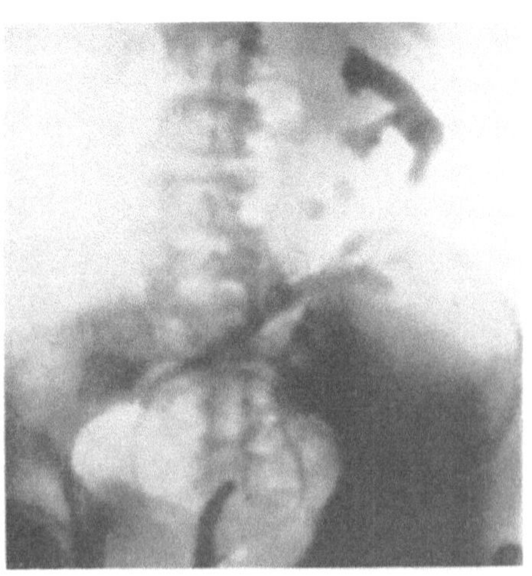

Abb. 194. Verschmelzungs- oder Fusionsniere[1].
(E. JOSEPH: Harnorgane im Röntgenbilde.
Leipzig: Georg Thieme,)

Mündung des Harnleiters verschiebt sich und damit seine Achsenstellung zum Nierenbecken. Er mündet nicht mehr in der Mitte des Nierenbeckens, sondern

[1] Beobachtung W. BAETZNERS.

weiter oben und seitlich und nimmt nicht die beschriebene schiefe Winkel
stellung zur Längsachse des Beckens ein, sondern hält sich mit ihr parallel,
oder stößt rechtwinklig mit ihr zusammen. Schließlich kann die Niere sich

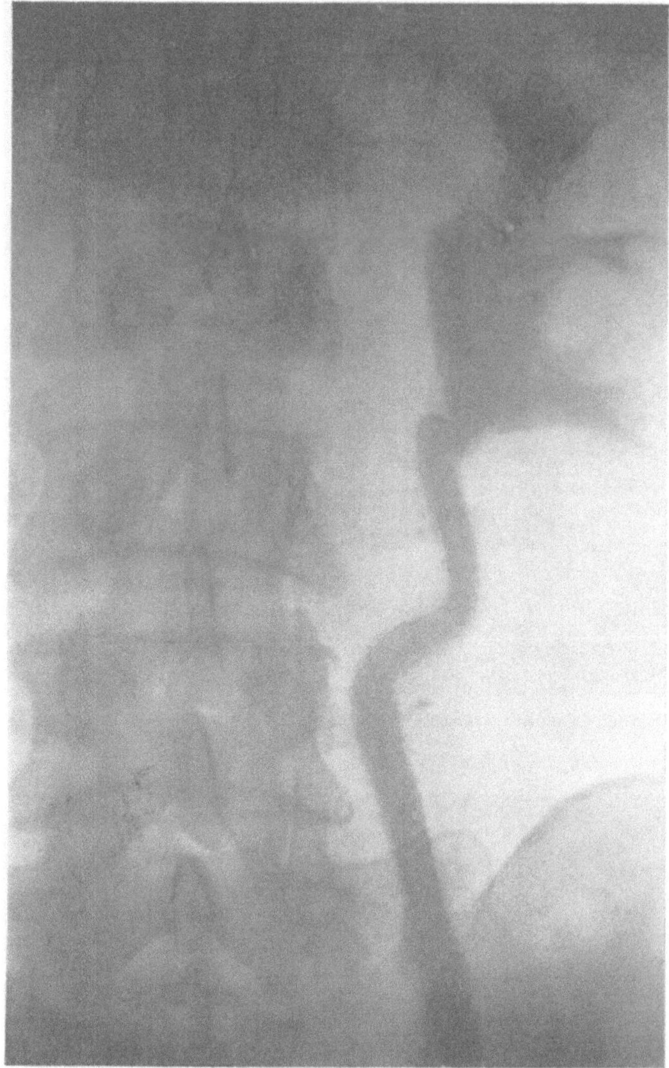

Abb. 195. Durch Senkung der Niere ist der Harnleiter zu lang geworden und hat eine korkzieher-
ähnliche Gestalt angenommen. Dadurch ist es zu Störungen im Urinabfluß, zur Verbreiterung des
Nierenbeckens und der Nierenkelche gekommen. Es besteht eine absolute Indikation zur Fixation
der Niere.

derart senken und am Harnleiter nach abwärts hängen wie eine Traube an
ihrem Stiel. Auch Drehungen des Nierenkörpers ohne Senkung des Organs
können vorkommen, wobei es mir allerdings fraglich ist, ob dieselbe Patientin,
statt liegend in aufrechter Körperhaltung geröntgt nicht auch einen Tiefstand
der Niere aufweisen würde. Jedenfalls tritt die Senkung und Drehung der

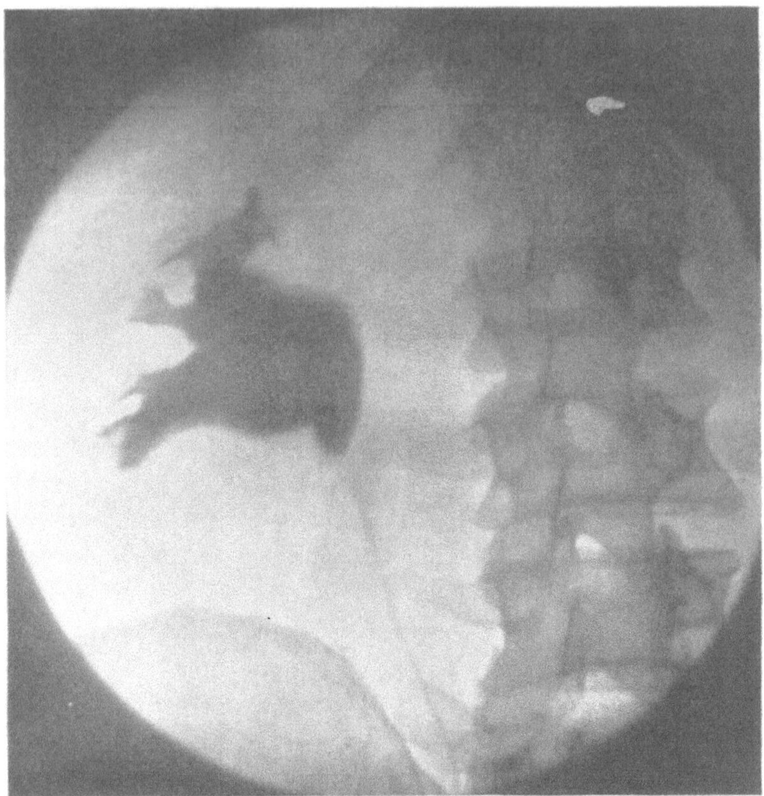

Abb. 196. Prähydronephrotisches Stadium einer leicht gesenkten Niere.

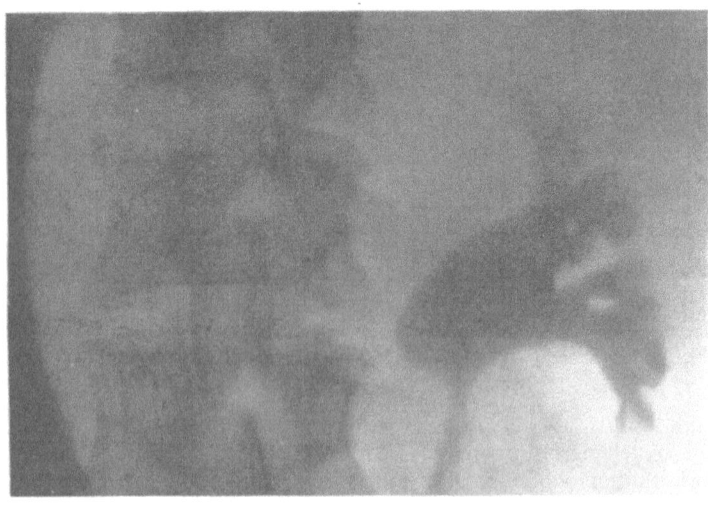

Abb. 197. Abnorme Einmündung des Harnleiters bei einer leicht gesenkten Niere. Dilatation des Beckens und der Kelche.

Niere, die Verschlechterung ihres Abflusses, die Stauung in dem Nierenbecken und in den Kelchen pyelographisch selbst in solchen Fällen zutage,
wo der Palpationsbefund uns keinen sicheren Anhalt und keine Erklärung für
die Beschwerden liefert. Gerade bei der Lageveränderung der Niere gibt uns

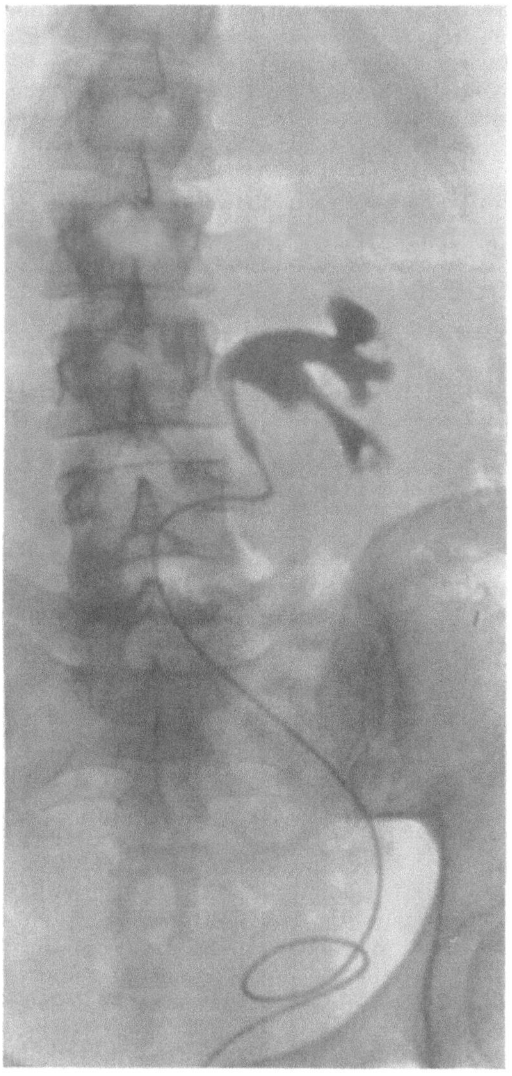

Abb. 198. Wanderniere bei einer Frau mit schlaffen Bauchdecken.   Stark geschlängelter Ureter.

die Pyelographie wertvolle und eindeutige Aufschlüsse, welche wir mit keiner
funktionellen Methode erreichen können. Denn meistens kommen die Patienten
zur Untersuchung in einer Zeit, wo die Niere nicht gerade um ihren Stiel gedreht
oder wesentlich in ihrem Abfluß gehindert ist, und sind der Untersuchung
während einer Drehkolik nur selten zugängig. In der anfallsfreien Zeit liefern
diese Nieren normalen Urin und zeigen eine normale Funktion, da eine

Entartung des Nierenparenchyms, wie sie später durch den Druck der Harnstauung erfolgt, in größerem Umfange noch nicht eingetreten und lediglich eine leichte Erweiterung der abführenden Harnwege vorhanden ist. Erst die durch Anfälle geschwächte und schon mehr oder weniger hydronephrotisch entartete Niere zeigt entsprechend dem durch Druck und Stauung veränderten Nierenparenchym eine wesentliche Funktionsstörung. Für die Therapie ist aber gerade die Erkenntnis des Frühstadiums notwendig, wo man noch allein durch eine Fixation in geeigneter Lage dem gesunkenen Organ aufhelfen kann. Allerdings ist es bisweilen unmöglich, die Niere wegen der Schrumpfung des Nierenstiels auch nur annähernd in die alte Lage zurückzubringen. Man muß sich begnügen, die Niere an der Stelle zu fixieren, wo sie sich nun einmal befindet.

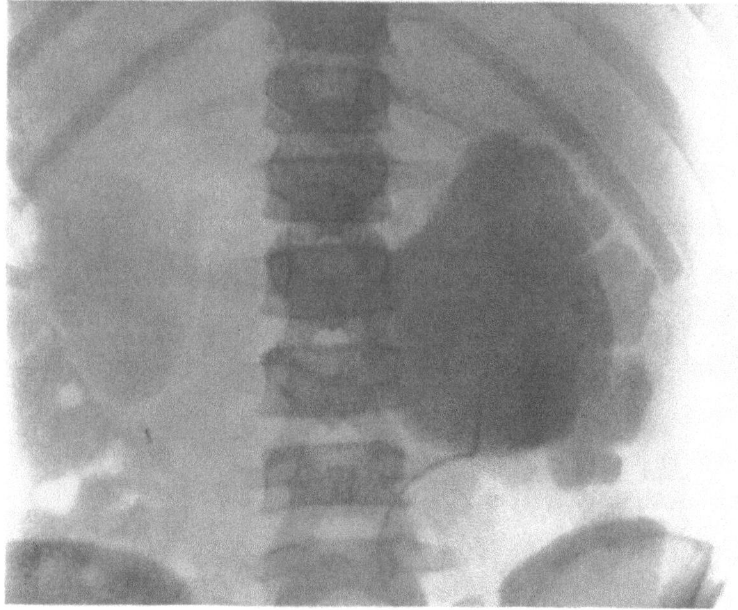

Abb. 199. Große Hydronephrose. Bei der Exstirpation erwies sich ein überzähliges Gefäß, welches den Ureter abknickte und die Sackbildung begünstigte.

Jedoch bringt diese Fixation, wenn sie auch die Normallage nicht wiederherstellt, aber die Drehung und Zerrung des Organs verhindert, oft bedeutenden Nutzen. Unter Umständen aber weist das Pyelogramm vor der Operation deutlich darauf hin, daß die Niere hoch hinaufgeschoben und in erhöhter Stellung fixiert werden muß, um die Schlängelung des zu lang gewordenen korkzieherartigen Harnleiters, seine Schleifen und Knickungen, welche zu Abflußstörungen führen müssen, auszugleichen. Eine Fixation an der Stelle, wo wir die Niere bei der Operation gerade vorfinden, wäre unter diesen Umständen zwecklos.

So bringt die Pyelographie dem Chirurgen gegenüber der Wanderniere wertvolle Aufklärung und präzise Indikationen, sogar hinsichtlich der technischen Ausführung des operativen Eingriffes und beleuchtet damit ein Kapitel, welches vorher in Dunkelheit gehüllt war, da bekanntlich die Hysterie und die allgemeine Enteroptose erschwerend in die Erkenntnis dieser Zustände hineinragen und es nicht leicht machen, wirklich reelle Gründe, gute pathologische Vorstellungen und sichere Indikation für die Behandlung der Wanderniere zu gewinnen.

Sobald durch die Wanderung der Niere oder auch durch Ureterknickung infolge eines abnorm verlaufenden, atypischen, meist zum unteren Nierenpol ziehenden Astes der Nierenarterie der Harnabfluß chronisch behindert und schließlich völlig verbaut wird, kommt es zur stärksten Deformation im Nierenbecken, zur *Hydronephrose*, welche sich auf die Kelche überträgt und sie sackartig umbildet. Mit dieser pyelographisch nachweisbaren Veränderung stimmt die bedeutende Herabsetzung oder der völlige Ausfall der funktionellen Werte überein. Beide machen den Chirurgen von Anfang an entschlossen, das entartete, nicht mehr zu verbessernde Organ, welches leicht der Infektion zugänglich und damit eine ständige Gefahr für den Körper ist, zu exstirpieren. Dieser

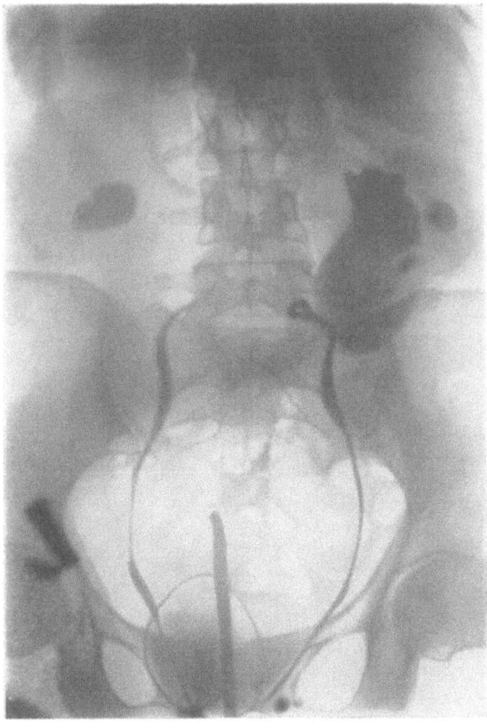

Abb. 200. Hydronephrose rechts. Nierenbeckenstein links.

hydronephrotische Zustand kann natürlich auch sekundärer Natur sein, die Folge einer Steinverstopfung, umwachsender Tumormasse oder einer Ureterligatur. Gerade die Uretersteine richten, wenn sie längere Zeit die Niere blockiert haben, das Parenchym hydronephrotisch zugrunde. Nach Entfernung des Steines bleibt eine große, nicht mehr rückbildungsfähige, meistens infizierte und von gestautem eitrigen Material angefüllte Sackniere zurück, welche sekundär exstirpiert werden muß. Man soll sich deshalb, wenn es technisch möglich ist, vor der Operation des *Uretersteins* ein pyelographisches Bild von der zugehörigen Niere verschaffen, da bei kavernöser Entartung des Nierenparenchyms durch Druckstauung und Infektion weniger eine Entfernung des Steines als eine Entfernung der Niere in Betracht kommt. So haben wir in einem Falle aus dem Harnleiter einen Stein in der Hoffnung entfernt, daß nach der Operation die Pyurie erlöschen werde und man den Rest der Infektion in der

Niere durch eine Kur in Wildungen beseitigen könne. Der Versuch schlug
fehl, weil die infizierte Hydronephrose bestehen blieb und sekundär exstirpiert
werden mußte. In einem zweiten Fall, in welchem das Pyelogramm (Abb. 201)
einwandfrei nachwies, daß oberhalb eines kleinen Uretersteines eine große

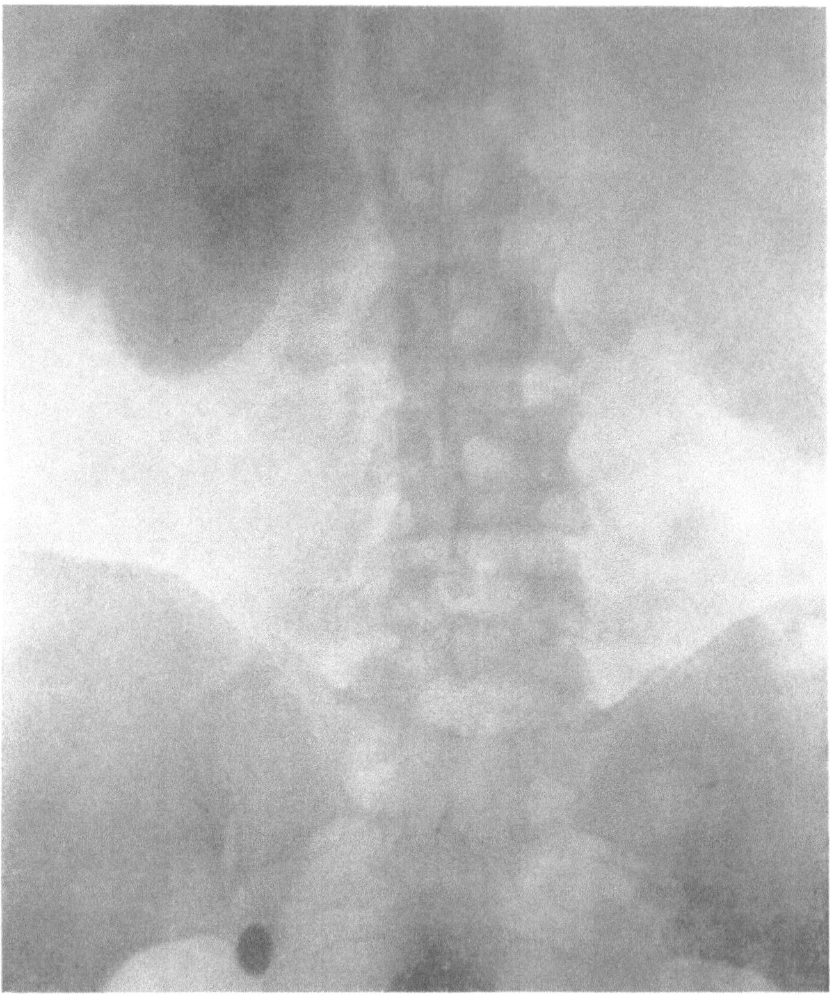

Abb. 201. Große Hydronephrose oberhalb eines Harnleitersteines am Eingang in das kleine knöcherne
Becken.   Exstirpation der Niere.

Hydronephrose entstanden war, haben wir von Anfang an neben der Entfernung
des Steines die Exstirpation der Niere vorgenommen.

Für die ausgebildete Hydronephrose ist neben der starken Erweiterung
des Nierenbeckens die kugelige Aushöhlung der Kelche und Tochterkelche
charakteristisch, welche auf dem pyelographischen Bilde scharf hervortreten
und an der herausgenommenen Niere jene Lappung zeigen, welche an die embryo-
nale Niere oder an die Schweineniere erinnert.

Zwischen den normalen Kelchen und den hydronephrotischen liegen zahlreiche Zwischenstufen. Die Kelche sind mehr oder weniger napfartig oder

kragenknopfförmig verbreitert und legen dafür Zeugnis ab, daß irgend eine
mechanische Behinderung des Urinabflusses eingetreten ist, sei es, daß der
Harn sich in der Niere staut, sei es, daß die gewanderte Niere, sich gegen den
Harnleiter abknickend, unter ungünstigen Abflußbedingungen steht, sei es,
daß ein Stein das Ureterlumen einengt, oder sei es, daß von außen her der
Ureter zusammengedrückt wird, wie z. B. durch verkalkte tuberkulöse Drüsen

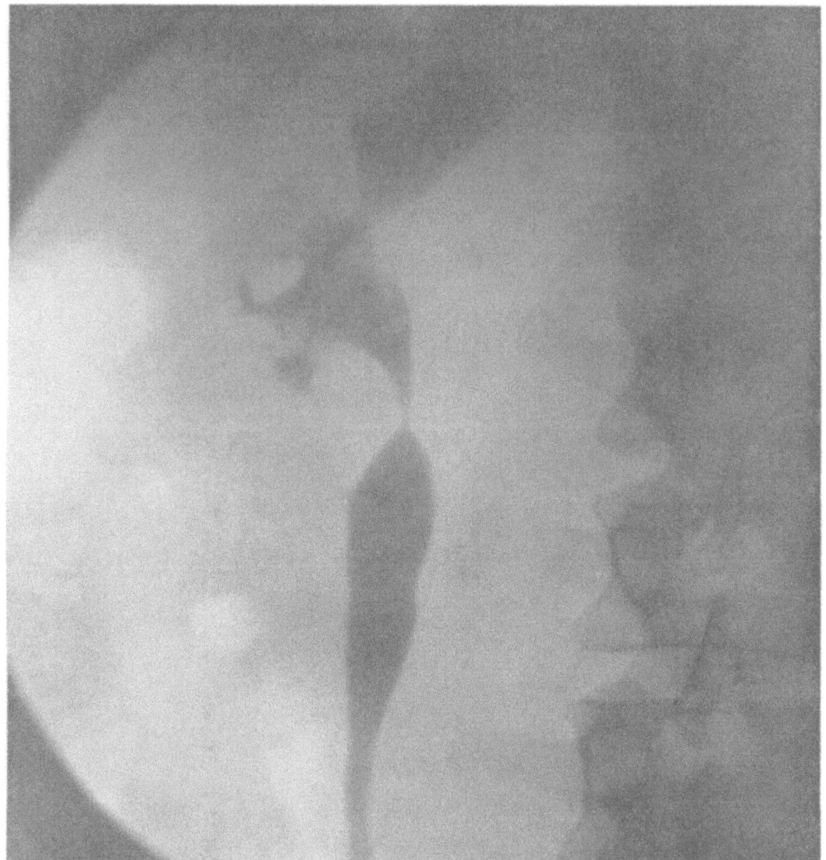

Abb. 202. Ureterstenose.

(s. Abb. 230). Zu der seltensten Behinderung des Abflusses gehört die angeborene
Stenose des Harnleiters.

Die Harnleiterstenose ist meiner Ansicht nach ohne Pyelographie einwandfrei
überhaupt nicht zu diagnostizieren und wird meistens für das gehalten, was
sie zeitigt, nämlich für eine Hydronephrose.

Stauungszustände auf der Basis von *Pyelonephritis* durch Eindicken des
pyogenen Inhaltes zeichnen sich durch die eigentümliche Form der Kelch-
erweiterung aus, welche an die Korbblüter des Botanikers erinnert. Die fertige
Pyonephrose gibt pyelographisch dasselbe Bild, wie die Hydronephrose, aus
welcher sie vielfach durch Infektion hervorgeht, nämlich große, aneinander
angeschlossene Säcke oder eine einzige große Höhle. Während für die Pyelo-

nephritis das klare Bild der Pyelographie durch den Nachweis der ausgehöhlten Kelche ein wichtiges diagnostisches Dokument und eine Anregung ist, die konservative Therapie zu verlassen und zu einer chirurgischen Ableitung des dicken, eitrigen Sekretes überzugehen, um der Umwandlung des Organs in eine Pyonephrose vorzubeugen, ist für die fertige Pyonephrose, deren Erkennung sich leicht durch einfachste Beobachtung (s. S. 62 u. 89) erreichen läßt, die

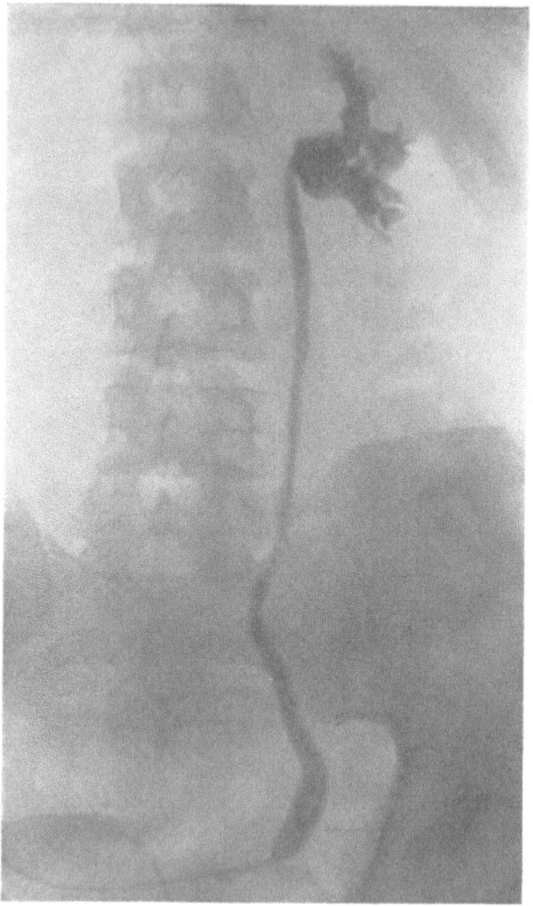

Abb. 203. Beginnende Kavernenbildung bei alter eitriger Pyelonephritis.

Pyelographie unnötig und höchstens zur Beurteilung der Größe der Geschwulst und Schwere des Eingriffes verwertbar. Die tuberkulöse Pyonephrose unterscheidet sich pyelographisch zuweilen nicht von der gewöhnlichen Pyonephrose. Meistens ist die tuberkulöse Pyonephrose aber daran kenntlich, daß der perinephritische, schwielige Prozeß die Nierenbeckenachse aus der schrägen Linie in eine fast völlig vertikale stellt und den normalerweise leicht gekrümmten Ureter (s. Abb. 204 u. 205) in einen geraden, breiten, starren Strang verwandelt. Wo das Pyelogramm derartige Bilder liefert, kann der Operateur damit rechnen, daß ein alter schwieliger Prozeß vorliegt und der Eingriff an der Niere sich technisch wegen der Adhärenz des Nierenkörpers und schwieligen Schrumpfung des Stieles nicht leicht vollziehen dürfte. Eine Ausführung der Operation in Lokalanästhesie kommt für Nieren, welche einen derartigen pyelographischen Befund bieten, nicht in Betracht. Gelegentlich ist auch Kavernenbildung und Ulceration der Kelchspitzen im Röntgenbilde als Ausdruck der tuberkulösen Erkrankung des Nierenparenchyms festgestellt worden und kann als Wegweiser für die Diagnose dienen Abb. 204).

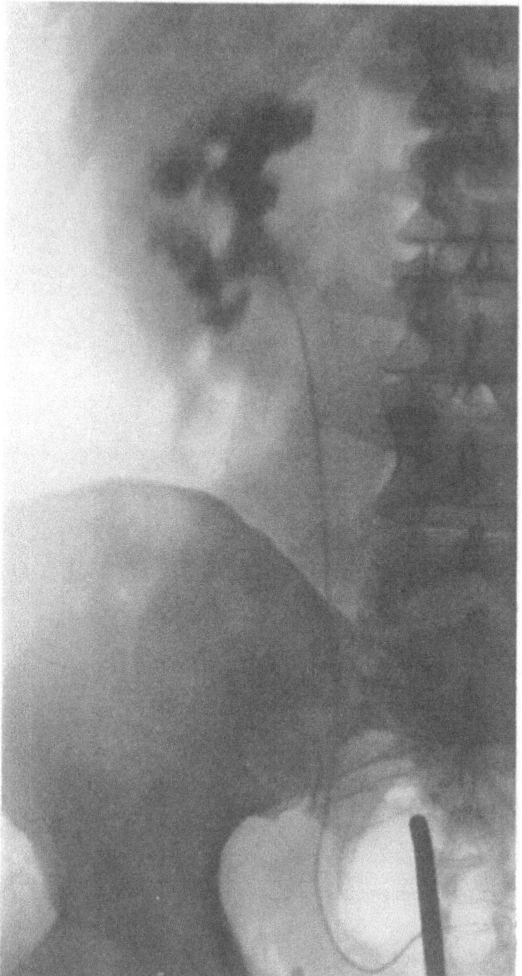

Abb. 204. Kavernöse tuberkulöse Niere.

Wir wollen die Bedeutung der Pyelographie für die septischen Zustände der Niere und für alle Ursachen, welche den Abfluß des Organs mechanisch stören, noch einmal kurz zusammenfassen:

Die völlige Entartung und Aushöhlung des Organs mit oder ohne Infektion läßt sich auch ohne Pyelographie durch die klinischen Symptome und den Ausfall der Funktion ausreichend erkennen. Dagegen gibt es keine Methode, mit der man die beginnende Stauung des Urins oder des Eiters und die Veränderung, welche sie der Niere geschlagen haben (Kavernenbildung), so gut erkennen kann, wie mit der Pyelographie, und die uns durch das Bild der stark erweiterten Kelche (Kragenknopf-, Napfform) so strikte Indikation zur chirurgischen Behandlung an die Hand gibt. Denn die Funktionsprüfung besagt uns in diesen Fällen nichts; zeigt sie uns einen Funktionsausfall, so ist damit noch nicht die Indikation zur Einleitung einer chirurgischen Therapie gegeben, da das Organ, von einer diffusen Pyelonephritis befallen, zeitlich durch toxische Einwirkung außer Funktion gesetzt sein kann. Andererseits dürfen wir aber im Interesse des Patienten, der erkrankten und der zweiten Niere nicht zu lange mit einer chirurgischen Behandlung zögern und müssen eingreifen, sobald eine stärkere Höhlenbildung im Nierenparenchym infolge Harnretention oder Eiterstauung eingetreten ist.

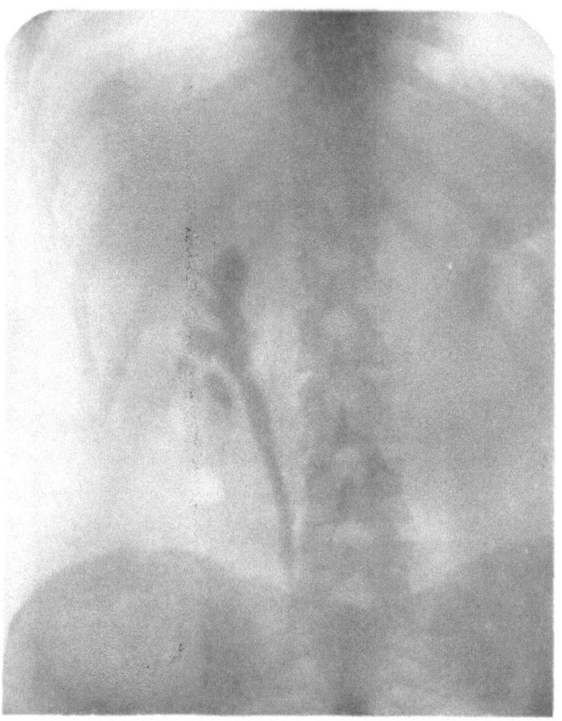

Abb. 205. Kavernöse Aushöhlung der tuberkulösen Niere. Schrumpfung und Streckung des Harnleiters infolge perinephritischer Schwielen. Der Harnleiter verläuft in gradliniger Fortsetzung als
Abzugskanal des oberen Kelches.

Von hervorragender Bedeutung ist die Pyelographie bei *Nierensteinen,* da sie uns den Sitz der Steine im Nierenparenchym oder im Nierenbecken verdeutlicht. Diese genauere Lokalisation ist für die Beurteilung des Eingriffs keine bloße Spielerei, sondern von wesentlicher Bedeutung. Ganz abgesehen davon, daß es für den Operateur viel angenehmer ist, wenn er mit einem strikten Operationsplan seine Eingriffe ausführen kann und sich nicht erst durch Suchen und Freilegen über die Situation orientieren und dementsprechend sein Handeln einrichten muß, bringt uns die Pyelographie in die Lage, die Gefährlichkeit der Operation sicher abzuschätzen. Bekanntlich ist die Pyelotomie, die Eröffnung des dünnen, häutigen Nierenbeckens an richtiger Stelle, ein harmloser Eingriff, ohne oder mit ganz geringer Mortalität, während die Nephrotomie, die Durchtrennung des Nierenparenchyms, trotz aller Vorsicht selbst bei den besten Operateuren wegen der Nachblutung eine beträchtliche Mortalität nach sich zieht. Ob die eine oder andere Operation, die Pyelotomie oder Nephrotomie, gemacht werden muß, können wir vor der Operation mit Hilfe der Pyelographie feststellen und sind damit in der Lage, bei kleinen Steinen, welche ihrem Träger wenig Beschwerden machen und wegen ihres Sitzes in einem Nierenkelch die Nephrektomie erfordern würden, von dem Eingriff vorläufig abzuraten, während wir andererseits uns leicht entschließen, Steine, die im Nierenbecken sitzen, durch den kleinen Eingriff der Pyelotomie herauszuziehen. Auch der Patient gibt leichter seine Zustimmung zur Operation, wenn man

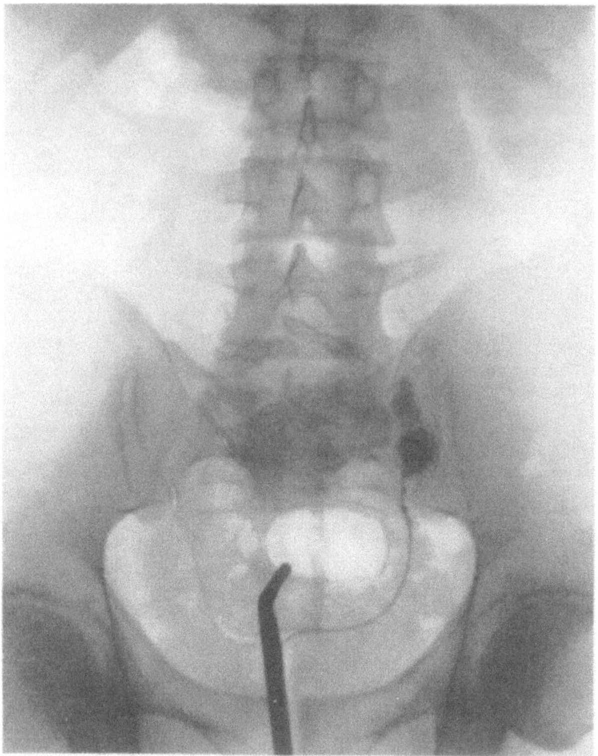

Abb. 206. Tuberkulöse Striktur des Harnleiters.   Die Füllmasse wird vor dem 5. Lendenwirbel
aufgehalten.

ihm mit gutem Gewissen versichern kann, daß die Operation, weil sie als Pyelotomie durchzuführen ist, ein harmloser Eingriff ist.

Ich gebe zwar zu, daß man vielfach aus der bloßen Form der Steine auch ohne Pyelographie mit Sicherheit sagen kann, ob die Konkremente sich im Nierenbecken oder im Nierenparenchym, oder in beiden befinden. Es ist sicher, daß z. B. der Korallenstein mit seinem Körper im Nierenbecken, mit seinen Ausläufern in den Nierenkelchen liegt. Die molarzahnähnliche Form entsteht durch den Ausguß der Kelche mit Konkrementsubstanz. Die kugelrunden, dattelkernförmigen, wetzsteinförmigen Gebilde sind als Beckensteine anzusprechen. Aber neben diesen sehr charakteristisch geformten Gebilden gibt es andere Gebilde von ganz unverbindlicher Form, von denen man nicht sagen kann, wo sie gelegen sind. Ich möchte sogar sagen, daß diese unverbindlichen Formen nicht selten sind. Jedenfalls können wir durch die Pyelographie in der operativen Indikation und Technik außerordentlich gefördert werden. Man glaubte früher, daß die durchlässigen Steine nur aus reinem Uratmaterial beständen; diese Anschauung ist hinfällig, seitdem ich nachweisen konnte, daß auch Steine mit gut schattengebendem Material, wie Oxalsäure, phosphorsaurem Kalk, phosphorsaurer Ammoniakmagnesia für Röntgenstrahlen durchlässig sein können. Diese Steine sind dann gewöhnlich außerordentlich weich und zerbrechen, wenn man sie mit dem Finger derb anfaßt, oder mit der Pinzette anhakt. Bisweilen müssen ihre Bröckel aus dem Nierenbecken ausgespült werden. Ihre Weichheit wird verursacht durch den Mangel an Kittsubstanz, welche das steinbildende Material nicht zu einem einheitlichen homogenen Gebilde

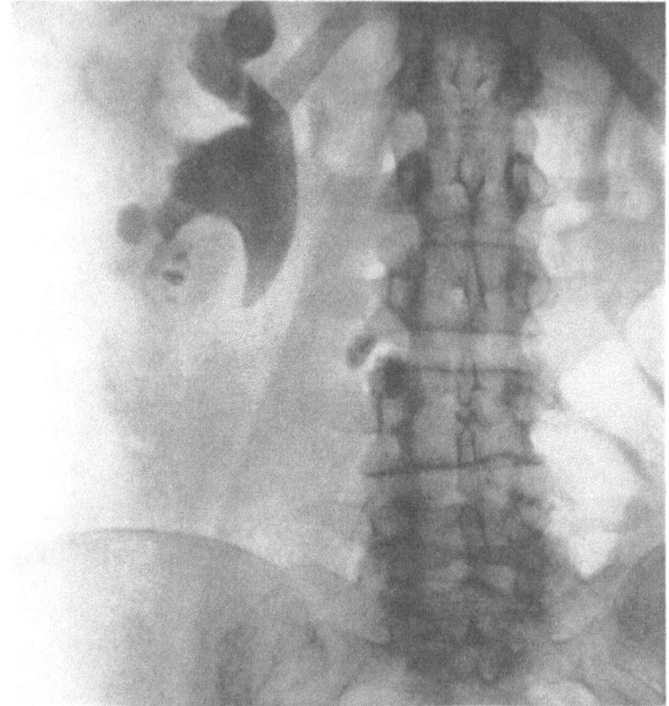

Abb. 207. Großer Nierenbeckenausgußstein. Auch die Kelche sind von Steinmassen ausgefüllt. Nephrektomie.

zusammenschweißt und zugleich die Ursache ihrer mangelhaften Schattenfähigkeit ist.

Wie schon anfangs dieses Kapitels erwähnt, ist die Zahl der röntgenstrahlendurchlässigen Steine mit der verbesserten Technik außerordentlich klein geworden. Der früher angenommene Prozentsatz von etwa 10—15$^0/_0$ ist heutzutage bestimmt ungültig. Es handelt sich heute noch um verschwindend seltene Ausnahmen, wo der Steinnachweis mittels einfacher Röntgenaufnahme nicht gelingt.

Für diese Fälle hat namentlich KÜMMELL die Kollargolumrandung des weichen Steines empfohlen. Man füllt das Nierenbecken durch einen Ureterkatheter mit 10$^0/_0$ Kollargol, zieht den Katheter heraus und wartet etwa eine Viertelstunde ab, bevor man das Röntgenbild anfertigt. Der größte Teil des Kollargols ist dann aus dem Nierenbecken nach abwärts geflossen. Da aber an der

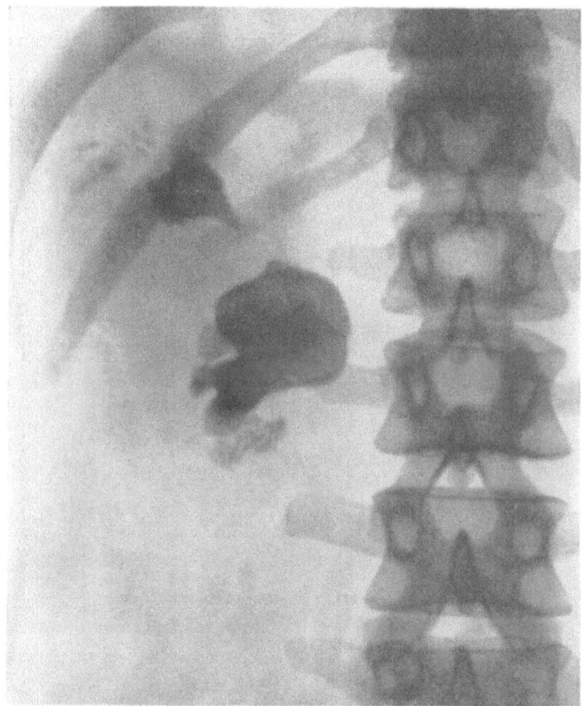

Abb. 208. Großer **Nierenbeckenstein**.   Stein im oberen Kelch.   Im unteren Kelch multiple Steine. Nephrektomie.

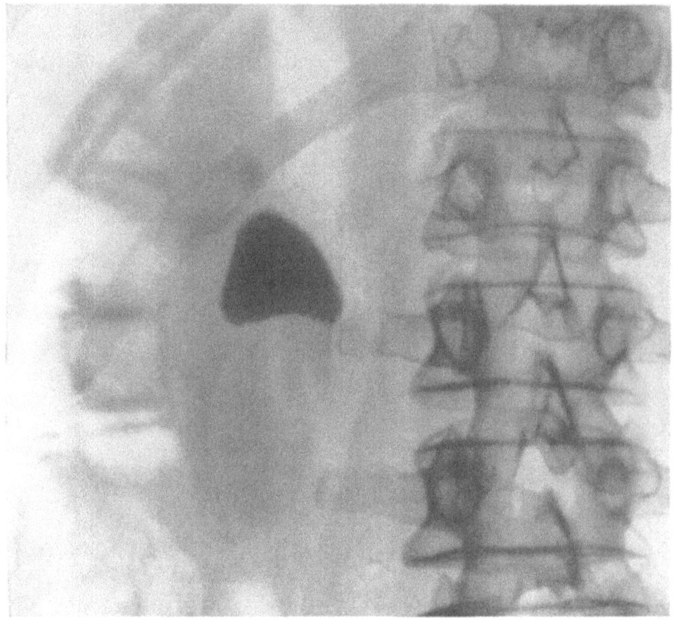

Abb. 209. Typischer **Nierenbeckenstein**.   Herzförmige Gestalt.   Entfernung durch Pyelotomie.

gewöhnlich rauhen Oberfläche des Steines die Kollargollösung kleben bleibt, wird nicht selten der strahlendurchlässige Stein durch die Kollargolumrandung

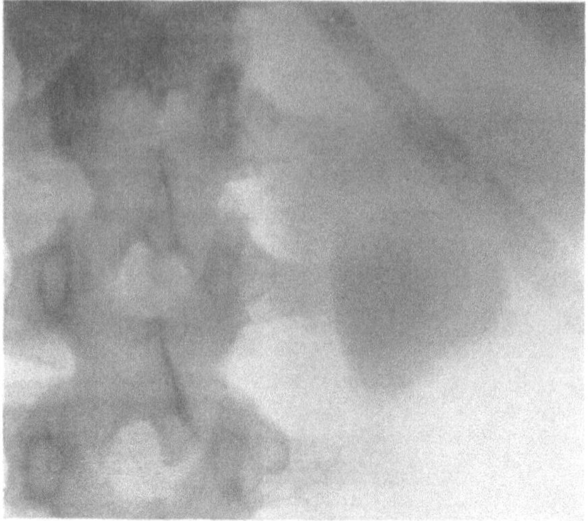

Abb. 210. Großer Nierensteinschatten.

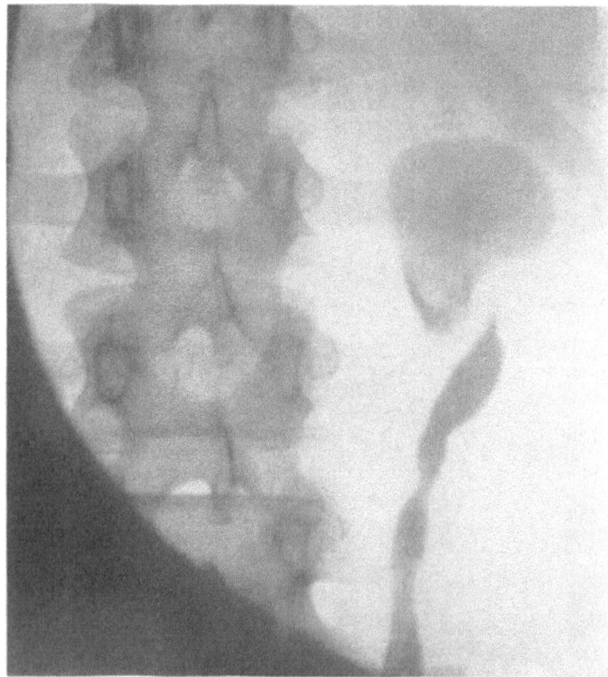

Abb. 211. Die Pyelographie beweist, daß der Stein durch Pyelotomie entfernbar ist.

nachgewiesen. Andere Autoren (GOETZE) haben Luftfüllung des Nierenbeckens zum Nachweis dieser Steine empfohlen. Zur Füllung des Nierenbeckens mit Luft oder Sauerstoff kann ich mich nur sehr ungern entschließen, da nur größere Mengen unter stärkerem Druck eingespritzt, ein gutes pyelographisches Bild liefern. Eine Methode, welche an derartige Ausführungsbedingungen gebunden ist, kann für den Patienten durch die Luftembolie gefährlich werden, selbst wenn man sich des Sauerstoffs bedient. Auch tritt leicht eine Überdehnung des Nierenbeckens und nachfolgender Kolikschmerz auf.

Ebenso muß man mit der Kollargolfüllung vorsichtig umgehen, da gelegentlich schwere Unfälle bei Anwendung dieses Mittels zum Zwecke der Pyelographie vorgekommen sind (s. S. 151), eine Tatsache, welche dazu führte, das Kollargol durch harmlosere Substanzen zu ersetzen. ·

In neuester Zeit ist es namentlich durch die Füllung der Gallenblase mit Kontrastmitteln möglich, den umgekehrten Weg zu beschreiten, um einen Nierenstein als solchen nachzuweisen, wenn gleichzeitig der Verdacht auf eine Cholelithiasis besteht (s. S. 180, Abb. 213).

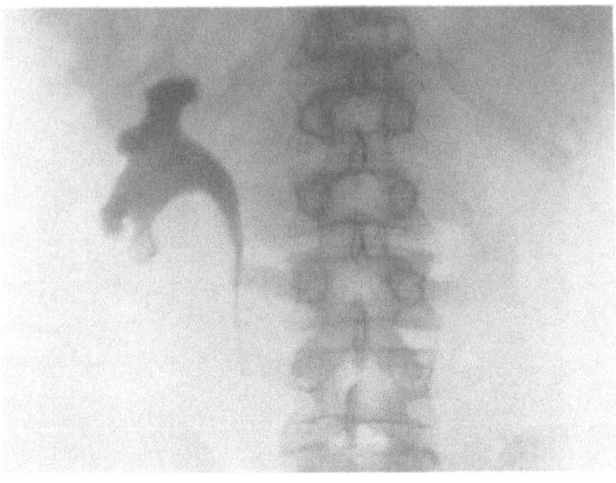

Abb. 212. Der Patient wurde vor längerer Zeit von mir wegen doppelseitigen Uretersteins operiert. Eine einfache Röntgenuntersuchung 2 Jahre später ergab keinen Stein. Die Pyelographie zeigt deutlich, daß im untersten Kelch ein Stein liegt, welcher für Röntgenstrahlen durchlässiger ist als die übrige Füllmasse.

Endlich habe ich einen eigenartigen Fall von fraglichem Nierensteinschatten beobachtet, bei welchem die Pyelographie zur Ermittlung der Natur des Gebildes eine ausschlaggebende Rolle spielte. Ein fettleibiger Herr war wegen eines deutlichen Nierensteinschattens in einer auswärtigen Universitätsstadt an der rechten Niere operiert worden. Die Operation war wegen der Korpulenz und einer schlechten Narkose sehr erschwert. Ein Stein wurde bei der Operation anscheinend nicht gefunden. Das Röntgenbild zeigte nach der Operation denselben Schatten in unveränderter Gestalt. Der Patient kam zu mir mit der Frage, ob es möglich sei, daß die Steine bei der Operation übersehen worden wären und er sich ein zweites Mal operieren lassen müsse. Es war mir von Anfang an unwahrscheinlich, daß Steine von dieser Größe von einem erfahrenen Operateur übersehen werden konnten, selbst wenn die Übersicht infolge der erwähnten Umstände schwierig und mangelhaft war. Außerdem zeigten die Steine auf der Platte eine Art Facettierung, eine Beobachtung, welche an Nierensteinen bisher nicht gemacht wurde. Endlich wiesen die Steine fast durchweg einen lichten Kern auf. Eine solche Aufhellung im Innern kommt zwar bei Nierensteine vor, aber nur ganz ausnahmsweise. Alle diese Umstände sprachen gegen Nierenstein und mehr für die Annahme, daß die Gebilde Gallensteine waren und, bei der Aufnahme in das Lager der rechten Niere projiziert, Anlaß zur Nephrotomie wurden. Um die Frage mit Sicherheit zu entscheiden, führte ich die Pyelographie aus. Sie wies einwandfrei nach, daß die Gebilde weder mit dem Nierenbecken, noch mit dem Nierenparenchym in Zusammenhang stehen konnten, da sie bei der Blendenaufnahme gar nicht auf die Platte kamen. SCHÜTZE gelang es, durch Röntgenaufnahme in Bauchlage die Gebilde einwandfrei als Gallensteine nachzuweisen. Er erklärt ihre gute Schattenfähigkeit durch ihren starken und seltenen Gehalt an Kalk.

Von ganz besonderer Bedeutung ist die Pyelographie für die Diagnose der *Nierentumoren*, speziell der Hypernephrome. Bei der Bösartigkeit dieser Geschwülste ist ihre frühzeitige Ermittlung unbedingt notwendig, da nur eine Operation im allerersten Stadium Aussicht auf Erfolg gibt. Später, wenn der Tumor

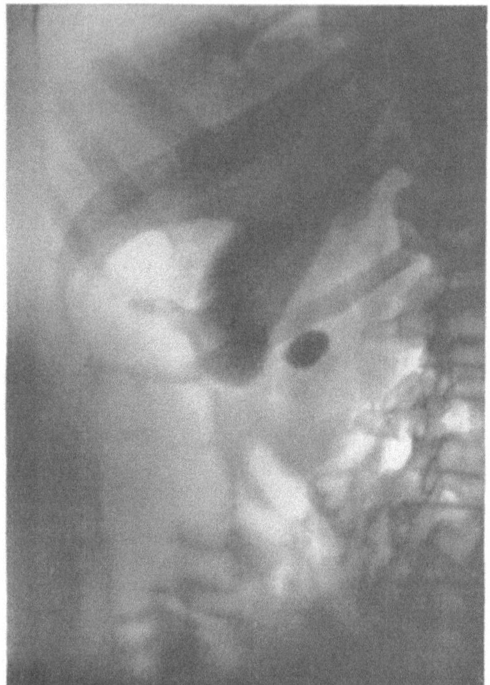

Abb. 213. Gallenblasenfüllung. Daneben Nierenbeckenstein[1].

in die Nierenvenen und in die Drüsen eingebrochen ist, wird jede Hoffnung auf Dauererfolg damit vernichtet. Es muß deshalb die Aufgabe der praktischen Ärzte und der internen Kliniker sein, denen die Beobachtung dieser Patienten gewöhnlich zuerst zufällt, weil der blutige Harn den Patienten zum Arzte drängt, dieses Stadium nicht zu übersehen und auf sofortigen chirurgischen Eingriff zu drängen. Sämtliche Fälle mit zweifelhafter Hämaturie, namentlich bei älteren Personen, müssen der spezialistischen Untersuchung zugewiesen werden, wenn die Hämaturie nicht ganz einwandfrei, nach dem klinischen Bild z. B. wegen der Blutdrucksteigerung als intern, d. h. nephritisch gelten darf oder durch einen akuten Katarrh hervorgerufen wird. Diese Forderung, jede Hämaturie genau funktionell untersuchen zu lassen, ist schon von NITZE aufgestellt worden und deshalb so alt wie die Cystoskopie selbst. Leider wird noch oft dagegen gefehlt (s. S. 1 und 2). Beim Einbruch der Tumormassen

---

[1] Bild C. SCHLAYERS.

in das Nierenbecken oder durch Ausfüllung des Beckens mit Blutgerinnseln finden wir Füllungsdefekte im pyelographischen Bilde. Die Deutung derartiger Bilder ist nur unter Berücksichtigung des gesamten klinischen Bildes vorzunehmen, weil nicht selten auch andere pathologische Prozesse, wie alte narbige Schwielen im Becken, Schwellung der Schleimhaut, Abknickung des Ureters usw. ebenfalls zu Füllungsdefekten führen können. Nur große ausgesprochene Füllungsdefekte sollen deshalb diagnostisch verwertet werden.

Daraus ergibt sich die Regel, daß man bei älteren Patienten mit Hämaturie, welche nicht einwandfrei als nephritisch gelten darf, oder für welche ein Stein

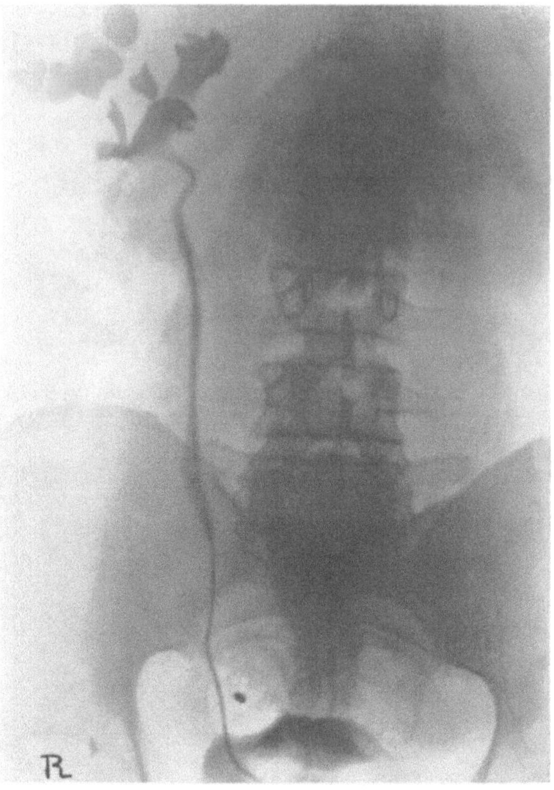

Abb. 214. Gallensteine oberhalb der pyelographierten Niere. Die Steine wurden von anderer Seite als Nierensteine aufgefaßt und vergeblich durch Nephrotomie gesucht.
(Aus E. Joseph: Die Harnorgane im Röntgenbilde. Leipzig: Georg Thieme.)

als Ursache nicht nachweisbar ist, sehr vorsichtig sein und alle diagnostischen Mittel zum Nachweis oder Ausschluß eines Nierentumors erschöpfen muß. Dasselbe gilt für die Fälle, wo ein zweifelhafter Tumor ohne Hämaturie in der Flanke fühlbar und nach dem Palpationsbefund als Nierentumor verdächtig ist. Die Funktionsprüfung und der Ureterenkatheterismus leisten in diesen Fällen vielfach gar nichts, weil die Niere, von dem wachsenden Tumor nach abwärts gedrängt, im übrigen unverändert bleibt. Man kann auf beiden Seiten eine völlig normale Funktion und einen völlig normalen Urin finden. Dagegen ist die Verschiebung der Niere frühzeitig durch die Pyelographie (Abb. 220) und durch die eigentümliche Verbiegung des Ureters, in welchen man einen schattengebenden

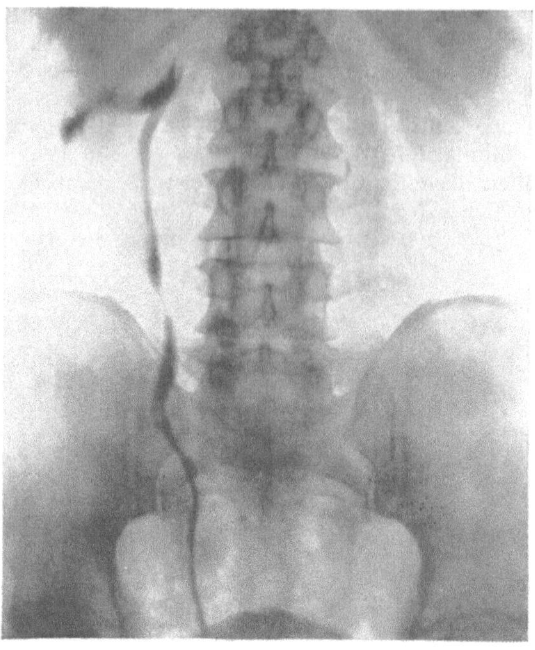

Abb. 215. Füllungsmasse strichförmig abgeplattet durch papilliformes Carcinom des Nierenbeckens
(Aus E. JOSEPH: Die Harnorgane im Röntgenbild. Leipzig: Georg Thieme.)

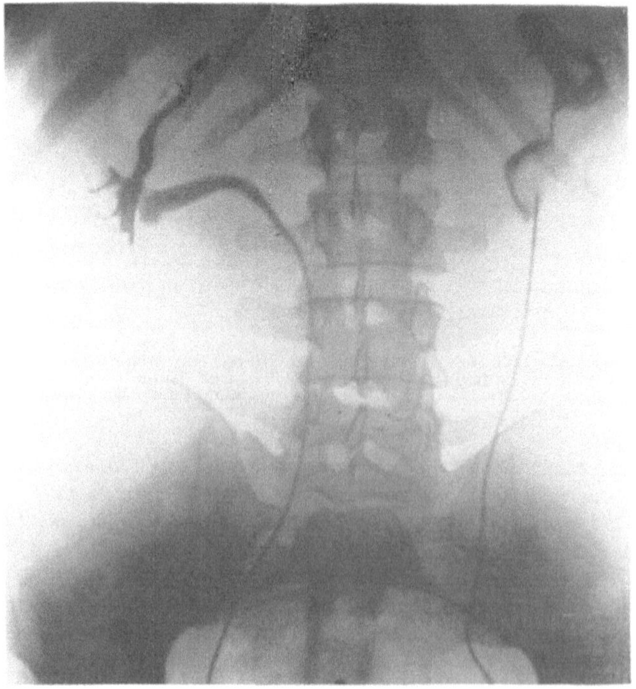

Abb. 216. Doppelseitige Cystenniere

Wismutkatheter einführt, einwandfrei nachzuweisen und damit die Diagnose des Nierentumors zu stellen. Die anatomische Aufklärung durch die Pyelographie leistet hier viel mehr als die Funktionsprüfung. Ich komme auf diesen Punkt bei der Pathologie des Harnleiters im Röntgenbild noch einmal zurück.

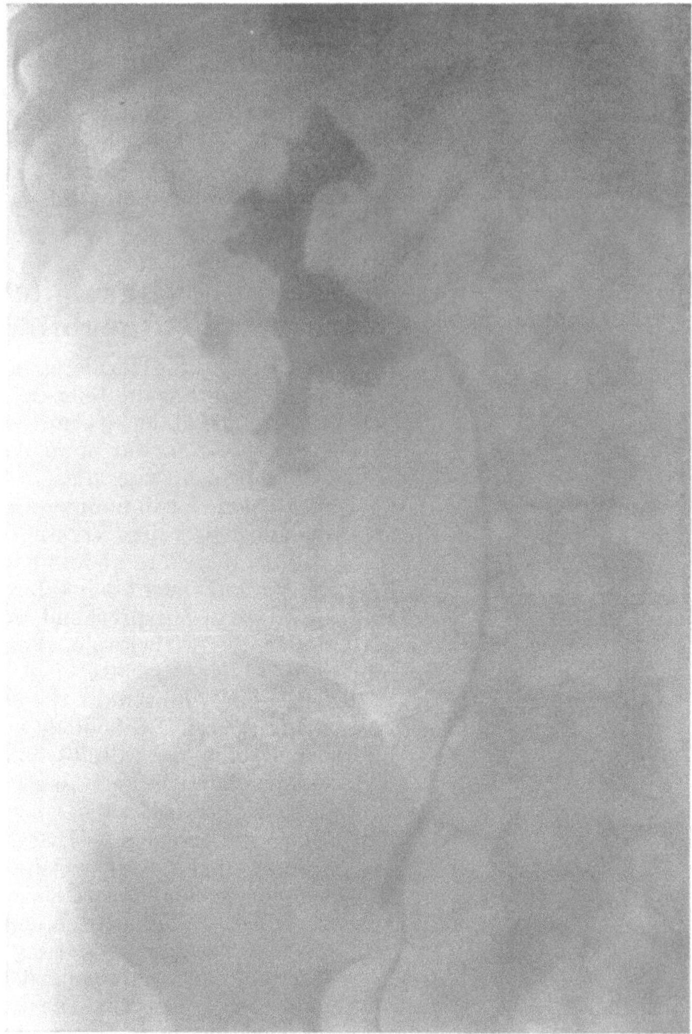

Abb. 217. Doppelseitige mächtige Cystenniere. Pyelographie der rechten Seite. Das Nierenbecken einschließlich der Kelche reicht von der 10. Rippe bis zum unteren Rand des 3. Lendenwirbels. Abgesehen von dem gigantischen Ausmaß ist es in seinem ganzen Bau annähernd normal.

Auch die doppelseitige Cystenniere läßt sich pyelographisch diagnostizieren. Das Nierenbecken und die dazu gehörigen Kelche erscheinen meistens spinnenartig ausgezogen und haben oft eine bizarre Form; diese Veränderungen finden sich meistens auf beiden Seiten (s. Abb. 216).

Ich fasse jetzt die Krankheiten kurz zusammen, in denen mir die Anwendung der Pyelographie unentbehrlich erscheint. Erstens: Mißbildungen der Niere;

zweitens: Lageverschiebungen der Niere; drittens: Nierensteine; viertens: Nieren-
tumoren. Abgesehen von diesen vier Gruppen wird derjenige, welcher sich von der
Harmlosigkeit der richtigen pyelographi-
schen Technik überzeugt hat, die Methode
vielfach auch bei anderen Erkrankungen
gern zu Rate ziehen.

Doppelseitig und gleichzeitig darf
man nur bei Patienten mit völligem
Nierengleichgewicht pyelographieren.
Bei schwer Nierenkranken und ge-
brechlichen Menschen ist es vorsichtiger, wenn die Diagnostik es verlangt,
erst eine und später die zweite Niere
pyelographiert darzustellen.

c) Der Harnleiter im Röntgenbild.

Der normale Harnleiter (s. Abb. 218)
zeigt eine Anzahl teils in sagittaler,
teils in frontaler Ebene verlaufende
Krümmungen auf dem Wege vom
Nierenbecken zur Blase. Durch die
sagittalen Krümmungen paßt sich
der Harnleiter dem Verlauf des Skelets
an. In der Pars abdominalis besteht
eine anfangs leicht sagittale Krümmung
nach vorn, entsprechend der Lordose
der Lendenwirbelsäule. Beim Eintritt
in das kleine Becken biegt der Harnleiter nach hinten in die Kreuzbein-
höhlung um. Schließlich wendet sich
der Ureter der Steißbeinkrümmung
entsprechend scharf nach vorn und
zugleich etwas nach oben, um die
Blase zu erreichen. Diese sagittalen
Krümmungen, auf welche die Anatomen großen Wert legen, haben
für unsere diagnostisch-chirurgischen
Zwecke geringe Bedeutung. Sie sind
überdies nach Einführung des schattengebenden Röntgenkatheters nur im
stereoskopischen Bilde nachweisbar.

Uns interessieren mehr die in frontaler Richtung verlaufenden, schon
durch die einfache nicht stereo-
skopische Röntgenaufnahme sich dar-
stellenden Harnleiterkrümmungen. Es

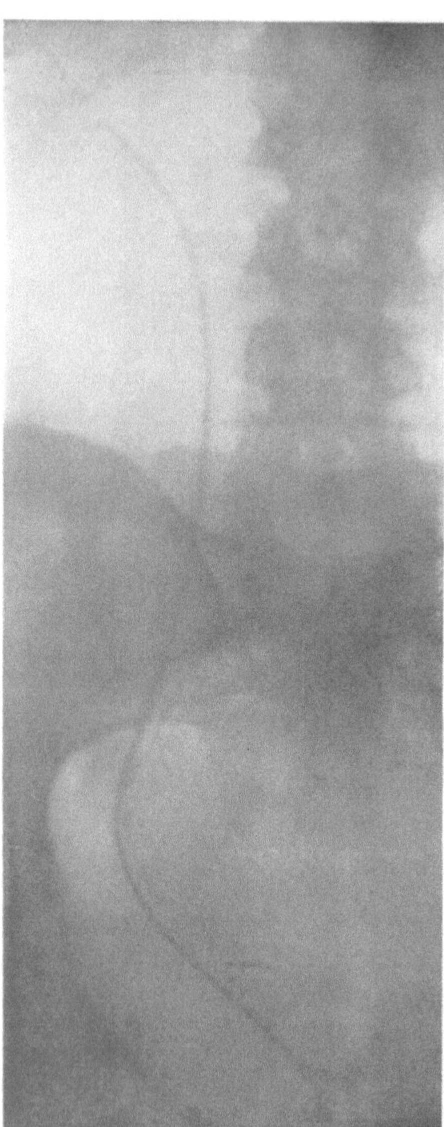

Abb. 218. Leicht S-förmiger Verlauf mit para-
renaler, nach innen konvexer und paravesicaler,
nach außen konvexer Krümmung des normalen
Harnleiters.

gibt deren zwei: Eine in der Pars abdominalis mit medianwärts vorspringender
Konvexität und eine in der Pars pelvina mit lateralwärts vorspringender Konvexität. Beide erklären sich leicht; die erstere durch den Übergang des Harnleiters in den lateralwärts gelegenen Nierenkörper, die zweite dadurch, daß
der Harnleiter, der seitlichen Beckenwand folgend, unterhalb der medianwärts

vorspringenden Vasa iliaca wieder lateralwärts ausbiegt. Diese zweite Krümmung kann durch alle Affektionen im kleinen Becken erheblich beeinflußt werden und hat von jeher deshalb das Interesse der Gynäkologen erweckt, welche die Erfahrung machten, daß durch gutartige wie bösartige Geschwülste der Ureter vielfach aus seinem normalen Verlauf abgelenkt wird.

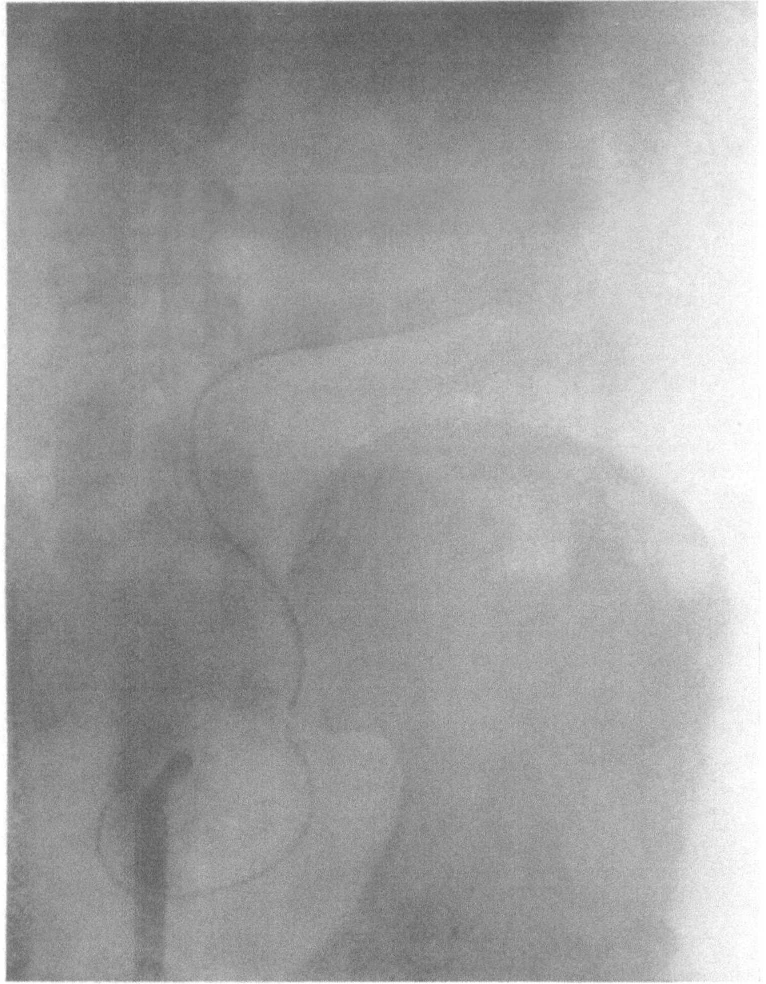

Abb. 219. Verlagerung des renalen Harnleiterabschnittes durch einen Nierentumor. Der Druck des Tumors wirkt von außen oben nach innen unten.

Für uns ist hauptsächlich die obere frontale Krümmung wichtig. Sie ist normalerweise sehr leicht, wird durch den eingeführten Ureterkatheter gestreckt und fast ausgeglichen. Sie stößt gegen die Achse des Nierenbeckens, als welche wir eine schräg von oben nach unten außen verlaufende Verbindungslinie zwischen den Spitzen des Calix superior und Calix inferior annehmen, in einer normalerweise ganz bestimmten Winkelstellung. Der untere Mündungswinkel beträgt 45⁰, der obere 135⁰ (s. Abb. 185, 186). Durch den Druck einer

Geschwulst kann der obere Ureterabschnitt umgebogen und abgelenkt werden. Er kann, in extremen Fällen um 90° gedreht, gänzlich quer verlaufen (s. Abb. 219) und dadurch eine senkrechte Stellung zur Körperlängsachse einnehmen. Auch

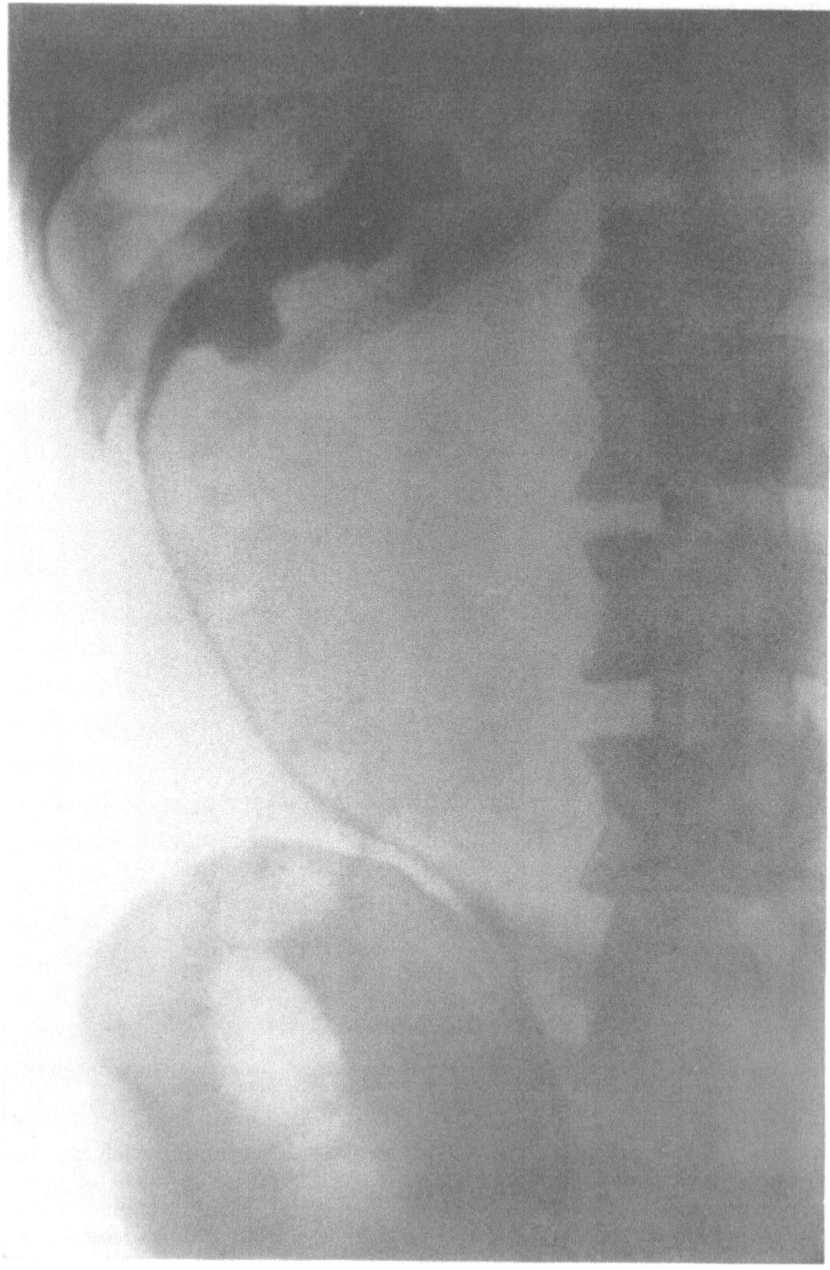

Abb. 220. Retroperitonealer metastatischer Tumor nach Hodensarkom. Der Harnleiter ist von der Wirbelsäule weit abgedrängt und gezwungen, einen großen lateralwärts gekrümmten Bogen zu schlagen. Die Niere ist unter dem aktiven Druck des offenbar von unten innen nach oben außen wachsenden Tumors in die Höhe gehoben und parallel zur letzten Rippe gestellt.

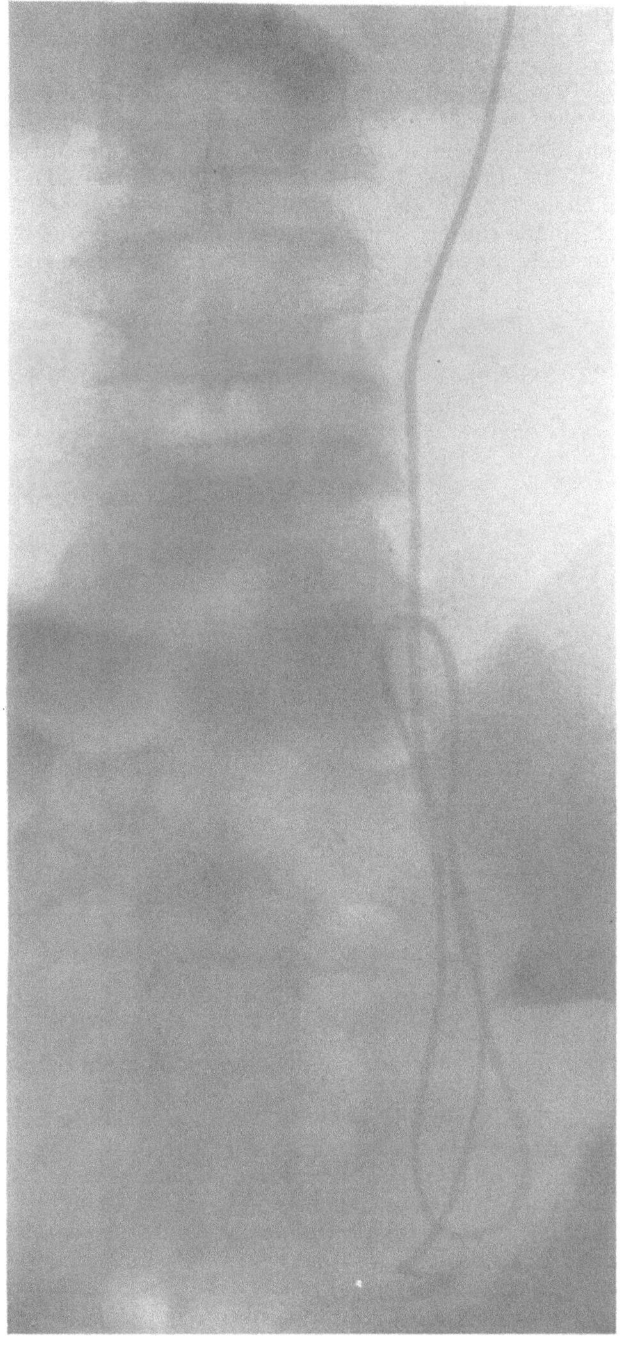

Abb. 221. Abnorm dilatierter Harnleiter, in welchem sich der Ureterkatheter umgerollt und eine Achtertour geschlagen hat. Die Erweiterung ist nach verspäteter Entfernung eines Uretersteins zurückgeblieben.

die Nieren werden dann gewöhnlich aus ihrem normalen Lager nach unten und außen herausgewälzt. Die Kelche sehen infolge der Drehung nach abwärts. Das ganze Organ steht als Fortsetzung des in derselben Richtung abgelenkten Harnleiters genau quer zur Körperrichtung.

Der Druck des Tumors beeinflußt auch noch den Verlauf des nächsten Harnleiterabschnittes. Er, der sonst geradlinig neben der Wirbelsäule verläuft, gerät in die pathologische Krümmung hinein. Er wird über die Mitte der Wirbelsäule nach innen gedrängt und stark gekrümmt. Die obere Harnleiterhälfte beschreibt unter dem Einfluß der Geschwulstkompression, welche sich von außen oben nach innen unten geltend macht, einen großen Bogen. Seine ideale Sehne zieht sich ungefähr von der letzten Rippe bis in die Gegend der

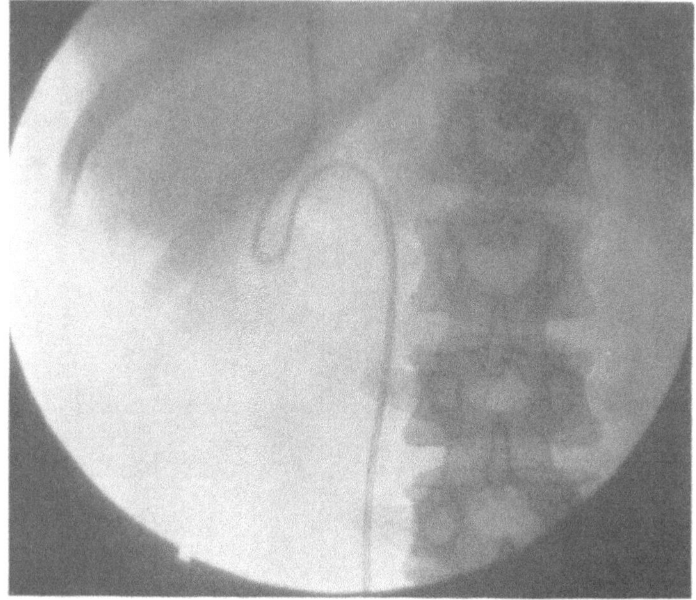

Abb. 222. Der Ureterkatheter hat im Nierenbecken Platz gefunden, um eine Schleife zu schlagen.

Sakroiliacalverbindung. Die Höhe der Krümmung liegt mitten über der Wirbelsäule.

Hydronephrosen und Cystennieren verbiegen trotz ihrer Schwere, mit der sie am Harnleiter hängen wie eine Traube am Stiel, den Harnleiter nur wenig. Die beschriebene, für Tumor charakteristische Verbiegung kommt wahrscheinlich durch den aktiven Druck der wachsenden Geschwulst zustande.

In einem Fall habe ich die Beobachtung gemacht, daß die Verschiebung des Harnleiters genau in der umgekehrten Richtung erfolgte (Abb. 220). Es handelte sich um retroperitoneale Metastasen eines Hodensarkoms. Hier entwickelte sich offenbar die Neubildung von unten innen nach oben außen, bog den Harnleiter gleich, nachdem er das Becken verlassen hatte, von der Wirbelsäule ab gegen die Seite hin, hob den obersten Harnleiterabschnitt samt der Niere in die Höhe und im Bogen über die letzte Rippe hinüber. Wie ein Turner die Flanke über dem Reck macht, lag die völlig quergestellte Niere über der letzten Rippe. In einem großen, mit der Konvexität nach außen gerichteten Bogen zog der Harnleiter zur verlagerten Niere.

Natürlich wird durch solche enorme Verschiebungen auch die Länge des Ureters beeinflußt. Sie wird von den Anatomen verschieden angegeben; die einen schätzen den linken Harnleiter auf 30, den rechten auf 29 cm. Andere geben die Durchschnittslänge auf 26 cm an. Im urologischen Sinn ist der Harnleiter jedenfalls kürzer und im allgemeinen mit 25 cm zu bemessen. Wie man sich durch Einführung gestreifter, in Zentimeter eingeteilter Harnleiterkatheter,

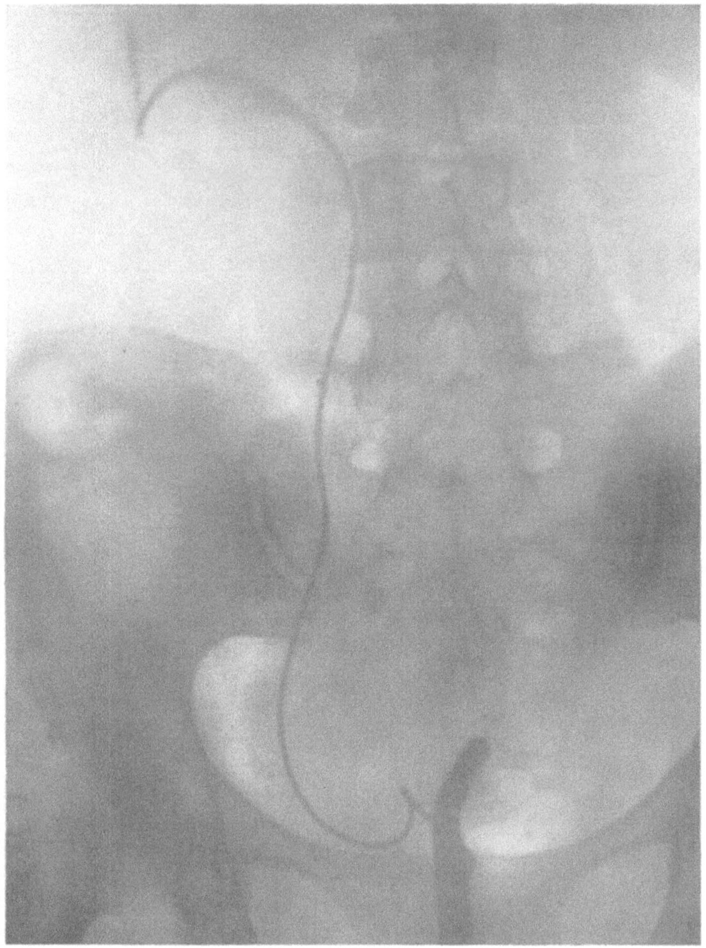

Abb. 223. V-förmige Aufrollung des Katheters im Nierenbecken.

durch Ureterenkatheterismus und Füllung des Nierenbeckens mit schattengebender Substanz und nachfolgende Röntgenaufnahme überzeugen kann, erreicht man durchschnittlich nach Einführung von 25 cm Ureterkatheter das Nierenbecken. Der Harnleiter ist im urologischen Sinn vermutlich deshalb kürzer als im anatomischen, weil ein Teil der Windungen sich unter dem Einfluß des eingedrungenen Katheters ausgleicht und der Harnleiter sich über dem Katheter wie über einem Mandrin in Falten legt. Jedenfalls soll man stets, wie schon VOELCKER betont hat, darauf achten, in welcher Länge der Ureterkatheter ohne Anwendung von Gewalt sich in den Ureter einführen läßt und

falls auffällige Katheterlängen im Innern des Ureterrohres verschwinden, durch
Röntgenaufnahme ermitteln, wo der überschüssige Katheter Platz gefunden hat
(s. Abb. 221, 222 u. 223). Man erhält alsdann oft merkwürdige Aufschlüsse, so
z. B., daß er sich im erweiterten Harnleiter umgekrempelt und in Schleifen gelegt,
oder daß er sich im Nierenbecken aufgerollt hat. Auf diese Weise läßt sich dank
einer einfachen Röntgenaufnahme ein ausgezeichneter plastischer Aufschluß
über Veränderungen des Ureters und Nierenbeckens gewinnen.

In anderen selteneren Fällen ist der Ureter tatsächlich durch Dehnung
zu lang geworden und nimmt deshalb auffällig große Katheterlängen auf (35 cm

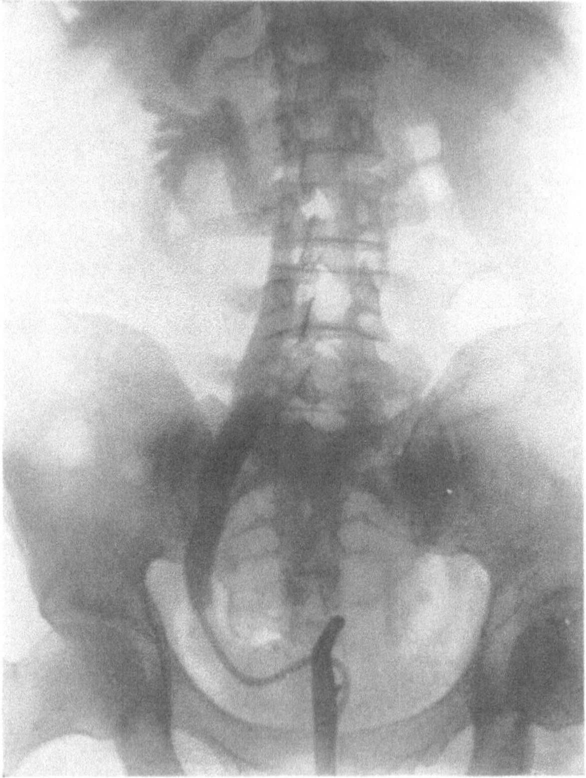

Abb. 224. Ureteratonie nach transversaler Myelitis.

und mehr). Aus seiner natürlichen Lage abgedrängt, kann er den Umweg nur
durch Längendehnung überwinden. Diese Dehnung kommt fast ausschließlich
unter dem Einfluß eines wachsenden malignen Tumors zustande.

Umgekehrt verkürzt sich bei Tuberkulose unter dem Einfluß perinephritischer,
sich oft auf den Harnleiter direkt fortsetzender Schrumpfung der Ureter sehr
beträchtlich (17 cm und weniger) (s. Abb. 204, 205). Diese Verkürzung findet
cystoskopisch ihren Ausdruck in der veränderten Gestalt des Ureterhügels,
welcher sich aus einem vorgestreckten Bürzel in einen eingezogenen Krater
verwandelt. Am renalen Harnleiterende zeigt sie sich pyelographisch in der
Umwandlung der renalen Harnleitermündung in einen geraden, starren, direkt
als Ausläufer des Calix superior nach abwärts ziehenden Strang.

Der normale Ureter ist im pyelographischen Bild bisweilen gleichmäßig stark, bisweilen ungleichmäßig, abwechselnd breit und eng geformt, ohne daß Enge und Weite des Harnleiters mit den natürlichen Engen übereinstimmen. Wahrscheinlich werden die Anschwellungen durch die Ureterperistaltik und die sich rückwärts in die Blase ergießende Füllmasse im Augenblick der Röntgen-

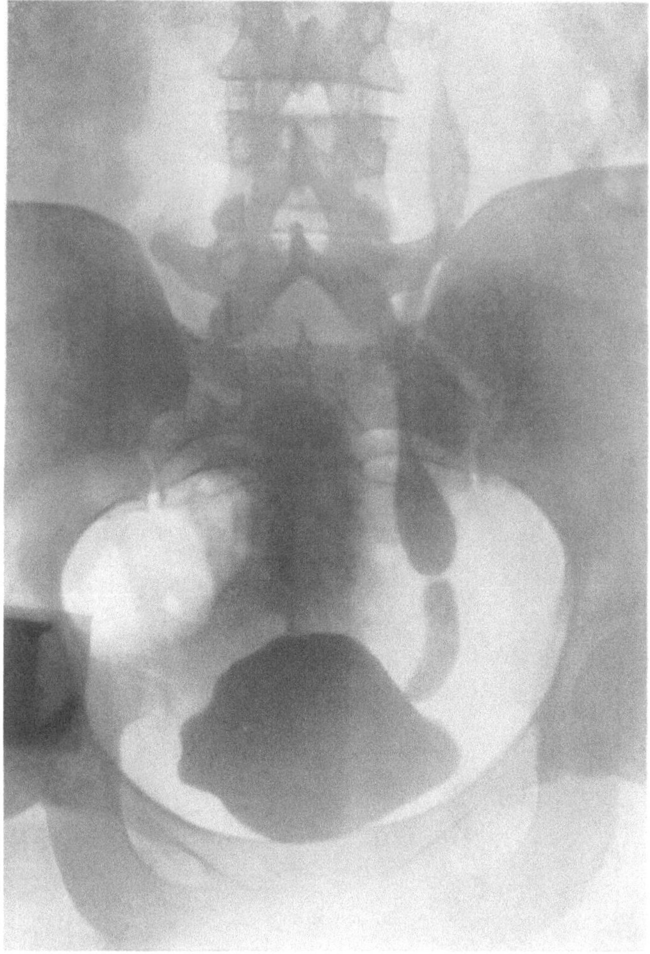

Abb. 225. Ureterreflux. Die Füllmasse läuft ohne Ureterkatheter spontan den untersten Teil des Harnleiters herauf.

aufnahme zufällig und willkürlich hervorgerufen und sind den Kontraktionen vergleichbar, welche mit Wismutbrei gefüllte Därme auf dem Röntgenbild in Gestalt von Einschnürungen zeigen. Pathologische Verdickung des Ureters findet sich auf dem pyelographischen Röntgenbild bei Tuberkulose. Hier kommt auch gleichzeitig die beschriebene Schrumpfung und Verkürzung des Ureterrohres unter der Wirkung des perinephritischen Zuges zum Ausdruck.

Echte Verbreiterung oder Verengerung des Harnleiters ist der Form nach (s. Abb. 224) so auffällig, daß über die Pathologie des Zustandes kein Zweifel herrschen kann. Verbreiterung ist überdies häufig durch die im Ureterrohr aufgerollten Windungen einwandfrei nachweisbar. Neben einem guten Röntgen-

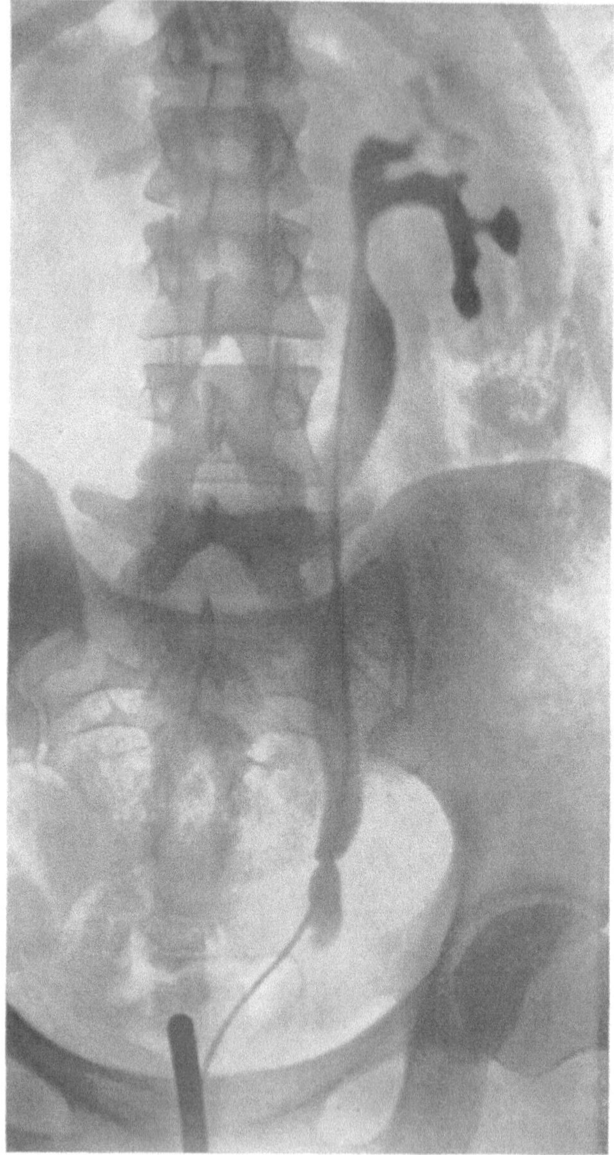

Abb. 226. Pyelographie bei Ureteratonie, verursacht durch ein Uretermündungsdivertikel.

bild ist auch für die Diagnose, Dilatation oder Striktur des Harnleiters eine kritische Betrachtung der dargestellten Form notwendig.

Uretersteine (s. Abb. 228) sind auf der Röntgenplatte gut sichtbar. Ebenso wie bei den Nierensteinen kann ein kleiner Prozentsatz von weichen, aus Uratmaterial zusammengesetzten, oder sehr kleinen Steinen die Röntgenstrahlen durchlassen. Häufiger werden Uretersteinschatten durch verkalkte Drüsen, Phlebolithen und Kalkeinlagerung in den großen Bauchgefäßen usw. vorgetäuscht. Um den Harnleitersteinschatten in seinem Charakter sicherzustellen, wird die schattengebende Uretersonde eingeführt und gegen das fragliche Gebilde vorgeschoben. Zerlegt sie dasselbe in mehrere Anteile, so ist damit der Steincharakter des Gebildes sichergestellt; gleitet sie dagegen in einiger Entfernung an ihm vorbei, so ist die Annahme eines Harnleitersteines meistens hinfällig. Wird die Sonde von dem Gebilde aufgehalten, so ist ein

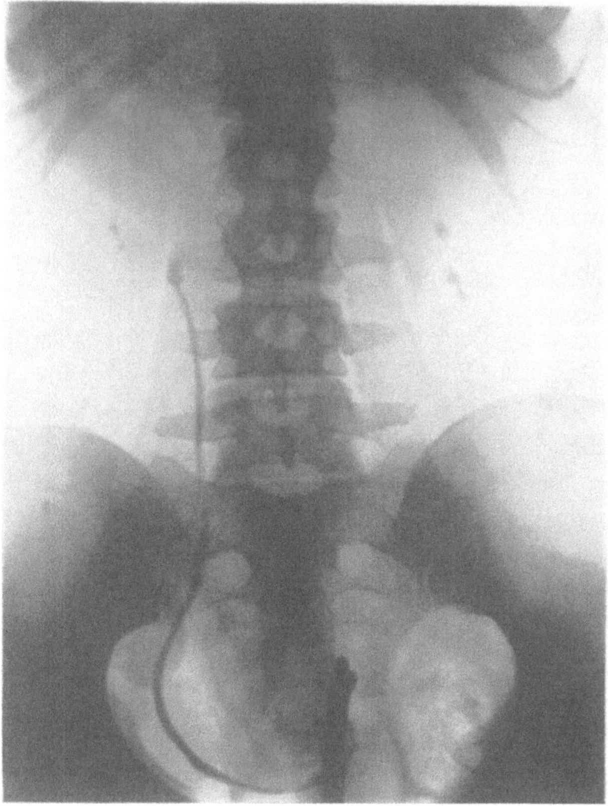

Abb. 227. Hochsitzender Harnleiterstein. Die Sonde und die Kontrastmasse dringen nur bis zum Stein. Zahlreiche Steine in beiden Nieren.

Harnleiterstein als wahrscheinlich, aber nicht als unbedingt sicher anzunehmen· Das gleiche gilt für den Fall, daß die Sonde dicht neben dem Gebilde in die Höhe geführt werden kann. Eine Aufnahme in verschiedenen Ebenen und genaue klinische Untersuchung und kritische Wertung aller Möglichkeiten ist in allen derartigen Fällen notwendig und ergibt stets eine hinreichende Klärung der pathologisch-anatomischen Situation und damit die Grundlage für einen etwaigen chirurgischen Eingriff.

Ich gebe hier deshalb den von meinem früheren Assistenten N. KLEIBER ausführlich publizierten Fall von Pseudoureterstein als ein Beispiel wieder, wie die Vereinigung von urologischer und röntgenographischer Technik selbst schwierige Fälle bis in alle wünschenswerten Einzelheiten aufklären kann:

B. K., 22 jährige Frau. Von 3 Brüdern leidet einer an chronischem Lungenspitzenkatarrh. Die Patientin selbst litt vor 2 Jahren an starkem, 3 Monate anhaltendem Husten mit geringem Auswurf. In den letzten Jahren erkrankte sie mehrfach an unbestimmten krampfartigen Bauchschmerzen in der rechten Seite, welche von verschiedenen Ärzten verschieden gedeutet wurden. Im Laufe des vorigen Jahres während der Schwangerschaft trat dreimal Hämaturie ein, die von starken kolikartigen Schmerzen begleitet wurde. Seit 2 Monaten ist wieder ab und zu Blut im Urin, auch haben sich die Schmerzen wieder eingestellt. Bei der großen kräftigen Frau findet sich über der rechten Schlüsselbeingrube

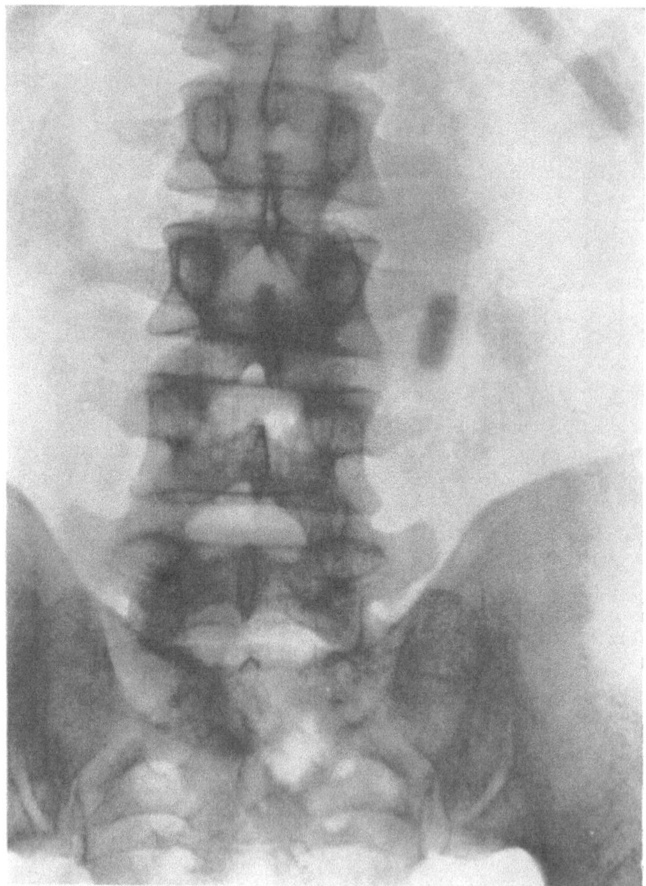

Abb. 228. Länglicher Ureterstein in der Höhe des 3. Lendenwirbels gelegen.

eine kleine Dämpfung bei verschärftem Atemgeräusch. Sonst kein pathologischer Befund an den inneren Organen.

Der katheterisierte Urin ist klar und o. B. Die Cystoskopie ergibt eine Blasenkapazität von 250 ccm. Blasenschleimhaut und Ureteren normal. Chromocystoskopie: links nach 6 Minuten mittelblaue, nach 8 Minuten tiefblaue Sekretion. Rechts nach 7 Minuten mittelblau, wird nach 9 Minuten etwas dunkler, bleibt aber eine Spur schwächer als links. Röntgenaufnahme zeigt auf der rechten Seite dicht am Körper des vierten Lendenwirbels einen deutlichen, über pflaumenkerngroßen Schatten[1], darunter, nicht in direktem Zusammenhang, mehrere kleine Schatten von unbestimmter Form, zum Teil an die Gestalt eines Molarzahnes erinnernd. Pyelographie rechts. Der Katheter läßt sich leicht bis zum Nierenbecken einführen und liefert klaren eiweißfreien Urin. Der stark verbreiterte Ureterschatten läuft durch den fraglichen Steinschatten so hindurch, daß man an

[1] E. Joseph: Die Harnorgane im Röntgenbild. Leipzig, Georg Thieme 1926, S. 39.

dieser Stelle nicht mit Sicherheit sagen kann, was Ureterschatten und was fraglicher Steinschatten ist. Die Verbreiterung trifft sowohl den oberhalb wie den unterhalb des fraglichen Schattens gelegenen Ureteranteil. Das Nierenbecken steht an normaler Stelle. Die Ein-

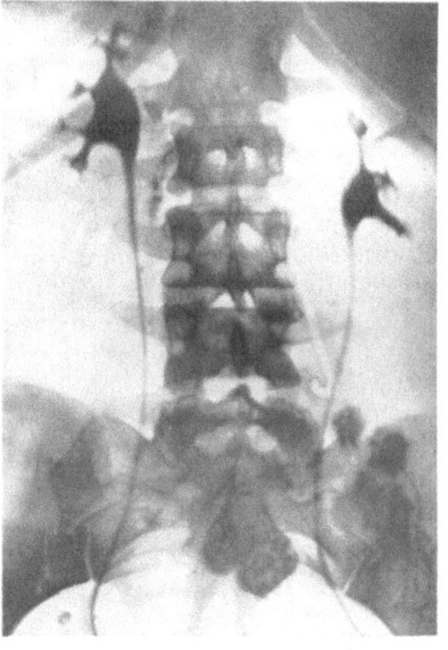

mündung des Ureters in die Niere ist ebenfalls normal. Das Nierenbecken ist stark erweitert, Calix superior, Calix inferior und zwei dazwischen gelegene Hauptkelche kavernenartig verbreitert. Für das schattengebende Gebilde kommen in Betracht:

1. Exostose der Wirbelsäule.

Hiergegen sprach Form und Größe des Gebildes.

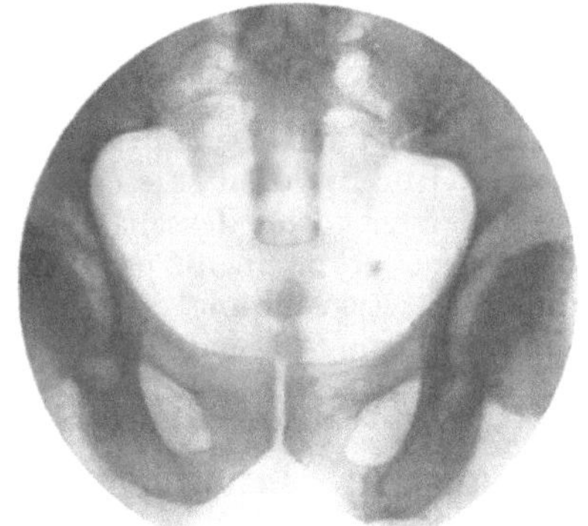

Abb. 229. Tiefsitzender Ureterstein dicht vor der Blase.

Abb. 230. Tuberkulöse verkalkte Mesenterialdrüsen in der Nähe des Harnleiters.
(Aus E. Joseph: Die Harnorgane im Röntgenbild. Leipzig: Georg Thieme.)

2. Verkalktes Myom oder verkalktes Ovarium.

Hiergegen sprach der normale gynäkologische Befund.

3. Venensteine.

Ebenfalls unwahrscheinlich wegen der Größe und Form des Schattens.

4. Verkalkte Drüsen.

Diese Annahme war am meisten wahrscheinlich, weil die Patientin, tuberkulös belastet, bereits eine Spitzenaffektion durchgemacht hatte. Verkalkte Drüsen konnten auch sehr gut diese eigentümlichen, auseinanderliegenden und multiplen Schattenrisse erzeugen. Dazu kommt noch, daß die Patientin lange Zeit an appendicitisähnlichen Anfällen gelitten hat und daß die Lage des Schattens ungefähr der Projektion des Mac Burneyschen Punktes auf die Bauchwand entsprach.

Wir nahmen deshalb verkalkte tuberkulöse Drüsen an und nahmen ferner an, daß diese Drüsen retroperitoneal lagen, da sie durch Verwachsungen mit dem Harnleiter eine Verzerrung desselben und als Folgezustand eine beginnende Hydronephrose erzeugten, welche offenbar infolge Harnstauung sowohl Kolik wie Hämaturie gelegentlich hervorrief.

Die Freilegung des rechtsseitigen Ureters zeigte, daß die verkalkten Massen Drüsen angehörten, welche im

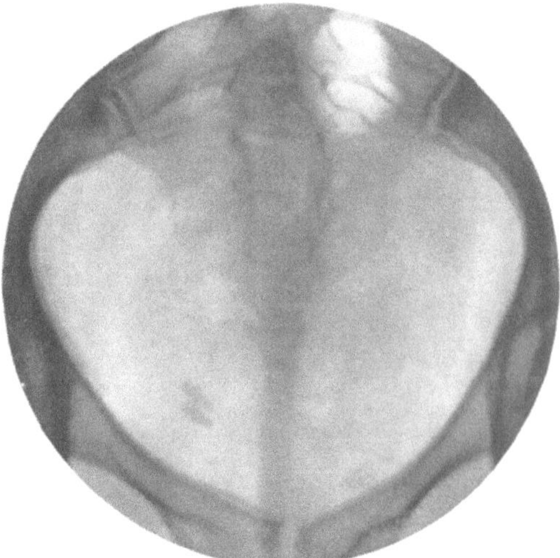

Abb. 231. Uretersteinnachweis nach Ziegler.

Mesenterium des Cökum gelegen waren. Sie wurden samt der Appendix soweit entfernt, als dies ohne Ernährungsstörung für das Cökum möglich war. Trotz ihrer intraperitonealen

Lage waren die Drüsen, sich rückwärts zwischen den Blättern des Meseteriums entwickelnd, mit dem Harnleiter adhärent geworden, eine Entwicklung, welche nach der Schilderung von SCHMIEDEN über die Beziehungen zwischen Coecum und Ureter in der BIER-BRAUN-KÜMMELLschen Operationslehre und der dort eingefügten MAYOschen Abbildung ohne weiteres verständlich ist.

Aus der exstirpierten Masse konnte man mehrere Gebilde von der Größe einer halben Bohne, vollkommen aus Kalkmasse bestehend, isolieren, welche auf der Röntgenplatte einen scharfen Schatten warfen.

Für Uretersteine im untersten Abschnitt und ihre Abgrenzung gegenüber den sogenannten Beckenflecken hat ZIEGLER ein einfaches Verfahren zur Sicherung der Diagnose beschrieben. Zuerst wird bei leerer Blase eine Röntgenaufnahme der Blasengegend ausgeführt, der Patient in derselben Stellung belassen, die Blase mit 300 ccm Borsäurelösung gefüllt und der Film nunmehr erneut belichtet. Durch die Füllung der Blase wird der unterste Abschnitt des Ureters und mit ihm der Stein nach oben seitlich verdrängt. Auf diese Weise erscheint der Stein auf dem Bilde in doppelter Kontur, während die Beckenflecke unverändert liegen bleiben. Derjenige Schatten also, dessen Kontur sich nach Füllung der Blase verdoppelt hat, ist als Ureterstein anzusprechen.

Sehr charakteristische Bilder liefert uns die seltene Erkrankung des Ureters — die sogenannte Ureteratonie —, die schlaffe Erweiterung des ganzen Rohres, häufig auch von Insuffizienz des Ostiums begleitet.

d) Die Kontrastfüllung der Blase und Harnröhre.

Die normale kontrastgefüllte Blase gibt im Röntgenbild einen kugelig runden glatten Schatten, welcher dicht oberhalb der Symphyse im kleinen Becken liegt. Während der Miktion nimmt die Blase eine ovale oder schüsselförmige

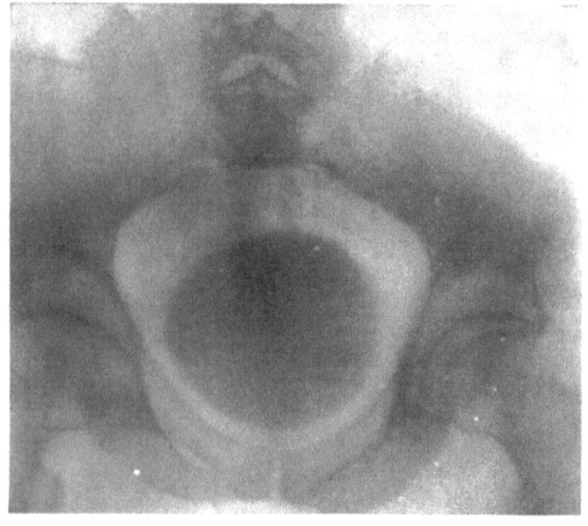

Abb. 232. Normale Blase voll gefüllt. (Aus E. JOSEPH: Die Harnorgane im Röntgenbild. Leipzig: G. Thieme.)

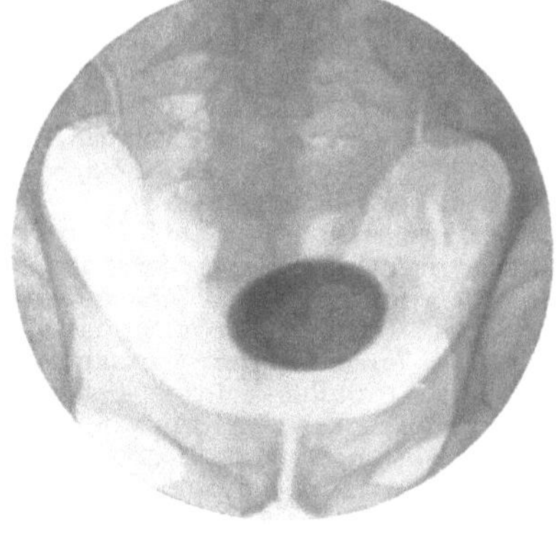

Abb. 233. Großer Blasenstein.

Gestalt an. Die Form der Blase wird auch durch ihre Beziehungen zu den Nachbarorganen beeinflußt, was besonders deutlich bei Frauen zum Vorschein kommt, die irgendeine gynäkologische Affektion haben, welche die Blase in Mitleidenschaft zieht.

Die Kontrastfüllung der Blase ist bei einigen Erkrankungen zu einer wichtigen Untersuchungsmethode geworden, die uns eine genaue topographisch-anatomische Diagnose ermöglicht. Unter diesen Erkrankungen wäre an erster

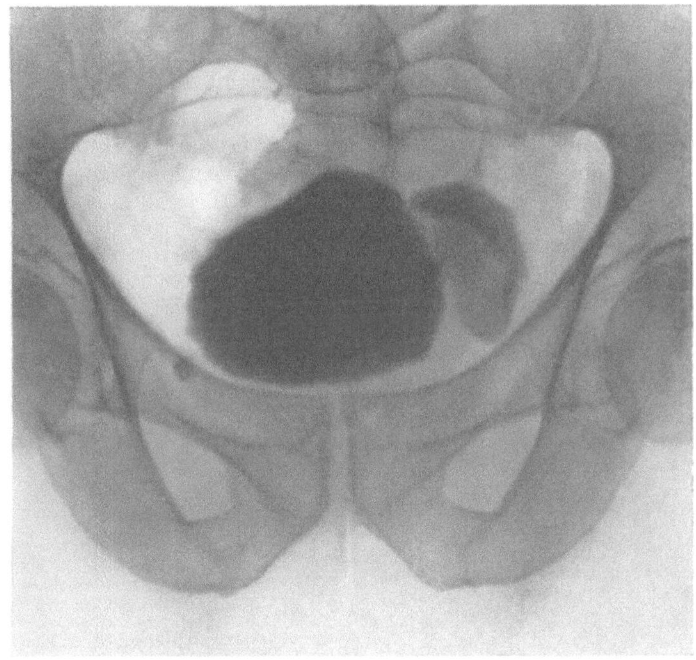

Abb. 234. Blasendivertikel seitlich gelegen.

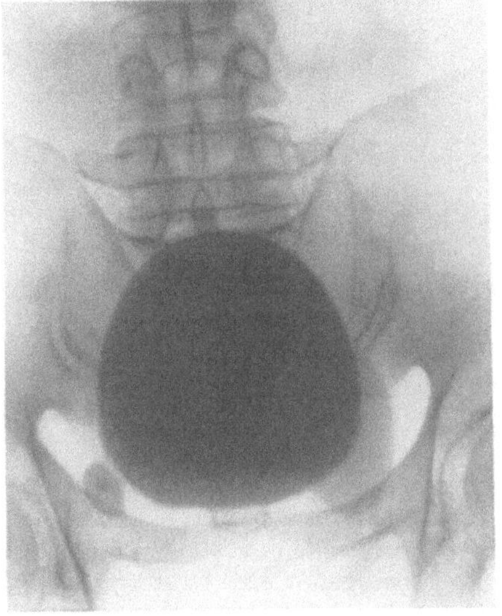

Abb. 235. Cystoradiographie bei Blasendivertikeln.

Stelle das Blasendivertikel zu nennen. Die Cystoradiographie zeigt uns die Anzahl, die Größe und den Sitz der Divertikel, die als rund-ovale, verschieden große, sackartige Ausbuchtungen neben der eigentlichen Blase deutlich zur Darstellung gelangen. Nicht selten sind wir gezwungen, zur genauen Lokalisation des Divertikels die kontrastgefüllte Blase bei verschiedener Strahlenrichtung zu photographieren.

Die Kontrastfüllung der Blase zeigt uns oft bei stark blutenden, der cystoskopischen Besichtigung schwer zugänglichen Blasengeschwülsten die Größe

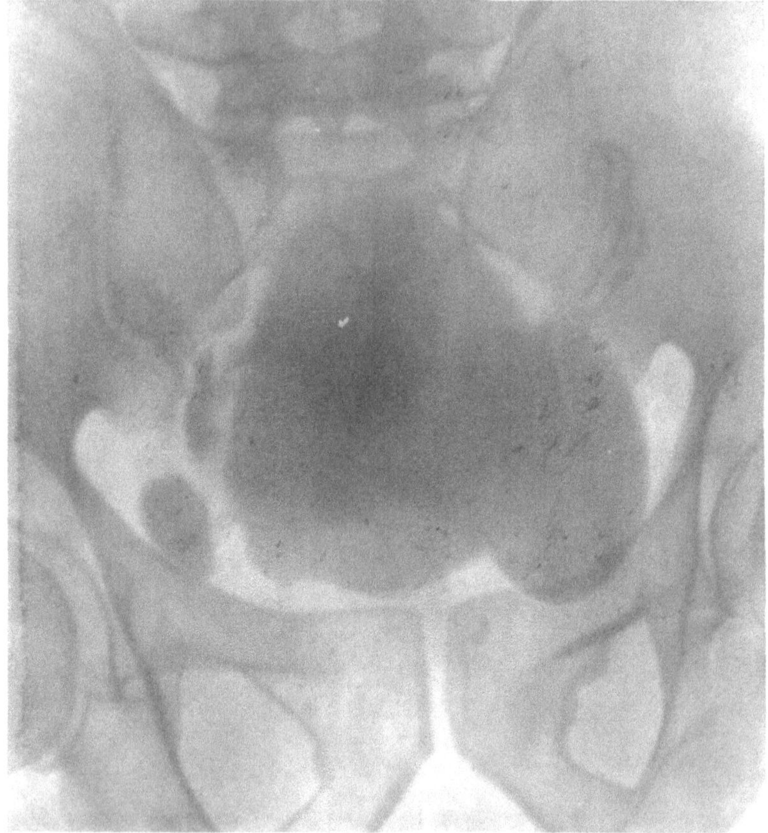

Abb. 236. Ein großes und ein kleines Blasendivertikel.

und den Sitz der Neubildung, indem entsprechend der Geschwulstausdehnung Füllungsdefekte mit unregelmäßiger Umrandung auf dem Bilde deutlich zu sehen sind.

Wertvolle Dienste leistet uns die Cystoradiographie zur Feststellung der Insuffizienz des Ureterostiums, indem die Kontrastmasse im atonischen erschlafften Ureter bis ins Nierenbecken aufsteigen und auf diese Weise den ganzen Harnleiter zur Darstellung bringen. Der Ureterreflux wird bei verschiedensten Erkrankungen beobachtet, am häufigsten bei angeborener Ureteratonie, bei tuberkulöser Zerstörung des Ostiums usw.

Bei Einengung des Blasenhohlraumes durch chronisch-entzündliche Prozesse wird die Cystoradiographie entsprechend kleine, die Schrumpfblase deutlich zeigende Bilder liefern. Erwähnt sei in diesem Zusammenhang die Beobachtung FREUDENBERGs, daß bei vorgeschrittener Nierentuberkulose sich im Cystoradiogramm eine mangelhafte Ausdehnungsfähigkeit der zur kranken Niere gehörigen Blasenhälfte bemerkbar macht.

Die hypertrophische Prostata ändert die Gestalt der Cystoradiographie in der Weise, daß die unteren Konturen der Blase unregelmäßig wellig werden und viel höher als normalerweise oberhalb der Symphyse verlaufen.

Die Kontrastfüllung der Harnröhre ist von besonderer Bedeutung für die Diagnose von Strikturen und klärt uns über die Länge und Sitz der Verengerung auf. Ferner können Fremdkörper, Steine, Urethradivertikel, falsche Wege Gegenstand röntgenologischer Untersuchung werden (s. Abb. 240).

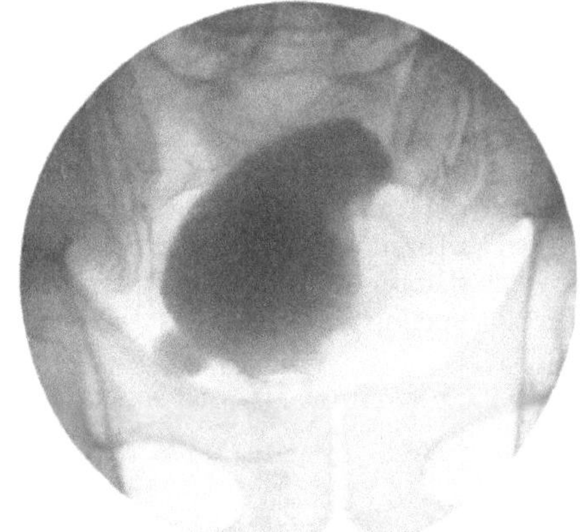

Abb. 237. Aussparung in der Füllmasse durch einen Blasentumor bedingt.

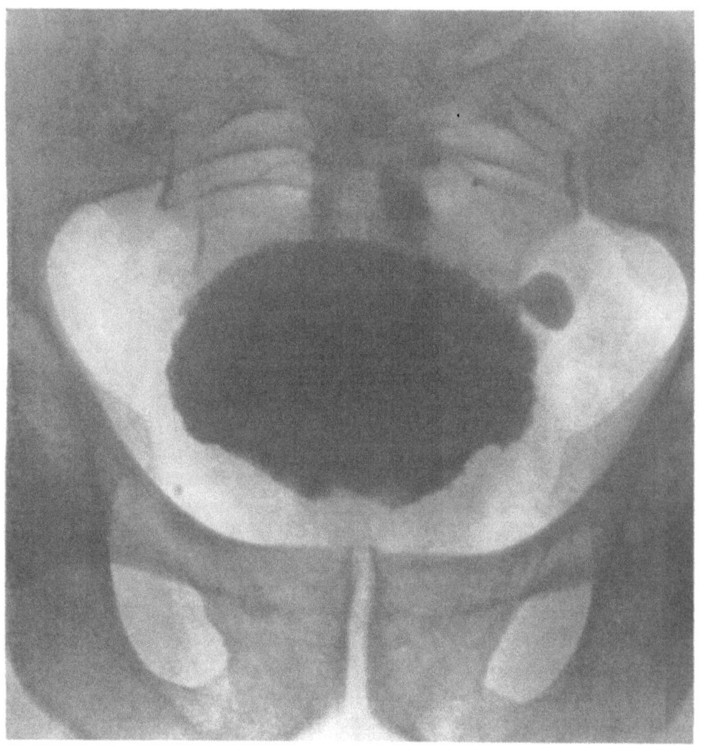

Abb. 238. Unregelmäßiger welliger Verlauf der Blasenkontur bei Prostatahypertrophie. Kleines Divertikel.

e) Die Motilitätsprüfung der oberen Harnwege.

In der letzten Zeit wird der Feststellung und Untersuchung der dynamischen Verhältnisse im Bereiche der oberen Harnwege besonderes Interesse entgegengebracht, weil den Störungen der Motilität und des Entleerungsvermögens eine gewisse Bedeutung in der Ätiologie einiger Erkrankungen des Nierenbeckens und des Harnleiters zukommt. Für diese besonderen Zwecke können wir uns der Pyeloskopie, der Serienpyelographie und der Dynamoskopie bedienen. Die Pyeloskopie wird besonders von LEGUEU und seiner Schule empfohlen. Bei dieser Untersuchungsart wird das Nierenbecken vor einem Schirm durch einen Ureterkatheter mit der Kontrastmasse gefüllt, der Katheter herausgezogen und die Entleerung des Beckens beobachtet. Die Methode ist umständlich und an

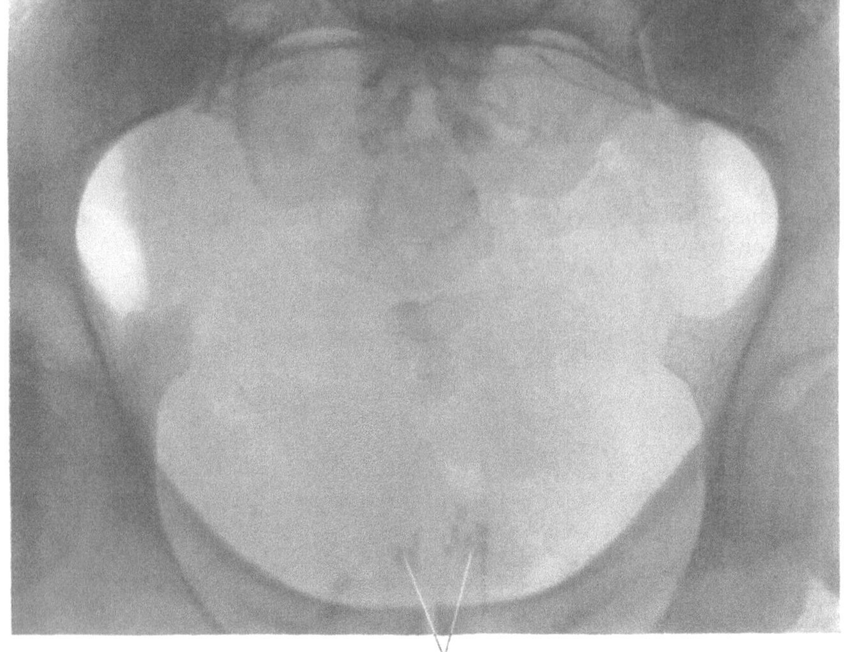

Abb. 239. Multiple Prostasteine.

eine spezielle, nicht immer zur Verfügung stehende, Apparatur gebunden. Der verhältnismäßig geringe praktische Wert dieser Untersuchung ließ es wünschenswert erscheinen, die Pyeloskopie durch eine einfachere Methode zu ersetzen. Zum Studium der Dynamik der oberen Harnwege wenden wir die von meinem Assistenten Dr. S. PERLMANN angegebene Methode der Dynamoskopie an. Sie besteht kurz in folgendem: das Nierenbecken wird durch einen Katheter Nr. 5 langsam mit einer reizlosen warmen, durch Zusatz von Indigocarmin blaugefärbten Flüssigkeit gefüllt. Wir hören mit der Injektion auf, sobald Schmerzen in der betreffenden Seite auftreten oder ein blauer Strom neben dem Katheter in die Blase zurückläuft. Die eingespritzte Menge vermittelt eine Vorstellung von der Fassungskraft des Nierenbeckens (VOELCKER). Nach Entfernung des Katheters wird das Ureterostium mit dem Cystoskop eine Zeitlang beobachtet. Bei freier Passage im Ureter und gut erhaltener Motilität folgen sofort kurz hintereinander lang anhaltende kräftige blaue Stöße, die allmählich seltener werden. Nach etwa

3—5 Minuten hört normalerweise die Blauausstoßung auf. Als Füllflüssigkeit gebrauchen wir eine 2%ige Borlösung und setzen zu je 10 ccm derselben 2 ccm der gewöhnlichen Indigocarminlösung. Bei pathologischen Veränderungen der Motilität weicht die Entleerung ganz erheblich von der Norm ab. Wir können dabei den allmählichen Übergang von leicht verzögerter Ausstoßung bis zum völligen Fehlen derselben beobachten, d. h. die eingespritzte Flüssigkeit bleibt im Nierenbecken liegen, ohne nach der Blase ausgestoßen zu werden, oder aber die Expulsion ist stark verspätet und mangelhaft.

Die Dynamoskopie erweist sich als überflüssig bei Fällen mit normalem Ablauf der Chromocystoskopie. Die kräftige Ausstoßung eines gut blau gefärbten Urinstrahles aus beiden Harnleiterostien nach intravenöser bzw. intramuskulärer Injektion von Indigocarmin spricht nicht nur für die Funktiontüchtigkeit des

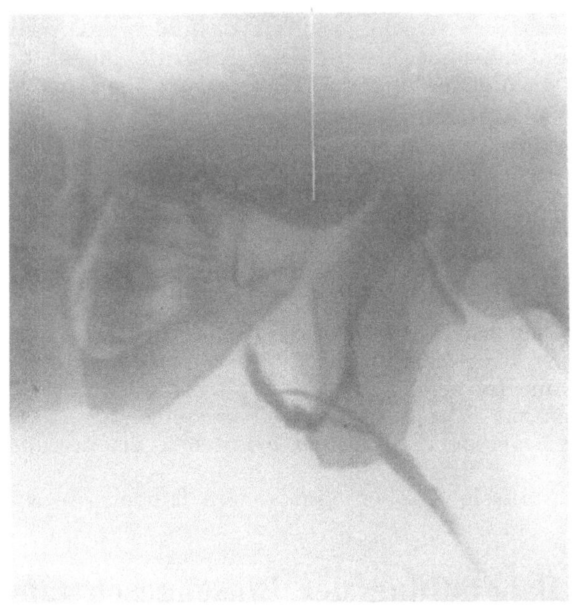

Abb. 240. Falsche Wege bei Harnröhrenstriktur nachgewiesen durch Füllung der Urethra.

Nierengewebes, sondern auch für gute Entleerungsfähigkeit des Nierenbeckens und des Harnleiters. Die Dynamoskopie ist erst angezeigt bei Fällen mit scheinbar fehlender Indigoausscheidung, bei denen cystoskopisch keine Blauausstoßung beobachtet wird, wo aber durch einen ins Nierenbecken eingeführten Katheter tiefblauer Urin aufgefangen wird. In diesem Falle liegt im Bereiche der abführenden Harnwege ein Hindernis für den Flüssigkeitsaustritt, sei es infolge einer Ureterabknickung, einer Kompression des Ureters von außen oder auch einer Motilitätsstörung vor. Außerdem ist die Ausführung der Dynamoskopie indiziert bei Fällen mit schlechter Indigoausscheidung, bei denen neben der Parenchymschädigung auch eine Störung der Dynamik bestehen kann. In manchen Fällen (z. B. Pyelonephritis) kann trotz der Erkrankung des Nierengewebes die Entleerungsfähigkeit des Nierenbeckens und des Harnleiters gut erhalten sein und somit einen unbehinderten Abfluß des eitrigen Sekretes nach der Blase gewährleisten.

Die bisherigen Untersuchungen ergaben folgende Indikationen für die Anwendung der Dynamoskopie:

1. Bei Infektionen der oberen Harnwege.
2. Bei Erweiterungen des Nierenbeckens (Wanderniere, Hydro-Pyonephrose).
3. Bei Patienten mit operativ entfernten bzw. spontan abgegangenen Nieren- und Harnleitersteinen.
4. Bei Erkrankungen des Harnleiters, wie Atonie, Dilatation usw.

27. Operative Cystoskopie.

Die Zahl der Operationen unter Leitung des Blasenspiegels hat mit der Vervollständigung des Instrumentariums außerordentlich zugenommen, so daß man jetzt ohne Übertreibung von einer operativen Cystoskopie sprechen kann. Während sich früher die operative Cystoskopie im wesentlichen auf die Behandlung von Geschwülsten erstreckte, sind jetzt infolge des Ausbaues des cystoskopischen Instrumentariums mannigfache Eingriffe hinzugekommen. Gewiß ist immer noch die Behandlung der Blasengeschwülste das Hauptgebiet der intravesicalen operativen Cystoskopie, das Gebiet, auf welches wir später ausführlich eingehen werden. Aber neben der Behandlung der Blasengeschwülste sind zahlreiche andere Eingriffe durch die Neukonstruktion und Umgestaltung des bisherigen operativen cystoskopischen Instrumentariums möglich geworden, welche beschrieben, und welche erlernt werden müssen.

Folgende Eingriffe können mit Hilfe operativ - cystoskopischer Maßnahmen ausgeführt werden:

Beseitigung der Blasengeschwülste.

Die Lithotripsie kleiner und mittlerer Steine unter Leitung des Auges.

Die Entfernung bzw. Zertrümmerung und Auflösung von Fremdkörpern.

Operationen am Harnleiter.

a) Maßnahmen zur Entfernung von Uretersteinen,

b) die intravesicale Behandlung der cystischen Erweiterung des untersten Ureterendes.

Versuche, prostatische Lappen und andere Hindernisse am Blaseneingang einzuschneiden.

A. Behandlung der Blasengeschwülste.

1. Unsere Anschauungen über die endovesicale Behandlung der Blasengeschwülste.

NITZE, dessen Idee bei der Erfindung des Blasenspiegels sich zunächst auf rein diagnostischem Gebiete bewegte, erkannte frühzeitig die Möglichkeit, auch therapeutische und operative Handlungen unter Leitung des Cystoskops in der Blase auszuführen. Dabei war seine Aufmerksamkeit in der Hauptsache darauf gerichtet, die gutartigen Geschwülste der Blase, die Papillome operativ in Angriff zu nehmen. Die Papillome geben auch heute noch bei weitem am häufigsten Anlaß zu intravesicalen Eingriffen.

Ich werde mich deshalb hier in erster Linie mit der Behandlung der Blasenpapillome beschäftigen.

Zunächst ist der Nachweis zu führen, daß es überhaupt berechtigt ist, gutartige Blasengeschwülste intravesical in Angriff zu nehmen. Diese Berechtigung wird bekanntlich von mehreren Seiten bestritten. Als Gegengrund wird die Tatsache angeführt, daß im Stiel anscheinend gutartiger Blasengeschwülste vielfach atypische, carcinomähnliche Epithelnester gefunden werden, und deshalb vom chirurgischen Standpunkt gefordert werden muß, diese Geschwülste als zweifelhaft aufzufassen und sie wie echte bösartige Geschwülste breit herauszuschneiden.

Die praktische Erfahrung hat aber im Gegensatz zu dieser Anschauung den zweifellos gelungenen Nachweis erbracht, daß die rein chirurgische und offen operative Behandlung der Blasengeschwülste nicht nur keine Vorteile, sondern erhebliche Nachteile gegenüber der intravesicalen Operation aufzuweisen hat. Im Vordergrund steht die von Nitze, Casper, Weinrich u. a. durch hundertfältige Erfahrung einwandfrei erwiesene Tatsache, daß gutartige Blasengeschwülste, unter ihnen viele mit Neigung zur Generalisation, multipler Aussaat und auch Rezidive nach blutigen Operationen intravesical abgetragen und endgültig ausgerottet wurden. Im übrigen sind atypische Epithelwucherungen auch an anderen Stellen des Körpers, wie z. B. beim Fibroadenom der Prostata und der Mamma kein zwingender Grund für eine ganz radikale chirurgische Behandlung. Auch Exstirpation innerhalb der bei gutartigen Tumoren üblichen Grenzen führen hier zum Erfolg.

Weit mehr als diese theoretische Erwägung ist die praktische Erfahrung maßgebend, daß die blutige Operation das Papillomleiden sehr oft verschlimmert und ungünstig beeinflußt. Mein verstorbener Lehrer Czerny, einer der besten Kenner auf dem Gebiete der Geschwulstpathologie, verglich die Papillome der Blase mit den Warzen der Hand. Wenn die Kinder an den Warzen reißen oder anschneiden, so entsteht durch Infektion frisch geöffneter Blut- und Lymphspalten mit dem unbekannten Saatstoff eine Vervielfältigung der Geschwülstchen. Im übrigen ist die Infektiosität der Warzen durch die Dermatologen experimentell erwiesen worden, indem es ihnen gelang, sie von Mensch zu Mensch und an demselben Menschen von einer Hautstelle auf die andere zu übertragen. Czerny operierte damals auf Grund dieser Vorstellung die Papillome zwar von oben, durch Sectio alta, aber mit großer Vorsicht, möglichst ohne die Blasenschleimhaut mechanisch durch Einsetzen scharfer Haken oder Klemmen zu ritzen, schnitt die Geschwülste mit dem Thermokauter ab und verschorfte ihren Grund. Die Natur der Papillome, wenn sie auch pathologisch-anatomisch echte Geschwülste von epithelialem Charakter sind, ist der Natur der Warzen histologisch und biologisch sehr ähnlich. Unter diesen Umständen ist es zu verstehen, daß operative Eingriffe, in der Absicht radikaler Entfernung durch Sectio alta ausgeführt, gar nicht selten das Gegenteil von dem erreichen, was beabsichtigt wurde, nämlich ein Rezidiv in loco, ein Impfrezidiv in der Blasennarbe und eine frische Ansiedlung von Geschwülstchen an anderen Stellen der Blase, welche bisher unbeteiligt waren. Ja bisweilen sieht man, daß Blasenpapillome, die Jahre und Jahre unbehandelt ihrem Träger außer vorübergehenden Blutungen keine nennenswerten Beschwerden brachten, nach dem Versuch, sie radikal auf blutigem Wege durch Sectio alta zu entfernen, explosivartig an allen möglichen Teilen der Blase auflodern und in kurzer Zeit den Patienten durch allgemeine Papillomatose der Blase zugrunde richten.

Ein 62 jähriger Landmann leidet seit 15 Jahren an Hämaturie. Im Jahre 1904 wurde ein Papillom als Ursache der Blutungen festgestellt. Im Jahre 1913 wurde der hahnenkammartige Tumor durch Sectio alta exstirpiert. Wenige Monate später waren zahlreiche Geschwülste in der Blasenschleimhaut sichtbar. Sie vermehrten sich so rasch, daß jeder Versuch, sie intravesical zu entfernen, vereitelt wurde, und der Patient an allgemeiner Papillomatose der Blase zugrunde ging.

Diese Erfahrung, daß der blutig-operative Eingriff verschlimmernd wirken kann, ist nicht vereinzelt und muß prinzipiell zu dem Gesichtspunkt führen, daß die blutig-operative Behandlung, wenn irgend möglich, vermieden werden soll.

Hinsichtlich des Rezidivs steht die intravesicale Methode besser da als die blutig operative. Der operativen Behandlung folgen häufig Rückfälle örtlich am

Sitz der Geschwulst, in der Narbe der früheren Sectio alta-Wunde oder wahllos
an anderen Stellen der Schleimhaut. Soll dann zum zweiten Male operiert
werden? Und wenn der Patient dazu seine Zustimmung gibt, kann ihm die
Versicherung geleistet werden, daß das Rezidiv diesmal ausbleibt? Gewiß,
auch die intravesicale Behandlung schützt nicht gegen Rezidive, obwohl auch
diese jetzt durch die Ausrottung des Stieles mittels der tief in das Gewebe
dringenden Thermokoagulation seltener geworden sind. Dagegen vermeidet sie
eine Blasenwunde und damit das Impfrezidiv, pflügt die Schleimhaut durch
Haken oder Pinzette nicht auf und vermeidet damit die Fernrezidive oder
wenigstens einen Teil derselben. Ein anderer Teil ist wohl überhaupt nicht
zu vermeiden, wie ich kurz an zwei Beispielen hier anführen möchte:

1. Einem Patienten wird im Sommer 1914 eine Niere wegen Papillom des Nierenbeckens
entfernt. Er fühlt sich bis zum Jahre 1920 ganz wohl. Über 6 Jahre nach der Operation
sucht er die Klinik wieder auf wegen Blasenbeschwerden. Es findet sich rings um die Harnleitermündung der herausgenommenen Niere ein mandelgroßes Papillom. Die Entstehung
dieser Geschwulst kann kaum in anderer Weise erklärt werden, als daß Geschwulstkeime
im Jahre 1914 aus der Niere abbröckelten und die Blasenschleimhaut infizierten. Sie
blieben 6 Jahre latent in der Schleimhaut liegen und keimten dann erst zu einer Geschwulst aus.

2. Einem Patienten werden zwei größere Papillomrezidive nach Sectio alta in den Jahren
1913 und 1914 beseitigt. Der Patient wird als gesunder Mann eingezogen, in einen Stoß-
trupp eingestellt und macht den ganzen Krieg, sowie eine schwere Verwundung am Kniegelenk durch. Im Jahre 1920 stellt er sich zur Kontrolle vor. Die Blase wird völlig gesund
befunden. Im Jahre 1921 kommt er zu erneuter Kontrolle. Jetzt findet sich um den linken
Harnleiter, um welchen auch früher der Haupttumor gesessen hatte, ein kleines zartes,
rasenförmiges Rezidiv, welches ich intravesical beseitigte. Auch dieser Rückfall nach fast
7 Jahren ist nur durch die Latenz von Geschwulstteilen und das Auswachsen zu echten
Geschwülsten nach jahrelanger Frist zu erklären.

Und wenn das Rezidiv eintritt, so ist bei intravesicaler Behandlung der
Patient sofort entschlossen, sich die neue Geschwulst auf demselben einfachen und schmerzlosen Wege ohne längeres Krankenlager entfernen zu lassen
wie den Primärtumor. So mußten wir aus äußeren Gründen einen Teil unserer
Patienten ambulant, sozusagen „ohne Berufsstörung" behandeln und konnten
sogar zuweilen eine längere Eisenbahnfahrt nach der Behandlung nicht verhindern, ohne daß den Patienten ein Schaden erwuchs. Wenn auch zuzugeben
ist, daß die Excision auf operativem Wege den Tumor nebst seinem Stiel und
die Implantationsbasis energischer beseitigt, als es auf intravesicalem Wege
geschieht, so birgt diese Energie andererseits durch die Eröffnung von Blut-
und Lymphspalten die Kehrseite des Impfredizivs in sich. In einer Richtung ist
die intravesicale Behandlung entschieden viel radikaler, da sie die Möglichkeit
bietet, auch den kleinsten Geschwulstknoten zu erkennen und zu behandeln.
Während bei der Sectio alta nach Eröffnung der Blase auch bei bester Aus-
einanderfaltung der Wände und guter künstlicher Beleuchtung sehr leicht
erbsengroße und kleinere Geschwulstimplantationen übersehen werden können,
entgeht bei der Besichtigung der durch Wasserfüllung prall gespannten und
mit dem stark vergrößernden Cystoskop betrachteten, tageshell erleuchteten
Blase nicht der winzigste Tumor dem Auge und damit der Behandlung. Durch
den vergrößernden optischen Apparat des Cystoskops erscheinen stecknadel-
kopfgroße Ansiedlungen wie eine Erbse und größer. Wir sehen also die Geschwülstchen übertrieben und behandeln sie demnach auch übertrieben und
mit einer minutiösen Sorgfalt, die bei der ausgesprochenen Neigung zur Dissemination für den Patienten von großem Vorteil ist.
Patienten mit Blasenpapillomen müssen nach Beseitigung der Geschwulst,
auch wenn sie sich wohl fühlen und klinisch kein Anzeichen eines Rückfalles
aufweisen, sich alle vier bis sechs Monate ihre Blase cystoskopisch kontrollieren

lassen, wie der Kulturmensch sein Gebiß. Bei Beobachtung dieser Vorsichtsmaßregeln wird sofort der kleinste Rückfall entdeckt und tatsächlich im Keim intravesical zerstört.

Da andere (MAYO) und wir selbst mit der Resektion bösartiger Geschwülste bis auf besonders günstig gelegene Ausnahmen (Geschwülste im Blasenscheitel oder in den angrenzenden Partien) die allerschlechtesten Erfahrungen mit der operativen Exstirpation gemacht haben, und namentlich bei den äußerst malignen Formen des Carcinoma solidum der Rückfall eher eintrat als die Wunde sich geschlossen hatte, so hat man aus dieser Tatsache der mangelhaften operativen Erfolge gegenüber dem Carcinom der Blase das Recht hergeleitet, auch bösartige Geschwülste intravesical anzugreifen, soweit sie durch Blutung und Jauchung den Patienten belästigen. In diesen Fällen kann schon viel erreicht werden, wenn man die Symptome beseitigt, welche von den Geschwülsten ausgehen, d. h. die Blutung, Jauchung, den Harndrang, die mangelhafte Kapazität. Dies gelingt nicht selten, wie wir noch an Beispielen erörtern werden, ganz überraschend gut. Trotz der Malignität sind wir imstande, mit den konservativen Maßnahmen der Thermo- und Chemokoagulation besser als mit Radium- und Röntgenbehandlung die Geschwülste im Zaume zu halten, die Blutung zu stillen, die Ulceration zu beseitigen und die Patienten auf diese Weise oft jahrelang in einem sehr erträglichen Zustand zu bewahren, in welchem sie nur wenig an die Existenz ihrer Blasengeschwulst gemahnt werden. Würden wir dieselben Patienten reseziert und mit Radiumnadeln das Wundbett gespickt haben, so hätten sie wahrscheinlich diese gute Zeit nicht mehr erlebt und wären von den rasch in die Nachbarschaft eindringenden, rezidivierenden Geschwulstkeimen überwältigt worden. Gegen alle Theorie haben wir *oft* und gar nicht *ausnahmsweise* jahrelang mit intravesicalen Methoden die Patienten nicht nur am Leben, sondern auch in einem sehr erträglichen, voll arbeitsfähigen Dasein gehalten. So hat die Praxis die theoretische Überlegung aus dem Felde geschlagen. Wir zögern jetzt nicht mehr, selbst wenn wir die Geschwulst von Anfang an als bösartig erkannt haben, mit der Thermo- und Chemokoagulation, statt mit der Resektion gegen den Tumor vorzugehen, trotz seines malignen Charakters, in der sicheren Überzeugung, den Patienten länger am Leben zu halten und ihm eine bessere Frist für sein Dasein zu schaffen, als wenn wir, dem starr-theoretischen Zwang folgend, die Blase breit eröffnen, die Geschwulst, wie man so schön und so unzutreffend sagt, namentlich wenn sie am Blasenboden oder Blaseneingang sitzt, weit im Gesunden abtragen und stolz auf die geschehene Tat das Operationsfeld mit Radium nachbehandeln. Selbst in der Hand der besten Techniker hat, namentlich beim Carcinoma solidum, dieses Verfahren zu einer raschen, über 80°/$_0$igen Mortalität geführt. Warum dann zögern und warum angesichts dieser Lage nicht den Mut fassen, daß wir zwar hier nicht heilen können, wohl aber imstande sind, das Leben zu verbessern und zu verlängern?

Die von einigen Autoren mittels einer kleinen, durch das Cystoskop einführbaren Zange oder unter Benutzung eines sogenannten Rongeurs, welcher ebenfalls unter der Leitung des Cystoskops gehandhabt wird, ausgeführte Probeexcision bringt nur dann eine eindeutige Entscheidung, wenn sich malignes Tumorgewebe in dem kleinen, herausgerissenen Stückchen nachweisen läßt. Dies dürfte aber, abgesehen von den Tumoren, die wir sofort klinisch und cystoskopisch als bösartig erkennen, bei denen also die Probeexcision überflüssig ist, nur selten zutreffen (s. Abb. 161). Da die Degeneration des Papilloms gewöhnlich im Stiel anhebt, durch den die Geschwulst aus der Blasenwand entspringt, so ist die Probeexcision, die doch nur oberflächliche Zotten, aber nicht die Implantationsstelle in der Blasenwand erreichen kann, für die meisten Fälle nicht maßgebend. *Von größter*

Bedeutung in der Abschätzung des Tumorcharakters ist und bleibt neben dem klinischen Verlauf vor allem das cystoskopische Aussehen der Geschwulst.

2. Technik der Thermokoagulation.

Seitdem es dem amerikanischen Arzt EDWIN BEER gelungen ist, einen Hochfrequenzstrom mit dem Cystoskop in Verbindung und innerhalb der Blase unter Leitung des Auges zur Wirkung zu bringen, hat die endovesicale Technik einen bedeutenden Fortschritt gemacht. Es ist nicht zu viel behauptet, daß die Methode der Thermokoagulation gegenüber dem Blasenpapillom die Methode der Wahl geworden ist und das alte NITZESche Verfahren, auf welches wir später zurückkommen werden, die Geschwülste mit der Schlinge und dem Thermokauter abzutragen, bis auf Ausnahmefälle verdrängt hat. Ihm gegenüber hat die Thermokoagulation folgende Vorteile:

1. Leichte, auch für den weniger geübten Cystoskopiker mögliche Handhabung.

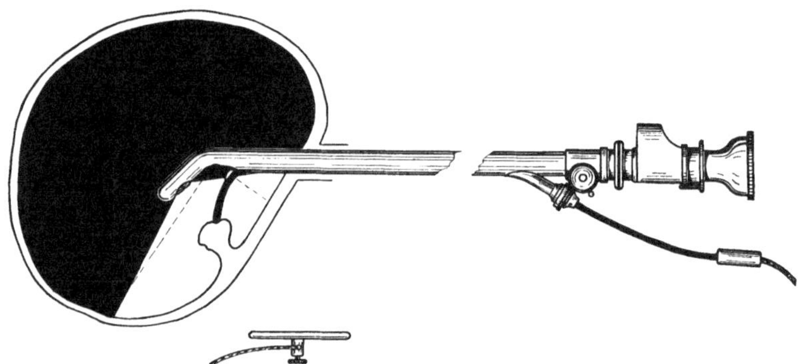

Abb. 241. Bipolare Anwendung der Thermokoagulation.

2. Die Möglichkeit, den Strom nahezu überall im Blasencavum zur Anwendung zu bringen. Am Sphincter und am Blasenscheitel sind bisweilen besondere Instrumente und besondere Stellungen des Patienten erforderlich. An den Sphincter kommt man gelegentlich besser mit dem Urethroskop, das eine Koagulationssonde mit sich führt, heran.

3. Völlig blutleeres Arbeiten während der Behandlung und deshalb gute Übersicht. Stillung der spontanen Blutung aus den Papillommassen, indem man den Strom gegen die hämorrhagischen Partien lenkt.

4. Bedeutende Tiefenwirkung auf die Blasenwand bei Behandlung des Geschwulststieles und der Geschwulstbasis. Wie uns Tierexperimente (HERZBERG) gezeigt haben, kann man die Tiefenwirkung derart steigern, daß die Koagulationsnekrose schließlich die ganze Dicke der Blasenwand durchsetzt. Trotzdem ist, obwohl vielfach ungeübte Hände sich des Verfahrens bedient haben, so gut wie niemals eine Perforation der Blasenwand erfolgt.

Wir bevorzugen die bipolare Anwendung der Thermokoagulation. Wenn man einen Diathermieapparat, dessen Konstruktion, Wirkung und Handhabung ich von der Behandlung von Gelenkleiden und anderen schmerzhaften Affektionen des Körpers als bekannt voraussetze, mit dem Cystoskop in Verbindung bringen will, so ist der wichtigste Bestandteil für unsere Zwecke eine ureterkatheterförmige Elektrode, die, durch den Ureterenkanal eines einläufigen Cystoskops eingeschoben, mit Hilfe des ALBARRANschen Hebels unter Leitung des Auges nach Wunsch dirigiert werden kann. Die Elektrode wird jetzt in verschiedenen Stärken hergestellt, von der Dicke eines gewöhnlichen Ureterkatheters bis zur Stärke eines Gänsekiels und darüber und enthält einen bis auf seine Platinspitze durch Seidengespinst isolierten Metalldraht. Der zweite notwendige Bestandteil zur Erzeugung der Hochfrequenzwirkung ist eine breite Elektrode, die unter das Gesäß des Patienten gelegt wird. Während wir bei dem Verfahren der reinen Diathermie, z. B. bei der Behandlung von Gelenkleiden, mit zwei breiten Elektroden arbeiten und in dem zwischen den Elektroden eingespannten Körperteil eine starke Erwärmung in der Tiefe hervorbringen durch den Austausch der elektrischen Ströme, welche sich zwischen den beiden Elektroden entwickeln, wird in der kleinen, knopfförmigen Elektrode des Ureterkatheters die ganze Hitze, welche sich sonst auf die breite,

flächenhafte Elektrode verteilt, konzentriert. Die Hitze ist so groß, daß bei Berührung der Gewebe mit der Sonde sofort eine Koagulation des Eiweißes der Zellen eintritt, weshalb man das Verfahren recht zweckmäßig seinem inneren Wesen nach mit dem Namen Thermokoagulation bezeichnet hat. Das zur Ausübung der Koagulation notwendige Instrumentarium besteht also aus einem einläufigen Uretercystoskop, einer katheterförmigen Elektrode, einer breiten Elektrode und einem Diathermieapparat.

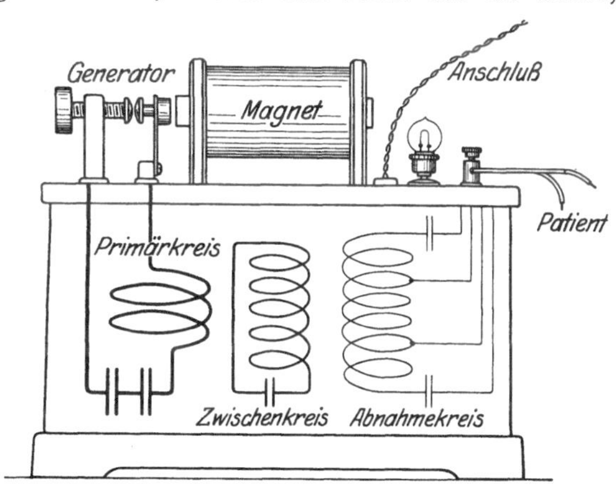

Abb. 242.

Nachdem beide Elektroden mit dem Diathermieapparat Abb. 242 verbunden, die breite unter das Gesäß des Patienten gelegt, die katheterförmige in die Blase mit Hilfe des Uretercystoskops eingeführt ist, tritt die thermokoagulierende Wirkung der kleinen Elektrode ein, sobald nach Einschaltung des Stromes eine Partie der Blasenwand berührt wird. Man kann diese Wirkung sehr gut an rohem, unter Wasser befindlichen Fleisch erkennen, das, mit der Ureterkatheterelektrode betupft, an jeder Kontaktstelle einen gelbweißen Koagulationsherd aufweist, und kann die Tiefenwirkung des Apparates vor Beginn der Behandlung auf diese Weise ungefähr, aber für praktische Zwecke völlig ausreichend, bemessen, was namentlich bei der Stielbehandlung, bei welcher die koagulierende Elektrode gegen die Blasenwand gedrückt wird, von Wichtigkeit ist. Auf die nähere Schilderung des Diathermieapparates verzichte ich, da sie jedem leicht in einem einschlägigen Lehrbuch zugänglich ist (z. B. SCHEELE).

Mit diesem Instrumentarium ist es selbst für den weniger geübten Cystoskopiker leicht, die Blasenpapillome zu behandeln. Sobald er die Geschwulst mit der Blasenelektrode berührt·und seinen Gehilfen anweist, den Strom einzuschalten, sieht er sofort, wie ohne jede Blutung die rosigen, gefäßhaltigen Zotten des Papilloms erblassen schneeweiß werden, in ihrer Gestalt zusammenschrumpfen und gelegentlich als weiße, nekrotische Fetzen an der Thermokoagulationssonde haften bleiben. Hat das Papillom einen deutlichen Stiel, so ist die Arbeit besonders leicht, indem man die Elektrode an den Stiel heranbringt und ihn so koaguliert, daß das Papillom wie ein Baum umfällt, dessen Stamm man durchsägt hat. In anderen Fällen ist zwar bei dem Papillom ein

Stiel vorhanden, aber durch überwuchernde Zottenmassen verdeckt. Bisweilen hilft hier ein kleiner Kunstgriff, derart, daß man die Zotten mit der Elektrode etwas anhebt und nun den Stiel sowohl sehen, wie auch berühren und thermokoagulieren kann. Aber dieser Kunstgriff ist nur möglich, wenn die Zotten

Behandlung der Blasenpapillome.

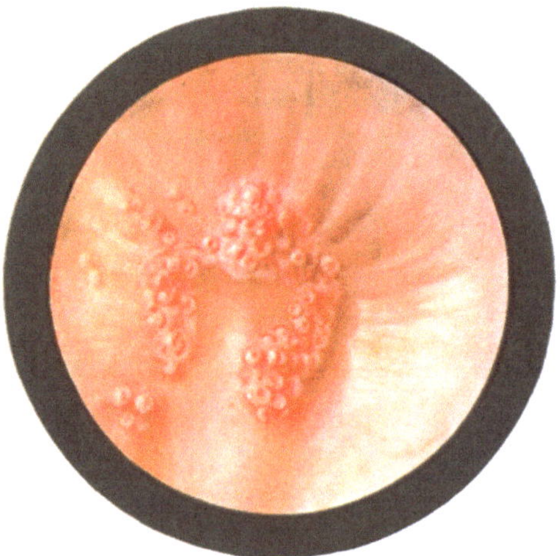

Abb. 243. Flacher Geschwulstrasen, welcher nach Behandlung eines größeren Blasenpapilloms mit Thermokoagulation übrig geblieben ist. Beginnende Narbenbildung in der Umgebung.

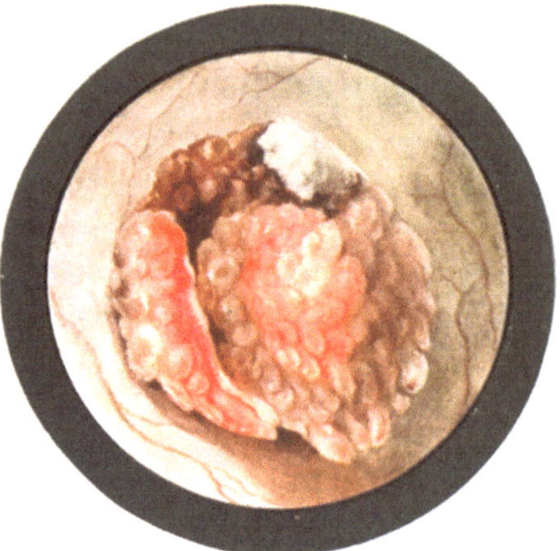

Abb. 244. Etwa kirschgroßes Blasenpapillom. Am oberen Pol ist mit der Thermokoagulation begonnen worden. Dabei hat sich die nächste Umgebung leicht blutig verfärbt.

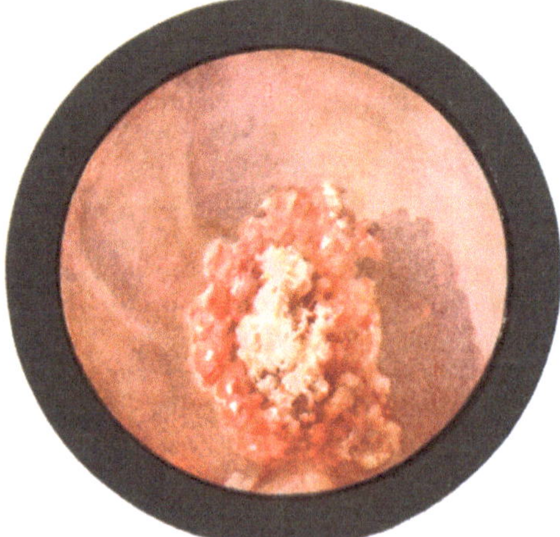

Abb. 245. Brandschorf, welcher auf einem Blasenpapillom als Folge der Thermokoagulation haftet. Die umgebende Schleimhaut ist stark entzündet.

nach einer Seite überhängen. Hängen sie nach allen Seiten über, handelt es sich um einen ziemlich großen Tumor, so gelangt man in den ersten Sitzungen gewöhnlich nicht an den Stiel. Man muß sich damit begnügen, eine Bresche in die Zotten durch Thermokoagulation zu setzen und nach Abstoßung der Zotten, bzw. wiederholter Breschelegung die Behandlung des Stieles einleiten. Bei einem großen Tumor und ausgedehnter Verästelung vergehen deshalb oft mehrere Sitzungen, ehe zur Behandlung des Stieles geschritten werden kann. Solange man die Zotten selbst behandelt, geht die ganze Manipulation für den Patienten annähernd ohne jeden Schmerz und auch ohne jeden späteren, nach der Sitzung eintretenden Reiz vor sich, vorausgesetzt, daß man nicht bei sehr großen Papillomen allzu umfangreiche Stücke auf einmal zerstört,

Behandlung der Blasenpapillome.

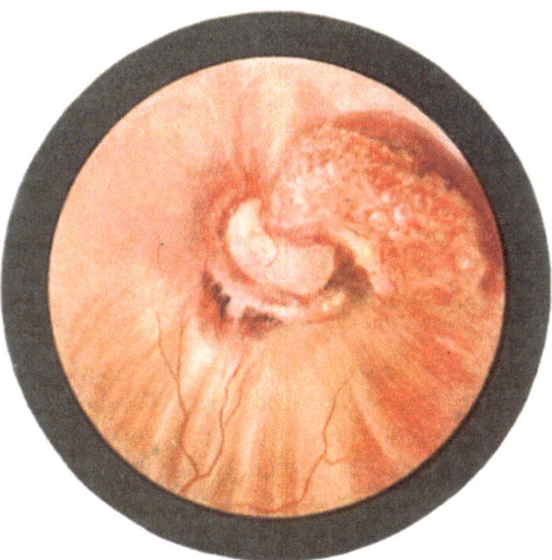

Abb. 246. Tiefes Ulcus nach Thermokoagulation eines großen Blasentumors. Ein Tumorrest ist noch zurückgeblieben.

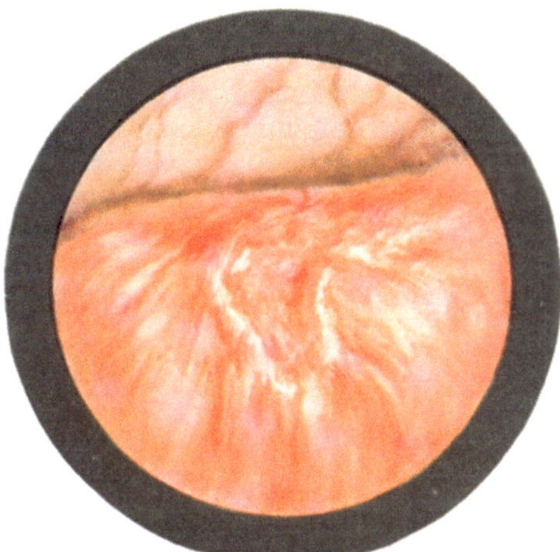

Abb. 247. Beginnende Narbenbildung an der Stelle, wo ein Papillom gesessen hat. Die Gegend ist noch stark hyperämisch.

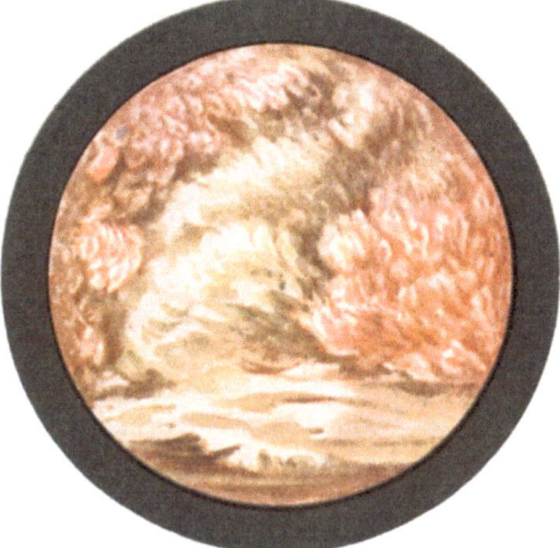

Abb. 248. Chemokoagulation eines großen Papilloms. Inmitten des Tumors haben sich einzelne Partien unter der Ätzwirkung weiß verfärbt. Auch in der Umgebung sind einzelne Zotten von der Säure getroffen und leicht angeätzt worden.

deren koaguliertes Eiweiß der Infektion verfällt, sich zersetzt und eine Cystitis mit starker Reizwirkung erzeugt. Besonders möchte ich hervorheben, daß selbst ohne Anwendung von irgendeinem Anaestheticum die Behandlung der Papillome, solange man sich nicht der Blasenwand nähert, für gewöhnlich völlig schmerzlos ist. Die Patienten haben bei der Zerstörung der Geschwulst nicht die geringste Empfindung. Eine Schmerzempfindung tritt erst dann hervor, wenn wir in der Tiefe an den Stiel des Papilloms herangehen, da, wo er aus der Blasenwand sich erhebt. Aber auch hier ist der Schmerz nicht bedeutend, für wenig empfindliche Personen ohne jedes Anaestheticum, für empfindlichere unter Anästhesierung der Blasenschleimhaut mit Alypin leicht zu überwinden. Nach jeder Sitzung läßt man einige Zeit vergehen, bis die thermokoagulierten Zotten sich abgestoßen haben und mit dem Urin abgetrieben werden. Sobald dies geschehen ist, was man leicht mit Hilfe des Cystoskops kontrollieren kann, und wobei sich gleichzeitig herausstellt, ob noch etwas von dem Tumor übrig geblieben ist, beginnt man mit einer neuen Sitzung und bringt wiederum ein Stück von dem Zottengewächs zur Thermokoagulation. Die Zahl der Sitzungen hängt, wie gesagt, nicht allein von der Größe der Geschwulst, sondern auch von ihrer Stielbildung und der Möglichkeit ab, den Stiel mit der Blasenelektrode zu erreichen. Mit Hilfe der Thermokoagulation kann man auch Geschwülste angehen, die für die NITZEsche Schlinge durch ihren Sitz im Sphincter oder im Blasenscheitel unzugänglich sind; bisweilen allerdings auch mit der neuen Methode nur unter Schwierigkeiten. Gelingt es bei stark blutenden Geschwülsten, die blutende Stelle mit dem Operationscystoskop einzustellen, mit der Blasenelektrode zu berühren, so hört gewöhnlich der Blutverlust sofort auf. Diese Art der Blustillung bringt nicht nur eine Kräftigung des Patienten, sondern auch ein weiteres ungestörtes Arbeiten mit dem Operationscystoskop für die nächsten Sitzungen mit sich. Während man bei der Abtragung mit Schlinge und Kauter nicht selten störende Blutungen bekommt und nur kurze Zeit arbeiten kann, ist man mit Hilfe der Thermokoagulation imstande, völlig blutleer zu arbeiten und so übersichtlich und klar zu operieren, als wenn man an der Körperoberfläche einen Tumor in Angriff nehmen würde. Da die Blase, mit Wasser gefüllt, stark aufgebläht und von der Lampe des Cystoskops taghell erleuchtet ist, so werden selbst die kleinsten mikroskopischen Keime versprengter Papillome von dem vergrößernden Cystoskop gesichtet, welche zweifellos in der durch Sectio alta eröffneten Blase selbst bei bester Belichtung entgehen würden. Unter den günstigen Bedingungen der Thermokoagulation ist es unmöglich, selbst ein miliares Knötchen zu übersehen. Einmal mit dem Cystoskop eingestellt wird es durch eine einzige Berührung mit der Thermokoagulationssonde bis in den Grund zerstört und damit die Möglichkeit für das Aufsprießen eines neuen Papilloms vereitelt. Insofern ist die Behandlung mit der Thermokoagulationssonde, wie ich schon in meinem Referat in der Deutschen Gesellschaft für Chirurgie im Jahre 1914 betont habe, viel sicherer und radikaler als die operative Behandlung.

Technisch wäre noch zu bemerken, daß unter der Hitze der Elektrode abgespaltene Tumorstückchen an dem Knopf haften bleiben und ihn schließlich so einhüllen, daß die Wirkung der Koagulation nicht mehr richtig zustande kommt. Man hat dann nur nötig, die Thermokoagulationssonde in den Ureterenkatheterkanal zurückzuziehen und dort hin und her zu bewegen, wobei sich die Geschwulststückchen abstreifen, der Knopf wieder frei und die Sonde wieder wirksam wird.

Andere Autoren (HEITZ-BOYER) ziehen die einpolige Behandlung der Blasengeschwülste mit Fulguration vor. Sie führen zu diesem Zwecke eine starke, dicke Ureterkatheterelektrode von 11 bis 12 Charrière mittels eines 23 Charrière starken, einläufigen Ureterencystoskops in die Blase ein. Die Gesäßelektrode fällt weg. Von der Blasenelektrode springen, wenn sie mit dem geeigneten Hochfrequenzapparat in Verbindung gebracht wird, Funken auf den Tumor über. In Sitzungen, welche je nach Größe der Geschwulst bis zu einer Stunde dauern können, wird die Geschwulst durch Funkenbehandlung zerstört. Während der Fulguration entsteht ein eigentümliches Geräusch, welches deutlich wahrnehmbar ist, wenn der Untersucher sein Ohr an das Cystoskop legt. HEITZ-BOYER löscht bei langen Sitzungen die Cystoskoplampe aus und läßt den Strom solange ruhig weiterlaufen, als das Geräusch hörbar und damit der Beweis geliefert ist, daß der Funkenstrom den Tumor trifft. Ist das Geräusch nicht wahrnehmbar, so ist die Sonde nicht mehr mit dem Tumor in Kontakt und muß von neuem cystoskopisch eingestellt werden. Auf diese Weise wird das Auge des Operateurs bei langen Sitzungen geschont.

Es steht außer Zweifel, daß die Thermokoagulation für kleinste, kleine und mittlere Geschwülste ein ausgezeichnetes Behandlungsverfahren ist. Mit Geduld von seiten des Patienten und des Arztes könen wir auch größere und große Geschwülste mit der Thermokoagulation beseitigen. Ich habe Geschwülste entfernen können von der Größe eines kleinen Apfels. Da man jedoch stets warten muß, bis nach jeder einzelnen Sitzung die entzündliche Reaktion, welche

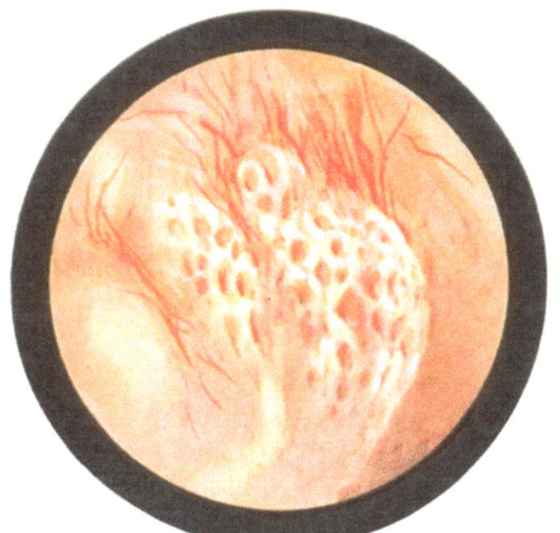

Abb. 249. Narbenbildung nach intravesicaler Behandlung eines Blasentumors.

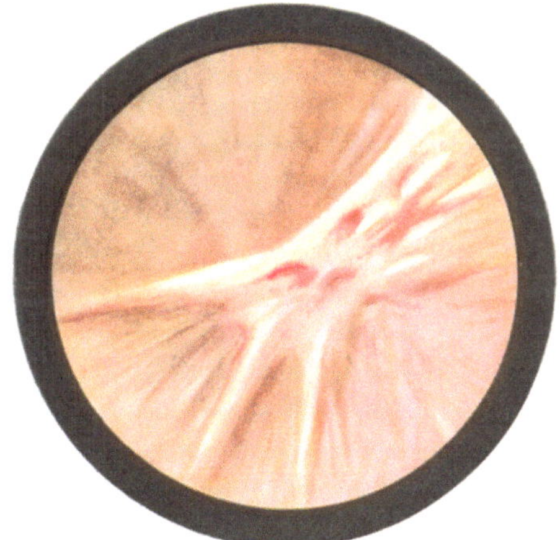

Abb. 250. Narbenbildung nach intravesicaler Behandlung eines Blasentumors aus der Nähe gesehen.

sich nach der Thermokoagulation einstellt, zurückgebildet hat, bis die Zotten, welche nekrotisch geworden sind, sich abgestoßen haben, bis der entzündliche Hof, die starke Hyperämie, die Suffusion und das bullöse Ödem, d. h. sämtliche Zeichen der Verbrennungsreaktion, verschwunden sind, was gewöhnlich eine Pause von 8 bis 10 Tagen, bisweilen aber auch bei empfindlichen Patienten von 3 bis 4 Wochen beansprucht, so muß die Behandlung sich über sehr lange Zeit bei großen Geschwülsten hinziehen und kann die Geduld des Arztes wie des Patienten derart ermüden, so daß der letztere die Behandlung abbricht. Man kann die Pause zwischen den einzelnen Sitzungen dadurch etwas abkürzen, daß man jeden Tag sorgfältig und reichlich die Blase ausspülen läßt. Viel Zeit wird auch dadurch nicht erspart. Ich habe mich deshalb bemüht, zunächst für die großen Papillome eine andere, schneller wirkende Behandlung ausfindig zu machen.

Durch die Behandlung mit Thermokoagulation und der später beschriebenen Chemokoagulation entstehen in der Blasenwand vielfach Veränderungen verschiedenen Charakters, welche selbst von einem Kundigen leicht für neu sich bildende Papillome gehalten werden können. In Wirklichkeit sind diese Veränderungen nur narbige Hügelung, Epithelverdickungen, Veränderungen in den Lymphgefäßen, Auflagerungen usw. Deshalb ist es im Zweifelsfalle, wenn man vor der Frage steht, ob die nach der Thermokoagulation entstandenen Veränderungen in der Blasenwand noch Reste oder Rückfälle der ursprünglichen Geschwulst einerseits oder andererseits narbige Folgeerscheinungen der Behandlung sind, am besten, einfach längere Zeit, 14 Tage bis 3 Wochen, abzuwarten und die zweifelhaften Gebilde zu beobachten. Sind es Überbleibsel der Geschwulst, so nehmen sie allmählich ihren bereits beschriebenen papillomatösen Charakter an. Sind es dagegen Formveränderungen, welche auf die Behandlung zurückzuführen sind, so bleiben sie entweder stationär oder bilden sich in den allermeisten Fällen langsam zurück; ein unbedingter Beweis, daß es sich nur um auf die Behandlung zurückzuführende Formveränderungen in der Blasenwand handelt. Die Unterscheidung ist bisweilen auch für den Geübten gar nicht leicht und nur durch Geduld und Abwarten zu erreichen. Die Erscheinungen ähneln den Bildern 249 und 250. Bisweilen sehen sie aus, als wenn die Blasenwand von Motten zerfressen wäre, bisweilen haben sie einen echten geschwulstartigen Charakter. Auf jeden Fall ist durch geduldiges Abwarten von einigen Wochen die diagnostische Entscheidung möglich. Diese Entscheidung ist außerordentlich wichtig, da erneute Behandlung immer zu denselben Erscheinungen führt und zu dem Glauben veranlassen kann, daß ein Rezidiv vorliegt und eine erneute Behandlung eingeleitet werden muß. Ich bin deshalb mit Absicht besonders ausführlich auf diesen Gegenstand eingegangen, da mir anfangs selbst derartige Verwechslungen passiert sind und mich zu dem verhängnisvollen Zwang erneuter Behandlung geführt haben.

3. Chemokoagulation der Blasengeschwülste.

Von der bereits erwähnten Vorstellung ausgehend, daß die Blasenpapillome mit den Warzen zu vergleichen sind, kam ich auf den Gedanken, die Geschwülste derselben Behandlungsmethode zu unterwerfen, welche die Dermatologen gegen die Warzen verwenden, nämlich sie durch Säure zu zerstören und zu verätzen. Ähnliche Versuche sind schon vor mir von FRANK angestellt worden; sie haben aber offenbar zu keinem greifbaren Resultat geführt und sind von FRANK wieder verlassen worden, da er sich später der Thermokoagulation zuwandte und ein begeisterter Anhänger derselben geworden ist.

Die Methode läßt sich sehr einfach ausführen, indem man durch einen Ureterkatheter unter Leitung des Auges Säure gegen die Geschwulst spritzt. Mein erster Versuch wurde an einem kaum erbsengroßen Papillomrezidiv mit Hilfe *reiner* Salpetersäure angestellt, da die von den Hautärzten für diese Zwecke bevorzugte *rauchende* Salpetersäure sich nicht in eine Spritze fassen und durch den Ureterkatheter durchpressen läßt. Unter der Einwirkung der reinen Salpetersäure, welche gegen das Geschwülstchen gespritzt wurde, ergraute der vorher rosa gefärbte kleine Tumor, stieß sich in der Folgezeit ab und blieb verschwunden. Bemerkenswert war, wie wenig die anstoßende Blasenwand, deren Benetzung sich bei der Kleinheit der Geschwulst trotz langsamen Spritzens und trotz der Diffusion, die in der Blasenflüssigkeit stattfindet, nicht vermeiden ließ, unter der chemischen Wirkung gelitten hatte. Außer einer leichten entzündlichen Reizung und Bildung spärlicher feiner Fibrinflocken war die Blasenwand nicht verändert. Immerhin hatte ich für das kleine Geschwülstchen eine verhältnismäßig große Säuremenge verbraucht, so daß bei großen Geschwülsten kein Vorteil gegenüber der Thermokoagulation in dem Verfahren gegeben war. Ich suchte deshalb nach einer anderen wirksamen Säure und fand als beste die Trichloressigsäure. Die Krystalle der Trichloressigsäure lösen sich durch Erhitzen in ihrem eigenen Krystallwasser auf und liefern eine konzentrierte, stark ätzende Lösung, welche aber den Nachteil hat, nach Erkalten leicht wieder zu krystallisieren und die Spritzennadel zu verstopfen. Durch Zusatz von 5 Tropfen Glycerin zu 4—5 ccm der konzentrierten, durch Erwärmung der Krystalle im Reagensglas verflüssigten Säure und durch Anwärmen der zur Injektion benutzten Glasspritze wird die Trichloressigsäurelösung haltbar und läßt sich leicht durch den Ureterkatheter gegen die Geschwülste spritzen, ohne daß die Blasenwand getroffen wird. Ich habe für die Chemokoagulation eine besondere Glasspritze konstruieren lassen, mittels der es möglich ist, in Größe von Kubikmillimetern die Säure an den Tumor heranzubringen, während die großen Spritzen eine so feine Dosierung nicht gestatten (s. Abb. 251). Die Spritze wird von der Firma Carl Geyer, Berlin, hergestellt. Wird die gesunde Blasenwand von der Säure getroffen, so verfärbt sich die Schleimhaut weißlich und stößt sich oberflächlich ab. Bisweilen bildet sich auch die entzündliche Reizung der Blasenschleimhaut infolge der Verätzung zurück, ohne daß die Schleimhaut abblättert. Auf alle Fälle pflegt der Schaden in kurzer Zeit repariert zu sein. Die Geschwulst selbst, welche gegen die Wirkung der Säure viel empfindlicher ist, als die gesunde Blasenwand, wird unter dem Anprall des Ätzmittels genau so wie bei der Thermokoagulation schneeweiß. Es lassen sich große Geschwülste in kurzer Zeit durch geringe Säuremengen von höchstens 2 ccm — über diese Menge bin ich nie hinausgegangen — verätzen. Technisch ist es notwendig, sehr langsam zu spritzen. Zunächst stellt sich keine Wirkung ein, weil sich der Inhalt des Ureterkatheters, d. h. Wasser und Luftbläschen, entleert. Sobald aber Säure austritt, entsteht sofort die schneeweiße Nekrose der Geschwulst als Zeichen des Austrittes der ätzenden Lösung. Man benutzt am besten einen dünnen, gekürzten und abgebrauchten Ureterkatheter (Nr. 4), dessen Spitze gerade abgeschnitten ist, und hält ihn so, daß die Säure, welche schwerer ist als die Blasenflüssigkeit, auf die Geschwulst von oben herabfällt. Sofort beschlägt der Tumor, soweit die Säure mit ihm in Berührung tritt, schneeweiß. Der eigentliche Stiel der Geschwulst und die Basis des Stieles werden besser mit Thermokoagulation behandelt. Überhaupt scheint mir nach den letzten Erfahrungen eine Kombination von Thermokoagulation und Chemokoagulation das beste und schnellste Mittel, namentlich bei malignen Geschwülsten zu sein.

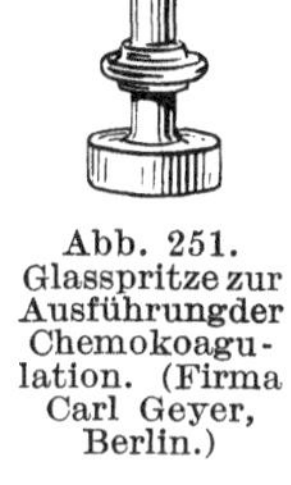

Abb. 251. Glasspritze zur Ausführung der Chemokoagulation. (Firma Carl Geyer, Berlin.)

Wendet man die Säure allein wiederholt bei demselben Tumor an, so läßt bisweilen ihre chemisch koagulierende Wirkung nach, weil die Geschwulst sich unter dem Einfluß der Säure verhärtet und epidermisiert. Die Säure wirkt viel energischer, wenn man ihr gestattet, in den Tumor einzudringen, welchen man durch Thermokoagulation in seiner Kontinuität an einzelnen Stellen eröffnet, und dem man auf diese Weise Lücken beibringt, durch welche die Säure in das Innere des Tumors vordringen und ihre nekrotisierende Wirkung entfalten kann.

So habe ich große macerierende Geschwülste in einer oder zwei Sitzungen zum Verschwinden gebracht. In erster Linie möchte ich die Chemokoagulation mit Trichloressigsäure für die großen Blasenpapillome empfehlen, bei denen die Thermokoagulation zu langsam arbeitet. Derjenige, welcher über keinen Thermokoagulationsapparat verfügt, wird auch für kleine Papillome bei vorsichtigem Vorgehen die Chemokoagulation als geeignetes Mittel zur Beseitigung der Geschwülstchen heranziehen.

Seit vielen Jahren haben wir auch die malignen, inoperablen Geschwülste sowohl zur Stillung der von ihnen ausgehenden Blutung, wie zur Beseitigung des jauchigen Zerfalls mit Trichloressigsäure chemokoaguliert und sie vielfach zur Schrumpfung oder mindestens zur Überhäutung gebracht, so daß sie dem

Intravesicale Behandlung der Papillome.

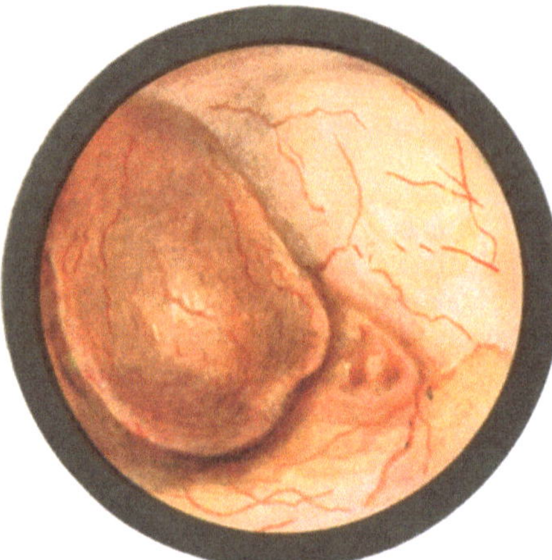

Abb. 252. Carcinom der Blase. Medullärer Tumor, daneben miliare Aussaat.

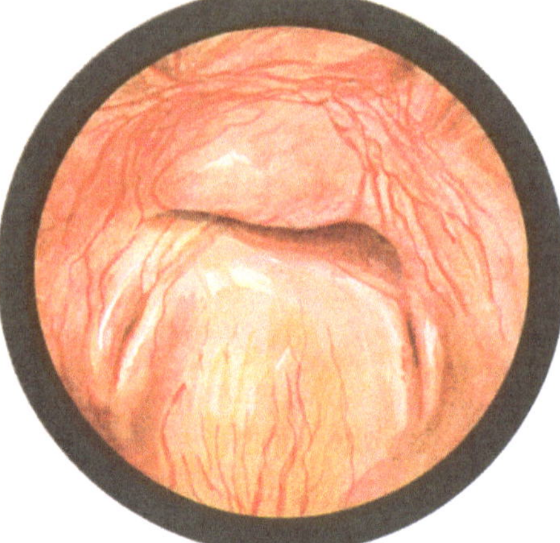

Abb. 253. Schrumpfung des Trigonums nach Zerstörung des Blasencarcinoms in Abb. 252 mittels Thermo- und Chemokoagulation. Beide Uretermündungen lassen sich in ein Gesichtsfeld einstellen.

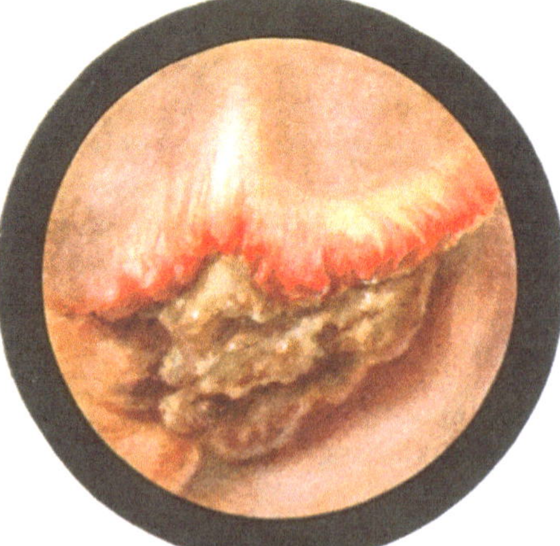

Abb. 254. Durch Thermokoagulation nekrotisch gewordener Tumor einige Tage nach dem Eingriff. Der Tumor sieht nicht mehr weiß aus, wie unmittelbar nach der Thermokoagulation. Er hat eine braungelbe Farbe angenommen. Oberhalb des Tumors ist deutlich die Brandreaktion in Gestalt eines zackigen roten Saumes sichtbar.

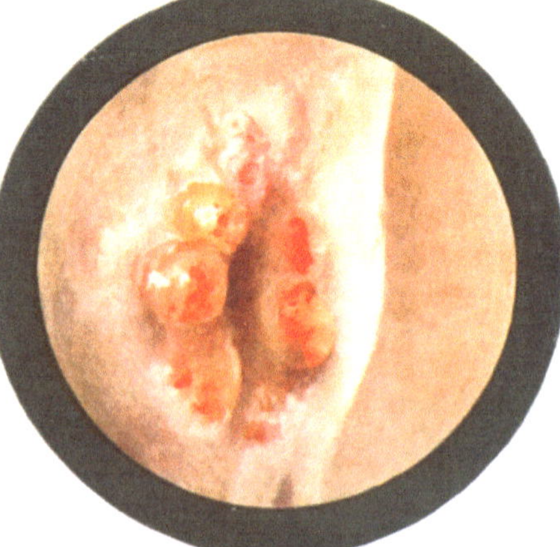

Abb. 255. Tiefe Brandfurche mit bullös rötlicher Reaktionszone.

Träger lange Zeit keine Beschwerden verursachten. In den darauffolgenden Sitzungen habe ich gewöhnlich in diese Geschwulst zunächst mit der Thermokoagulationssonde tiefe Löcher oder Breschen eingebrannt an verschiedenen Stellen der Mitte und des Randes, um im unmittelbaren Anschluß an die

Eröffnung der Geschwulst Trichloressigsäure herüberzugießen, welche, durch die Bohrlöcher eindringend, die Geschwulst weiter zum Zerfall bringt und zerstört. Solide, nicht zerfallende Geschwülste, welche ihrem Träger wenig Beschwerden und nur geringen Blutverlust verursachen, unterwerfe ich der Behandlung nicht, um nicht durch chemische Entzündung den Tumor und die Blasenschleimhaut zu reizen.

Das Verfahren der Chemokoagulation hat in letzter Zeit viel Verbreitung gefunden, weil die Besorgnis verschwunden ist, daß man mit diesem Verfahren die umgebende Blasenschleimhaut in weitestem Umfang zerstören könnte. Diese Besorgnis ist überflüssig. Wie ich bereits betont habe, verträgt die normale Blasenschleimhaut viel mehr als die Geschwulst und ist gegen die

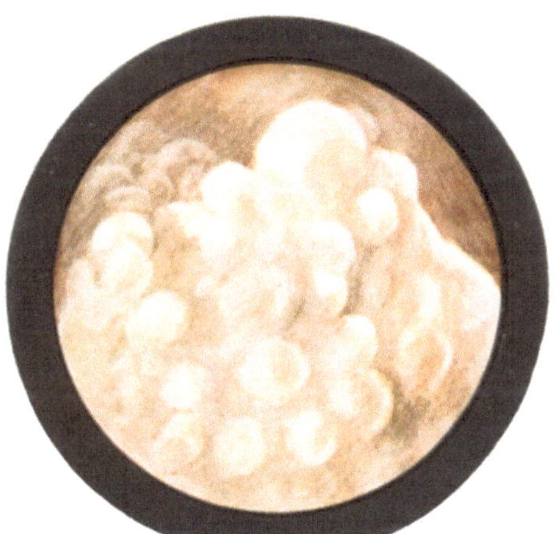

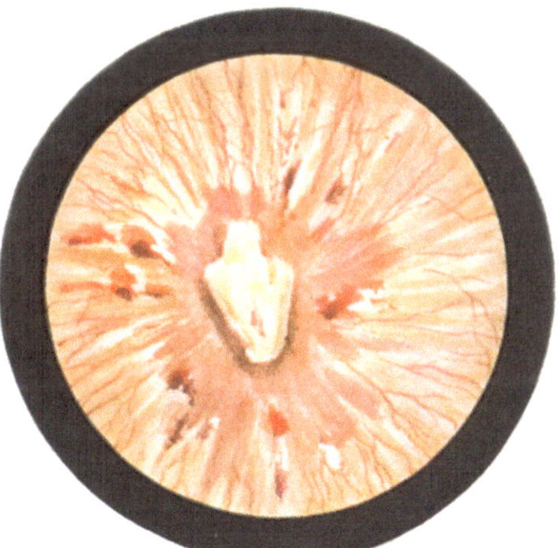

Abb. 256. Mit Trichloressigsäure (Chemokoagulation) übergossener Tumor.
Abb. 257. Kleiner thermokoagulierter Tumor mit Verbrennungsreaktion.

Chemokoagulation wenig empfindlich. Trotz der zahlreichen Anwendung der Chemokoagulation sind meines Wissens im ganzen zwei Unfälle beschrieben, einer von HAMMESFAHR und einer von GERONCOLI. Bei dem letzteren ist ein Todesfall im Anschluß an die Chemokoagulation in Gestalt einer septischen Pyelonephritis eingetreten. Ein derartig unglücklicher Zufall wird sich bei jauchenden Blasencarcinomen, welche beide Harnleitermündungen umwachsen, nicht selten ereignen. So habe ich z. B. gesehen, daß ein Patient mit einem jauchigen Blasencarcinom unmittelbar an eine Röntgentiefenbestrahlung urämisch zugrunde ging, offenbar weil infolge der Bestrahlung eine entzündliche Reaktion sich über die Geschwulst verbreitete und der ödemisierte Tumor die Uretermündungen, welche bereits stenosiert und komprimiert waren, endgültig verlegte. Mit derartigen Ereignissen wird man bei vorgeschrittenen malignen Erkrankungen bei aller Vorsicht rechnen müssen[1].

B. Steinzertrümmerung unter Leitung des Auges.

Die klassische Lithotripsie, eine alte kunstvolle Operation, ist bei der heutigen raschen chirurgischen Entwicklung nicht beliebt und vielfach durch die Sectio alta ersetzt worden, welche bekanntlich, in örtlicher Betäubung

---

[1] Ich will mich über die Methode der Chemokoagulation und ihre Erfolge nicht in Einzelheiten verlieren; abgesehen von den bisherigen Mitteilungen wird über die Erfolge des Verfahrens in kurzer Zeit aus unserer Abteilung ausführlich von JUNKER berichtet werden.

ausgeführt, in der Mehrzahl der Fälle ein harmloser und von Komplikationen freier Eingriff ist. Die Gründe für die Unbeliebtheit der Lithotripsie, deren Gelingen doch immerhin den großen Vorteil hat, daß dem Kranken jedes Krankenlager erspart bleibt, sind die blinde Ausführung rein nach dem Gefühl, welche dem Chirurgen mit Recht unsympathisch ist und zu ernsterer Verletzung der Blasenschleimhaut führen kann; ferner die Einspießung gröberer Steinstücke in der hinteren Harnröhre, die mehr oder weniger heftige Traumatisierung der Harnröhre, der Prostata. Es steht außer Frage, daß die Lithotripsie bei großen harten Steinen im Vergleich zur Sectio alta ein recht bedeutender Eingriff ist, an dessen Nachwehen der Kranke noch oft in Gestalt von Blutung, Katarrh, Fieber zu leiden hat, und welcher von noch schwereren Komplikationen gefolgt sein kann. Tritt doch nicht ganz selten im Anschluß an eine schwierige und lang dauernde Lithotripsie ein- oder doppelseitige Epididymitis mit hohem Fieber oder sogar bei schlechtem Zustand der Nieren im Anschluß an den Eingriff Urämie ein.

Andererseits muß man zugestehen, daß die Lithotripsie bei kleineren Steinen, auch wenn sie zahlreich sind, und gutem Gelingen ein geradezu idealer Eingriff

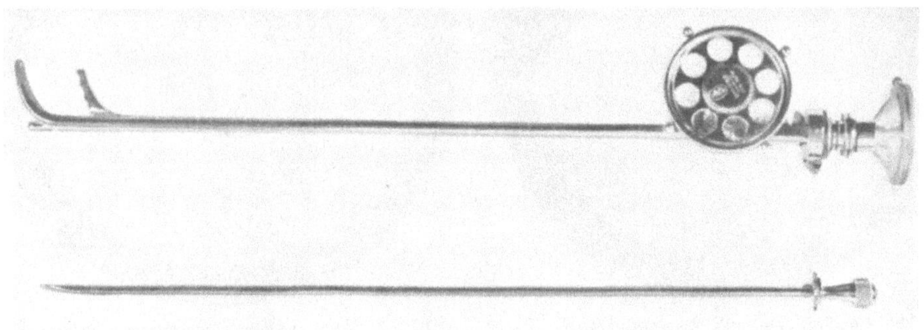

Abb. 258. Lithotriptor-Cystoskop nach JOSEPH (G. WOLF-Berlin.)

ist, dessen Ausführung allerdings erhebliche Erfahrung und Geschicklichkeit verlangt und vor allem den Kranken vor den nach der Sectio alta sich anschließenden Komplikationen bewahrt. Denn auch die Sectio alta ist bei dicken, alten, asthmatischen, arteriosklerotischen oder namentlich zuckerkranken Patienten ein recht erheblicher Eingriff mit einer nicht zu unterschätzenden Todesziffer.

Wenn man das Anwendungsgebiet beider Methoden übersieht, läßt sich ihr Bereich im wesentlichen so abgrenzen, daß die Sectio alta bei großen harten Steinen und namentlich bei jüngeren, kräftigen Menschen anzuwenden ist, die Lithotripsie dagegen unbedingt bei kleineren Steinen, bei älteren Leuten und bei Diabetikern unter der Voraussetzung, daß die Harnröhre für Instrumente von normaler Stärke sich als gut durchgängig erweist oder wenigstens vor Ausführung des Eingriffs entsprechend erweitert werden kann.

Jeder Fortschritt, welcher die Lithotripsie leichter ausführbar macht, die Möglichkeit von Komplikationen vermeidet und ihr Anwendungsgebiet vergrößert, ist deshalb beachtenswert.

Schon im Beginn der cystoskopischen Erfindung haben die Begründer der intravesicalen Therapie Versuche gemacht, Blasensteine unter Leitung des Auges zu zertrümmern. Es ist aber jahrezehntelang bei diesen Versuchen geblieben, da die Anordnung, welche zwischen Optik und der Zange des Lithotriptors getroffen wurde, ein genaues Fassen der Steine nicht zuließ. Im wesentlichen wurden daher diese ersten, mit dem Cystoskop verbundenen Steinbrecher als Fremdkörperzange benutzt und selbst hierbei war das Arbeiten schwierig. Später hat der vor einigen Jahren verstorbene Urologe SCHWENK ein Lithotriptorcystoskop konstruiert. Bei dem SCHWENKschen Cystoskop konnte man mit der Optik zwischen den Branchen des Lithotriptors hindurchsehen, da das SCHWENKsche Instrument sich nicht wie seine Vorgänger in der Längsrichtung des Schaftes, sondern nach den Seiten öffnete. Ich habe den sehr geschickten Kollegen wiederholt mit dem Instrument arbeiten sehen; aber der Erfolg war nicht regelmäßig und sicher ein Grund, aus welchem das Instrument keine Verbreitung gefunden hat und in Vergessenheit geraten ist. Viele Jahre später gelang es nach mühevollen und langwierigen Vorversuchen, deren technische Ausführung in den Händen deutscher Firmen lag, dem englischen Arzt CANNY RYALL, das Instrument so umzuformen, daß nunmehr tatsächlich der Stein gut gesichtet, gefaßt, zerdrückt und immer wieder gefaßt und zerdrückt werden konnte. CANNY RYALL traf die einfache Anordnung, indem er den optischen Stab, welcher an der Spitze mit einer geraden Lampe versehen war, seitlich an den Lithotriptor anbrachte und den ganzen operativen Vorgang dadurch übersichtlich und leicht machte; tatsächlich so leicht, daß

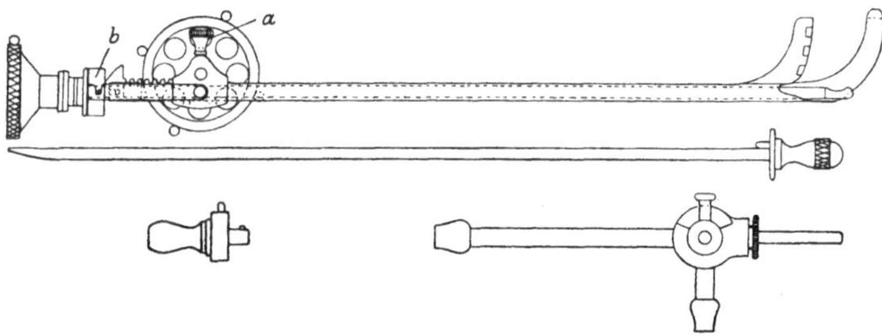

Abb. 259. Schematische Darstellung des Lithotriptor-Cystoskops.

jeder halbwegs geübte Cystoskopiker unter den Bedingungen einer weit durchgängigen Harnröhre, mäßiger Steingröße und klarer Blasenfüllung sofort mit Erfolg des Instrumentes sich bedienen konnte. Ich habe das Instrument zum erstenmal in der Vorlesung vor den Studenten angewandt und den kirschgroßen, harten, zackigen Oxalatstein im Cystoskop zeigen, zertrümmern und die Trümmer entfernen können. Das RYALLsche Instrument hat aber einen beträchtlichen Nachteil; es ist zu dick und in der Mehrzahl der Fälle für unsere deutschen Harnröhren nicht oder nur nach starker vorangegangener Erweiterung brauchbar. Dies erfuhr ich an meinem zweiten Fall, wo im Anschluß an den Versuch einer vielleicht zu forcierten Einführung des Instrumentes sich eine Epididymitis beiderseits entwickelte, nach deren Abklingen der Stein durch Sectio alta entfernt wurde. Ein weiterer Nachteil bei dem RYALLschen Instrument war der, daß man beide Branchen zugleich schlecht sehen und den Vorgang der Erfassung des Steines nicht genau verfolgen konnte.

GEORG WOLF hat auf meine Veranlassung die Mängel des RYALLschen Instrumentes beseitigt, indem er einerseits das Instrument wesentlich dünner und doch zuverlässig unzerbrechlich gestaltete. Dadurch ist das Trauma für die Harnröhre erheblich herabgesetzt. Gleichzeitig ist die Optik so abgeändert worden, daß die Steinerfassung und Steinzertrümmerung gut gesehen und vollzogen werden kann (s. prograde Optik, S. 25 und Abb. 16).

Die Optik ist in dem jetzigen Instrument prograd gestaltet im Gegensatz zu dem Instrument von CANNY RYALL (s. Abb. 16), an welchem noch

keine prograde Optik angebracht ist und deshalb der optische Stab weit
über die Branchen des Lithotriptors hinausragt. Durch diesen Vorsprung
(s. Abb. 16), welcher leicht gegen die Blasenwand anstößt, entsteht für
die Lithotripsie ein Hindernis, während bei unserem jetzigen Instrument die
Spitze des optischen Stabes mit der Spitze der Lithotriptorbranche in einer
Höhe steht. An dem schlanken Instrument wird, wie man sieht, (Abb. 259) nach
Entfernung des Mandrins die Optik seitlich eingeschoben. Nunmehr spielt sich
der Vorgang von Anfang bis zu Ende unter Leitung des Auges ab. Gewöhnlich
gelingt es ganz leicht, den Stein, welcher entsprechend der Entfernung der
Branchen in seinem Querdurchmesser höchstens walnußgroß, in seinem Längs-
durchmesser bedeutend und von beträchtlicher Härte sein darf, mit den Branchen
zu fassen und zu zerkleinern, die Bruchstücke nochmals zu ergreifen und in
Staub zu zermalmen. Bei Phosphatsteinen geht die Operation in ein paar
Minuten vor sich, mit ein paar Griffen zerfällt der Stein in Zahnpulver. Bei
Oxalatsteinen muß man die harten kleinen Sprungstücke immer wieder fassen.
Aber auch hier gelingt die Zermahlung vollkommen, in den meisten Fällen so
vollkommen, daß der Stein schließlich in Sandkörner zerfällt und von dem
Kranken auf natürlichem Wege ohne weitere Kunsthilfe entleert wird, sobald
sie aufstehen, umhergehen und reichlich trinken. Damit fällt auch die bei
der alten Form der Steinzertrümmerung unumgängliche Aspiration mit ihrem
schmerzhaften Zug in der Blase fort, eine für den Kranken sehr angenehme
Erleichterung. Entstehen bei dem Erfassen des Steines Schwierigkeiten, so
läßt sich ausnahmslos durch leichten Lagewechsel des Kranken der Stein in
eine passende, für das Erfassen geeignete Stellung bringen. Gewöhnlich genügt
es, das Becken tiefer zu lagern, wodurch der Stein nach dem Blasenausgang
zwischen die Branchen des Lithotriptors rollt. Oder der Kranke schüttelt
und rüttelt etwas seine untere Körperhälfte nach links oder rechts, wie die
Lage des Steines es erfordert. Schwierigkeiten entstehen bei Prostatahypertrophie und starker Balkenblase, weil die Branchen des Lithotriptors nicht lang
genug sind, um den Stein über die Kuppe der Vorsteherdrüse hinweg zu fassen,
und weil kleinere Steine sich zwischen den Muskelbalken verkriechen können,
wo sie fest haften und auch durch Erschütterung nicht herauszulocken sind.
Geringe Prostatahypertrophie und mäßige Muskelverdickung sind kein Hindernis.
Da man infolge des bei der Zertrümmerung entstehenden Steinstaubes die
getrübte Blasenflüssigkeit öfters wechseln muß, ist mit einer längeren Dauer
des Eingriffs zu rechnen und deshalb die Verwendung der Sakralanästhesie
oder bei sehr empfindlichen Patienten der Lumbalanästhesie zweckmäßig und
empfehlenswert. Der Eingriff ist durchaus leicht, auch für den weniger Geübten.
Kranker und Operateur sind in gleicher Weise erfreut durch den schmerzlosen
und blutfreien Vorgang.

Ich habe den verbesserten cystoskopischen Lithotriptor mit ausgezeichnetem
Erfolge angewandt. Unter den von mir behandelten Fällen waren neben
einigen weichen Phosphat- und Fibrinsteinen sehr harte Steine, aus reiner
Oxalatmasse bestehend. Einige von diesen waren von der Größe eines
Daumengliedes. Über diese Größe, welche ich mit dem Herzbergschen Meß-
instrument beinahe mathematisch abschätzen konnte, bin ich nicht hinausgegangen, weil die Lithotriptorzange des Cystoskops größere Steine nicht
zwischen sich einklemmen kann. Man müßte alsdann auf gut Glück versuchen, bei Gegenwart von noch größereren Steinen das Konkrement an einem
Ende, oder jedenfalls an der Oberfläche so lange abzusplittern, bis der auf diese
Weise verkleinerte Stein die Spannung der Lithotriptorbranchen nicht mehr
übertrifft, in seinem queren Durchmesser erfaßt und zerbrochen werden kann.
Andererseits ist es bei diesen, über das Maß der Lithotriptorspannweite hinaus-

gehenden Steinen ein doch recht zweifelhaftes Unternehmen, ob es überhaupt gelingt, den Stein durch Abbröckeln so weit zu verkleinern, daß er für die cystoskopische Lithotripsie nicht mehr zu groß ist. Wenn man aber andererseits mit dem Abbröckeln begonnen hat und später zur Einsicht kommt, daß der Stein auf diese Weise nicht mehr zerkleinert werden kann und besser durch eine Sectio alta zu entfernen wäre, so ist für die Entfernung des Steines durch Blasenschnitt die unangenehme Lage geschaffen, daß nicht mehr ein solider Stein vorliegt, sondern neben dem angeknabberten Konkrement zahlreiche Splitter sich herumtreiben. Unter diesen Umständen ist es meiner Ansicht nach besser, die Grenzen des Verfahrens enger zu gestalten, sich bei der cystoskopischen Lithotripsie auf Steine zu beschränken, welche das Ausmaß des ersten Daumengliedes nicht übertreffen und ganz besonders dann von einer cystoskopischen Lithotripsie abzusehen, sobald der Stein nicht nur größer, sondern auch aus sehr hartem, sprödem Material gebaut ist.

Ich möchte deshalb für die cystoskopische Lithotripsie den Grundsatz aufstellen:

Steine, die größer sind als ein Daumenglied, sollen nicht der cystoskopischen Lithotripsie unterzogen werden, es sei denn, daß es sich um außerordentlich weiche Steine (Fibrin, Phosphat) handelt.

Wenn man sich innerhalb dieser Grenzen hält, so muß man sagen, daß die Lithotripsie unter Leitung des Auges für den Patienten ein außerordentlich angenehmer und leicht zu ertragender Vorgang ist.

Vorbereitung des Patienten.

Am Tage vorher wird der Darm des Patienten durch Abführmittel gründlich entleert. Am Abend vorher, nachdem die Entleerung gründlich erfolgt ist, werden 10 Tropfen Opium gegeben, sehr nervösen Patienten dazu eine Tablette Medinal. Eine halbe Stunde vor Beginn der Lithotripsie erhält der Patient ein Suppositorium von Heroin und Belladonna in folgender Zusammenstellung: „Heroin 0,01, Belladonna 0,02, m. f. supp.". Besonders erregte Patienten erhalten besser eine Einspritzung von 1 cg Morphium oder einer Ampulle Eukodal. Hierauf wird die Sakralanästhesie ausgeführt, namentlich, wenn es sich um gröbere Steine und nervöse Kranke handelt. Bei kleineren Konkrementen und ruhigen Patienten kann man ohne Sakralanästhesie in der einfachen, üblichen Alypinbetäubung der Harnröhre den Eingriff durchführen. Der Patient wird in Steinschnittlage auf den Untersuchungstisch gebracht.

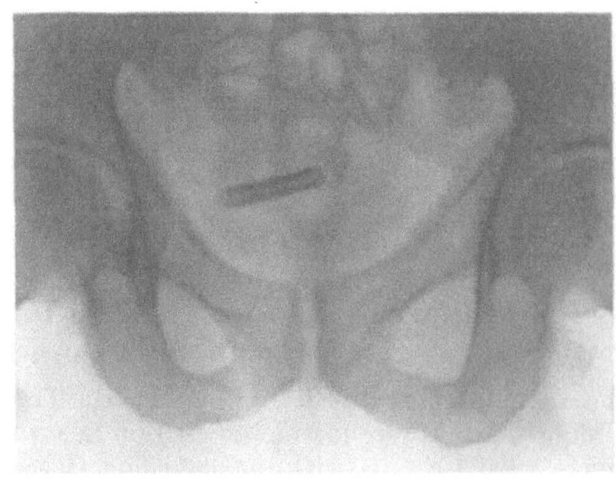

Abb. 260. In der Blase abgebrochenes, morsches Katheterstück.

Die sonst bei der Lithotripsie übliche Lagerung des Patienten ist überflüssig, da man am besten nach Einführung des Lithotriptors den Patienten durch entsprechende Hoch- oder Tieflagerung des Beckens, durch Aufforderung, sich nach links oder nach rechts zu bewegen, für die Erfassung und Zermalmung des Steines am meisten günstige Lage herstellen kann.

Oft gelingt es, indem man den Patienten zu einer entsprechenden Bewegung veranlaßt, den Stein unter Leitung des Auges zwischen die Branchen des geöffneten Lithotriptors rollen zu lassen; die Bruchstücke werden von neuem erfaßt und neuem zermalmt und zwar so lange, bis nur noch reiner Steinstaub ohne gröbere Bruchstücke vorhanden ist. Durch den Vorteil der dauernden Besichtigung läßt sich die Existenz gröberer Steinbröckel jederzeit feststellen. Es macht keine Schwierigkeiten, gröbere Stücke zu erfassen und in Steinstaub zu zerlegen. Dabei trübt sich gelegentlich die Blasenflüssigkeit, indem der bei der Zermalmung entstehende Staub die Flüssigkeit durchdringt und das cystoskopische Bild verwischt. Man braucht alsdann nur durch erneute Spülung der Blase für klaren Inhalt zu sorgen, um die Arbeit wieder von neuem aufzunehmen. Dieselbe gilt erst als beendet, wenn die Stücke in so feinen Staub zermahlen sind, daß sie ohne Schwierigkeiten

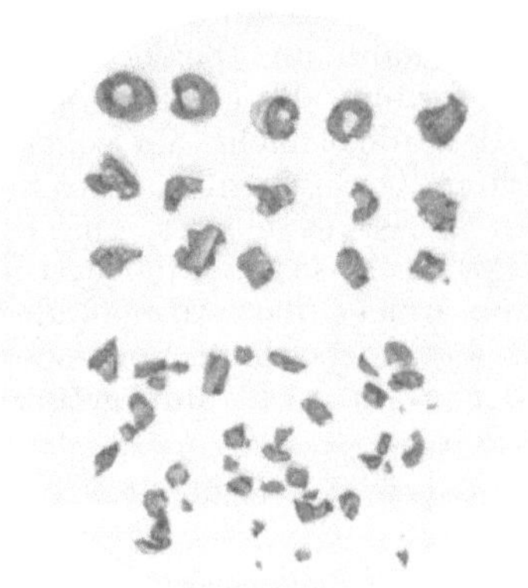

Abb. 261. Katheterstücke (s. Abb. 260) nach Zertrümmerung mittels des Lithotriptors durch den Urinstrahl ausgetrieben.

die Harnröhre passieren können. Wir sind deshalb durch das Lithotriptorcystoskop, welches die Steintrümmer bis ins kleinste zerlegt, in der Lage, auf das Instrument zur Evakuation, den Aspirator, verzichten zu können, dessen Pumpbewegungen für den Patienten immer den am meisten schmerzhaften Akt der ganzen Lithotripsie darstellen. Der feine Steinstaub wird von selbst aus der Blase entleert in den allernächsten Tagen. Natürlich muß, wie bei jeder Lithotripsie, das Ergebnis einige Zeit später cystoskopisch kontrolliert werden.

Fremdkörperzertrümmerung.

Auch andere morsche Fremdkörper, z. B. in der Blase vergessene Gummidrains, lassen sich durch den cystoskopischen Lithotriptor, und zwar nur durch diesen, da sie für blinde Lithotripsie nicht faßbar sind, in kleinste Stücke zerlegen. So zerkleinert, verlassen sie entweder von selbst oder mit Hilfe des Aspirators die Blase.

C. Entfernung von Harnleitersteinen.

1. Innere Behandlung bei kleineren Steinen der Niere, des Nierenbeckens und des Harnleiters.

Als selbstverständlich ist vorauszusetzen, daß die innere Therapie bei denjenigen Krankheiten, welche wir der Dilatationsbehandlung unterwerfen, vorher geübt wird und als wirkungslos sich erwiesen hat. Unter innerer Therapie verstehen wir die Vermehrung und Verdünnung des Harns durch harntreibende Mittel. Wir erreichen die harntreibende Wirkung entweder durch Verabreichung von Diureticis oder harntreibender Substanzen und zugleich durch Verabreichung größerer Flüssigkeitsmengen, namentlich bestimmter Brunnen, deren harntreibende Wirkung wir erprobt haben. Unter den harntreibenden Mitteln bevorzugen wir das Euphyllin (Byk-Guldenwerke), angewandt in Zäpfchen per rectum oder bei allgemeinen Kreislaufstörungen, wie wir sie gelegentlich bei älteren Leuten sehen, das Euscillat mit und ohne Theobromin per os, vorausgesetzt, daß keine Verdauungsstörung oder Übelkeit besteht, oder größere Mengen Diuretin (5—6 g in 30 ccm Wasser aufgelöst als Klysma verabreicht) oder Uvalysat (Bürger) die Droge des Bärentraubenblättertees, dreimal täglich 25 Tropfen. Zu den recht differenten, aber stark diuretisch wirkenden Mitteln, wie Sallurgan oder Novasurol, entschließen wir uns äußerst selten, nur wenn es sich um junge Leute handelt und keine Anzeichen für eine Schädigung des Nierengewebes vorhanden sind. Wir bevorzugen die milden und indifferenten Diuretica; in der Hauptsache Euphyllin in Zäpfchenform oder Uvalysat in Tropfenform.

Mit der Zufuhr größerer Flüssigkeitsmengen muß man bei alten Leuten und erhöhtem Blutdruck vorsichtig sein, weil sie sowohl vom Kreislauf, wie vom Magen schlecht vertragen werden. Bestehen keine Bedenken gegen die Verabreichung größerer Mengen harntreibenden Wassers, so empfehle ich nach meinen Erfahrungen als besonders wirksam, nicht nur an der Quelle selbst, sondern auch beim Gebrauch aus der Flasche, den Wernarzer Brunnen, die Willibordusquelle Neuenahr, die ungarische Salvatorquelle, die Marienbader Rudolfquelle. Am Ort selbst getrunken, wirkt die Wildunger Helenenquelle stark harntreibend.

Dazu tritt noch der Gebrauch von inneren Medikamenten, welche in doppelter, ich möchte sagen in umgekehrter Richtung, wirken können; einmal krampflösend, wie das Papaverin, Atropin oder beide kombiniert verabreicht, und zweitens krampferzeugend, wie das Pilocarpin (Vorsicht: höchstens 1 cg subcutan, bei schwächlichen Personen die Hälfte), oft begleitet von starkem Schweißausbruch, Speichelfluß, Übelkeit und Gesichtsblässe) und das Hypophysin (Bergmann). Ich muß allerdings sagen, daß ich vom Hypophysin niemals die gewünschte, kolikauslösende Wirkung trotz häufiger Verabreichung in sehr geeigneten Fällen bei kleinen Steinen junger Leute gesehen habe.

Sehr beliebt ist bekanntlich als steintreibendes Mittel Glycerinlimonade. Da sie für das Nierengewebe nicht absolut reizlos ist, soll die Glycerinkur (dreimal täglich einen Teelöffel Glycerin, aufgelöst in Citronenlimonade oder in heißer Milch) nicht ins Endlose fortgesetzt werden. Ich lasse Glycerin nicht länger als 10 Tage nehmen, dann eine 5 tägige Pause eintreten und wieder 10 Tage hindurch verabreichen. Nach Ablauf dieser Zeit muß das Mittel entweder zum Erfolg geführt haben oder als wirkungslos aufgegeben werden.

Besser als alle inneren, auf Erzeugung einer Kolik gerichteten Präparate wirkt, namentlich bei kleinen Steinen, das höchst einfache Mittel der Durchschüttelung des ganzen Körpers auf dem elektrischen Reitsattel, welcher beinahe in jedem Zander-Institut vorhanden ist. Gewöhnlich finden sich dort zwei verschiedene Formen, von denen die eine für unsere Zwecke brauchbar ist. Die eine, für uns unbrauchbare, wird nach Art eines Kamelsattels betrieben, der den Patienten in rotierende Bewegungen versetzt. Die andere, richtige Form schüttelt den Körper des Patienten wie ein Pferd, welches man scharfen deutschen Trab laufen läßt. In demselben Sinne können auch Auto- und Motorradfahrten über holperiges Pflaster wirken. Diese dauernden kleinen, ich möchte sagen, „molekulären" Erschütterungen lösen erfahrungsgemäß Koliken aus, wahrscheinlich in der Weise, daß der Stein leicht gelockert und von der vermehrten Ureterperistaltik krampfhaft umfaßt und nach abwärts geschoben wird.

Steine werden wie Kinder nicht ohne Schmerzen geboren, da nur heftige Kontraktionen des Ureters, welche den Stein umklammern und ihn abschnittsweise blasenwärts drängen, zum Erfolg führen können. Viele dieser Ureterkrämpfe sind gänzlich erfolglos. Der fest eingehackte, eingespießte Stein trotzt der Bemühung der krampfenden Muskulatur des Harnleiters. Sehen wir doch gelegentlich von Operationen, daß selbst an dem freigelegten Harnleiter der

Stein unverrückbar festsitzt und nach Eröffnung der Ureterwand mit dem Skalpellstiel oder Elevatorium gewaltsam aus seinem Platz gelockert werden muß.

Nachdem alle internen Maßnahmen erschöpft sind, soweit dieselben überhaupt für das nachfolgende Gebiet in Frage kommen und nicht von vornherein als aussichtslos oder schädigend abzulehnen sind, z. B. bei gröberen Infektionen im Bereiche der Niere oder allzu erheblicher Steingröße, tritt die mechanische Behandlung der Harnleiterdilatation in Kraft. Allerdings darf man mit ihrer Anwendung auch andererseits nicht zu lange zögern, sonst kann der Fall eintreten, daß die Niere durch Stauung oder Infektion erschöpft ist,

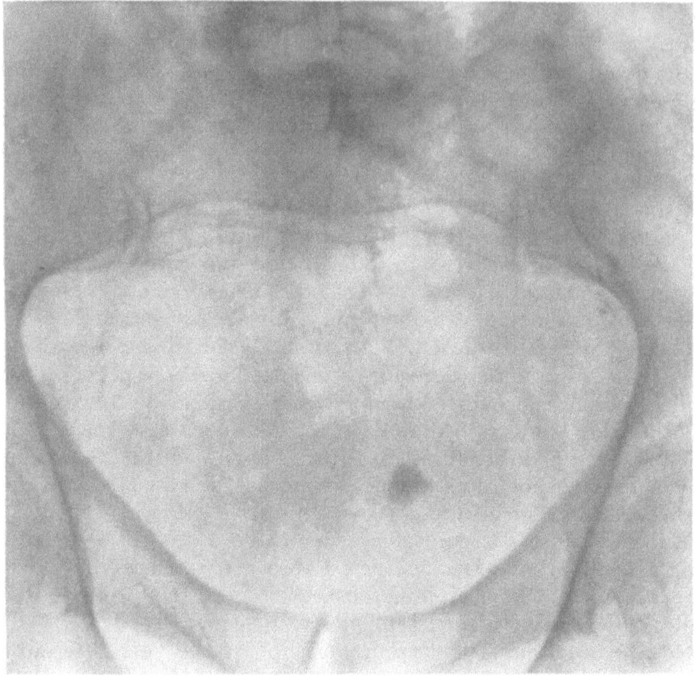

Abb. 262. Großer Ureterstein, welcher ohne Kunsthilfe sich bis in die Uretermündung begab, da der Ureter bereits durch wiederholten Steinabgang stark erweitert war. Der Stein wurde mittels Operationscystoskops aus der Mündung herausgezogen und mit dem Lithotriptorcystoskop zertrümmert, da er zu groß war, um die Harnröhre zu passieren.

ein Zustand, der bekanntlich bei akutem, plötzlichem Ureterverschluß einer vorher gesunden Niere leicht eintritt als Folge von Harnstauung und Infektion.

Günstiger ist die Sachlage, wenn der Patient schon wiederholt Koliken mit oder ohne Infektion hatte, oder womöglich bereits Steine gröberen Kalibers den Harntraktus von der Niere her passiert haben. Alsdann ist das Organ schon an derartige Zustände gewöhnt und besitzt an sich eine gewisse lokale Immunität; andererseits ist bereits, wenn man es so nennen will, eine Dilatationsbehandlung des Harnleiters vorausgegangen, indem die früher abgegangenen Steine den Harnleiter gedehnt und erweitert haben. Es ist oft erstaunlich, welche beträchtlichen und stacheligen Steine den Harnleiter überhaupt passieren können, namentlich bei solchen Patienten, bei denen schon früher ein Steinabgang erfolgt ist. Derartig große Steine würden als „Erstgeborene" niemals den jungfräulichen Harnleiter hinabgewandert sein. Deshalb ist in der Indikationsstellung ein Unterschied zu machen zwischen solchen Patienten, bei denen das Ereignis des Ureterverschlusses akut und plötzlich und erstmals auftritt und zwischen der zweiten Reihe von Patienten, bei denen das Ereignis im Wiederholungsfalle auftritt und größere Splitter den Ureter bereits passiert haben.

Bei der ersten Gruppe halte ich die Sachlage für viel dringlicher als bei der zweiten, und die Indikation für die Dilatationsbehandlung des Harnleiters ist dementsprechend schärfer zu bemessen. Von diesem Gesichtspunkt aus sind auch die Statistiken zu betrachten, welche mit der Dilatationsbehandlung des Ureters erzielt sind. Man soll niemals vergessen, daß ein sehr großer Teil kleiner und größerer Steine von selbst abgeht, d. h. ohne mechanische Kunsthilfe, vielfach überhaupt ohne ärztliche Hilfe oder durch Unterstützung mittels der beschriebenen internen Behandlung. Als Erfolg ist der Steinabgang besonders zu bewerten, wenn es sich um gröbere, rauhe, scharfkantige Steine bei erstmaligem Anfall handelt oder um die Bekämpfung von Infektionen des Nierenbeckens und der Kelche, welche schon seit langer Zeit mit den üblichen internen und mechanischen Mitteln der Nierenbeckenspülung und dem Einbringen desinfizierender Stoffe in das Nierenbecken behandelt wurden.

2. Indikation für die instrumentelle Erweiterung des Harnleiters.

Das Indikationsgebiet für mechanische Dilatationsbehandlung kann folgende Krankheitsgruppen umfassen, immer unter Berücksichtigung der soeben geschilderten Sachlage und unter Mitwirkung allgemeinen ärztlichen Denkens und Kenntnis des Gesamtzustandes des Kranken.

Enge spezialistische Betrachtung ist hier von Übel, wie vielfach bei rein urologisch-technischer Auffassung bestimmter Krankheitsgruppen.

a) Steinerkrankung.

α) Nierenbeckensteine. Hier kommt die Behandlung nur dann in Betracht, wenn die Größe des Steines einigermaßen im Verhältnis zum Querschnitt des erweiterungsfähigen Ureters steht. Es ist verlorene Zeit und gefährliche Bemühung, welche eine Infektion nach sich ziehen kann, wenn man bei Steinen, deren Größe den Harnleiterquerschnitt erheblich überschreitet, die Dilatationsbehandlung versucht, so z. B. bei mandelgroßen Steinen. Dagegen kommt die Dilatationsbehandlung in Betracht bei Nierenbeckensteinen von der Größe eines Kirschkerns und etwas größer oder, wenn sie länglich sind, von der maximalen Größe eines kleinen Dattelkerns. Bei allen, über dieses Maß hinausgehenden Konkrementen des Nierenbeckens ist die Methode als sinnlos und gefährlich zu verwerfen.

β) Uretersteine. Sobald der Stein, gleichgültig ob er groß oder klein ist, längere Zeit an derselben Stelle liegen bleibt, besteht die Gefahr eines Decubitalgeschwürs durch Einspießung in die Wand und der Periureteritis, so daß es wünschenswert erscheint, den Stein zu lockern und in Bewegung zu bringen. Ferner ist die Behandlung einzuleiten, sobald das Zeichen der Blockade in Gestalt von Stauungsschmerzen in der Niere und Überdehnung des Nierenbeckens sich geltend macht, Zustände, welche sich leicht durch die Pyelographie nachweisen lassen, oder sobald sich Erscheinungen der Infektion einstellen, wie eitriger Urin, hohes Fieber oder gar Störungen des Allgemeinbefindens in Gestalt von Schüttelfrösten, Gliederschmerzen, trockener Zunge, Appetitlosigkeit, Übelkeit, Singultus, Erbrechen usw. Sind die Erscheinungen sehr stürmisch, so wird man sofort den Versuch der Dilatationsbehandlung mit den einfachsten Mitteln (s. Technik S. 227) einleiten und auch hier nur kurze Zeit auf den Erfolg warten können. Tritt die Wendung zum Guten nicht innerhalb kürzester Zeit ein, so muß chirurgisch eingegriffen werden. Vielfach ist man alsdann mit Rücksicht auf das Allgemeinbefinden genötigt, bei nachgewiesener Gesundheit der anderen Niere in Anbetracht der bedrohlichen Lage die Gefahr durch Nephrektomie radikal zu beseitigen.

γ) Bei Steindiathese. Unter dieser Erkrankung verstehe ich urologisch die immer wiederkehrende Bildung kleiner und kleinster Konkremente, die von dem Laien mit Sand oder Grieß bezeichnet werden und ärztlich als Phosphaturie, Oxalurie und Calcariurie zu bezeichnen sind. Selbstverständlich gelingt es bei diesem Leiden nicht, die Bildung der Steine durch Dilatationsbehandlung zu verhindern, da es sich um eine Stoffwechselerkrankung handelt, deren Disposition wahrscheinlich auf die fehlerhafte Arbeit der großen Unterleibsorgane, in erster Linie der Leber, ferner des Magens, des Dünndarms usw. zurückzuführen ist. Diese Disposition muß auf innerem Wege bekämpft werden mittels einer Therapie, deren Besprechung an dieser Stelle nicht in Frage kommt. Wohl aber gelingt es auch bei diesen Dispositionen, das Abwandern der sich immer wieder bildenden kleinen oder großen Splitter zu beschleunigen, indem sie den erweiterten Ureter, namentlich die natürlichen Engen, welche das Ureterrohr aufweist, leichter passieren, als beim ungedehnten und unbehandelten Harnleiter.

δ) Zur Nachbehandlung nach Steinoperationen. Zur Bewertung des Erfolges einer Steinoperation ist nicht nur der Nachweis erforderlich, daß nach Entfernung eines Harnleitersteines ein Katheter sich ohne Schwierigkeiten bis ins Nierenbecken einführen läßt und klaren Urin liefert, auch die Funktionsprüfung

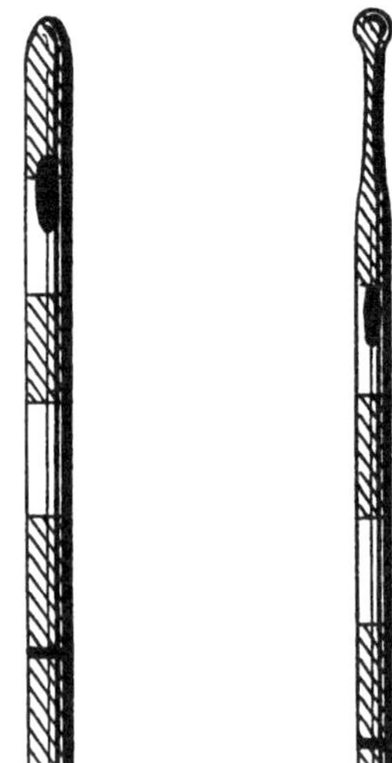

Abb. 263.
Dicke Ureterenkatheter.

der Niere muß annähernd normal ausfallen. Wenn ein bedeutender Unterschied gegenüber der gesunden Seite vorhanden ist, so muß man, trotz des normalen Urins und trotzdem der Katheter bis ins Nierenbecken gelangt, auf eine gestörte Motilität im Bereiche der oberen harnabführenden Wege schließen, welche vielleicht auf toxische Einflüsse zurückzuführen ist. Der Nachweis der gestörten Motilität läßt sich durch die Dynamoskopie (s. S. 200) (PERLMANN) erweisen. Ist der Nachweis geführt, so muß zur Verhütung eines Steinrückfalles die Dilatationsbehandlung des Harnleiters durchgeführt werden.

b) Behandlung infektiöser Prozesse des Nierenbeckens durch Dilatation des Harnleiters.

Es ist bekannt, daß infektiöse Zustände im Bereiche des Nierengewebes, der Nierenkelche und des Nierenbeckens vielfach durch sachgemäße interne Behandlung abheilen. Wir brauchen nur die glänzenden Erfolge der Neosalvarsantherapie bei Coliinfektionen des Nierenbeckens zu erwähnen. Mildere Infektionen heilen bekanntlich bei Bettruhe, vegetabilischer Diät, Trinkkur und Gebrauch von Harndesinfizienzien ohne jede mechanische Maßnahme ab. Namentlich die in der letzten Zeit vielfach empfohlene Säure-Alkalitherapie zeitigt bei schwächeren und nicht zu seßhaften Infektionen gute Erfolge. In anderen Fällen kommt die Infektion zur Ausheilung, sobald die Stauung im Bereiche des betroffenen Ureters aufhört und die Niere wieder ihre normale Abflußmöglichkeit hat, so z. B. nach Steinabgang oder nach Entleerung des schwangeren Uterus.

Selbst bei noch so konservativer Einstellung bleibt noch ein genügend großes Anwendungsgebiet für die Dilatationsbehandlung übrig. Man kann das Gebiet

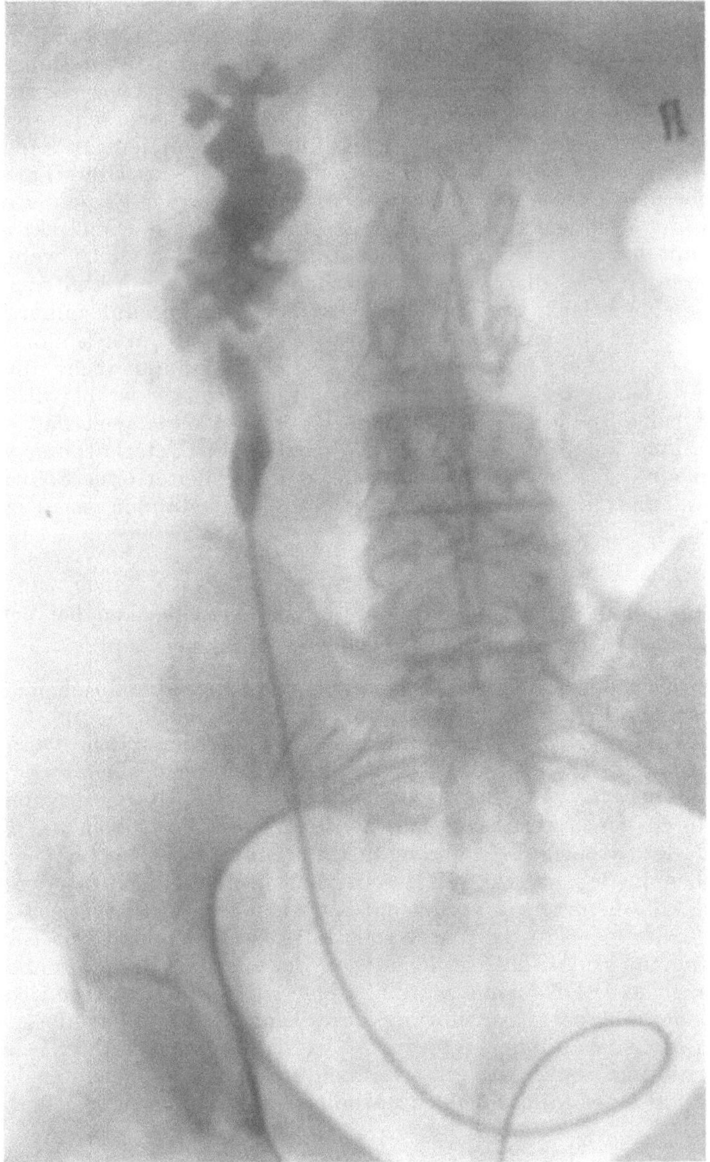

Abb. 264. Pyurie bei einer alten Frau nach Entfernung großer Steinmassen aus dem Nierenbecken und den Nierenkelchen. Mißgestaltetes Nierenbecken mit zeitweise auftretender Urinfistel. Erweiterung des Harnleiters um den Abfluß zu verbessern und die Fistel zu schließen. Gegenwärtig liegt ein Ureterkatheter Nr. 12 im Harnleiter, eingeführt durch das Operationscystoskop.

kurz so umgrenzen, daß alle diejenigen Fälle ihm unterworfen werden sollen, bei denen sowohl die konservative interne Therapie, sowie die übliche mechanische Behandlung der Nierenbeckenspülung zu keinem Erfolg geführt hat.

In diesen Fällen ist meistens bereits pyelographisch mindestens eine kolbenartige Verbreiterung der Kelche, vielfach auch eine nicht unerhebliche Erweiterung des Nierenbeckens, welche zahlenmäßig sich durch Eichung nachweisen läßt (s. S. 155), eingetreten. In diesen Fällen ist es notwendig, um die Niere vor dem Untergang durch infektiöse Schrumpfung oder vor der Umwandlung in eine Hydro- bzw. Pyonephrose zu schützen, die Dilatationsbehandlung so lange durchzuführen, bis der Abfluß möglichst wieder normal geworden ist. Ein Beweis hierfür kann wiederum durch die *Dynamoskopie* erbracht werden. Dem Versuch einer erfolgreichen Dilatation sind kurz gefaßt diejenigen Fälle zu unterwerfen, in denen die einfache Therapie einschließlich des Ureterkatheterismus und der Nierenbeckenspülung versagt hat, wo man vor der Frage der operativen Freilegung, der Dekapsulation, der Nephrostomie oder der Nephrektomie steht, Patienten mit hartnäckiger chronischer Infektion. Es braucht wohl nicht erwähnt zu werden, daß die Dilatationsmethode bei schweren akuten infektiösen Prozessen, bei Verdacht auf paranephritischen Absceß, auf miliare Abscesse in der Rinde, auf Nierenkarbunkel ebenso wenig geübt werden darf, wie bei pyelographisch nachgewiesener Pyonephrose. Sie kommt mehr für die subakuten, verschleppten Pyelitiden in Betracht. Technisch ist bei diesen Fällen, ebenso wie bei den Fällen der folgenden Rubrik zu verlangen, daß die Dilatationsbehandlung so weit durchgeführt wird, bis ein Ureterkatheter von erheblicher Stärke (mindestens 10—11 Charrière) den Harnleiter ohne Schwierigkeiten passiert und das Nierenbecken erreicht, unter Umständen sogar als Dauerkatheter für einige Zeit liegen bleibt.

c) Behandlung von Harnstauung im Nierenbecken bei der sog. Prähydronephrose (JOSEPH).

Sie entstehen gewöhnlich als Folge einer der bereits beschriebenen, in dieses Gebiet fallenden Erkrankungen, so z. B. der Nierenbecken- und Uretersteine. Aber auch eine andere Behinderung der Harnleiterperistaltik kann derartige Stauungsprozesse hervorrufen, so z. B. die Freilegung des Ureters in größerer Ausdehnung bei der WERTHEIMschen Operation des Uteruscarcinoms, welche offenbar durch periureteritische Verwachsungen die Peristaltik des Harnleiters im Bereiche der freigelegten Stelle ungünstig beeinflußt. Ferner habe ich (s. S. 193) Fälle gesehen, in denen verkalkte Mesenterialdrüsen mit der Ureterwand verlötet waren und Abflußstörungen verursachten. Aus der Cystitis cystica heraus kann der Krankheitsprozeß in das Ureterrohr hinaufwandern und durch Verdickung der Schleimhaut zu Abflußstörungen, zur Erweiterung des Nierenbeckens und der Nierenkelche Anlaß geben. Kurz alle jene Fälle, in denen eine Ureterolyse in Frage kommt, sollten vor Ausführung dieses Eingriffes dem harmloseren Versuch einer Dilatationsbehandlung unterworfen werden, zumal, da das Krankheitsbild der Ureteritis und damit die jetzt vielfach so moderne Operation der Ureterolyse weder auf einer klinisch, noch pathologisch-anatomisch gesicherten Grundlage steht.

Ich lasse einige Krankengeschichten folgen, in denen ich die Dilatationsbehandlung mit Erfolg angewandt habe.

A. C., 48 Jahre alt. Seit November 1927 rechtsseitige Kolikanfälle. Dazwischen ganz schmerzfreie Intervalle. In den letzten Wochen trat jedoch eine Häufung der Beschwerden ein.

9. 8. 1927. Großer, gesund aussehender schlanker Mann. Allgemeinstatus ohne Befund. Urin klar, Albumen Spuren, im Sediment vereinzelte Erythrocyten, cystoskopisch Blase ohne Befund, rechts stößt der Ureterkatheter nach 2 cm auf ein Hindernis. Röntgenologisch über erbsengroßer, tiefsitzender Harnleiterstein rechts.

Erweiterung des rechten unteren Harnleiterendes mit BÜRGERschen Oliven. In der Folgezeit in Abständen mehrfach Ureterdehnungen, Einlegen von Ureterkathetern neben dem Stein, Schütteln auf dem Reitsattel. Anfang September 1927 im Anschluß an eine forcierte Dehnung des Harnleiterendes geht fast ohne Schmerzen ein länglich geformter, fast mandelgroßer nach oben mit kleinem, scherenförmigen Fortsatz versehener Oxalatstein ab.

B. Sch., Kaufmann, 37 Jahre alt. 19. 9. 1927 vorübergehender Kolikanfall links. 1925 mehrere starke Anfälle mit Abgang zweier Steine. Dauernder Druck in der Nierengegend.

1. 10. 1927. Seit 4 Tagen wiederum Schmerz in der linken Nierengegend, weshalb der Patient die Klinik aufsucht. Urin ist trübe und enthält Eiterkörperchen und Blut. Cystoskopie: Blase und Uretermündungen normal. Funktionsprüfung zeigt rechts gute Blauausscheidung, links keine Farbe zu sehen. Der Ureterkatheter dringt links bis 25 cm, es tropft danach verdünnter, späterhin leicht grünlich verfärbter Urin kontinuierlich ab. Röntgenaufnahme zeigt in der Höhe des 2. Lendenwirbels einen bohnengroßen Steinschatten. Im Anschluß an diese Entleerung des Beckens verschwinden die Schmerzen vollkommen.

7. 12. 1927. Da der Stein noch an derselben Stelle liegt, werden zunächst zwei Harnleiterkatheter Nr. 5 in den linken Harnleiter eingeführt. Während der eine bis ins Nierenbecken vordringt, gelingt es den zweiten erst nach Alypineinspritzung in den Ureter neben dem Stein vorbeizuführen. Beide Katheter bleiben 15 Minuten liegen und werden zusammen mit einem Ruck herausgezogen.

10. 1. 1928. In der Zwischenzeit war der Patient beschwerdefrei. Das Röntgenbild zeigt den Steinschatten 2 cm unterhalb der Lin. innom. Zwei Ureterkatheter

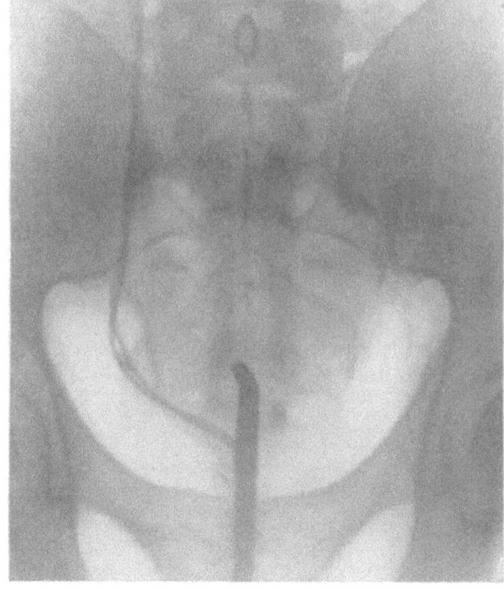

Abb. 265. Tiefsitzender Ureterstein zwischen zwei Ureterenkatheter eingeklemmt. Beim Herausziehen der Katheter folgt der Stein dem Katheterzug und gelangt in die Blase.

lassen sich nur 8 cm hoch in den Harnleiter vorschieben.

25. 2. 1928. Dilatation mit Bürgeroliven Nr. 11 und 12, die 10 Minuten liegen bleiben. Einige Tage danach Koliken.

1. 3. 1928. Cystoskopie: das linke Ureterostium etwas vorgewölbt. Katheterismus links: zunächst Hindernis nach 2 cm. Nach einigen Versuchen gelingt es zwei Katheter Nr. 5 am Stein vorbeizuschieben. Nach 15 Minuten werden beide Katheter gleichzeitig herausgezogen. Der Stein leistet erheblichen Widerstand, nach Entfernung der Katheter sieht man die Spitze des Steines im Ostium. 3 Tage danach Stein abgegangen.

3. Technik der Dilatationsbehandlung des Harnleiters.

Jeder Harnleiter läßt sich durch Einlegen und Liegenlassen eines einfachen Harnleiterkatheters erweitern, sofern es überhaupt gelingt, den Katheter an dem Hindernis, z. B. an dem Stein vorbeizuführen. Die Art, wie die Erweiterung des Harnleiters durch den Harnleiterkatheter zustande kommt, erklärt sich leicht, wenn man an die Wirkung eines in die Harnröhre bei Harnröhrenverengerung eingeführten und daselbst längere Zeit belassenen Bougies denkt. Es ist jedem Urologen bekannt, daß eine Harnröhrenstriktur, sobald sie einmal von einem Bougie durchdrungen ist, und das Bougie 24 Stunden hindurch aufnimmt, durch den traumatischen Reiz des eingelegten Bougies erweicht und alsdann für Instrumente gröberen Kalibers passierbar wird. Genau so erweichend wirkt der Harnleiterkatheter auf die Harnleiterwand, oder noch in höherem Grade, weil die Wandung des Harnleiters erheblich dünner ist als die dicke mit

Schwellkörpern zum größten Teil bedeckte Wand der Harnröhre. Er ruft
eine traumatische Entzündung hervor. Es gelingt gewöhnlich, ebenso wie bei der
Harnröhre, nach Entfernung des Harnleiterkatheters 24 Stunden nach Einführung eines dünnen Katheters (Nr. 5) einen dickeren Katheter oder zwei
Harnleiterkatheter nebeneinander in den
Harnleiter einzuführen und das Rohr
auf diese Weise auszuweiten. Die beiden
Harnleiterkatheter oder der dickere Katheter können nach Verlauf eines Tages
wiederum durch Instrumente gröberen
Kalibers ersetzt werden. So ist es allein
durch die Bougiebehandlung mittels
Ureterkatheter möglich, einen Harnleiter
so auszuweiten, daß z. B. zwei Ureterkatheter, jeder 4—5 Char. stark, schließlich den Harnleiter passieren oder ein
einziges Rohr von 11 Char. hindurchgeht.

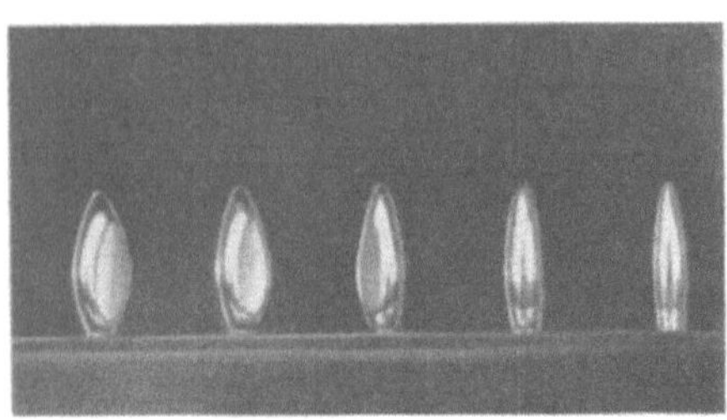

Abb. 266. BÜRGERsche Metalloliven zur
Dilatation des Harnleiters.

Die Schwierigkeit der Erweiterung des Harnleiters mittels Ureterkatheter
besteht beim Harnleiterstein darin, neben dem Stein vorbeizukommen. In vielen
Fällen mißglücken alle in dieser Richtung vorgenommenen Versuche. Es stehen

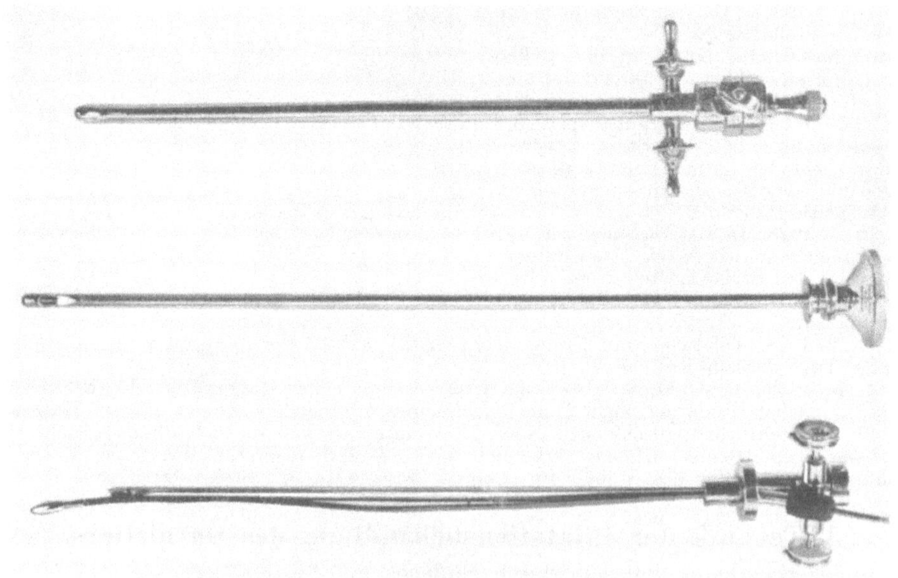

Abb. 267. Dilatationsinstrument nach E. JOSEPH (G. WOLF-Berlin).
Oben: Schaft des Dilatationsinstruments mit Mandrin. Mitte: Optik mit Lichtquelle.
Unten: Führungsschlitten mit Katheter und angeschraubter BÜRGER-Olive.

uns dabei eine Anzahl Hilfsmittel, welche die Passage begünstigen, zur Verfügung. Ein besonders wirksames Hilfsmittel ist die Einspritzung von Glycerin
durch den Katheter, die Injektion von Papaverin und Anaestheticum bis zum
Hindernis (CROWELL). Der Katheter wird so weit in den Harnleiter eingeführt, bis er gegen den Stein stößt. Sobald er das Hindernis erreicht hat,
wird langsam 1%ige Alypinlösung mit Adrenalinzusatz (1 Tropfen Stamm-
lösung auf einen Kubikzentimeter) in den Harnleiter eingespritzt und das Rohr

von innen eine Zeitlang mit der anästhesierenden Lösung berieselt. Es löst sich alsdann häufig der Krampf des Harnleiters um den Stein, die Muskulatur gibt nach, lockert sich und gestattet dem Harnleiterkatheter, neben dem Stein in die Höhe zu dringen. Sobald dies gelungen ist, ist ein erheblicher Fortschritt erreicht. Darin liegt das staunenswerte Ergebnis der Statistik CROWELLs. Man hat alsdann nur nötig, das Cystoskop zu entfernen, den Harnleiterkatheter für 24 Stunden liegen und den Ureter aufweichen zu lassen. In anderen Fällen gelingt es auch nach Anästhesierung des Harnleiterrohres nicht, den Harnleiterkatheter vorzuschieben. Man kann alsdann noch versuchen, 2, 3 oder sogar 4 dünne Bougies nebeneinander in den Harnleiter einzuführen, genau nach Art der Bougierung einer gewöhnlichen Harnröhrenstriktur und von diesen 4 Bougies eines oder das andere neben dem Stein nierenbeckenwärts vorzuführen. Gelingt auch dies nicht, so ist noch die Aussicht vorhanden, den Harnleiter mittels der BÜRGERschen Oliven zu dehnen. Auf die Gefahren

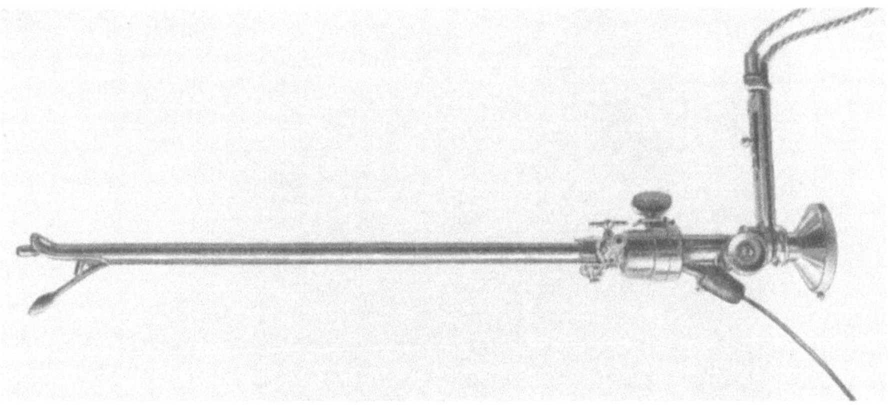

Abb. 268. Dilatationsinstrument nach E. JOSEPH. (Seitliche Ansicht.)

der Dehnung des Harnleiters mittels Dauerureterkatheters komme ich noch zurück, wenn ich nach Erwähnung aller Dilatationsmethoden den Wert der einzelnen Methoden einander gegenüber abwäge.

Jedenfalls hat die Dilatationsmethode mittels Ureterenkatheter den Vorteil, daß der Harnleiter in ganzer Länge sich erweitert, für Ureterkatheter dickeren Kalibers, schließlich für Röhren von etwa 12 Char. Umfang, also ziemlich kräftige, sogar für Strikturen der Harnröhre schon annehmbare Instrumente aufnahmefähig wird und dementsprechend Steine beträchtlichen Kalibers nach abwärts passieren läßt.

Die zweite Methode der Dilatationsbehandlung des Harnleiters ist, soweit ich die Literatur übersehe, von LEO BÜRGER gegründet worden. Sie besteht darin, olivenförmig, kolbig angeschwollene Instrumente in den Harnleiter einzuführen. Zur Durchführung dieses Verfahrens mußte einerseits das Cystoskop so verändert werden, daß es dickere Instrumente aufnehmen konnte, andererseits mußten an den Harnleiterkatheter Oliven von beträchtlicher Stärke angeschraubt werden. Beides hat BÜRGER durchgeführt, ohne den Durchmesser des Cystoskop erheblich zu verändern. Das Instrument ist immer noch, selbst für männliche Harnröhren, an Durchmesser erträglich geblieben. Es überschreitet nicht einen Durchmesser von 23—25 Char. BÜRGER erreichte die

Anpassung dieser olivenförmigen Dilatation an das Cystoskop in der Weise, daß er Metalloliven an den Ureterkatheter anschraubte und diese dem Schaft des Cystoskopes vorausschickte oder in den neuesten Modellen so einpaßte, daß der

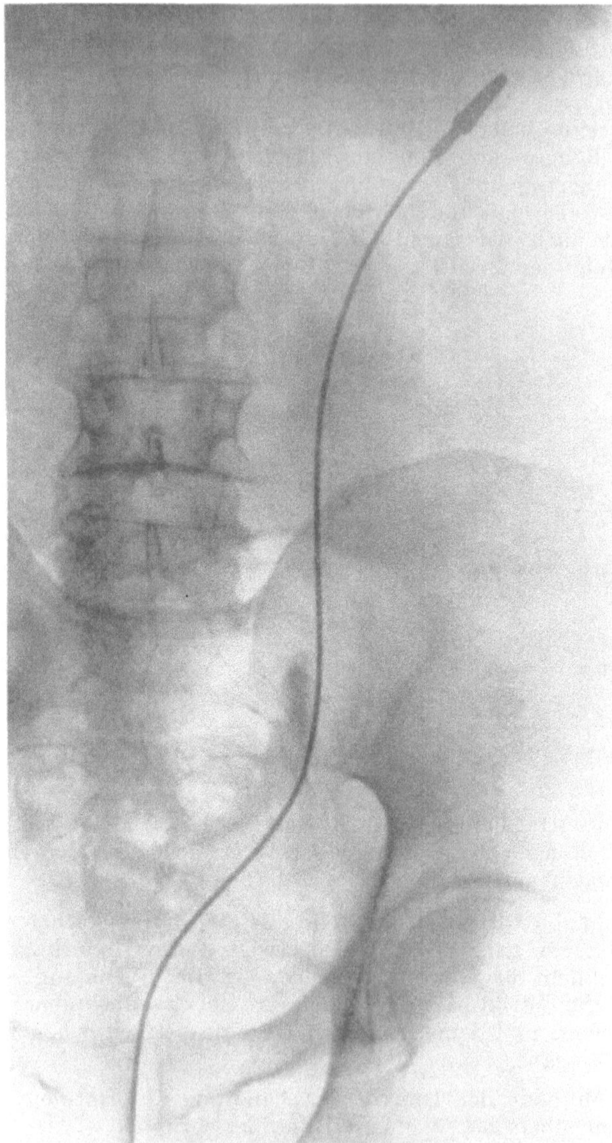

Abb. 269. Bürger-Olive Charrière 14 bis in das Nierenbecken vorgeführt wegen eines kleinen Kelchsteins. Dadurch entsteht vorübergehende Erweiterung des Beckens und der Kelche und die Möglichkeit, den Stein im Kelch zu lockern und zur Abwanderung zu bringen.

Umfang des Instrumentes nicht anormal wuchs. Aus den beigefügten Abbildungen ist ohne weiters die von Bürger getroffene Anordnung zu ersehen.

Die eiförmige Form und die metallene Wandung, welche Bürger den Oliven gegeben hat, besitzt den großen Vorteil der leichten Einführbarkeit in den

Harnleiter, indem das glatte, unnachgiebige, runde Ende ohne Schwierigkeiten gewöhnlich selbst in von Natur aus schmale Harnleitermündungen hineingleitet und nach dem Nierenbecken zu vordringt. Die BÜRGERschen Oliven bewegen sich in einer Stärke von 11—20 Char. Es gelingt meistens, in 2—3 Sitzungen die Harnleitermündung und das Harnleiterrohr mittels der BÜRGERschen Oliven bis zur höchsten Weite auszudehnen, d. h. auf etwa 19 Char. und, wenn es notwendig ist, diesem Umfang entsprechende Ureterkatheter (16—17 Char.) bis in das Nierenbecken vorzuführen.

Das BÜRGERsche Verfahren ist etwas abgeändert worden von DOURMASCHKIN, welcher den Oliven eine mehr pyramidenförmige Gestalt gegeben und die Metallspitze selbst tunneliert hat, so daß man einerseits durch die Oliven Öl oder anästhesierende Flüssigkeit einspritzen, andererseits die Olive länger liegen lassen kann, weil der Tunnel im Innern das Abtropfen des Urins gestattet. Mir persönlich sind im Gebrauch die BÜRGERschen Oliven angenehmer.

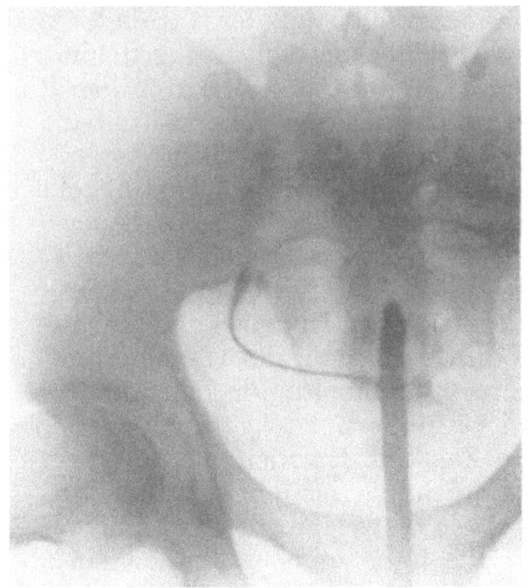

Abb. 270. 10 cm von der Blase entfernter Ureterstein. Das Ureterrohr wird durch eine BÜRGER-Olive erweitert.

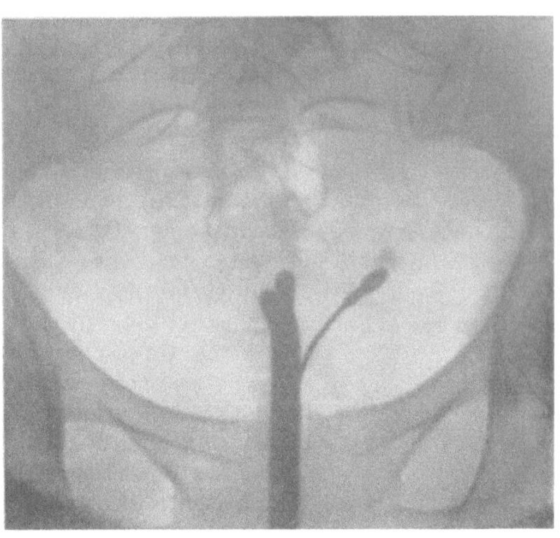

Abb. 271. Kleiner, aber festhaftender Stein im Ureterausgang. Dem Stein wird durch Erweiterung der Uretermündung mittels BÜRGER-Olive die Abwanderung erleichtert.

Mit der Einspritzung durch die tunnelierte Olive DOURMASCHKINs muß man sehr vorsichtig sein. Man muß dabei berücksichtigen, daß die dicken DOURMASCHKINschen Oliven den Harnleiter abschließen und daß man unter Abschluß des Harnleiters Flüssigkeiten in das Harnleiterrohr und das Nierenbecken einspritzt, ohne die Möglichkeit, wie bei Anwendung dünnerer Ureterkatheter, daß die eingespritzte Flüssigkeit neben dem Harnleiterkatheter rückwärts in die Blase zurückfließt, sobald das Nierenbecken überfüllt ist. Alles, was zuviel durch die DOURMASCHKINsche Olive eingespritzt wird, d. h. die Flüssigkeitsmenge, welche an Menge den Nierenbeckenhohlraum überschreitet, muß naturgemäß unter den gegebenen mechanischen Verhältnissen in das Nierenparenchym eingepreßt werden und Schaden anrichten. In Unkenntnis dieser Verhältnisse und in Unüberlegtheit glaube ich, einmal auf diese Weise bei einem meiner Patienten durch Einspritzung von Olivenöl eine vorübergehende Fettembolie hervorgerufen zu haben. Aus diesen Gründen bevorzuge ich für meine Person die Original-eiförmigen BÜRGERschen Oliven wegen ihrer leichten Einführbarkeit und auch weil das allzu lange Verweilen der metallenen Olive im Inneren des Harnleiterrohres nicht gefahrlos sein kann.

Eine dritte Dilatationsmethode ist von DOURMASCHKIN begründet worden. DOURMASCHKIN verwendet dazu um den Harnleiterkatheter befestigte, aufblasbare Gummiballons. Die Katheter ähneln dem von NITZE bereits geschaffenen Okklusivkatheter, konstruiert damals in der Absicht, den Harn jeder Niere in seiner Gesamtmenge aufzufangen und den Ablauf von Urin neben dem Harnleiterkatheter zu verhindern. DOURMASCHKIN hat den aufblasbaren Gummiballon an verschiedenen Stellen des Ureterkatheters angebracht, sowohl an der Spitze desselben, um sofort das Ende kolbig zu erweitern, wie einige Zentimeter unterhalb der Spitze (s. Abb. 272). Beide Formen haben ihr bestimmtes Anwendungsgebiet, über welches sogleich gesprochen werden soll. Die DOURMASCHKINschen Ballonkatheter werden gewöhnlich mit sterilem Wasser oder Kochsalzlösung gefüllt. Man kann sie aber auch mit einem flüssigen Röntgenkontrastmittel anfüllen, z. B. mit Umbrenal oder $20^0/_0$iger Jodnatrium- oder

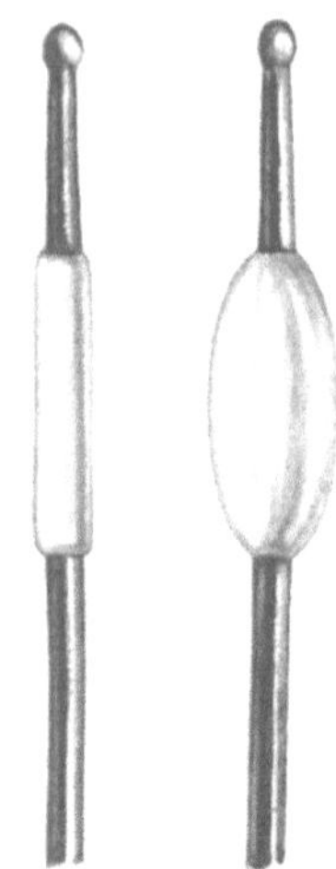

Abb. 272.
DOURMASCHKINS
Ballonkatheter.

Brom-Natriumlösung und alsdann bei liegendem Ballonkatheter eine Aufnahme machen, um sich, ebenso wie bei den BÜRGERschen Metalloliven, zu überzeugen, daß der Harnleiterabschnitt dicht unterhalb des Steines beträchtlich gedehnt und ausgeweitet wird. Man sieht alsdann auf dem Röntgenbild (s. Abb. 273) erst den Steinschatten und dann unmittelbar unterhalb des Steinschattens einen zweiten, viel breiteren, olivenförmigen Schatten, gebildet von dem mit Kontrastmittel gefüllten DOURMASCHKINschen Ballon oder der metallenen BÜRGERschen Olive. Auf diese Weise ist die gewünschte Erweiterung des Harnleiters dicht unterhalb des Steines erreicht und bewiesen. Da derartige Instrumente den Harnleiter abschließen, es sei denn, daß man die tunnelierten DOURMASCHKINschen Metalloliven gebraucht, um den Abfluß des Harnes nach der Blase zu verhindern, so ist die Möglichkeit, das Instrument längere Zeit im Harnleiter verweilen zu lassen, nicht gegeben. Eine halbe bis eine Stunde ist ungefähr das Maximum der Zeit, welche die Oliven im Harnleiter zubringen dürfen. Ich habe in neuester Zeit einfache Knopfsonden aus Seidengespinst, wie sie unter dem Namen Guyons seit langer Zeit bekannt, zu diesem Zwecke verwertet. Die Sonde passiert in mäßiger Stärke das von mir angegebene, durch die Firma Saß Wolf konstruierte allgemeine Operationscystoskop, sowie das von GEORG WOLF eigens für die Erweiterung des Harnleiters gebaute Dilatationscystoskop.

Es entsteht nun die Frage, welche Methode zu bevorzugen ist. Zunächst ist es sicher, daß die Dilatationsmethoden mittels Harnleiterkatheter insofern harmlos sind, als eine nennenswerte Verletzung des Harnleiters durch den eingeschobenen Ureterkatheter kaum erfolgen kann. Es wäre wohl eine oberflächliche Schürfung der Schleimhaut möglich, wie sie gelegentlich bei jedem Ureterenkatheterismus entstehen kann, aber eine ernstere Verletzung der Harnleiterwand ist mit den immerhin elastischen oder sogar weichen Harnleiterkathetern unmöglich. Andererseits hat die Dilatationsmethode mit den Harnleiterkathetern zwei Nachteile. Der eine Nachteil ist der, daß die Methode nur durch längeres Liegenlassen des Harnleiterkatheters wirkt, und daß das Verweilen des oder der Harnleiterkatheter trotz aller Vorsicht doch zu einer Infektion des Nierenbeckens, zu einer Pyelitis führen kann. Unter Vorsicht verstehe ich, daß das äußere Ende des Harnleiterkatheters in einen sterilen Gummischlauch geleitet und der Urin in einem sterilen Glas aufgefangen wird, daß die Katheter im Abstand von 2 Stunden, nachdem das äußere Ende mit Oxycyanatlösung abgewischt ist, mittels einer desinfizierenden Lösung durchgespritzt werden, z. B. Rivanol $^1/_{5000}$ oder Oxycyanat. Trotz dieser Vorsicht kommt es nicht ganz selten bei längerem Verweilen der Katheter zur Pyelitis. Ich rate deshalb, die Dilatationsbehandlung mittels Ureterkatheter nicht länger als 48 Stunden durchzuführen, sondern nach dieser Zeit dem Patienten, welchem auch die Bettruhe und das Verweilen des Katheters in der Harnröhre unangenehm ist, für 2—3 Tage Freiheit zu lassen, die Katheter herauszuziehen, den Patienten aufstehen und umhergehen zu lassen.

Ein weiterer Nachteil der Dilatationsmethode mittels Harnleiterkatheter ist der, daß die Methode bei tiefsitzenden Steinen, sobald das Konkrement nur einige Zentimeter von der Blase entfernt liegt — und gerade diese anatomisch engste Stelle ist der Platz, wo der Stein am leichtesten angehalten wird und am schwersten hindurchgeht —, oft schwer durchführbar ist. Bei tiefsitzenden Harnleitersteinen ist deshalb nur die BÜRGERsche Methode bzw. ihre Abänderung durch DOURMASCHKIN anwendbar, mittels aufblasbaren Ballons oder die Erweiterung mittels der von *uns* benutzten Guyonkatheter.

Was die BÜRGERsche Methode der Dilatation mittels Oliven anbelangt, so habe ich für die häufigen Fälle, wo der Harnleiterstein nahe dem Blasenausgang im untersten Teil des Rohres steckt und nur wenige Zentimeter zu passieren hat, nicht die geringsten Bedenken. Ich bin dagegen etwas bedenklicher gestimmt, sobald der Stein höher, in der Mitte des Harnleiters oder gar in der Nähe des Nierenbeckens seinen Sitz hat. Alsdann muß die Metallolive hoch

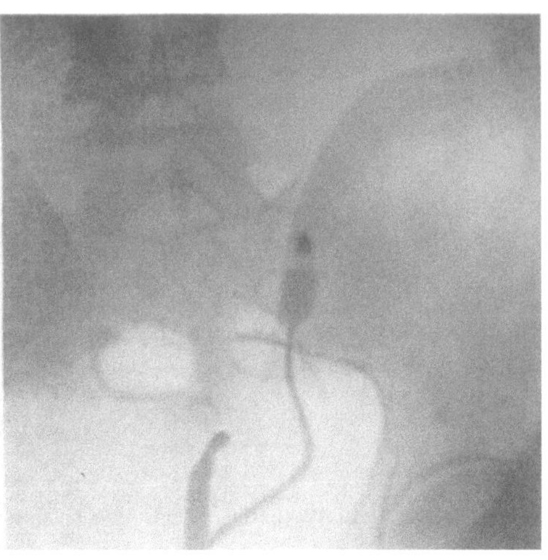

Abb. 273. Stein oberhalb des kleinen Beckens. DOURMASCHKIN-Ballonkatheter stark gefüllt mit schattengebender Flüssigkeit.

hinaufgeführt werden. Von meinen Assistenten PERLMANN und KAIRIS ausgeführte Tierexperimente haben aber gezeigt, daß der Harnleiter bei Einführung derartiger Metalloliven doch nicht ganz selten platzen kann. Es ist allerdings in der Literatur praktisch noch kein derartiger Fall veröffentlicht worden. Immerhin ist es ein unheimliches Gefühl, angesichts dieses experimentellen Ergebnisses, die Oliven in den Harnleiter oberhalb des intramuralen Teils weit hinaufzuführen. Dagegen ist das Einführen der Oliven in den intramuralen Teil bei tiefsitzenden Steinen sowohl die einzige, wie auch angesichts der anatomischen Verhältnisse ungefährliche Möglichkeit der Dilatationsbehandlung des Harnleiters. Die BÜRGERsche Methode kommt also in erster Linie bei tiefsitzenden Harnleitersteinen in Betracht.

Bei höher gelegenen Harnleitersteinen rate ich, sich zunächst der Ureterkatheterbehandlung zu bedienen unter Anwendung größter Vorsicht gegen eine Infektion, indem die Katheter nur kurze Zeit liegen bleiben, regelmäßig mit desinfizierender Flüssigkeit durchgespült werden und Harndesinfizienzien per os verabreicht werden. Macht die Ureterkatheterbehandlung irgendwelche Schwierigkeiten oder tritt leicht Fieber ein, so führen wir die Dilatationsbehandlung am besten mit dem DOURMASCHKINschen Ballonkatheter durch. Der Ballonkatheter geht durch jedes Cystoskop hindurch, welches einen weiten

Ureterenkatheterkanal hat, dessen Optik also relativ dünn und dessen Aufnahme-
fähigkeit für dickere Instrumente relativ groß ist. Diese Art Cystoskope dienen
gleichzeitig auch für andere operative Zwecke, so z. B. zur Einführung von
Löffelzangen zu Probeexcisionen oder von dicken Thermokoagulationssonden,
so daß dieses Instrument nicht einseitig zur Dilatationsbehandlung des Ureters
angeschafft zu werden braucht. Als Dilatationskatheter verwendet man am
besten bei höher gelegenen Uretersteinen die mit einer Olive versehene DOUR-
MASCHKINsche Sonde, d. h. denjenigen Ballonkatheter, bei welchem der aufblasbare Gummiballon nicht an der Spitze, sondern einige Zentimeter unterhalb

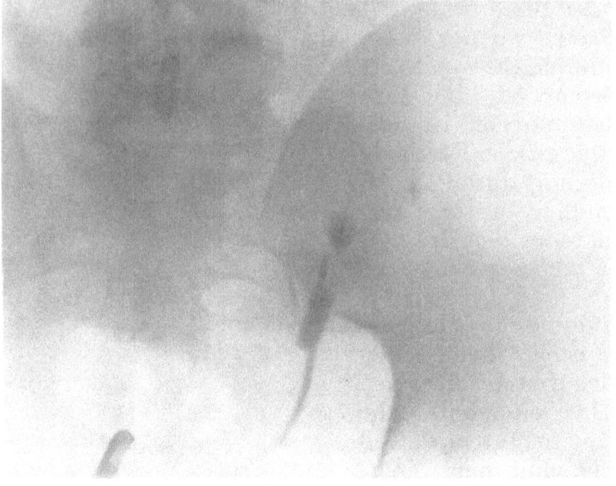

Abb. 274. Ureterstein oberhalb des Beckeneingangs. Erweiterung des Ureters durch den DOUR-
MASCHKINschen Ballonkatheter. Der Ballon ist gefüllt mit Umbrenal, um ihn auf dem Röntgenbilde
sichtbar zu machen.

derselben angebracht ist. Aus den nachstehenden Bildern geht ohne weiteres
die Ausführung des Verfahrens hervor.

Der DOURMASCHKIN-Ballonkatheter bleibt ebenfalls $^{1}/_{2}$—1 Stunde liegen.

Man prüft vorher durch Füllung mit Wasser, wie weit man den Ballon auf-
blasen kann, ohne daß er platzt. Im übrigen ist es kein Unglück, wenn der Ballon
während des Dehnens tatsächlich unter dem Wasserdruck auseinanderplatzt,

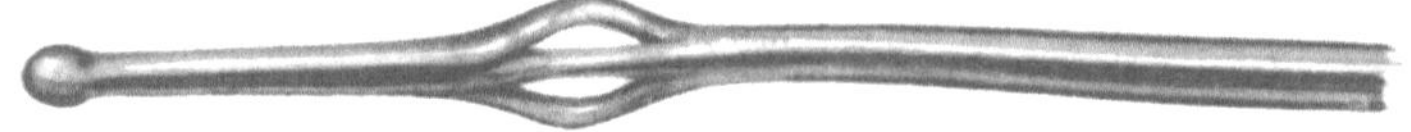

Abb. 275. Steinfänger nach EYNARD in Form eines Ureterkatheters.

da dadurch ein gewöhnlicher Riß in dem Ballonkatheter entsteht. Der Katheter
wird beim Herausziehen restlos, ohne daß Stücke der Gummihaut zurückbleiben,
wieder entfernt. Im übrigen ist der Ballon von der Firma Bard, New York, trotz
seiner geschmeidigen feinen Wandung recht widerstandsfähig angefertigt. Wird
eine Röntgenaufnahme angefertigt, so empfiehlt es sich, zur Füllung und Dehnung
des Ballon Jodlithium (Umbrenal) zu benutzen, welches die Dehnung des Harnleiters plastisch auf der Platte beweist.

Bei der Dehnung des Harnleiters mittels der Ureterkathetermethode habe
ich einigemal Fieber trotz aller Vorsicht eintreten sehen. Bis auf 2 Fälle war
das Fieber harmlos und fiel nach kurzer Zeit ab. In 2 Fällen hatte es den

Charakter einer schweren Pyelitis, bildete sich aber auch ohne weiteres zurück und ohne schwerere Folgen zu hinterlassen.

Im allgemeinen sind alle Versuche, Steine gewaltsam mittels der verschiedenartig konstruierter Steinfänger nach abwärts zu ziehen, gefährlich und häufig von pyelitischen Erscheinungen begleitet.

D. Endovesicale Eingriffe bei Erkrankungen der Prostata und des Blasenausganges.

Seit langer Zeit sind Versuche im Gange, die Prostatahypertrophie intravesical zu behandeln. Es lag nahe, die Versuche namentlich in den Fällen zu

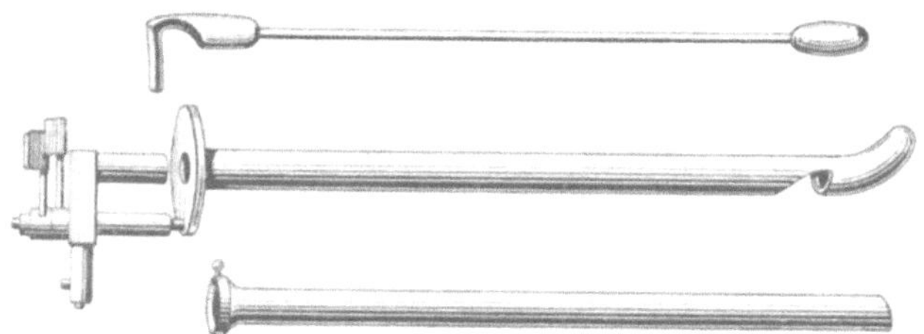

Abb. 276. YOUNGsches Punch-Instrumentarium.

unternehmen, in welchen eine Barre des Mittellappens im wesentlichen als alleiniges Hindernis dem Harn den Austritt verlegte, während die großen, nach allen Seiten sich entwickelnden Formen der Prostatahypertrophie, welche die Harnröhre umklammern und einmauern, von Anfang an der pathologischen Situation nach für intravesicale Behandlung ein ungünstiges Objekt waren. Man hat deshalb schon seit langer Zeit versucht, gerade den Fällen von mehr

Abb. 277. Prostatastanzinstrument nach BRAASCH.

oder weniger isolierter Entwicklung des Mittellappens oder den Fällen sog. Prostataatrophie oder den Fällen von sklerotischem Sphincter, besser genannt idiopathische Sphincterhypertrophie, auf intravesicalem Wege beizukommen. Am meisten bekannt ist die Punchoperation YOUNGs geworden, bei der aus dem Mittellappen der Prostata ein Stück herausgestanzt wird. Sein Instrumentarium, welches in Abb. 276 wiedergegeben ist, hatte den großen Nachteil, daß der Eingriff fast im Dunkeln ausgeführt werden mußte, und daß öfters stärkere Blutungen den Gebrauch von Evakuationskathetern notwendig machten. Um diesem Übelstand aus dem Wege zu gehen, wurde die Apparatur von YOUNG verschiedentlich modifiziert; von diesen Veränderungen sind besonders bekannt

geworden das Stanzinstrument von BRAASCH und das von CAULK. BRAASCH
konstruierte ein Urethroskop, welches die Ausführung der Ausstanzung unter
Leitung des Auges ermöglichte, sowie durch gleichzeitige Verwendung der Dauerirrigation die hintere Harnröhre ausweitete (vgl. BUMPUS). CAULK (1920) ging
bereits zwecks Vermeidung von Blutungen zur Verwendung eines elektrischen Stromes über, der während der Stanzung eingeschaltet wird. Sein Instrumentarium besteht: 1. aus einem dicken Rohr mit einem Ausschnitt zum Anhacken des Sphincterrandes, 2. einem zweiten, in das erste hineinpassendem Rohr, welches vorn ein Platiniridiummesser, durch den elektrischen Strom zum Erglühen anfachbar, trägt. Ein Transformator verwandelt den 110-Volt-Wechselstrom in einen

Abb. 278. CAULKsches Instrument zur intravesicalen
Behandlung der Prostatahypertrophie (nach VAN HOUTUM).

Strom von 10 Volt und 75—150 Ampere. Während der Ausstanzung wird
Wärme in geringen Mengen erzeugt. Die Eingriffe an der Prostata werden
von YOUNG, BRAASCH, CAULK in Lokalanästhesie ausgeführt. Das ausgestanzte
Gewebsstück hat etwa 6—7 mm im Durchmesser, die zurückbleibende Wunde

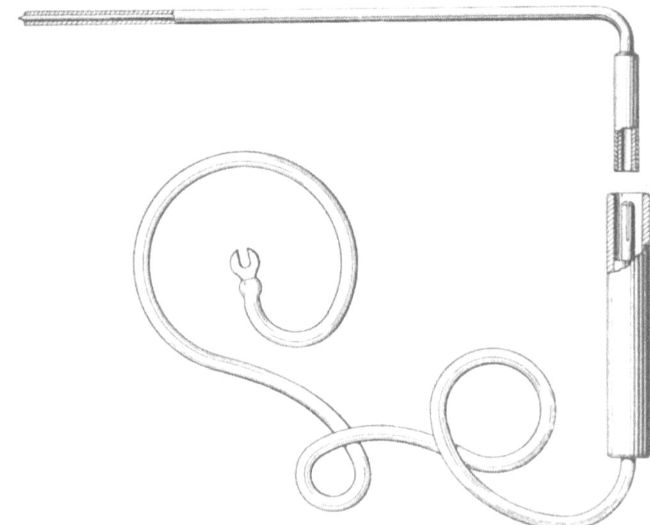

Abb. 279. Die für die „Forage" nach LUYS gebräuchliche aktive Elektrode samt Stiel.

ist glatt und es entstehen auch keinerlei Narben. 1924 berichtete CAULK über
90 Fälle, die mit Ausnahme von 4 geheilt oder gebessert wurden. v. HOUTUM,
der die CAULKsche Operation bei 13 Kranken ausführte, hatte elfmal guten Erfolg, einmal blieb sie resultatlos, einmal erfolgte Exitus, der auf die angewandte
Äthernarkose zurückgeführt wurde.

Ferner hat man seit der Einführung des Hochfrequenzstromes in das Blaseninnere mittels des Cystoskops, welches man so erfolgreich gegen die Blasentumoren

in Anwendung brachte, auch die Prostatahypertrophie mit diesem Strom zu behandeln und die vergrößerte Drüse durch Einleitung des Stromes zu verkleinern versucht. Eine Reihe von Verfahren sind seit Jahren in dieser Richtung veröffentlicht worden. Zuletzt hat z. B. Luys die „Forage" der Prostata versucht, indem er Hochfrequenzströme gegen die hypertrophische Prostata unter Leitung des Auges führte und größere Stücke von den die Harnröhrenlichtung einengenden Prostatateilen wegbrannte. Die Operation wird mittels des Urethroskops a vision directe ausgeführt, indem die aktive Elektrode (s. Abb. 279) des bipolaren Elektrokoagulationsapparates gegen die Prostataknoten festgedrückt und dabei der Strom eingeschaltet wird. Nach gelungener Operation muß sich das Instrument leicht in die Blase einführen lassen. Die erste Sitzung ist stets die schmerzhafteste, weil dabei die Schleimhaut gebrannt wird. Für die ersten 48 Stunden legt Luys einen Dauerkatheter ein und spült die Blase zweimal täglich. Am 11. oder 12. Tage, seltener erst später, z. B. am 20. Tage erfolgt die spontane Abstoßung des Brandschorfes und danach kann eine weitere Behandlung einsetzen. Als Komplikationen bei dieser Operation wären zu nennen:

1. Blutungen während des Eingriffs oder nach der Schorfabstoßung,

2. Nebenhodenentzündung, die sich allerdings durch eine vorherige Vasektomie vermeiden läßt,

3. Cystitis und Pyurie und

4. Inkontinenz.

Luys gibt folgende Indikation für seinen Eingriff an:

1. Kleinere, bzw. größere Prostataknoten; die Prostatektomie soll nur für große Drüsen reserviert bleiben,

2. chronische Abscesse der Prostata,

3. angeborene Veränderungen der Prostata und

4. das Prostatacarcinom.

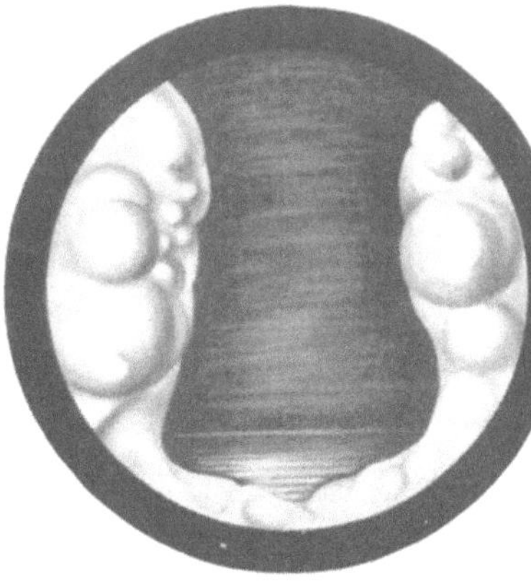

Luys stellte in seinem Buch: „Maladie de la Prostate", 145 Beobachtungen zusammen, darunter 110 eigene. Gute Ergebnisse konnten bei $91\,^0/_0$ der Fälle verzeichnet werden und die Mortalität betrug $1,9^0/_0$.

Abb. 280. Ein durch die Prostata durchgebrannter breiter Kanal. (Nach Luys „Maladie de la Prostate".)

Oppenheimer benutzte zur Forage die Methode von Luys und wandte einen Strom von 0,6—1 Ampere Stärke an. Oppenheimer prüfte das Verfahren bei 9 Patienten mit schlechtem Allgemeinzustande nach, davon 6mal mit Erfolg, einmal trat Exitus an Sepsis ein und zweimal blieb der Erfolg aus.

Das Urteil über dieses Verfahren ist noch nicht abgeschlossen. Es scheint jedenfalls vor den anderen Verfahren den Vorzug zu haben, daß es keine Löcher oder Defekte in die Blase zu brennen versucht, sondern durch sekundäre, molekulare Nekrose wirkt; denn diejenigen Verfahren, welche direkt auf intravesicalem Wege ein Stück aus der Prostata, sei es mit Hilfe des Diathermiestromes, sei es galvanokaustisch oder durch ein stanzendes Instrument auszuschneiden versuchen, sind nicht ungefährlich. Selbst bei größter Vorsicht kann man nicht übersehen, wie tief der Defekt in das Gewebe dringt und ob man nicht Blutungen veranlaßt, welche nur auf operativem Wege und dann bei den bejahrten geschwächten Menschen oft zu spät gestillt werden können.

Andererseits kann man nur dann mit einigermaßen ruhigem Gewissen die intravesicale schneidende oder stanzende Methode der Prostatahypertrophie gegenüber anwenden, wenn es sich um jene großen, dicken Formen handelt, bei denen es nicht so leicht ist, die Blase zu durchbohren, weil die mächtige Schicht der Prostatahypertrophie zunächst durchdrungen werden muß. Aber diese Formen sind, wenigstens nach meiner Ansicht, gerade diejenigen, bei denen intravesicale Verfahren wenig Aussicht auf Erfolg haben, weil die pathologisch-anatomischen Verhältnisse im ganzen ungünstig sind. Ich brauche diese Anschauung nicht näher zu begründen; ein Blick auf die beigefügte Abbildung (Abb. 281)

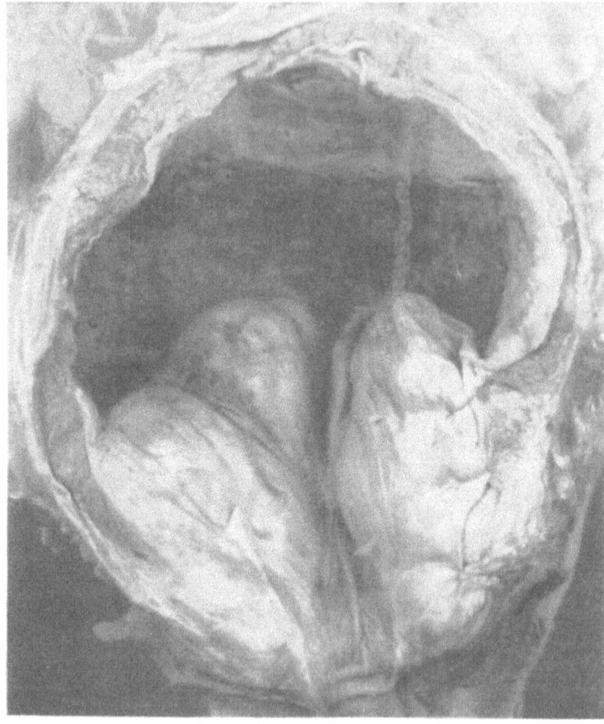

Abb. 281. Hochgradige Prostatahypertrophie mit starker Entwicklung der beiden Seiten- und des Mittellappens. Einengung der Harnröhre. Hypertrophie der Blasenwand.

wird ohne weiteres dem Betrachter das Mißverhältnis zwischen der pathologischen Geschwulstentwicklung und der Möglichkeit, ihr intravesical entgegenzuwirken, darstellen.

Sehen wir von den Gefahren einer Blasenperforation ab, welche bei mächtiger Entwicklung der Prostatahypertrophie gering ist, so bleibt immer noch die Gefahr der Blutung aus der intravesical behandelten Partie der Prostatahypertrophie bestehen. Diese Blutungsgefahr ist nicht gering. Ich bin auch im Anfang, als die Thermokoagulationsbehandlung der Blasentumoren aufkam, dem naheliegenden Gedanken nachgegangen, die Prostatahypertrophie mit der Thermokoagulationssonde zu bearbeiten, ein großes Stück zur Nekrose zu bringen und gleichsam eine Art Bottini unter Leitung des Auges auszuführen. Ich habe bei meinen damaligen Versuchen sehr erhebliche Blutungen gesehen und war froh, daß diese Blutungen durch Einlegung eines dicken Dauerkatheters zum Stillstand kamen und keine weiteren chirurgischen Maßnahmen erforderten. Ich weiß aber von anderer Seite, daß derartige

Versuche zu so heftigen Blutungen führten, daß ein chirurgischer Eingriff, die Eröffnung der Blase, die Tamponade oder Enukleation der Prostata mit Tamponade notwendig wurde. Hauptsächlich auf die Blutungsgefahr ist wohl die Tatsache zurückzuführen, daß in den letzten Jahren im allgemeinen die intravesicale Behandlung der Prostatahypertrophie mittels des Operationscystoskops verlassen wurde. Es ist still geworden um die Methoden des Punch,

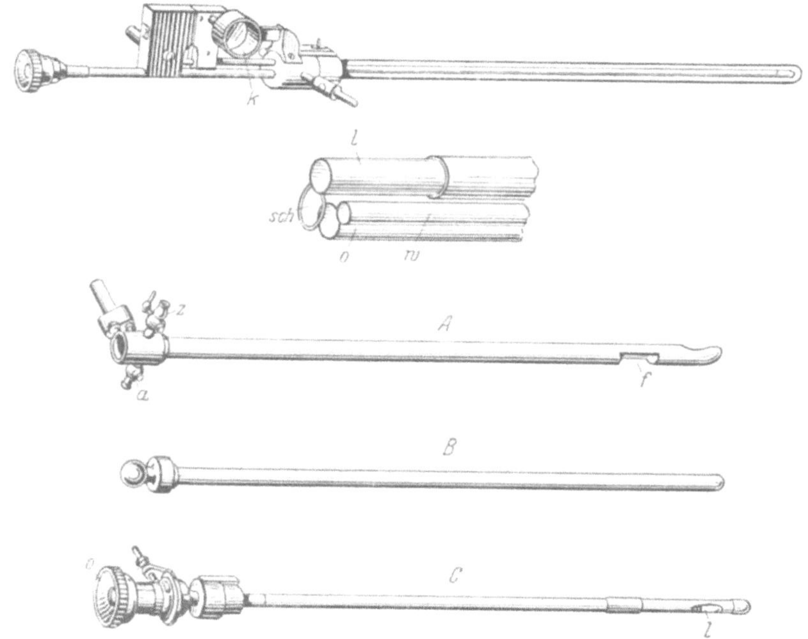

Abb. 282. Das STERNsche Resektoskop. A weiblicher Tubus, B Obturator, C Untersuchungsoptik. z Zufluß der Spülung; a Abflußrohr; o Optik; l Lampe; f Fenster im Mandrin; sch Schlinge. (Nach STERN.)

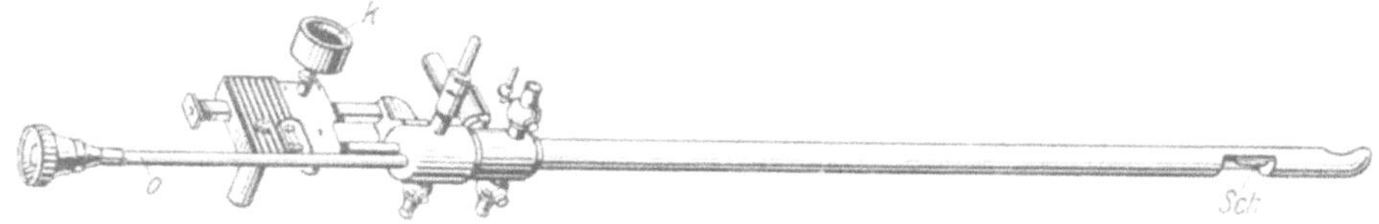

Abb. 283. Das STERNsche Resektoskop in Gesamtansicht.

der Forage usw., zumal die Entwicklung der operativen Technik die Mortalität der Prostatektomie erheblich herabgesetzt hat.

MAXIMILIAN STERN in New York hat dann neuerdings der Blutungsgefahr bei der intravesicalen Behandlung der Prostata im Verein mit dem genialen Konstrukteur WAPPLER zu begegnen versucht, indem er Ströme von *anderer* Spannung anwandte, welche rein nekrotisierend wirkten, ohne bei richtiger Anwendung Blutung hervorzurufen. WAPPLER baute zu diesem Zweck einen eigenen Diathermieapparat, Resektotherm genannt.

Die Stromwirkung dieses Resektotherms leiteten STERN-WAPPLER in eine Öse, welche aus Tungstondraht gefertigt war und konstruierten einen Apparat, Resektoskop genannt, mit welchem man diese Öse in Verbindung mit dem Resektotherm in Bewegung setzen konnte. Es wurde mittels des Resektoskops der für die Incision geeignete Teil der Prostata eingestellt, die Öse fest gegen die Prostata angedrückt und durch eine mäßig langsame Hebelbewegung die Öse von der Blase aus nach der Harnröhre zu bewegt, d. h. durch das Prostatagewebe hindurch gezogen. Das Ergebnis war, daß es mit Hilfe des STERN-WAPPLERschen Resektotherms und Resektoskops gelang, makkaroniähnliche, graue, nekrotische Gewebsstücke ohne erhebliche Blutung aus der Prostata herauszustanzen. Ich hatte die Freude und die Gelegenheit, STERN sowohl in New York, wie bei mir in Berlin arbeiten su sehen und kann sagen, daß es diesem überaus geschickten Techniker unter guten Stromverhältnissen stets gelang, spaghettiähnliche 2—3 cm lange Stücke aus der Prostata herauszustanzen. Der Akt des Ausstanzens selbst war nicht sichtbar, wohl aber konnte man genau an dem Auge verfolgen, an welchem Gewebsteil man die Öse einsetzte und konnte nach Beendigung der Hebelbewegung sehen, welchen Weg die Öse zurückgelegt hatte. Durch Anlegung mehrerer Schnitte, bis zu drei in einer Sitzung, und durch häufigere Sitzungen ist es STERN zweifellos gelungen, beträchtliche Partien der hypertrophischen Prostata abzutragen und die unwegsame Harnröhre wenigstens für längere Zeit durchgängig zu machen. Die Operation kam besonders in Frage, wenn es sich um alte, decrepide Leute handelt, deren Kräfte für eine Prostatektomie nicht ausreichten, bejahrte Menschen mit hohem Blutdruck oder mit bereits eingetretener Infektion der Niere, mit Nephrosklerose, mit asthmatischen Störungen, Patienten, bei denen man allenfalls eine Blasenfistel hätte anlegen können.

Die Technik und das Instrumentarium der STERNschen Methode ist sehr subtil. Ich glaube nicht, daß die Methode urologisches Allgemeingut werden wird, aber ich glaube, daß sie in der Hand eines so hervorragend geschickten Urologen wie MAXIMILIAN STERN und in Verbindung mit so ausgezeichneter technischer Assistenz, wie sie REINHOLD WAPPLER gewährt, für diese decrepiden Leute ein Weg ist, welcher sie zumindestens vorübergehend von der Harnverhaltung und von dem Katheter befreit. Da das Leben dieser Patienten auch nur vorübergehend ist, so ist unter diesen Umständen zweifellos ein hervorragender Dienst geleistet.

Ich persönlich habe die Methode gleichfalls versucht. Dabei hatte ich die Idee, daß pathologisch-anatomisch die Fälle von Prostataatrophie oder von sogenannter idiopathischer Hypertrophie des Sphincters am günstigsten wären, weil bei diesen keine starke Tumorbildung vorlag und die Ausführung seichter Rinnen in den Sphincter zur spontanen Harnentleerung genügen würde. Nachdem ich mich in der Technik eingeübt hatte, suchte ich mir hauptsächlich derartige Fälle heraus, hatte aber leider das Unglück, einen derartigen Fall zu verlieren. Ich gebe nachstehend die Krankengeschichte dieses Falles wieder:

F. S., 64 Jahre alt. Seit etwa 10 Jahren klagt Patient über Blasenbeschwerden. Zeitweise muß er sehr oft Urin lassen und hat dabei sehr starke Schmerzen. 1924 und 1925 vorübergehende Behandlung mit Blasenspülungen. Mai 1926. Aufnahme in die Klinik. Dabei wurde außer einer schweren Blasenentzündung ein Stein gefunden, der zertrümmert wurde. Nach kurzer Zeit besserte sich der Zustand und der Kranke wurde in ambulante Behandlung entlassen.

25. 7. 1927. Seit 3 Wochen erneute Schmerzen bei der Miktion, Urin blutig. Cystoskopie: Restharn 350 ccm, chronische Cystitis, 2 erbsengroße Phosphatsteine am Blasenboden, mäßige konzentrische Hypertrophie der Prostata mit ganz kleinen Knoten. Prostata rectal mäßig vergrößert, etwas derb.

26. 7. 1927. Lithotripsie unter Leitung des Auges: die Steine werden gefaßt und leicht zertrümmert.

Täglich Spülungen der Blase, die Restharnmenge bleibt konstant.

5. 8. 1927. Resektoskopie nach STERN in Sakralanästhesie. Es gelingt gut, den Sphincterrand einzustellen; er ist weiß, sklerotisch. Aus dem unteren Sphincterrande wird ein Gewebsstück ausgeschnitten. Geringe Blutung. Sofort im Anschluß an die Operation klagt der Patient über starke Rücken- und Kreuzschmerzen.

6. 8. 1927. Temperatur steigt in die Höhe, starke Kreuzschmerzen. Blase in Nabelhöhe. Zunehmender Verfall und Verschlechterung des Allgemeinbefindens. *Operation* (Sectio alta): Bauchdecken mit Urin durchtränkt. Nach Eröffnung des Cavum recti fließt

stinker Urin ab. Breite Tamponade und Drainage der Blase und ihrer Umgebung. 16 Uhr Exitus.

Auszug aus dem Sektionsprotokoll: Perforationsöffnung der Harnröhre im hinteren unteren Teil der Pars prostatica mit Ausbildung einer eitrig-jauchigen Phlegmone zwischen hinterer Blasenwand und Mastdarm, sowie im retroperitonealen Gewebe an den großen Gefäß-stämmen entlang. Die Öffnung ist etwa hirsekorngroß und die eingeführte Sonde dringt zwischen Blase und Rectum ein. Prostata entzündet und mäßig vergrößert. Keine Peritonitis. Schwere jauchige Cystitis und doppelseitige Pyelonephritis.

HINTZE hat auf Veranlassung von BIER bei alten decrepiden, für die Operation ungeeigneten Fällen die Einspritzung von Blut mit nachfolgender Röntgenbestrahlung der Prostata empfohlen. Da bei der Prostatahypertrophie zweifellos die Entzündung der hypertrophischen Drüse für die Wegsamkeit der Harnröhre eine Rolle spielt, können demnach alle Methoden, die diese Entzündungserscheinungen beseitigen, die freie Passage des Harnes wieder herstellen. Dasselbe kann man oft an der Rückbildung der hypertrophischen Prostata sehen, sobald eine Blasenfistel angelegt und die Harnröhre, vom Katheter befreit, ruhig gestellt ist. Auf diese Weise läßt sich die entzündungswidrige Wirkung der BIER-HINTZEschen Methode gut verstehen und der entstehende Erfolg. Unter diesen Umständen kann kein Schaden gestiftet werden, da nur inoperable, dem Katheter unterworfene Menschen ihr überliefert werden. Bei operablen Fällen kann nach meiner Erfahrung die Röntgenbestrahlung oder die Injektionbehandlung derartige Verwachsungen mit der Umgebung erzeugen, daß die suprapubische Entfernung unmöglich wird und nur die perineale Methode mit scharfem Herauspräparieren der Prostata übrig bleibt.

Einspritzungen in das Prostatagewebe können mit Hilfe des Cystoskops oder des Cysto-urethroskops auf doppeltem Wege erfolgen.

1. Mit Hilfe des WAPPLERschen Urethrocystoskops von der Harnröhre aus.

2. Man füllt die Blase mit etwa 600 ccm Flüssigkeit. Eine lange gewöhnliche Anästhesienadel wird bei dem in steiler Beckenhochlagerung befindlichen Patienten unmittelbar oberhalb der Symphyse etwas schräg nach unten in die Blase gestochen. (Capillarpunktion.) Alsdann wird das Cystoskop eingeführt, die Nadel gesichtet und unter Leitung des Auges in die Prostatasubstanz eingestochen. Man kann auf diese Weise auch sehr gut in die Seitenlappen einspritzen, welche mit dem WAPPLERschen Instrument schwer erreichbar sind. Die Vorstellung, mit dieser Art Technik Einspritzungen in die Prostata vorzunehmen, stammt von STARK, der vorübergehend auf unserer Abteilung tätig war.

Es könnte sein, daß die Einspritzungen in die Prostatasubstanz in nächster Zeit eine praktische Rolle spielen werden, sobald eine Flüssigkeit gefunden ist, welche die Rückbildung der Prostatageschwulst herbeiführt, ohne Narben zu erzeugen, welche wie ein Gummirohr die Harnröhre zusammenziehen. Vorläufig ist die Behandlung der Prostatahypertrophie mittels Cystoskops ein ersehntes, aber nicht erreichtes Ziel.

Sehr interessante Versuche sind im Gange durch Sondierung der Ductus ejaculatorii sowohl den Zustand der Samenblasen zu ermitteln, als auch durch Einspritzung desinfizierender Mittel eine Behandlung der oft schweren, nicht genügend gewürdigten, für das Allgemeinbefinden folgenreichen Infektion der Samenblasen einzuleiten. Schon seit langer Zeit ist von chirurgischer, wie von urologischer Seite auf die Bedeutung der Samenblasenerkrankungen hingewiesen worden. Zunächst waren es amerikanische Autoren (FULLER) und später in Deutschland namentlich VOELCKER, welche auf die Wichtigkeit hingewiesen haben, die Samenblasen genau zu untersuchen. Bis vor kurzem war die Untersuchung der Samenblase technisch sehr mangelhaft. Die Untersuchung bestand in der Abtastung vom Mastdarm aus und in Versuchen, das Sekret der Samenblase auf verschiedene Art zu gewinnen, Einzelheiten, auf welche ich hier bei der cystoskopischen Technik nicht näher eingehe (s. S. 6), besonders, da sie sehr eingehend seinerzeit von VOELCKER beschrieben wurden. Wesentliche Neuerungen sind in dieser Richtung auf dem Gebiete der Palpation der Samenblasen oder bei dem Versuch, das Sekret zur Untersuchung zu gewinnen, seit dieser Zeit nicht hinzugekommen.

Dagegen ist der naheliegende Gedanke, die Samenblasen, ebenso wie andere Hohlorgane, z. B. das Nierenbecken, mit Kontrastflüssigkeit zu füllen und röntgenologisch darzustellen, immer wieder aufgetaucht. Immer wieder sind auch Versuche gemacht worden, die Samenblase auf instrumentellem, sogar operativem Wege mit Kontrastflüssigkeit anzufüllen. Wenn man bedenkt,

daß Eiterungen der Samenblase schwere, rezidivierende, die Gesundheit unter-
grabende, das Leben bedrohende Erkrankungen hervorbringen können, so kann
man verstehen, daß man, um Klarheit über die Beschaffenheit der Samenblasen
und die Berechtigung zu einem immerhin technisch schwierigen und nicht unerheblichen Eingriff, d. h. der Freilegung der Samenblasen, zu erlangen, nicht
davor zurückgeschreckt ist, den Samenstrang im Leistenkanal freizulegen, eine
Kanüle operativ einzuführen und Kontrastflüssigkeit auf diesem Wege in die
Samenblasen einzuspritzen. Tatsächlich ist es auf diese Weise gelungen, Aus-
höhlungen, Abscesse der Samenblase nachzuweisen. Die Organe wurden auf
Grund dieses Nachweises freigelegt, die Abscesse gespalten oder sogar die Samenblasen entfernt. Damit wurde ein im Körper versteckter Eiterherd angegriffen
und Giftstoffe nach außen geleitet oder ausgeräumt, deren Eindringen die

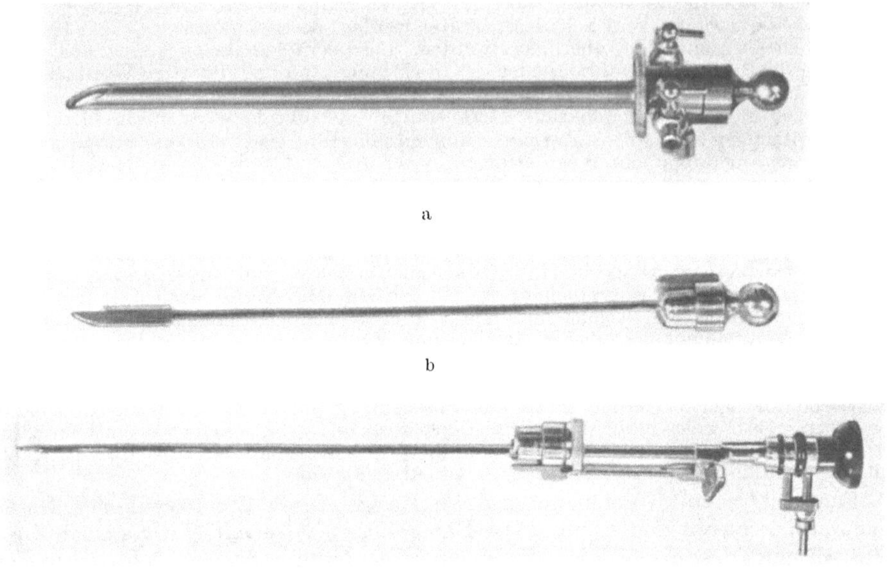

Abb. 284. Mc. CARTHY Cysto-Urethroskop mit eingeführtem Mandrin (a), Mandrin zum Instrument (b),
Optik an Stelle des Mandrins (c).

Gesundheit unterwühlten, kürzere oder längere septische Zustände erzeugten,
infektiöse Metastasen an anderen Körperstellen hervorriefen und z. B. die
Ursache eines immer wieder auftretenden, sehr schmerzhaften Gelenkrheuma-
tismus waren. Wenn derartige Erfolge zu erreichen sind, so wird man die
Berechtigung eines einfachen diagnostischen Eingriffes, wie es die Freilegung
der Samenstränge und die Einspritzung von Kontrastflüssigkeit in die
Samenblasen ist, anerkennen müssen. Da immerhin eine derartige Erkrankung
der Samenblasen doch zu den Seltenheiten gehört und der diagnostische Eingriff an sich nicht unerheblich und auch nicht ganz unschädlich für die Funktion
des Samenstranges und der Samenblasen ist, so war es natürlich, sich nach
einfacheren Maßnahmen umzusehen, um dasselbe Ergebnis ohne „operative
Diagnostik" zu erreichen.
    Zu diesem Zweck hat man seit langer Zeit versucht, von der hinteren
Harnröhre aus die Ductus ejaculatorii mit Hilfe des Urethroskops zu sondieren.
Wenn man die Literatur ansieht, so könnte man glauben, daß dieses Verfahren

ganz leicht ist, und daß es fast regelmäßig ohne wesentliche Schwierigkeiten gelingt, eine feine Sonde in die Ductus einzuführen und die Kontrastflüssigkeit in die Samenblasen einzufüllen. Man könnte beinahe glauben, das Verfahren wäre so ausgearbeitet und so sicher wie der Ureterenkatheterismus, von welchem man doch wirklich sagen kann, daß er unter 100 Fällen in 99 kaum ernstliche Schwierigkeiten bereitet.

Wer sich aber praktisch mit diesem überaus wichtigen Kapitel näher beschäftigt, muß leider trotz aller Erfahrung, trotz Anwendung des bis heute für diese Zwecke am besten gebauten Instrumentariums (WAPPLER) anerkennen, daß die Sondierung der Samenblase außerordentlich schwierig, bis jetzt mehr

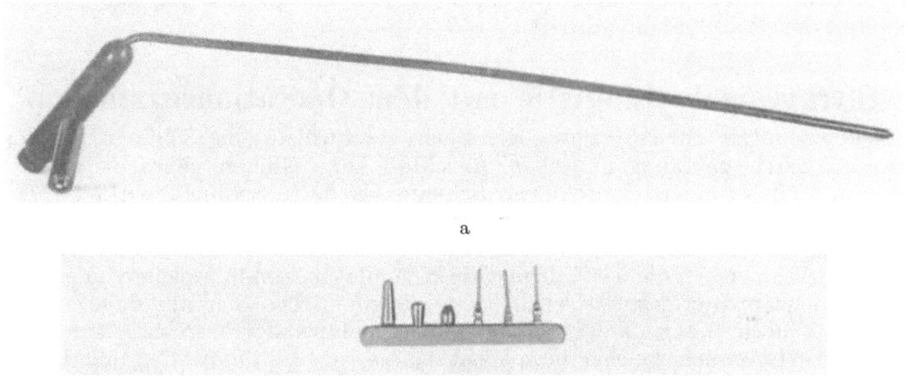

Abb. 285. Sonde nach MC CARTHY mit Ansätzen (b) zur Thermokoagulation, zur Sondierung der Samenblasen und Nadeln zur Injektion in das Prostatagewebe. (Wappler-New York.)

oder weniger ein Glückszufall und keineswegs eine Methodik ist. Deshalb sieht man in den Publikationen immer und immer wieder die vereinzelten schönen Röntgenbilder erscheinen, welche man durch die Sondierung der Samenblasen erreicht hat. Es wäre zu wünschen, daß wir endlich mit der röntgenologischen Darstellung der Samenblasen auf derselben Stufe angekommen wären, wie mit der Darstellung des Nierenbeckens, daß man Serien von normalen Samenblasenbildern des Menschen erhalten und Serien von erkrankten Samenblasen vorzeigen könnte, Bilder, welche die Berechtigung zur Operation von Samenblasenabscessen, Geschwülsten usw. erweisen können.

Leider ist dieses wichtige Kapitel fast frei von gesetzmäßiger Klarheit der Erkenntnis und deshalb auch praktisch voll von tastenden Operationen, hin und wieder glücklichen, in der Mehrzahl aber überflüssigen vielfach bedrohlichen Operationen.

Ich habe wenigstens dasjenige angeführt, was cystoskopisch geleistet wurde und möchte dabei die Hoffnung aussprechen, daß der Urologie durch Verfeinerung der cystoskopischen Diagnostik demnächst ein Gebiet erschlossen wird, welches sich alsdann wahrscheinlich an Bedeutung mit der chronischen eitrigen Tonsillitis wird messen können.

E. Spaltung der cystischen Erweiterung des unteren Ureterendes.

Die Spaltung des untersten Ureterteils von der Blase aus wird von mir folgendermaßen ausgeführt. Ich verwende dazu entweder mein Operationscystoskop oder ein einfaches Doppelureterencystoskop. Ich führe in den Ureter einen Ureterkatheter ein, während der zweite Ureterkatheterkanal mit einer Thermokoagulationssonde versehen ist, und spalte über dem Ureterkatheter das Ureterrohr in ausreichender Länge, genau so, wie man chirurgisch über einer Sonde einen Fistelgang spaltet. Als Indikationen zu diesem Eingriff kommen in Frage: 1. Uretersteine, welche einige Millimeter oberhalb des Ostiums sitzen; 2. der cystische Prolaps des unteren Ureterendes. Auch hier ist es viel leichter, nachdem eine Sonde in den reponierten Prolaps eingeführt ist, das Ureterrohr mittels der Koagulationssonde zu spalten. Ich empfehle zur Spaltung die Koagulationssonde und nicht die Schere, einmal, weil sie eine Blutung verhindert und zweitens, weil die Schere vielfach trotz bester Konstruktion nicht nach Wunsch schneidet, sondern mehr quetscht, so daß eine richtige Durchtrennung der Wand nicht eintritt.

F. Intravesicale Eingriffe mit dem Operationscystoskop[1].

NITZE benutzte zur Abtragung der Blasengeschwülste eine Schlinge, welche entweder durch galvanokaustischen Anschluß zum Glühen gebracht wurde, oder durch Zusammenziehung ihrer Schleife als kalte Schlinge wirkte. Der Grund der Geschwulst und der Stiel wurden mit einem elektrischen Kauter verschorft. Der letztere ist ganz aus der Mode gekommen und durch die bei weitem wirksamere, in die Tiefe dringende Koagulationssonde, welche von einem Hochfrequenzapparat gespeist wird, ersetzt worden. Die Schlinge dagegen ist auch heute noch für schlanke, schmalstielige, polypenartige, günstig gelegene Papillome in Gebrauch, welchen man leicht das eiserne Lasso umwerfen und damit die Basis abschnüren kann. Indessen ist gegenüber so günstig gebauten Tumoren auch bei Anwendung der reinen Thermokoagulation Gelegenheit gegeben, durch Absägung des Stieles die Geschwulst auf einen Schlag zu beseitigen. Dagegen ist das früher übliche Verfahren, große Papillome stückweise mit der Schlinge abzuschnüren, der Behandlung mit Thermokoagulation bei weitem unterlegen, weil es zu Blutungen Anlaß gibt und nur ein kurzes Arbeiten gestattet.

Dazu kommt nach, daß das NITZEsche Instrument, bei welchem die einzelnen Operationsteile, der Schlingenträger, der Kauter, der Lithotriptoransatz je nach der Forderung, welche die operative Handlung stellte, über das Sehrohr gestülpt wurden, die erhebliche Dicke von etwa 28 Charrière besaß. Dadurch entstand ein unangenehmes Hindernis für die allgemeine Verbreitung des intravesicalen Operationsverfahrens, namentlich bei männlichen Patienten.

Es bedeutete einen erheblichen Vorteil, als es den konstruktiven Bemühungen von CASPER, SCHLAGINTWEIT, KNEISE, KROEMER und ganz besonders der ingeniösen Konstruktion von BLUM gelang, das einläufige Ureterencystoskop zur Entwicklung einer Schlinge umzugestalten, welche sich dazu noch durch eine bei weitem größere Beweglichkeit auszeichnete, als sie ursprünglich der alten NITZEschen Schlinge gegeben war.

Die größten Schwierigkeiten bereiten — wie bereits erwähnt — die am Sphincter sitzenden Blasenpapillome der intravesicalen Behandlung. In einem solchen Falle, bei dem ich nicht recht weiter kam, konnte SCHLENZKA vermittels des Urethroskops nach GOLDSCHMIDT den Anteil des Tumors, welcher der Sphincterfalte aufsaß, erfolgreich abtragen und die Bahn freimachen für eine weitere intravesicale Behandlung der Geschwulst mittels des Operationscystoskops, das zunächst nicht anwendbar war, weil es vor Abtragung des Geschwulstteiles am Sphincter stets gegen die dort ansässigen Zotten stieß,

---

[1] Auf eine zusammenfassende Beschreibung sämtlicher Operationsinstrumente haben wir im Interesse der Wiederholung verzichtet, und die Instrumente in denjenigen Kapiteln dargestellt, in welchen ihre Anwendung in Frage kommt.

Blutungen verursachte und dadurch die Besichtigung, wie das operative Verfahren vereitelte. In anderen Fällen, wo die Zotten der Geschwulst zwar an der Sphincterfalte aufsprießen, aber sich nach innen entwickeln, besteht die Möglichkeit, mittels des retrograden Cystoskops die Geschwulst gut zu übersehen und therapeutisch anzugehen. Natürlich ist es notwendig, daß unter diesen Umständen auch die Thermokoagulationssonde durch eine besondere Vorrichtung rückwärts gegen den Sphincter gebeugt und so gegen den Tumor gerichtet und gleichzeitig in das Gesichtsfeld des Cystoskops gebracht wird. Lohnstein hat eine derartige sehr sinnreiche Konstruktion geschaffen, welche es ermöglicht, in Verbindung mit dem retrograden Cystoskop am Sphincter ansässige, in die Blase hineinhängende Papillomzotten abzubrennen. Bisher ist, soviel mir bekannt ist, diese Erfindung noch nicht für diese Zwecke verwandt worden.

Auch die Geschwülste am Blasenscheitel sind mit der Schlinge meistens gar nicht zu erreichen, und deshalb entzogen sich die Rezidive nach Sectio alta der intravesicalen Behandlung mit dem Nitze-Instrument. Wir haben in solchen Fällen die Geschwulst mit der Thermokoagulationssonde mit Mühe erreichen und in vielen Sitzungen, wenn auch schwer und langsam, so doch schließlich erfolgreich abtragen können. Knieellenbogenlage kann namentlich bei weiblichen Patienten hierbei von Vorteil sein. Für das Narbenrezidiv in der

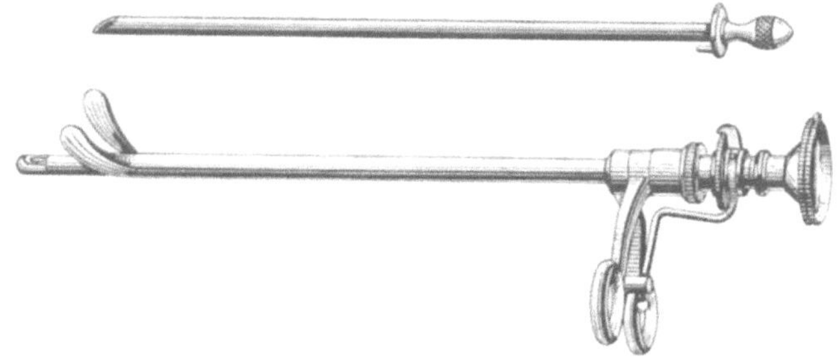

Abb. 286. Youngs Fremdkörper-Zange. (G. Wolf-Berlin.)

Sectio alta-Narbe der Blase nach blutiger Exstirpation von Papillom kommt deshalb ausschließlich die Behandlung mit Thermokoagulation in Frage, weil die Schlinge den Tumor nicht erreicht.

Von den zahlreichen, für den persönlichen Gebrauch der Autoren nach ihrem eigenen Geschmack konstruierten Modifikationen des cystoskopischen Operationsinstrumentariums habe ich hier eines der gebräuchlichsten, das Blumsche Instrument, abgebildet.

Blum hat als Führungsrohr für alle Instrumente eine 1,8 mm breite, eng gewundene Drahtspirale von 6 Kaliber Charrière gewählt. Diese aus besonderem Material angefertigte Spirale vereinigt nach der Angabe von Blum mit einer überaus guten Beweglichkeit und Biegsamkeit den Vorzug, daß man das Ende der Spirale tief in die Schleimhaut der Blase, z. B. an der Basis einer Geschwulst, eindrücken kann. In das Führungsrohr kann man nach Belieben andere operative Instrumente, wie z. B. eine Faßzange, eine Löffelpinzette, Doppelcurette, Greifpinzette einführen und zur Verwendung bringen. Für meinen Geschmack sind alle diese Instrumente nicht kompakt genug, um, abgesehen von der Schlinge, wirksame operative Leistungen zu vollbringen; dagegen eignen sie sich zur Probeexcision und Probeauslöffelung.

Für schwierige Fälle hat Blum folgenden Kunstgriff angegeben: Wenn der Tumor so weit vom Cystoskop entfernt ist, daß man unmöglich mit der Schlinge herankommen kann, entwickelt man die Schlinge ohne Rücksicht auf die Lage des Tumors zunächst ringförmig so groß, daß die größte Circumferenz des Tumors sich leicht in die Schlinge hineinlegen kann. Dann entleert man die Blase, welche anfangs stark gefüllt ist, bis auf 30 ccm. Durch die Kontraktion der Blase wird der Tumor in die vor ihm liegende Schlinge gedrängt und kann auf diese Weise abgeschnürt werden.

Für die reguläre Entwicklung der Schlinge empfiehlt BLUM folgendes:

Die Spirale wird so weit vorgeschoben, daß ihr schlingentragendes Ende die gesunde Schleimhaut tief vor sich einstülpt; dann wird die Schlinge um die Basis der Geschwulst zugezogen, d. h. der Mandrin wird kräftig aus der Spirale herausgezogen, wobei man mitunter die „knirschende Empfindung des gequetschten Gewebes" fühlt. Durch Vor- und Zurückziehen der Spirale um etwa $^3/_4$—2 cm, sowie durch Bewegungen mit dem ALBARRANschen Hebel überzeugt man sich, daß die Schlinge am Stiel festliegt und die Geschwulst alle Bewegungen der Spirale mitmacht. Ist dies der Fall, so wird die Spirale

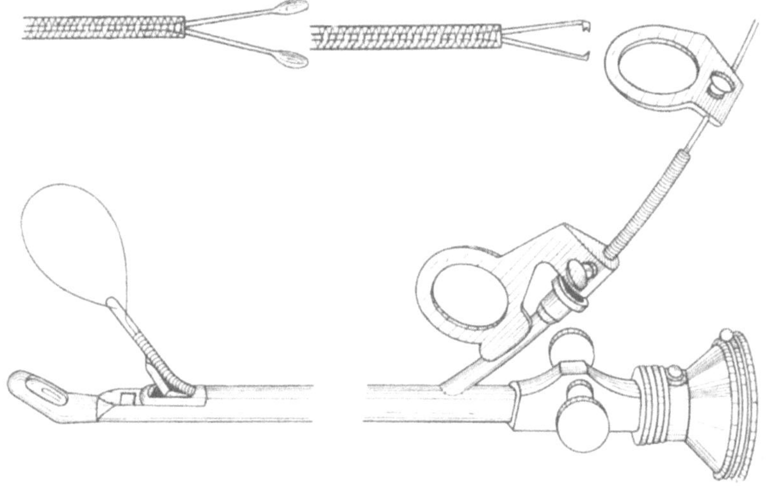

Abb. 287. Operationscystoskop nach BLUM. Schlingenträger, Löffel- und Greifpinzette.

samt der Schlinge in der Blase belassen, das Uretercystoskop wird entfernt, nach nochmaligem festen Anziehen wird die Schlinge durch Umbiegen des Mandrins am Stiele der Geschwulst geschnürt und so lange liegen gelassen, bis sie von selbst abfällt. Dies ereignet sich in der Regel nach 24—48 Stunden. In mehreren Fällen lag die Schlinge 5—6 Tage. Sobald die Schlinge abgegangen ist, entleert der Patient mit dem ersten Urinstrahle die ganze Geschwulst, von der allerdings, wie BLUM sich durch wiederholte histologische Untersuchungen überzeugen konnte, nichts mehr übrig geblieben ist als ein vollkommen maceriertes, des Epithels ganz beraubtes Bindegewebsgerüst. Bei der cystoskopischen Revision findet man in solchen Fällen noch ungefähr nach 8—14 Tagen an der Stelle, wo der Stiel der Geschwulst gesessen hat, ein kreisförmiges, mit nekrotischem Belage bedecktes Geschwür. Nach dieser Zeit fällt der Schorf spontan ab, was bisweilen mit geringgradiger Blutung einhergeht. Für besonders schwierige Fälle bedient sich BLUM folgenden Kunstgriffes: Er verwendet ein doppelläufiges Ureterencystoskop, durch dessen einen Kanal man die schlingentragende Spirale, durch dessen anderen Kanal man eine Greifpinzette einführt. Mit dem so armierten Cystoskop legt man über den größten Umfang der Geschwulst die Schlinge weit aus, greift dann mittels der Hakenzange im Zentrum des Schlingenkreises die Geschwulstbasis an und zieht die Geschwulst möglichst tief in die Schlinge hinein, um das Papillom mittels der aufgerichteten Schlinge abzuschnüren.

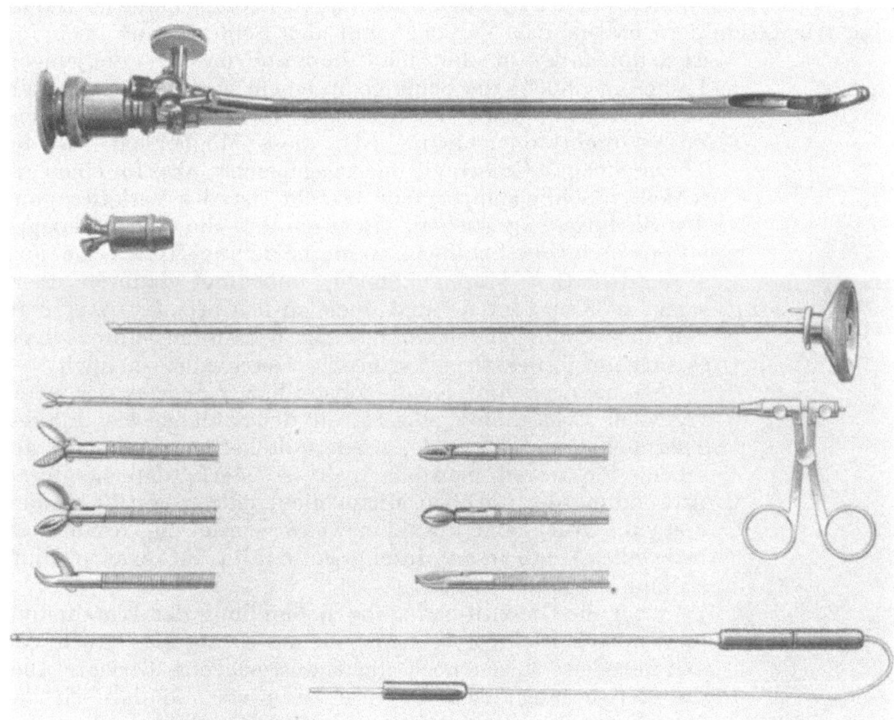

Abb. 288. Operationscystoskop nach E. Joseph. Dünne Optik mit kleinerem Gesichtsfeld und dicke Instrumente, welche zuverlässig arbeiten. (Saß-Wolf-Berlin.)

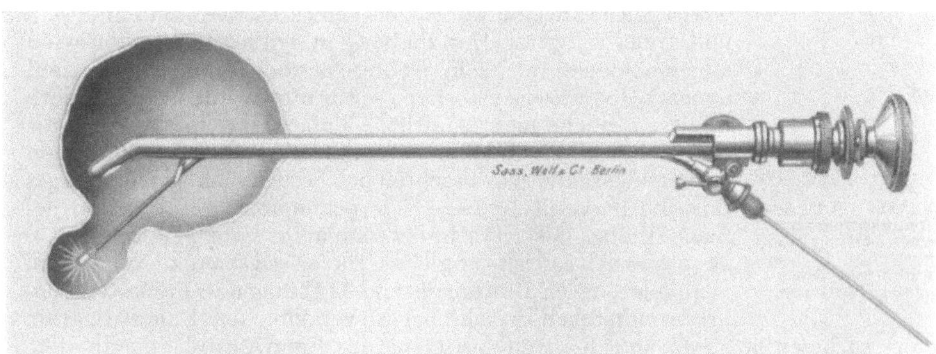

Abb. 289. Divertikellampe[1]. (Saß-Wolf-Berlin.)

Ähnlich ist Casper mit seinem neuen Operationscystoskop gelegentlich vorgegangen.

---

[1] Die Idee eine Divertikellampe zu konstruieren, stammt von dem Wärter unserer Abteilung J. Trieglaff gemeinsam mit der damaligen Praktikantin Frl. Dr. Riedel.

Blum empfiehlt die operative Behandlung mit der Schlinge auch für die Fälle, welche sich nicht in einer Sitzung abschnüren lassen, also nach der alten Art des Nitzeschen Vorgehens nur stückweise abgetragen werden können.

Ich glaube, daß dank der Thermokoagulation, deren überaus einfache Handhabung wir geschildert haben, das Vorgehen mit der Schlinge nur noch für Ausnahmefälle in Betracht kommt, da bei denjenigen Tumoren, welche die Schlinge in einem Akt beseitigt, auch die Thermokoagulationssonde sehr oft den Stiel in einem Zuge durchtrennen kann. Wo diese Möglichkeit für die Thermokoagulationssonde nicht gegeben ist, aber für einen geschickten Schlingenoperateur besteht, ist das Verfahren mit der Schlinge vorzuziehen. Dagegen ist die Thermokoagulationssonde der Schlinge, wenn beide nur Teilerfolge und Teilexstirpation leisten können, unbedingt dadurch überlegen, daß sie blutleer und übersichtlich arbeitet, was man von dem Schlingenverfahren nicht behaupten kann, sobald es sich um Teilexstirpation großer Geschwülste handelt.

Als unangenehme Komplikation hat man nach der intravesicalen Behandlung, sowohl mit der Schlinge wie mit der Thermokoagulationssonde, wiederholt heftige Blutungen gesehen. Sie waren meistens nicht so stark, daß sie durch Anwendung der üblichen Mittel nicht hätten gestillt werden können. Nur ganz ausnahmsweise wurde die Anämie so bedrohlich, daß man durch Sectio alta für exakte Blutstillung sorgen mußte.

Über die Oppenheimersche Behandlung der Blasenpapillome mittels Elektrolyse fehlt mir die Erfahrung. Auch von anderer Seite liegen noch nicht ausreichende Berichte über die Behandlung nach Oppenheimer vor, so daß ich das Verfahren hier nur erwähne, aber nicht schildere.

Umfang und Anlaß zu anderweitigen intravesicalen, nicht gegen Geschwülste gerichteten Operationen ist gering.

Das in der früheren Auflage noch erwähnte alte Nitzesche Operationscystoskop ist wegen seines starken Durchmessers und seiner schweren Handhabung in den letzten Jahren wohl allgemein nicht mehr in Gebrauch und durch eine Unzahl neuerer Operationscystoskope verdrängt worden. Ich möchte in diesem Buche nicht sämtliche Typen von Operationscystoskopen aufführen und habe mich darauf beschränkt, diejenigen darzustellen und zu beschreiben, welche ich persönlich gebrauche und mit welchen ich persönliche Erfahrungen gemacht habe. Es ist sehr zweckmäßig, ein Operationscystoskop mit der Einrichtung einer Dauerirrigation zu verbinden, weil gelegentlich Blutungen und Trübungen während des Eingriffes entstehen, welche bei Anwendung der Dauerirrigation

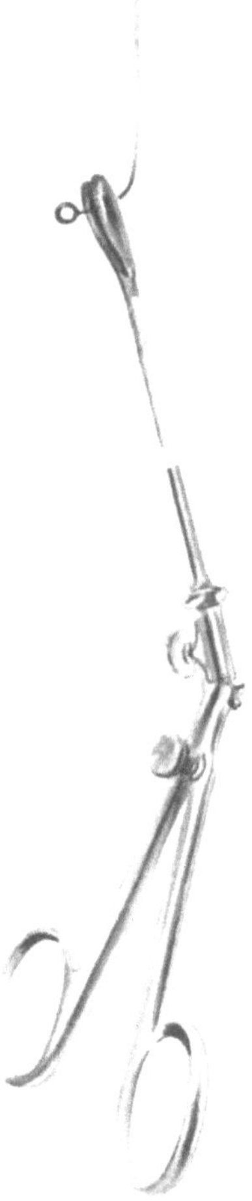

Abb. 290. Mit der Fremdkörperzange unter Leitung des Cystoskops in der weiblichen Blase gefaßte Platinöse.

sofort zu beseitigen sind und den weiteren Gang des Eingriffes nicht aufhalten. Ich empfehle deshalb als Operationscystoskop diejenigen Typen, welche mit einer Dauerirrigation verbunden sind, damit man einer eintretenden Trübung oder Blutung gegenüber stets gesichert ist. Derartige Formen sind auch von amerikanischen Autoren (s. Abb. 284) zahlreich konstruiert worden. Auch das von mir gebrauchte Instrument enthält ebenfalls eine derartige Vorrichtung. Es besteht aus folgenden Teilen: ein Schaft für einseitigen und doppelseitigen Ureterenkatheterismus, eine Optik, verschiedene Zangen und Scheren, eine dicke Thermokoagulationssonde. Ich möchte bemerken, daß ich von den Zangen hauptsächlich die sogenannte Löffelprobeexcisionszange benutze, während die übrigen weniger in Frage kommen. Die Löffelprobeexcisionszange gewährt die Sicherheit, ein größeres Tumorstück zu erfassen und in dem Kugellöffel eingeschlossen zum Vorschein zu bringen. Wir haben sehr zahlreiche Excisionen damit ausgeführt, und zwar stets mit gutem Erfolg. In neuerer Zeit hat GEORG WOLF das Dilatationscystoskop, welches die Einrichtung einer Dauerirrigation enthält, zu einem Operationscystoskop unter Zufügung der notwendigen Instrumente, einer retrograden und prograden Optik umgestaltet. Dadurch ist das von vielen Seiten ersehnte Universalinstrument entstanden, ohne daß das Kaliber übermäßig vergrößert werden mußte.

Nächst der Behandlung der Geschwülste spielt das Erfassen und Herausziehen von Fremdkörpern unter Leitung des Blasenspiegels wohl die größte Rolle. Die Art des Vorgehens und die Wahl des Instrumentes hängt von der besonderen Lage des Falles und von der Art und Form des Fremdkörpers ab. Während wir Glasgegenstände wegen ihrer leichten Zerbrechlichkeit nur durch eine Sectio alta entfernen, gelingt es uns, die meisten Fremdkörper der Blase auf endovesicalem Wege zu extrahieren. Abgebrochene, morsch gewordene Katheterstücke haben wir mit dem Lithotriptorcystoskop in feinen Staub zermalmt, so daß der Patient sie nachher auf natürlichem Wege entleerte. Gröbere Gegenstände lassen sich ebenfalls bequem mit dem Lithotriptorcystoskop fassen und herausziehen. Für kleinere Gegenstände (Nadeln, Platinösen, abgebrochene Ureterkatheterstücke usw.) benutzten wir mit Erfolg die Faßzange meines Operationscystoskops. Auch kleinere, in die Blase aus der Niere abwandernde Uretersteine haben wir auf diese Weise nach außen befördert. Auch mit dem von mir angegebenen Dilatationscystoskop kann man unter Anwendung spezieller Instrumente derartige Eingriffe in der Blase ausführen. Bei der Frau ist im allgemeinen die Entfernung von Fremdkörpern bedeutend einfacher. So können wir mit einer einfachen Fremdkörperzange, die neben dem Cystoskopschaft in die Blase eingeführt wird, unter Leitung des Auges kleinere Gegenstände bequem fassen und herausziehen. Erwähnt sei nur, daß bei aus Stearin, Paraffin oder Wachs und Creme bestehenden „Steinen" die Anwendung besonderer Instrumente nicht notwendig ist, da eine Spülung der Blase mit schwacher Benzinlösung diese „Fremdkörper" zur Auflösung und zum Verschwinden bringt.

Namenverzeichnis.

Sachverzeichnis.

Handbuch der Urologie

Bearbeitet von zahlreichen Fachgelehrten

Herausgegeben von

A. v. Lichtenberg   F. Voelcker   H. Wildbolz
Berlin   Halle a. S.   Bern

Das Handbuch liegt jetzt vollständig vor

Erster Band: Allgemeine Urologie. I. Teil. Chirurgische Anatomie. Pathologische Physiologie. Harnuntersuchung. Bearbeitet von H. Boeminghaus, R. Freise, P. Janssen, P. Jungmann, Th. Messerschmidt, Ed. Pflaumer, C. Posner, C. R. Schlayer, O. Schwarz, R. Seyderhelm, F. Voelcker. Mit 312 zum Teil farbigen Abbildungen. X, 754 Seiten. 1926.   RM 93.—, gebunden RM 96.60

Zweiter Band: Allgemeine Urologie. II. Teil. Allgemeine urologische Diagnostik-Technik und Therapie. Bearbeitet von H. Brütt, L. Casper, H. Holthusen, A. v. Lichtenberg, P. F. Richter, O. Ringleb, E. Roedelius. Mit 163 Abbildungen. VII, 406 Seiten. 1929.   RM 64.—, gebunden RM 68.—

Dritter Band: Spezielle Urologie. I. Teil. Spezielle Pathologie und Therapie der Mißbildungen. Verletzungen der Harn- und Geschlechtsorgane. Störungen der Blasenfunktion. Nephritis. Eklampsie. Entzündliche Erkrankungen der Harn- und Geschlechtsorgane. Bearbeitet von Th. Cohn, P. Frangenheim, H. Gebele, G. B. Gruber, Th. Heynemann, A. Lewin, E. Meyer, F. Necker, H. G. Pleschner, F. Oehlecker, P. Schneider, R. Siebeck, F. Suter. Mit 434 zum Teil farbigen Abbildungen. XI, 1095 Seiten. 1928.   RM 162.—, gebunden RM 166.—

Vierter Band: Spezielle Urologie. II. Teil. Tuberkulose. Aktinomykose. Syphilis. Steinkrankheiten. Hydronephrose. Wanderniere. Nierengeschwülste. Stoffwechselstörungen. Tropenkrankheiten. Bearbeitet von R. Bachrach, H. Boeminghaus, H. Flörcken, G. Gottstein, R. Hottinger, W. Israel, E. Pfister†, A. Renner, P. Rosenstein, O. Rumpel, F. Voelcker, H. Walthard, H. Wildbolz. Mit 371 zum Teil farbigen Abbildungen. X, 910 Seiten. 1927.   RM 120.—, gebunden RM 123.60

Fünfter Band: Spezielle Urologie. III. Teil. Erkrankungen der Harnleiter, der Blase, Harnröhre, Samenblase, Prostata, des Hodens und Samenstranges und der Scheidenhäute. Scrotum. Gynäkologische Urologie. Bearbeitet von R. Bachrach, V. Blum, F. Colmers, E. Joseph W. Latzko, R. Paschkis, H. Rubritius, Th. Schwarzwald, E. Wehner, H. Wildbolz. Mit 347 zum Teil farbigen Abbildungen. X, 1134 Seiten. 1928.

RM 162.—, gebunden RM 166.—

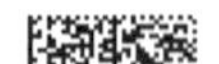